JN220186

シンプル
理学療法学
シリーズ

運動療法学テキスト

改訂第3版

監修
細田多穂

編集
植松光俊
大川裕行
大工谷新一

南江堂

■ 監 修 ■

細田多穂　　ほそだ かずほ　　埼玉県立大学名誉教授

■ 編 集 ■

植松光俊　　うえまつ みつとし　　星城大学名誉教授
大川裕行　　おおかわ ひろゆき　　西九州大学リハビリテーション学部リハビリテーション学科教授
大工谷新一　だいくや しんいち　　北陸大学医療保健学部教授

■ 執筆者（執筆順）■

植松光俊　　うえまつ みつとし　　星城大学名誉教授
明日　徹　　あけび とおる　　岡山医療専門職大学健康科学部理学療法学科教授
井ノ上修一　いのうえ しゅういち　　ともなが内科クリニック生活習慣病予防センター
大川裕行　　おおかわ ひろゆき　　西九州大学リハビリテーション学部リハビリテーション学科教授
金子秀雄　　かねこ ひでお　　国際医療福祉大学福岡保健医療学部理学療法学科教授
谷埜予士次　たにの よしつぐ　　関西医療大学保健医療学部理学療法学科教授
山﨑貴博　　やまさき たかひろ　　広島国際大学総合リハビリテーション学部リハビリテーション学科講師
岡山裕美　　おかやま ゆみ　　大阪人間科学大学保健医療学部理学療法学科
大工谷新一　だいくや しんいち　　北陸大学医療保健学部教授
山本　悟　　やまもと さとる　　専門学校YICリハビリテーション大学校参与
相馬俊雄　　そうま としお　　新潟医療福祉大学リハビリテーション学部理学療法学科教授
永﨑孝之　　ながさき たかゆき　　令和健康科学大学リハビリテーション学部理学療法学科教授
岡田裕隆　　おかだ ひろたか　　九州看護福祉大学看護福祉学部リハビリテーション学科教授
小野武也　　おの たけや　　県立広島大学保健福祉学部理学療法学科教授
島谷康司　　しまたに こうじ　　県立広島大学保健福祉学部理学療法学科教授
阪本良太　　さかもと りょうた　　社会医療法人寿楽会大野記念病院リハビリテーション科主任
境　隆弘　　さかい たかひろ　　大阪保健医療大学保健医療学部リハビリテーション学科教授
高橋健太郎　たかはし けんたろう　　医療法人社団佳和会 中山クリニックリハビリテーション部
熊﨑大輔　　くまさき だいすけ　　関西医療学園専門学校理学療法学科教務主任
高橋尚明　　たかはし なおあき　　北海道医療大学リハビリテーション科学部理学療法学科教授
吉本好延　　よしもと よしのぶ　　聖隷クリストファー大学リハビリテーション学部理学療法学科教授
大城昌平　　おおぎ しょうへい　　聖隷クリストファー大学リハビリテーション学部理学療法学科教授
千鳥司浩　　ちどり かずひろ　　中部学院大学看護リハビリテーション学部理学療法学科教授
青木一治　　あおき かずじ　　名古屋学院大学リハビリテーション学部理学療法学科教授
加藤文之　　かとう ふみゆき　　名古屋学院大学リハビリテーション学部理学療法学科教授
河瀬直也　　かわせ なおや　　下関看護リハビリテーション学校理学療法学科
竹林秀晃　　たけばやし ひであき　　土佐リハビリテーションカレッジ副校長
久保田章仁　くぼた あきひと　　埼玉県立大学保健医療福祉学部理学療法学科准教授
加藤宗規　　かとう むねのり　　了德寺大学健康科学部理学療法学科教授
指宿　立　　いぶすき たつる　　前和歌山県立医科大学みらい医療推進センターげんき開発研究所副所長

「シンプル理学療法学シリーズ」監修のことば

　近年，超高齢社会を迎え，理学療法士の需要が高まるとともに，理学療法士養成校数・学生数が急激に増加している．現代の理学療法教育には，この理学療法士を目指す多くの学生に対する教育の質を保証し，教育水準の向上および均質化に努める責務がある．

　しかし既存の教科書は，教育現場の実際を重視するというよりも，著者の意向・考え方を優先するきらいがあり，各疾患別理学療法のアプローチを個々に暗記する形式のものが多い．一方で，学生には，学習した内容を単に"暗記する"ということだけではなく，"理解して覚える"ということが求められている．そのため講義で学んだ知識・技術を確実に理解できる新しい形の教科書が望まれている．そこで，これらを具現化したものが「シンプル理学療法学シリーズ」である．

　編集にあたっては本シリーズの特長を次のように設定し，これらを過不足のないように盛り込むことを前提とした．

1. 理学療法の教育カリキュラムに準拠し，教育現場での使いやすさを追求する．
2. 障害を系統別に分類し，障害を引き起こす疾患の成り立ちを解説した上で，理学療法の基礎的なガイドラインを提示する．このことにより，基本的な治療原則を間違えずに，的確な治療方法を適応できる思考を養えるようにする．
3. 実際の講義に即して，原則として1章が講義の1コマにおさまる内容にまとめる．演習，実習，PBL（問題解決型学習）の課題を適宜取り込み，臨床関連のトピックスを「memo」としてコラム形式で解説する．また，エビデンスについても最新の情報を盛り込む．これらの講義のプラスアルファとなる内容を教員が取捨選択できるような構成を目指し，さらに，学生の自習や発展学習にも対応し，臨床に対する興味へつながるように工夫する．
4. 網羅的な教科書とは異なり，理学療法士を目指す学生にとって必要かつ十分な知識・技術を厳選する．長文での解説は避け，箇条書きでの簡潔な解説と，豊富な図表・写真を駆使し，多彩な知識をシンプルに整理した理解しやすい紙面構成になるように努める．
5. 学生の理解を促すために，キーワード等により重要なポイントがひとめでわかるようにする．また，予習・復習に活用できるように，「調べておこう」，「学習到達度自己評価問題」などの項目を設け，能動学習に便宜をはかる．

　また，いずれの理学療法士養成校で教育を受けても同等の臨床遂行能力が体得できるような，標準化かつ精選された「理学療法教育ガイドライン＝理学療法教育モデル・コアカリキュラム」となり得ることをめざした．これらの目的を達成するために，執筆者として各養成施設で教鞭をとられている実力派教員に参加いただいたことは大変に意義深いことであった．

　改訂第2版では，以上の編集方針に加えて，さらにわかりやすさに重きを置いた紙面構成・デザインの一部変更（脇スペースを活用して欧文スペルや用語解説を掲載するなどの工夫）を行った．

　シリーズ発刊からちょうど10年が経過し，このたび改訂第3版の刊行の運びとなった．改訂第3版では，これまで多くの支持を得ている本シリーズの基本方針はそのままに，時流に乗った教科書であり続けるよう本文をフルカラー化して視覚的理解の促進にいっそうの重点を置いた．

　既存の教科書の概念を刷新した本シリーズが，学生の自己研鑽に活用されることを切望するとともに，理学療法士の養成教育のさらなる発展の契機となることを期待する．

　最後に，発刊・編集作業においてご尽力をいただいた諸兄に，心より感謝の意を表したい．

平成29年11月　　　　　　　　　　　　　　　　　　埼玉県立大学名誉教授　細田　多穂

改訂第3版の序

　本書は，運動療法学の治療対象となる運動器（広義）の障害像を概説し，障害別の講義に入る前段階で運動療法の全体の流れを学べる教科書として，2010年の初版刊行以来，多くの支持を得ている．

　改訂第2版の刊行から5年近くが経過したことから，この度，運動療法の治療対象となる運動器（広義）の障害像を明確にしながら概説し，障害別の講義に入る前段階に運動療法の全体の流れを学べるという初版以来の基本方針を踏襲しつつ改訂版を出版することとした．第3版では，章どうしのつながりを意識しやすい構成としたほか，運動療法のエビデンスの記載を充実させるとともに，アンケートを実施し運動療法学の講義担当教員の意見を盛り込むことによって一層使い勝手のよい教科書を目指した．改訂第3版の主な改訂ポイントは以下のとおりである．

1. 本シリーズのコンセプトである「理解して覚える」ことをさらに容易にするため紙面のフルカラー化を行った．

2. 全30章の構成は維持しつつ，新しい知見の追加や古くなった記述の圧縮を実施し，理解がより深まるように章項目の再配置を行った．例えば，「運動と呼吸」「運動と循環」「運動と物質代謝」の項目は「運動と生体反応」として9章にまとめた．また18章として新たに「実習6：運動療法による筋持久力の増強」を設けた．

3. 運動療法のエビデンスの記載がなかった章においては，可能な限り加筆いただくとともにその引用文献を2〜3編加えてもらい，採用校アンケートで得られたご指摘・ご要望に対しては，それぞれの執筆者に必要に応じて加筆いただいた．

4. 読者が学習をより進めやすくなるよう，章どうしのつながりを意識しやすい目次構成にするとともに，巻頭にカリキュラムマップとしての「本書の使い方」をフローチャート形式で示した．

　利用者にとってよりシンプルに理解しやすい，使いやすい「運動療法学」の標準的な教科書となるよう編集したつもりであるが，十分でない箇所もあろうかと思う．講義される先生方や学生諸君には是非とも忌憚のないご意見・ご批評をいただければと切にお願いするところである．

　最後に，刊行にあたり，編集のお手伝いをいただいた南江堂の諸氏に感謝の意を表したい．

　令和元年11月

編者を代表して　植松　光俊

初版の序

　2010年4月現在，わが国の理学療法士数は82,794名となり，医療，介護保険領域，さらには保健・予防領域における理学療法士の役割が大きくなりつつある．このような状況において，理学療法の質を担保するためには，卒前卒後の教育における理学療法ガイドラインの作成は今まさに急務であるといえる．

　運動療法の主な治療対象になる機能形態障害は，実にさまざまな疾患により引き起こされる．理学療法士を目指す学生は，その起因疾患により各障害に対する治療原則が異なることを理解する必要がある．また，これらの一次障害の結果，二次障害として種々の機能形態障害を起こし，それによりさらに大きな日常生活活動能力の低下を引き起こすことがある．これらの機能形態障害の予防，悪化防止のためには運動療法を維持や改善のための「障害学」的視点で的確に実施することが重要である．

　しかし，すでにある教科書は，執筆者の興味・意向や考え方が色濃く出たものが多く，学生が臨床実習や卒後の臨床現場に出る際に備えて学んでおくべき必要最小限の基本的知識，技術項目について十分に考慮し，教育学習効果に重点を置いているとはいいがたい．こうした状況を背景に，運動療法学ガイドラインモデルとなることを目指し，この度「シンプル理学療法学シリーズ」の第10巻目として本書『運動療法学テキスト』を刊行する運びとなった．本書の特徴は，運動療法の治療対象となる運動器（広義）の障害像を明確にしながら概説することに重点を置いた構成にある．すなわち，

1. 運動療法の分類ではその治療対象である障害分類に応じた構成であること，さらに運動指導のうえで欠かせないリラクセーションテクニックについてもわかりやすく解説している．
2. 障害の個別的運動療法として，運動効果器（狭義）では関節，筋，神経系とに分けて，運動による全身的影響を及ぼす器官機能では呼吸，循環，代謝とに分けて，それぞれの生理的機能と障害，およびその機能の維持・増強改善のトレーニング方法について簡潔に解説した．
3. 複合的な障害を対象にする運動療法として，代表的な疾患に伴う障害群に対する特異的な治療体操，神経筋再教育，水中運動療法の理論とその基本的な進め方や内容について解説した．
4. 機能（統合）訓練の位置づけについて明示し，片麻痺や対麻痺，四肢麻痺を対象とする機能訓練について図を多用したわかりやすい内容とした．

以上が本書の特色と自負している．

　個々の機能形態障害に対する運動療法ばかりでなく，複合的な機能形態障害群に対する運動療法，さらに日常生活活動能力へ統合していくための基礎訓練としての機能訓練までの理学療法の基本について，できるだけ生理学，病理学をベースとしてシンプルに理解しやすいものとして説明したつもりであるが，十分でない箇所もあろうかと思う．講義される先生方や学生諸君には是非とも忌憚のないご意見，ご批評をいただければと切にお願いするところである．

　最後に発刊にあたり，編集のお手伝いをいただいた南江堂出版部諸氏に感謝の意を表したい．

　　　平成22年10月

　　　　　　　　　　　　　　　　　　　　　　　　　　　編者を代表して　植松　光俊

目　次

運動の局所的影響と運動療法／関節可動域訓練

11

関節の機能と障害 ………… 相馬俊雄　109

12

関節可動域訓練 …………………… 永﨑孝之　**124**

13

実習4：
運動療法による関節可動域の維持と改善
…………………… 岡田裕隆・永﨑孝之　**132**

運動の局所的影響と運動療法／呼吸訓練

19

呼吸の機能と障害 ……………… 高橋尚明　197

20

呼吸訓練 ………………………… 高橋尚明　203

運動の局所的影響と運動療法／協調性訓練

21

神経系の機能と障害
……………………… 吉本好延・大城昌平　216

22

協調性訓練 ……………………… 千鳥司浩　227

第Ⅲ部　特殊訓練

23

障害別の治療体操

24

神経筋再教育

27

障害別機能統合訓練① 片麻痺

本書の使い方

本書は，第Ⅰ部「運動療法学総論」で運動療法の基礎知識を学んだ後に，第Ⅱ部「機能個別訓練」で運動療法が治療対象とする器官の生理的機能や障害を理解したうえで，その機能の維持・増強改善のためのトレーニング方法を学ぶ流れで構成されている．第Ⅲ部の「特殊訓練」や第Ⅳ部の「機能統合訓練」は，第Ⅱ部で学ぶ「機能個別訓練」の成果を踏まえて行う訓練である．このため，第Ⅱ部で解説する各運動療法を理解してから，第Ⅲ部または第Ⅳ部を読むとよい．図中の矢印は，それぞれの部や章の関係を示す．

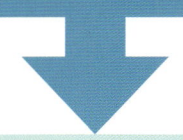

第Ⅰ部 運動療法学総論

- 1章 運動療法とは
- 2章 運動の必要性と効果

第Ⅱ部 機能個別訓練

運動の全身的影響と運動療法

リラクセーション訓練
- 5章 ストレスと生体反応 ▶ 6章 実習1：リラクセーション訓練

全身調整訓練
- 7章 姿勢変化と生体反応 ▶ 8章 実習2：姿勢変化と生体反応の実際

全身持久力訓練
- 9章 運動と生体反応 ▶ 10章 実習3：運動療法による持久力の維持と改善

機能個別訓練の，ストレス・持久力などに関する全身的影響に加え，関節・筋・呼吸・神経などの障害に対する局所的影響について学ぶ．

第Ⅲ部 特殊訓練

- 23章 障害別の治療体操
- 24章 神経筋再教育
- 25章 水中運動療法

第Ⅱ部で学んだ機能個別訓練を組み合わせて，特定の障害に対して行う特殊訓練について学ぶ．

3章　運動療法の順序	運動療法の定義・歴史・目的・対象の他，その手順から原理まで，本書を読み進めるために必要となる基礎知識を学ぶ.
4章　トレーニングの基礎的原理	

黄色 の章は実習で使いやすい内容

運動の局所的影響と運動療法

関節可動域訓練

11章　関節の機能と障害	12章　関節可動域訓練	13章　実習4：運動療法による関節可動域の維持と改善

筋力・筋持久力訓練

14章　筋の機能と障害	15章　筋力増強訓練	16章　実習5：運動療法による筋力の維持と増強
	17章　筋持久力増強訓練	18章　実習6：運動療法による筋持久力の増強

呼吸訓練

19章　呼吸の機能と障害	20章　呼吸訓練

協調性訓練

21章　神経系の機能と障害	22章　協調性訓練

第Ⅳ部 機能統合訓練

26章 機能統合訓練の位置づけ	27章　障害別機能統合訓練①片麻痺	28章　実習7：片麻痺者の基本的動作訓練
	29章　障害別機能統合訓練②対麻痺・四肢麻痺	30章　実習8：対麻痺・四肢麻痺者の基本的動作訓練

第Ⅱ部で学んだ機能個別訓練での成果を踏まえて行う，全体としての統合された機能の回復を図るための "仮仕上げの訓練" に当たる機能統合訓練の方法を学ぶ.

第Ⅰ部

運動療法学総論

運動療法学総論

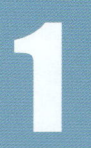

1 運動療法とは

一般目標

- 理学療法において重要な部分を占める運動療法の定義，目的，対象，運動療法の種類，運動療法の特性から運動療法の実施主体が誰であるのか，禁忌事項，インフォームドコンセントの重要性について理解する．

行動目標

1. 運動療法の定義を説明できる．
2. 保健，医療，福祉領域において，運動療法の対象が何かを答えることができ，それぞれの意義，目的を説明できる．
3. 運動療法の実施主体が何であるかを説明できる．
4. 運動療法の禁忌事項について，運動療法の特性や疾患の特性を理解したうえで説明できる．
5. インフォームドコンセントとは何かを説明できる．
6. 運動療法の前提としてインフォームドコンセントがどのように行われるかを説明できる．

調べておこう

1. 身体運動が起こるメカニズムについて調べよう．
2. 運動による生体反応とは何か調べよう．
3. リハビリテーションの基本的理念を調べよう．
4. 理学療法における運動療法の位置づけを調べよう．
5. インフォームドコンセントとは何か調べよう．

A　定義・歴史・目的・対象

① 定　義

- 治療の手段として運動を用いることを意味することから，以下のように定義される．
- 運動療法とは，身体が障害を受けたり，疾病に侵されたりした際，その機能の回復をはかり，よりよい状態を維持するために，身体の運動を科学的に適用する治療手段である．

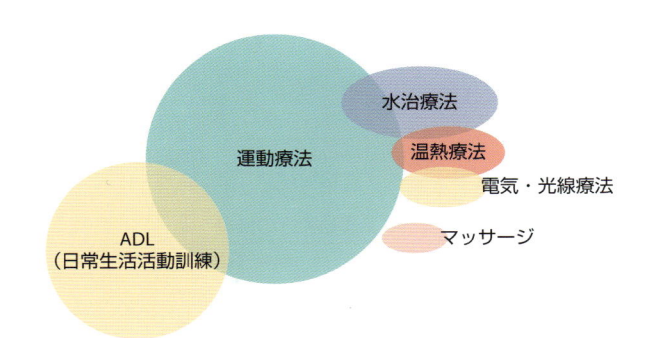

図1-1　理学療法の構成

- また，筋骨格系，神経系，内臓諸器官の不調，不全，破綻などに起因する運動能力の障害に対し，医学ならびに運動療法学などの基本理論を背景にした運動をその治療に応用するものである．
- 簡略すると，「身体の機能に何らかの障害や低下がある場合，これを運動によって回復または維持，予防させること」である．
- また，理学療法の法的な定義としては「身体に障害のある者に対し，主としてその基本的動作能力の回復をはかるため，治療体操その他の運動を行わせ，及び電気刺激，マッサージ，温熱その他の物理的手段を加えること」（「理学療法士及び作業療法士法」第2条）とあるが，運動療法は「治療体操その他の運動」にあたり，理学療法における大きな柱として重要な役割を果たしているといえる（**図1-1**）.

---

memo

- 運動療法とは，「理学療法士の徒手や用具を用いることにより，または対象者自身が身体各部の規則的な運動を行って，全身あるいは局所の回復を図る治療であり，身体のバランスと安定性の改善を図り，各運動相互の協調性を増すことを目的とする」とある．（「理学療法白書」より）
- 「運動により身体組織および精神活動も含めた人間に生ずるさまざまな反応や効果を利用して，身体機能の維持改善，あるいは各種疾患，障害の予防や治療を行うことである．したがって，運動療法はさまざまな学問を基礎とする応用科学である．」（「理学療法学事典」より）

---

② 歴　史

- 運動という用語が治療的意味として用いられたのは，ヒポクラテスの時代といわれている．
- その後の運動療法に関する歴史的流れを**表1-1**に示す．
- 2004年に脳卒中治療ガイドラインが作成されて以来，中枢神経疾患に対する種々の神経生理学的アプローチは，伝統的運動療法と何ら差がないことが証明され，その効果に優越性がないとされている．

表1-1　運動療法に関する歴史

時　代	年　代	人　名	内　容
古代ギリシャ	紀元前460-377	Hippocrates	On Regimen（養生法）
			On Articulation　（関節について）
			ヒポクラテスの誓い
古代ローマ	紀元前2世紀	Aesculapius	運動実行の推奨
	紀元前130-201	Claudius Galenus	On Hygiene（衛生について）
中世		Rhazes	衛生についての著書
	980-1037	Avicenna	医学典範，治癒の書
		Antonius Gazius of Padua	衛生の百科事典
近代以前	**16世紀**		
		Lenard Fuchs	On Motion an Rest（運動と休息について）
		Hieronymus Mercurialis	De Arte Gymnastica，医学的体操
	17世紀		
	1546-1609	Joseph Duchesne	
	1611	Sanctorius	不感蒸泄量の測定法，運動と発汗について
	1608-1679	Giovanni Borelli	De Motu Animalium Ⅰ，Ⅱ（筋運動に関する実験）
	18世紀		
	1741	Nicolas Andry	L'Orthopediie（整形外科の始まり）
	1776	Nenci of Siena	Discorsi sopra la Gimnastica nella Medicina Pratica（医療体操の書物）
	1780	J.C.Tissot	Gymnastique Medicinale et Chirurgicale（内科的および外科的体操）
	1728-1793	John Hunter	他動運動より自動（随意）運動が有効であることを報告
近代	**19世紀**		
	1776-1839	Per Henrik Ling	スウェーデン式体操
	1813		Central Institute of Gymnastics（医療体操の最初のinstitute）
	1853	Bonnet	Traite de Therapeutique des Maladies Articulaires（関節炎治療）
	1876	Manassein	体操とマッサージ
	1886	Duchenne	Physiologie des Mouvements（運動の生理学）
	1888	A.N.Suknarev	冠動脈疾患への運動療法を適用
	1889	D.O.Ott	婦人科疾患に運動を用いる
	1889	Frenkel	脊髄癆による失調症に対する運動療法（Frenkel体操）
		Hirschberg	脳卒中片麻痺患者に対する運動療法
	20世紀		
	1904	Klapp	側彎症の体操（葡萄運動）
	1907-	Lovett and Wright	徒手筋力検査の考案（1946年のDanielsのMMT）
		Aurelianus	麻痺に対する温水中での運動
	1920	Kohlransch	Bierの弛緩法
	1924	Charles L. Lowman	治療用プールの作製
	1928	Henry Pope, Hubbard	ハバードタンク作製
		Hanson	ポリオの水中訓練
		Olive Guthrie Smith, Sir Athur Poritt	懸垂装置とスプリングを用いての除重力運動（後に懸垂運動）
		Goldthwait	Essentials of Body Mechanics
		Leo Buerger	末梢循環障害に対してBuerger exercise考案
	1934	Codman	Codman体操
	1936	T.H. Sellors	呼吸運動プログラムの作成

（つづく）

表1-1　運動療法に関する歴史（つづき）

時　代	年　代	人　名	内　容
現代	1940年初期	Temple Fay Fiorentino Doman	脳性麻痺治療へ応用
	1940	Bobath	脳卒中片麻痺，脳性麻痺に対する抑制・促通手技
	1940-1954	Rood	固有受容器や外受容器への刺激を応用
	1945-1948	Thomas DeLorme and Watkins	等張性漸増的抵抗運動法（Progressive resisitance exercise）
	1946	Herman Kabat	固有受容器神経筋促通法（PNF）
	1950年代	Levine	急性期心筋梗塞に対する運動療法
	1951	Brunnstrom	脳卒中片麻痺に対する運動療法
	1953	Hettinger and Muller	等尺性筋力増強法
		Mundale and Wright	等速性筋力増強法
	1954	Vojta	脳性麻痺運動障害の治療法
	1960年代		神経生理学的諸理論，発達理論を共通基盤とするアプローチ
	1964	Ayres	感覚統合運動の理論
	1965	Freeman	固有受容器促通の神経筋協調運動
	1970年代	Mckenzie	脊柱に対するMckenzie理論（治療法）
	1970	Maitland	四肢・脊椎に対する治療手技
	1977	Steindler	閉鎖性運動連鎖（CKC）と開放性運動連鎖（OKC）
	1976	Kaltenborn	モビライゼーション
	1979	Paris Hakata Carlo Perfetti	関節包内運動治療手技 関節運動学的アプローチ（AKA） 認知運動療法
	1982	Carr and Shepherd	A Motor Relearning Programme for Stroke（能動的課題学習理論）
	1983	Basmajian	筋電図を用いたバイオフィードバック療法
	1984	Mulligan	モビライゼーション
	1989	Edward and Wolf	Constraint-Induced Movement Therapy（CI療法）
	1994	Wolf	転倒予防に対する太極拳の有効性
	1996	Richardson	脊椎安定化のための深部筋機能賦活療法
	20世紀後半以降		生活習慣病予防・治療など内部疾患に対する運動療法の知見報告
			高齢者の身体機能低下，筋量減少症（サルコペニア），介護予防に対する運動療法の役割

③ 目　的

■ 運動療法の目的は以下の11点にまとめることができる．

〈身体機能的側面〉

①運動に不必要な筋活動を抑制して，十分に弛緩（リラクセーション）させる．

②関節構成体に作用することにより関節の運動性，可動性を維持改善する．

③筋力ならびに筋持久力を維持・改善する．

④神経・筋機能を改善して，再教育する．

⑤（複合）筋活動の協調性をはかる．

⑥基本動作の獲得をはかる．

⑦体力を向上して，全身状態（general conditioning）の維持，改善をはかる．

⑧内臓機能へ働きかけ，循環器・代謝機能の改善をはかる．

⑨中枢神経系への影響：情緒変化による記憶，イメージ，判断などの思考への好影響．

⑩心理的側面への影響：爽快感，不快感情の発散，ストレス解消・耐性の強化，抗不安作用・抗うつ作用など．

⑪運動自覚的効果：継続意欲の向上．

■ 理学療法においては，運動療法の目的は，身体機能に障害のある者，あるいは障害の予防に対してその人がもつ能力を最も効果的な運動で高めて回復させることである．

■ 運動は身体機能的側面だけでなく，心理的側面においても効果がある．

④ 対　象

■ 元来，さまざまな疾患に起因する運動能力の障害に対して，医学ならびに運動学または運動にかかわる基礎理論を背景とした運動を治療に応用することであった．そのため，その対象は疾患に起因する運動機能に障害のある者，とくに四肢に関する機能障害のある者としていた．

memo

運動療法の対象

1. 中枢神経疾患

　脳卒中，脊髄損傷，パーキンソン病，脳性麻痺，脊髄小脳変性症，多発性硬化症など

2. 骨関節系疾患

　外傷による骨折，脱臼，慢性関節疾患，脊椎・脊髄損傷を含む脊椎疾患，関節リウマチ，スポーツ外傷・障害など

3. 内部障害系疾患

　循環器疾患（心筋梗塞，閉鎖性血管障害など），代謝疾患（糖尿病など），呼吸器疾患（慢性閉塞性肺疾患など），腎疾患（腎不全など），がんなど

4. その他

　健康増進・予防医学領域（生活習慣病，産業労務管理的側面による疾患など），熱傷，妊婦の産前・産後，精神科疾患（認知症，うつ病など），その他

■ しかしながら，社会情勢の変化，医学の進歩により，運動療法の重要性は，原疾患や障害のある者ばかりでなく，骨粗鬆症対策，転倒予防対策，生活習慣病予防，産業労務上の職業性障害の予防，メンタルヘルス領域での予防・対策など，予防医学的側面としての適応も増加している．また，認知症やうつ病など精神疾患に対しての効果も報告されている．

■ さらに健康増進活動の分野としても，運動療法の対象はこれまで以上に広がっており，理学療法士の職域の広がりに伴って運動療法の対象も広範囲になることが予想される．

- 運動療法の対象は，すべての人であり，疾患あるいは障害によって限定される
ものではない．

B　運動の手段，方法

1 力源による分類（表1-2a）

a. 筋収縮の有無による分類

①他動運動 passive movement（図1-2）

- 他者（理学療法士など），器械器具，自身の健常な部分を用いて，すなわち外
力によって運動させる方法で，筋収縮は伴わない．
  - ［適応］麻痺によって自動運動が不可能な対象者（患者），重度の意識障害によ
  って自発性のない対象者，自動運動によって生命に危険を有する対象者，心
  臓への負担軽減のためにエネルギー消費を少なくする場合など，拘縮予防や
  関節可動域（ROM）の維持増大を目的とする場合．

ROM：range of motion

②自動運動 active movement（広義）（図1-3，1-4）

- 対象者自身の筋力で運動する方法で，筋収縮を伴う．以下の3つに分類できる．
  - **自動介助運動** active assistive movement：自動的な筋収縮に加えて，他者（理
  学療法士など），器械器具の助力によって運動する方法（図1-3a）．
  - ［適応］徒手筋力テスト（MMT）で3以下の筋力の場合．このとき，対象者の
  筋力は弱いので他の筋による代償運動に注意する必要がある．

MMT：manual muscle test

  - **自動運動** active movement（**狭義**）：対象者自身の筋力のみによって運動する方
  法（図1-3b，c）．
  - ［適応］主としてMMTで3以上，抗重力運動が可能な場合．
  - **抵抗運動** resistive movement：他者（理学療法士など）による徒手的抵抗，あ
  るいは器械器具による抵抗に逆らって運動する方法（図1-4）．
  - ［適応］MMTで4以上の筋力を有する場合．

b. 実施者による分類

①他者による他動運動（図1-2a，b）

- 他者（理学療法士など）による他動運動：上記a.①が適応の場合，他者の徒手
的操作によって行われる運動．
- 器械器具（自動的に動く）による他動運動：持続的他動運動（CPM）やコン
ピュータによってプログラムされた機器によって行われる運動．

CPM：continuous passive motion

②自己による他動運動（図1-2c）

- 対象者本人が行う他動運動：自身の麻痺側肢など筋力が弱い肢に対して，健常
な部位を用いて行う運動．
- 脳卒中片麻痺者の麻痺側上肢では非麻痺側を用いて，肩関節周囲炎など痛みを
有する上肢や末梢神経麻痺によって筋力が弱い場合などは対側肢を用いて他動
運動を行う．プーリー（滑車）などの器具を用いる場合もある．

表1-2　運動の手段・方法選択の考慮要因

a. 力源による分類		
他動運動 passive movement	他者（理学療法士など）によるもの	
	自動的に動く器具によるもの	
	対象者自身の健康部位によるもの	
	自己（自助）他動運動 auto-passive movement	
自動運動（広義）active movement	自動介助運動 active assistive movement	
	自動運動（狭義）active movement	無抵抗自動運動（主として遠位関節）
		自重抵抗自動運動（主として近位関節）
	抵抗運動 resistive movement	理学療法士の徒手によるもの
		器具によるもの
		対象者自身の抵抗によるもの
b. 筋収縮と弛緩の相による分類		
筋収縮の相	静的収縮 static contraction	等尺性収縮 isometric contraction
		同時性収縮 cocontraction
	動的収縮 kinetic contraction	等張性収縮 isotonic contraction
		求心性収縮 concentric contraction
		遠心性収縮 eccentric contraction
		等運動性収縮 isokinetic contraction
筋弛緩の相	安静時弛緩 relaxation	静止性弛緩 static relaxation
		求心性弛緩 concentric relaxation
		遠心性弛緩 eccentric relaxation
	随意収縮時弛緩 decontraction	静止弛緩 static decontraction
		求心弛緩 concentric decontraction
		遠心弛緩 eccentric decontraction

［蜂須賀研二（編）：服部リハビリテーション技術全書，第3版．医学書院，p.97，2014を参考に作成］

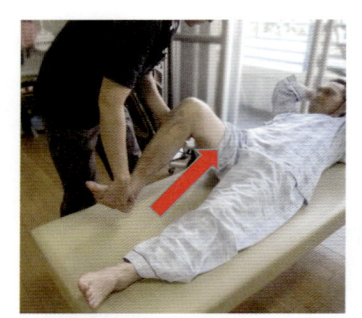
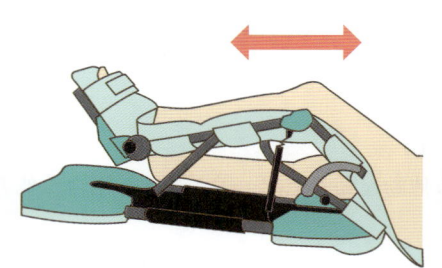
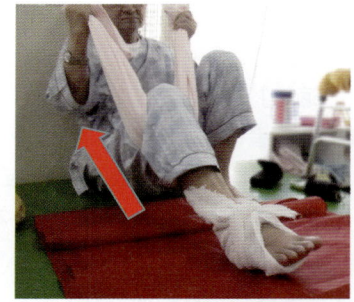

a. 理学療法士によるもの　　　　b. 自動的に動く器具によるもの　　　c. 自己（自助）他動運動（対象者自身の健康部位によるもの）

図1-2　他動運動

（a）理学療法士が対象者の下肢を屈曲方向に動かしている．（b）器具（CPM）を用いて自動的に対象者の膝関節を屈曲・伸展方向に動かしている．（c）対象者の上肢を用いて対象者の膝関節を屈曲方向に動かしている．

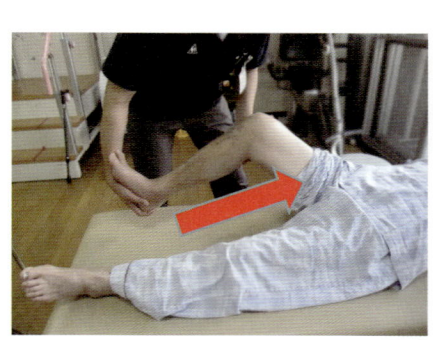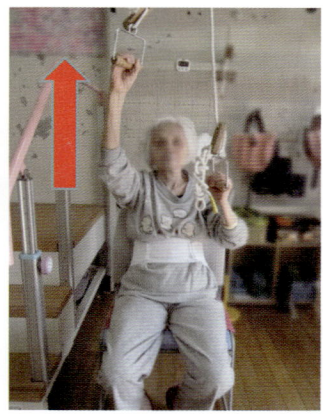

a. 自動介助運動

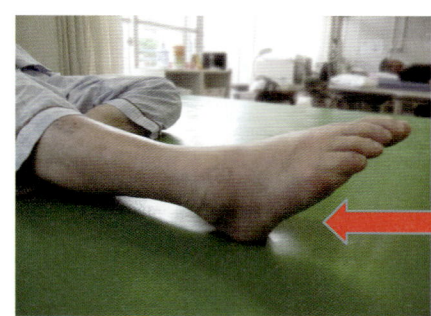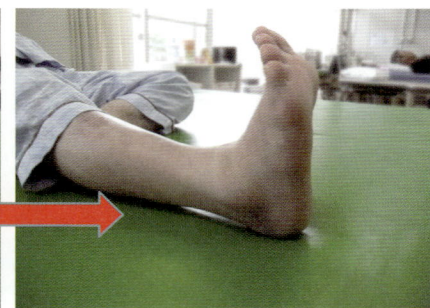

b. 無抵抗自動運動

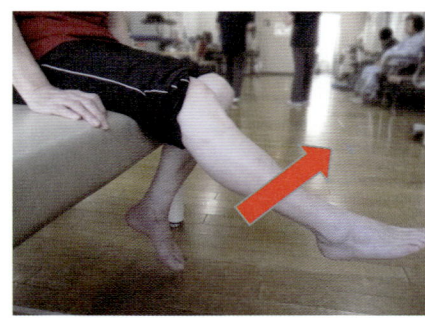

c. 自重抵抗自動運動

図1-3　自動運動

（a）左：対象者が自身で下肢を屈曲させるのにあわせて，理学療法士が対象者の下肢を屈曲方向に動かすようにサポートしている．右：対象者が自身で右肩関節を屈曲（挙上）させるのにあわせて，対象者が左上肢の力を使用して右肩関節を屈曲（挙上）方向に動かすことをプーリーにてサポートしている．（b）足関節の自動運動．（c）膝関節の自動運動．

② 筋収縮・弛緩相による分類 （表1-2b，図1-5〜1-9）

- 上記の分類に加えて，筋収縮・弛緩相による分類もふまえた，支持・固定・運動方向性における手段・方法の選択が必要である．

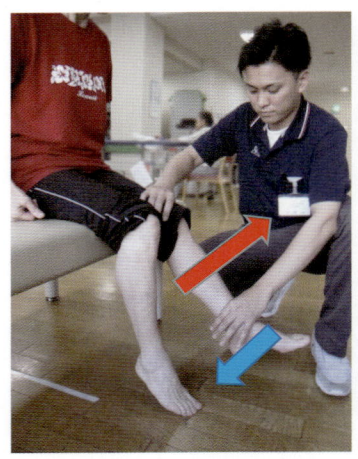

a. 理学療法士の徒手によるもの

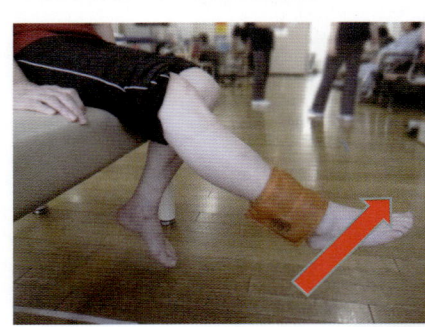 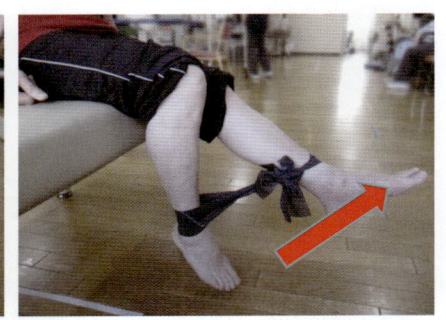

b. 器具によるもの

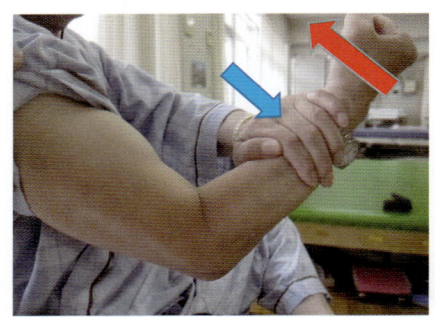

c. 対象者自身の抵抗によるもの

図1-4 **抵抗運動**

（a）対象者に膝関節を伸展させるように運動させて（赤矢印），理学療法士は徒手で抵抗を加えている（青矢印）．（b）左は重錘による，右はセラバンドを使用しての抵抗運動である．（c）対象者に肘関節を屈曲させるように運動させて（赤矢印），対象者自身の手（左上肢）で抵抗を加えている（青矢印）．

等尺性収縮

同時性収縮

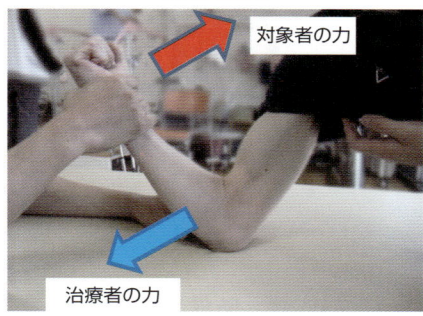

対象者の力

治療者の力

■上腕二頭筋は筋収縮を起こしているが関節運動はない．

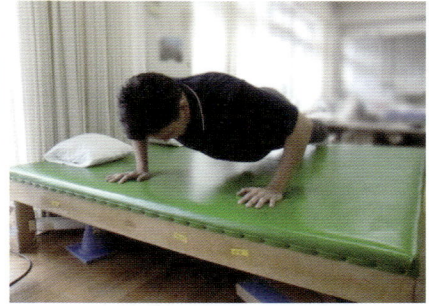

■上腕二頭筋・上腕三頭筋が同時に収縮しているが，関節運動はない．

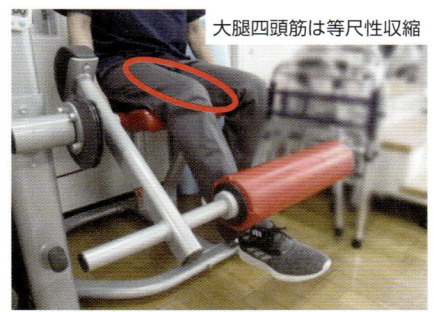

大腿四頭筋は等尺性収縮

■おもりによる負荷がかかっており，大腿四頭筋は筋収縮を起こしているが関節運動はない．この時の大腿四頭筋の筋収縮様式は等尺性収縮である．

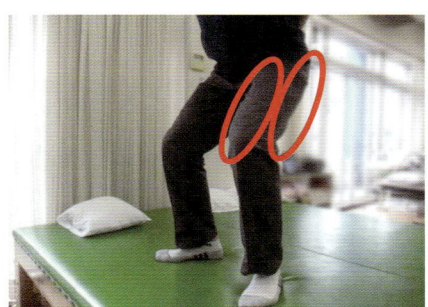

■大腿四頭筋・ハムストリングスが同時に収縮しているが，関節運動はない．

図1-5 静的収縮

等張性収縮

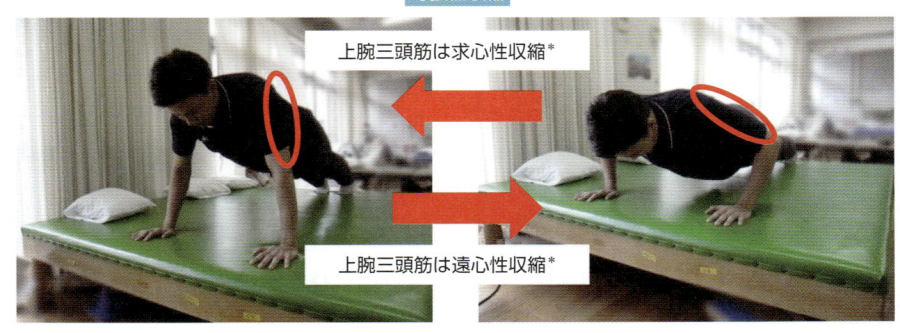

上腕三頭筋は求心性収縮*

上腕三頭筋は遠心性収縮*

■体重を支持するために筋（上腕三頭筋）が収縮し，張力がかかり関節運動（腕立て伏せ運動）が起こる．
■腕立て伏せをしているときの上腕三頭筋の筋収縮様式は等張性収縮である．
＊求心性収縮：筋が収縮して，起始・停止が近づく運動．
＊遠心性収縮：筋は収縮しているが，起始・停止が離れていく運動．

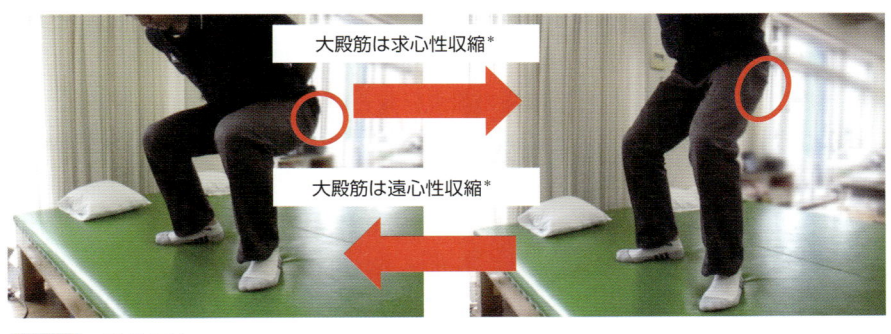

大殿筋は求心性収縮*

大殿筋は遠心性収縮*

■スクワットするために筋（大殿筋）が収縮して，張力がかかり関節運動（膝関節の屈伸運動）が起こる．
■スクワットをしているときの大殿筋の筋収縮様式は等張性収縮である．

図1-6 動的収縮

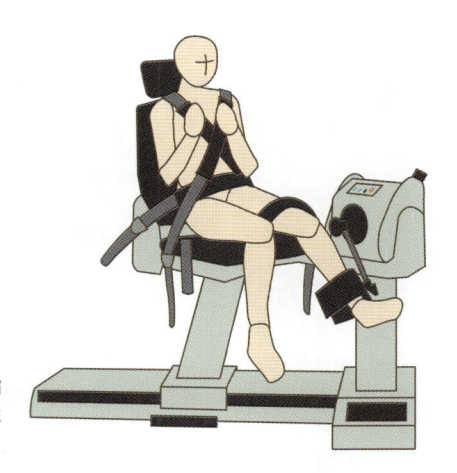

図1-7   動的収縮（等運動性収縮）
等運動性収縮では関節運動の全可動域にわたり，筋収縮速度（運動角速度）が一定である．求心性収縮と遠心性収縮がある．

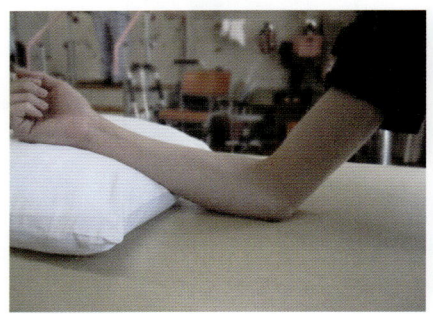

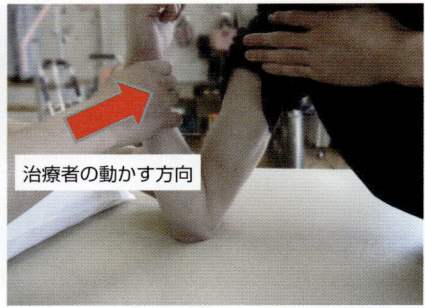

治療者の動かす方向

a. 静止性弛緩

b. 求心性弛緩と遠心性弛緩

図1-8   安静時弛緩
(a) 完全に脱力した状態．上腕二頭筋，上腕三頭筋ともに弛緩している状態である．
(b) 求心性弛緩とは，静止性弛緩の状態から肘関節を他動的に屈曲させたときの上腕二頭筋の弛緩状態である．遠心性弛緩とは，静止性弛緩の状態から肘関節を他動的に屈曲させた時の上腕三頭筋の弛緩状態である．

C   運動療法の分類

- 運動療法（広義の運動療法）は，機能個別訓練と特殊訓練の2つの領域からなる．
- 広義の運動療法の領域から機能統合訓練の領域を除いた領域を治療訓練（狭義の運動療法）という（**図1-10**）．
- 物理療法と機能個別訓練とは疼痛（とうつう）の除去軽減という点で共通の部分がある．それはリラクセーション訓練と温熱療法が双方にあるからである．特殊訓練は1つの目的に対して機能個別訓練から始まり，機能統合訓練，そして日常生活活動（ADL）訓練も含んだ形で，一貫して体系的に行うので，この3つに共通した部分をもつ．

ADL：activities of daily living

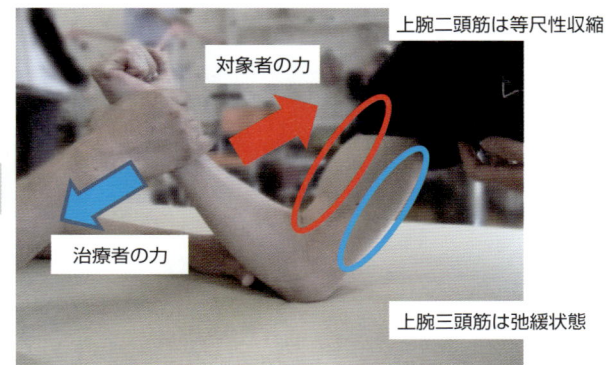

静止弛緩

上腕二頭筋は等尺性収縮

対象者の力

対象者と治療者の
力の大きさは同じ

治療者の力

上腕三頭筋は弛緩状態

■上腕二頭筋が等尺性収縮をしているときの上腕三頭筋の弛緩状態をいう.

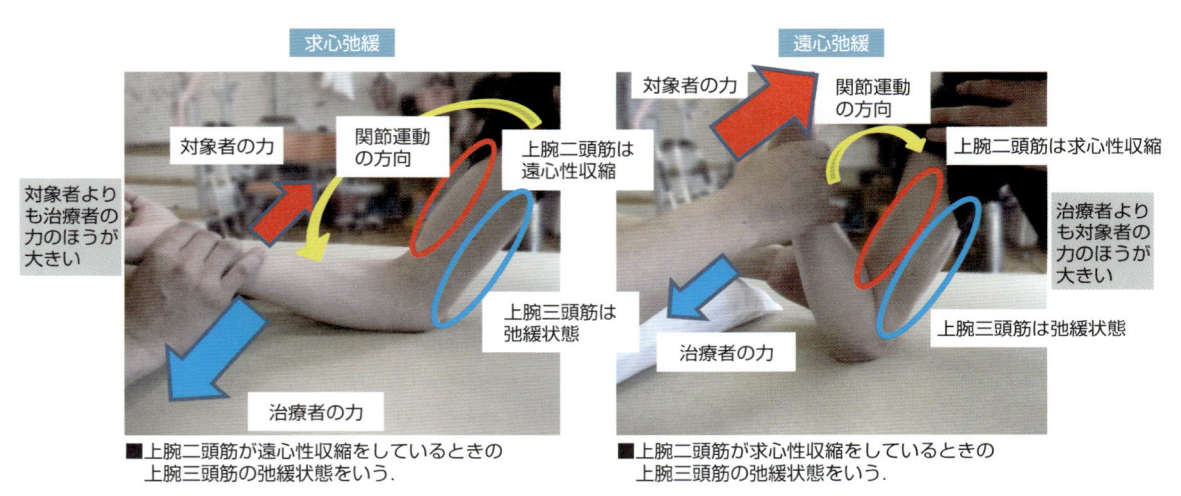

求心弛緩

対象者の力

関節運動
の方向

上腕二頭筋は
遠心性収縮

対象者より
も治療者の
力のほうが
大きい

治療者の力

上腕三頭筋は
弛緩状態

■上腕二頭筋が遠心性収縮をしているときの
　上腕三頭筋の弛緩状態をいう.

遠心弛緩

対象者の力

関節運動
の方向

上腕二頭筋は求心性収縮

治療者より
も対象者の
力のほうが
大きい

上腕三頭筋は弛緩状態

治療者の力

■上腕二頭筋が求心性収縮をしているときの
　上腕三頭筋の弛緩状態をいう.

図1-9　随意収縮時弛緩

memo

訓練（training），練習（practice），運動＝訓練（exercise）の違い

　身体運動・動作を繰り返して実施することにより，身体の適応性が増加する．適応性は2つの面に現れてくる．その1つはある動作の繰り返しによってその動作に特有な神経筋の連関機能が容易になることで，motor skillという形で現れる．これは**練習（practice）**効果である．他の1つはある強度の**身体運動（exercise）**を繰り返すことによって，身体諸機能の活動が旺盛になり，組織の肥大と，機能の増大を獲得する．これは筋力および持久力の増大を招来する結果となり，**訓練（training）**効果というものである．言い換えれば，練習効果は一連の動作のために必要な筋群の協働を発達せしめるものであり，**運動・訓練（exercise）**効果は筋や呼吸循環器系の最大能力を高めるものである．**訓練（training）**は練習効果や運動効果に必要な身体運動に対して総称的に使われることが多く，日本では医療保険行政用語としても**訓練（training）**と**運動＝訓練（exercise）**はほぼ同義に使われていることが多い.

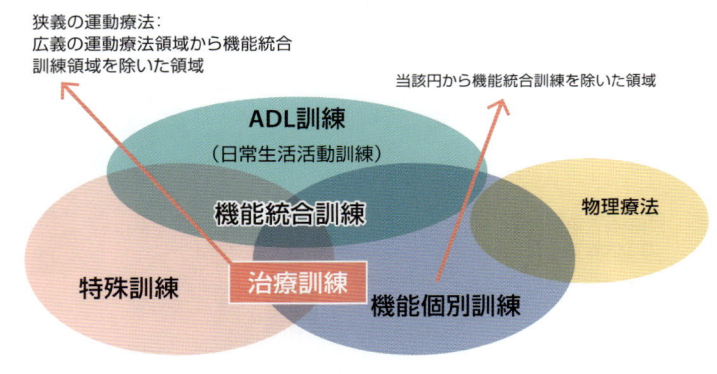

狭義の運動療法:
広義の運動療法領域から機能統合
訓練領域を除いた領域

当該円から機能統合訓練を除いた領域

ADL訓練
（日常生活活動訓練）

物理療法

機能統合訓練

特殊訓練

治療訓練

機能個別訓練

広義の運動療法:
機能個別訓練と特殊訓練の2つの円の全領域

図1-10 運動療法の分類

[1] 治療訓練

a. 機能個別訓練

①リラクセーション（弛緩）訓練（テクニック） relaxation exercise

■痛み，痙縮や精神的な緊張などによる治療部位の筋緊張亢進に対して，運動療法を円滑に行うための技法として使用されることが多い.

■意識の集中・発散による弛緩，他動運動による弛緩，筋収縮後の弛緩などによる筋弛緩や全身弛緩訓練（例：自立訓練法）がある.

②全身調整訓練 general conditioning exercise（全身持久力訓練を含む）

■長期臥床などにより，全身の調節系が損なわれた対象者に対して，全身の調節系を活性化して，正常調節機能を再獲得することを目的とする.

■特殊な技術は必要ないがリスク管理能力が必要とされる.

③関節可動域訓練 range of motion exercise

■関節可動域維持あるいは関節可動域制限を予防する目的で行われる.

■通常，関節可動域は自動運動により維持されている.

■基本的には他者（理学療法士など）による他動運動で行われる場合が多いが，器械器具を用いたり自己他動運動で行う場合もある.

■関節の軟部組織を損傷しないように行うことが重要である.

④伸張訓練 stretching exercise

■関節可動域の改善を目的に行うもので，基本的には他者（理学療法士など）による他動運動で行う場合が多いが，器械器具，対象者の自重，姿勢の変化を利用して行う場合もある.

⑤筋力維持・増強訓練 muscle strengthening exercise

■筋収縮により発生する張力である筋力を向上させる目的で行うもので，自動運動，抵抗運動で行われる. 筋の収縮様式の違いで方法が異なる.

⑥筋持久力維持・増強訓練 muscle endurance exercise

■筋が比較的長時間仕事をする能力を向上させる目的で行うもので，負荷の強度

を低くして頻度を多く行うのが原則である.

- 局所で行う場合と全身的に行う場合がある.

⑦**呼吸訓練** breathing exercise

- 第1義としては, 生理的な呼吸を維持することを目的に行われる.
- また, 呼吸筋を強化して, 耐久性を向上させる, あるいは呼吸補助筋や全身の筋の緊張を弛緩させることによって, 呼吸におけるエネルギー効率をよくすることを目的とする.

⑧**協調性訓練** coordination exercise

- 運動を円滑に行う能力を向上させる目的で行うもので, 多数の筋が同時に収縮する, あるいは収縮する筋にとって不必要な筋群が弛緩するなどが要求される.
- 個々の筋の収縮の大きさと速さの調和のとれたスムーズな運動が求められる.
- 筋・腱・関節などの固有受容器, 視覚や聴覚によるフィードバックによって調節される.

⑨**神経筋再教育** neuromuscular reeducation

- 随意運動を発達または回復させる目的で行うもので, 運動の認知, 運動単位 motor unit の活動化, 筋力増強, 協調性訓練, 持久力訓練へと進めるための運動療法と定義される.

b. **特殊訓練** complex movement exercise

- 特定の疾患, 障害に固有の治療体操, たとえば腰痛体操や側彎（そくわん）体操, 産褥（さんじょく）体操のような, 前記①〜⑨のすべて, もしくはいくつかの要素を組み合わせて用い, 対象者の機能回復を目的とした訓練や水中運動療法などのことをいう.

2 機能統合訓練 functional training

- 実生活に関連する本仕上げのADL訓練の前段階（とくに基本動作を中心とした動作訓練）ともいえる訓練. 前述してきた各障害それぞれに応じた機能個別訓練の成果を基盤として, 全体としての統合された機能の回復をはかるために行われる. 全身もしくは身体の一部の動作を使った, より複雑かつ統合された動作の訓練（仮仕上げの訓練）のことをいう.

3 ADL訓練

- 機能個別訓練, 機能統合訓練の成果を実生活に適応させていく訓練である. その範囲はセルフケア（身の回り動作）から応用的なADL, 手段的日常生活活動（IADL）までに及び, その対象者の実生活に即した訓練を展開していくことが重要である.

4 物理療法

- 物理的なエネルギー（熱, 水, 光, 電気, 徒手）を外部から応用して, 痛みの寛解, 循環の改善, リラクセーションなどを目的に実施される治療法で, 温熱療法, 水治療法, 光線療法, 電気治療, マッサージに分類される.

D　運動療法の特性と実施主体

1　運動療法の特性

①筋収縮を伴う運動療法

■ 運動療法の基本であり，生体に変化をもたらし，機能障害の改善のみでなく，さまざまな効果を期待できる（第2章参照）．

②筋収縮を伴わない運動療法

■ 代表的なものとして他動運動，伸張運動がある．主体はあくまで治療者（第三者）である．

■ 対象者の随意性が低下している場合，意識状態や全身状態に問題がある場合に用いられることが多い．

③運動療法の手順

■ 運動療法を施行するうえでの優先順序として図1-11に示す手順で行うのが望ましい．

④疾患特性の考慮

■ 運動療法の対象についてA4（p.6参照）で述べたが，対象者の多くは身体的機能障害のある人である．

■ 健常者と同様な運動能力をもちあわせているとは限らない．

■ 原疾患による運動機能障害にはそれぞれ特徴を有している場合が多い．

■ 原疾患の特性を理解したうえでの対応が望まれる．

memo

RA：rheumatoid arthritis

関節リウマチ（RA）

　朝のこわばりが特徴的であり，その時間には個人差がある．よって運動療法の時間帯を考慮する必要がある．慢性的な炎症症状を呈するので，血液検査などで炎症の状況を把握したうえで運動の質，量などを考慮する必要がある．また，微熱，発汗，疲労感，倦怠感（だるい），体重減少，食欲不振，手足のしびれ，手足の冷えなどのさまざまな症状を呈することがあるので，体調を考慮したうえでの運動療法の実施が望まれる．

2　実施主体

■ 基本的に対象者の主体的な取り組みが重要である．

■ 筋収縮を伴う運動療法（本項1①）は，対象者が主体的に取り組まなければ効果は得られない．

■ ただし，筋収縮を伴わない運動療法（本項1②）は，治療者が主体となる場合もある．

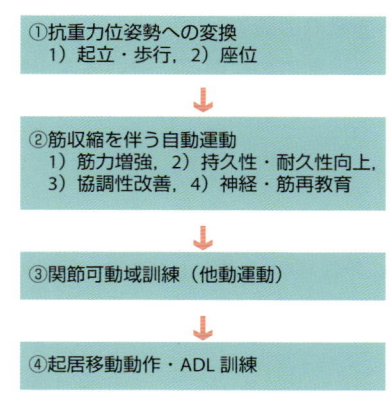

①抗重力位姿勢への変換
　1）起立・歩行，2）座位

②筋収縮を伴う自動運動
　1）筋力増強，2）持久性・耐久性向上，
　3）協調性改善，4）神経・筋再教育

③関節可動域訓練（他動運動）

④起居移動動作・ADL 訓練

図1-11　運動療法の優先順序

E　運動療法の禁忌

1 一般的禁忌事項

　一般的に以下の場合には運動療法を実施できない.

①**生命に危険性を伴う重篤な疾患の場合**

- 急性心筋梗塞の発症日
- 明らかなうっ血性心不全（NYHA*Class IV）
- 不安定狭心症（安静時に狭心症発作があるとき）
- 高度の大動脈弁狭窄症
- 解離性大動脈瘤
- 急性感染性疾患
- 活動期または最近発症（1〜2ヵ月以内）の静脈血栓症

②**全身状態が悪い場合**（運動を実施することで全身状態がさらに悪化することが認められる場合）

- 発熱38℃以上のとき（何の原因による発熱かの確認が必要，危険な状態の臓器が原因の発熱には要注意）
- 安静時心拍数が100回/分をこえるとき
- 心室頻拍またはコントロールされていない重篤な不整脈
- 拡張期血圧が120 mmHg以上あり，自覚症状があるとき
- 収縮期血圧が100 mmHg以下の低血圧があり，自覚症状があるとき
- PaO_2が55〜60 mmHg（SpO_2が85%）以下のとき
- 呼吸困難，全身浮腫，胸腹水があるとき
- コントロールされていない糖尿病，腎不全（クレアチニンが2.0〜2.5 mg/dL以上），肝不全，他の代謝性疾患
- 重症貧血，感冒や下痢などで体調が悪い場合
- 明らかな精神神経障害

＊NYHA心機能分類
New York Heart Association Classification of Cardiac Performance. ニューヨーク心臓病協会による心機能分類で身体活動による呼吸困難感や胸痛など自覚の有無により重症度をClass I〜IVに分類.
Class I：心疾患はあるが身体活動に制限はない.
Class II：軽度の身体活動の制限がある.
Class III：高度な身体活動の制限がある. 安静時は無症状.
Class IV：心疾患のためいかなる身体活動も制限される.

③**運動が禁止されている運動器の障害**

- 関節に急性の炎症がある，あるいは関節に強い痛みがある
- 外傷直後で急性期症状（出血，感染，意識障害，炎症症状，ショックなど）が著明なとき
- 骨癒合が不十分な局所
- 運動制限を有する神経筋疾患，筋骨格疾患，関節疾患など
- その他，代表的なリスク管理の指標としてアンダーソン–土肥の基準（memo参照）がある．

memo

運動療法のリスク管理

アンダーソン–土肥の基準変法（運動療法におけるリスク管理）

Ⅰ．運動を行わないほうがよい場合
1）　安静時脈拍数120/分以上
2）　拡張期血圧120以上
3）　収縮期血圧200以上
4）　労作性狭心症を現在有するもの
5）　新鮮心筋梗塞1ヵ月以内のもの
6）　うっ血性心不全の所見の明らかなもの
7）　心房細動以外の著しい不整脈
8）　運動前すでに動悸，息切れのあるもの

Ⅱ．途中で運動を中止する場合
1）　運動中，中等度の呼吸困難，めまい，嘔気，狭心痛などが出現した場合
2）　運動中，脈拍が140/分をこえた場合
3）　運動中，1分間10個以上の期外収縮が出現するか，または頻脈性不整（心房細動，上室性または心室性頻脈など）あるいは徐脈が出現した場合
4）　運動中，収縮期血圧40 mmHg以上または拡張期血圧20 mmHg以上上昇した場合

Ⅲ．次の場合は運動を一時中止し，回復を待って再開する
1）　脈拍数が運動時の30%をこえた場合．ただし，2分間の安静で10%以下に戻らぬ場合は，以後の運動は中止するかまたはきわめて軽労作のものにきりかえる
2）　脈拍数が120/分をこえた場合
3）　1分間に10回以下の期外収縮が出現した場合
4）　軽い動悸，息切れを訴えた場合

[Anderson AD: The use of the heart rate as a monitoring device in an ambulatory program. A progress report. *Arch Phys Med Rehabil* **45**：140-146, 1964. 土肥　豊：脳卒中リハビリテーションリスクとその対策. *Medicina* **13**：1068-1069, 1976を参考に作成]

② 禁忌事項（理学療法士が招く禁忌事項）

- 運動療法を施行する対象者においては，その障害の程度によって正常な機能への回復が望めない場合がある．
- 脳卒中・脊髄損傷を代表とする中枢神経疾患，変形性関節症などの退行変性疾患，パーキンソン病・脊髄小脳変性症などの進行性・変性疾患などである．

- 理学療法士はこのような疾患や障害に対して，正常化を求めることばかりに気をとられ，リハビリテーションの基本的理念である残存機能，潜在能力の向上を見失い，対象者にとって無効な運動療法を繰り返してはならない．

memo

脳卒中治療ガイドライン2015

　2004年に5学会合同（日本脳卒中学会，日本脳神経外科学会，日本神経学会，日本神経治療学会，日本リハビリテーション医学会の5学会と厚生労働省の脳梗塞・脳出血・クモ膜下出血の3研究班の合同委員会）での脳卒中治療ガイドラインが制定された．2009年，2015年に改訂された．リハビリテーションの章における2015年の改訂では，2009年の改訂と項立は同一である．

　改訂のポイントを以下にまとめる．

- 脳卒中リハビリテーションの進め方では，急性期・回復期では論文数が増えたものの推奨グレードを上げるには至っていないが，維持期に関しては推奨グレードが高くなった．
- 主な障害・問題点に対するリハビリテーションにおいては，エビデンスとなる論文が増えた．
- 個別の推奨項目としては，①麻痺側上肢の強制使用，②肩関節亜脱臼への三角巾・肩関節装具，③課題反復訓練，④反復経頭蓋磁気刺激（rTMS）についての推奨グレードが上がっている．
- ロボットリハビリテーションに関してはエビデンスが十分とはいえない状況となっている．

memo

理学療法診療ガイドラインについて

　2011年度に，公益社団法人日本理学療法士協会は，理学療法の対象となる機会の多い16の疾患や領域からなる理学療法診療ガイドライン第I版（2011）を作成した．現在もさらに改訂を重ね，科学的根拠に基づく理学療法（EBPT）の展開に寄与している．

F　インフォームドコンセント（説明と同意）

1 インフォームドコンセントとは

- 病状や検査・治療方針について，医師などが対象者（患者）やその家族などに対して，受ける治療内容の方法や意味，効果，危険性，その後の予想や治療にかかる費用，また治療方法に複数の選択肢があることやその行為による利益と不利益を事前に十分にかつ，わかりやすく説明して，対象者やその家族などが理解して納得したうえで治療の同意を得ることをいう．
- インフォームドコンセントで対象者が決定するのは，「生命の質」（自分の都合）であって，治療方針ではない．

memo

　インフォームドコンセントの原点は，「ニュールンベルグ綱領」（1947年），「ヘルシンキ宣言」（1964年）が背景にある．

　「ニュールンベルグ綱領」とは，第二次世界大戦中のナチスの非人道的な人体実験に対する反省をもとに，ニュールンベルグ裁判によって採択された研究目的の医療

行為（臨床試験および臨床研究）を行うにあたっての厳守すべき10項目の基本原則である.

「ヘルシンキ宣言」とは，ニュールンベルク綱領を受けて，フィンランドの首都ヘルシンキにおいて開かれた世界医師会第18回総会で採択された，医学研究者が自らを規制するために採択された人体実験に対する倫理規範で，「ヒトを対象とする医学研究の倫理的原則」である.

「患者の権利章典」に関する宣言（米国医師会；1973年採択）

「患者の権利章典」とは，1960年代後半からの米国を中心とする個人の権利意識の高まりから，1981年ポルトガルのリスボンで開催された世界医師会総会にて採択された「患者の権利に関する世界医師会リスボン宣言」のことをいい，医療従事者が知っておくべき患者の権利である.

② インフォームドコンセントの歴史

a. 始まりは米国

- 19世紀末から20世紀はじめにかけてドイツ，米国で「医師の医療行為には患者の同意が必要である」との考えが起こった．しかし，基本的には「お任せ」の医療であった.
- 1950年代後半から1960年代にかけての米国で，インフォームドコンセントはかたちづくられてきた.
- その背景として，以下のことが影響している.
  ①医療が非常に機械化されて非人間的な要素が多くなってきた.
  ②公民権運動や消費者運動，そして女性の権利運動などの社会運動のなかで，自分のことは自分で決めようとする自己決定権への関心が高まった.
  ③ナチスの残虐行為や米国国内での臨床実験などから，個人の自由や社会的平等の考えが医学倫理に影響を与えた.
- これらの流れのなかから，対象者に十分に説明して同意を得て医療を行うという考えが生まれ，インフォームドコンセントとして定着してきた.

b. 日本では

- 日本の場合は1990（平成2）年がインフォームドコンセント元年であった.
- 日本医師会「生命倫理懇談会」が，1990年の年頭に「説明と同意」についての報告を公表して，その立場を明確に示した.

memo

インフォームドコンセントからインフォームドチョイス

医師の説明を受けたうえで，対象者が自分で治療法を選択することをインフォームドチョイスという.

SDMすなわち，対象者の自己決定権をより強化するという考え方である．選択肢を具体的にあげ，それぞれの選択肢の違いを説明して，対象者に選ばせるという方法をとり，医師の先入観を排除しようという考え方である.

SDM：shared decision making

③ インフォームドコンセントの原則

- 主体は対象者（患者）である．治療の責任者は医師であるが，その主体はあくまで対象者であることを忘れてはいけない．
- 対象者の意思決定に必要な情報をきちんと提供する．対象者がそのうちの1つを選択できるように複数の治療法を対象者に提示する義務がある．
- 適切な場（面接室）を設定して，誠意ある態度で接する．
- わかりやすい言葉で図表を用いて説明して，内容は診療録に残す．
- 対象者や家族に質問の機会を与えて，理解状況も確認しながら十分な時間をかけて行う．
- 対象者の「考え方」を変えることはできないし，対象者の「考え方」にあわせて説明しなければならない．

④ インフォームドコンセントが困難な場合

- 未成年者：幼児など自己判断決定能力がない場合
- 意思疎通の困難：意識障害，認知症など
- 精神疾患
- 救急患者：生命の危機に瀕しているなど時間的余裕がない場合
- がん患者：病名告知を望まない場合など
- 医学上の定説と著しく異なる方針を選ぶ対象者：宗教的な理由で治療を拒否する場合など

⑤ インフォームドコンセントの実際

- 理学療法士は対象者（患者）に直接同意を得るために説明する場合もあるが，運動療法は基本的にはチーム医療のなかで実施されるため，多職種間でのカンファレンスを通じて行われることが通常である．

memo

臨床研究におけるインフォームドコンセント

　理学療法士養成施設において大学院の併設が増加しており，理学療法士が臨床研究に携わる機会が急増している．研究・報告を行う際には当然「ヘルシンキ宣言」を遵守して，被験者に研究の趣旨などの説明を十分に行い，同意を得て，かつ所属機関の倫理委員会において承認を得たうえで，データ収集を行う必要がある．

学習到達度自己評価問題

1. 運動が心身機能に与える影響について説明しなさい.
2. 運動を健常者と障害のある者に実施した際の身体反応の違いについて説明しなさい.
3. 保健・医療・福祉領域において運動療法を実施する対象について説明しなさい.
4. 運動の力源である筋の収縮メカニズムについて説明しなさい.
5. 運動療法の種類と運動の手順, 方法との関係について説明しなさい.
6. 運動療法の手順について, 詳細を説明しなさい.
7. 運動療法を実施するうえで, 疾患特性を配慮すべき疾患をあげその特性を説明しなさい.
8. 「ヘルシンキ宣言」について説明しなさい.
9. インフォームドコンセントが確立されるきっかけとなった出来事をあげなさい.

運動療法学総論

2 運動の必要性と効果

一般目標

1. 運動は生理機能すべてを動員する総合的な働きであり，運動の過不足はヒトの生理機能に大きな影響を与えることを理解する．
2. 運動障害には，原疾患に伴う一次的障害に加えて二次的障害があることを理解する．
3. 運動は生理機能維持や二次的障害対策に必要かつ効果的であることを理解する．

行動目標

1. 運動による生理機能の変化を具体的に説明できる．
2. 運動の効果を具体的に説明できる．
3. 二次的障害の種類，原因，症状，対策を説明できる．
4. 廃用症候群の重要性を理解する．

調べておこう

1. 運動の不足は生理機能にどのような影響を与えるか調べよう．
2. 運動の効果にはどのようなものがあるか調べよう．
3. 廃用症候群に対する運動療法の注意点をあげてみよう．

A 運動の必要性

① 運動が生理機能に及ぼす影響

a. 運動は筋収縮によって起こる

■ ヒトは，摂食・排泄動作や姿勢維持，起居移動動作といった**生存するために不可欠な"いとなみ"を運動**によっている．運動は筋収縮により行われ，呼吸循環系の活動も筋収縮によっている．
■ さらに，「話す」「書く」などの知的な働きかけも筋収縮によっている．

b. 運動と生理機能との関係

■ 理学療法士が対象とする「ヒトの運動」は，身体各部の関節の動きとして表現され，観察される．
■ 関節運動を制御しているものは主に「筋系」，筋収縮を制御しているのは「神経系」である（**図2-1**）．
■ 運動を遂行するためには，筋系や神経系，感覚系に酸素や栄養分を供給すると

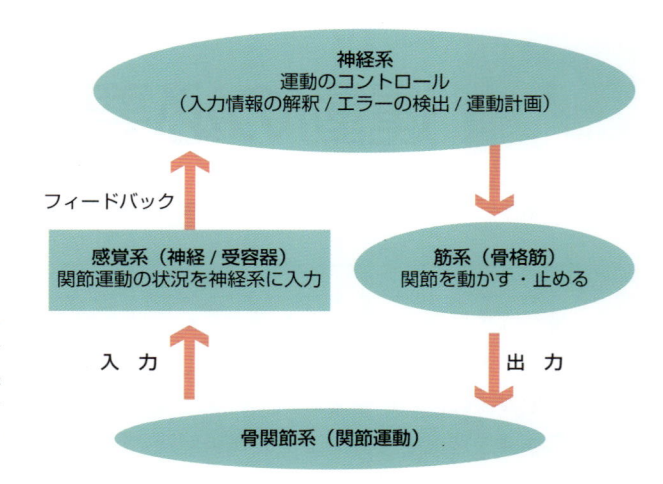

図2-1 運動学習に必要な最少臓器系

ゆっくりした運動や運動学習では，図のように感覚系からのフィードバックが行われる方略で運動を遂行できる．しかし，スポーツ活動などの高速度運動では運動遂行中に感覚系からの情報を処理し修正することが困難であるため，フィードバックを必要としない，あらかじめプログラミングされた方略で関節運動をコントロールしているといわれている．

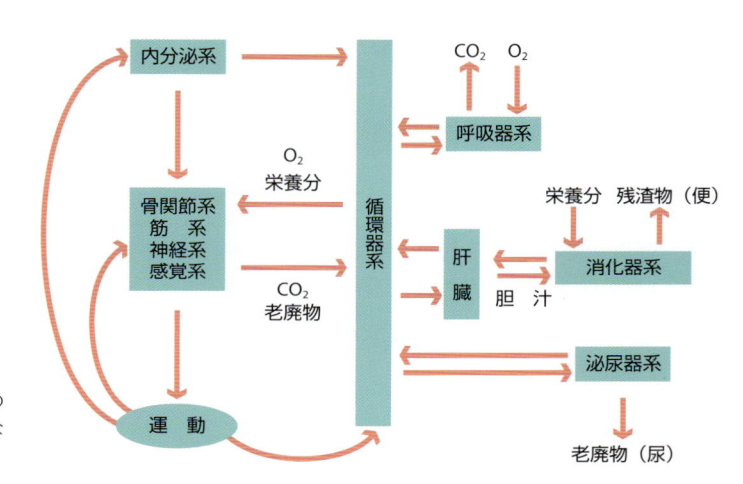

図2-2 運動と生理機能

運動は生理機能を総動員する身体活動であり，運動の過不足は人の生理機能に大きな影響を与えることになる．図は運動に関する生理機能の一部である．

同時に，二酸化炭素や老廃物を排泄する必要がある．

- 運動遂行には，循環器系，呼吸器系，消化器系，泌尿器系など，生理機能すべてを総動員する必要がある（**図2-2**）．
- 運動時は交感神経が緊張状態にあるため消化機能は低下する．消化機能が低下する運動強度の境界は$\dot{V}O_2max$の70～80%（「ややきつい」から「きつい」と感じる強度）といわれているため，食事直後の強めの運動は避ける．
- 運動によりホルモンの分泌が変化する（**表2-1**）．これらの変化はストレス負荷時の反応と共通するものが多く，交感神経系の活動とも共通している．
- 運動障害に対する理学療法では，どの系（骨関節系か筋系か，末梢神経系か中枢神経系か，呼吸器系か循環器系か，消化器系か泌尿器系か，など）に起因する運動障害なのかを把握しなければならない．

表2-1 運動により変化する内分泌腺とホルモン

内分泌腺	ホルモン	運動による変化
下垂体前葉	成長ホルモン	中等度の運動で分泌促進 鍛錬者のほうが運動中の増加が少ない傾向
	甲状腺刺激ホルモン	中等度の運動で分泌促進
	副腎皮質刺激ホルモン	
	プロラクチン	
下垂体後葉	抗利尿ホルモン（ADH）	中等度の運動で分泌促進 トレーニング後は低値を示すという報告あり
甲状腺	甲状腺ホルモン	中等度，長時間の運動で分泌促進
副腎髄質	アドレナリン	中等度の運動で分泌促進
副腎皮質	コルチゾール	
	アルドステロン	
膵島A細胞	グルカゴン	血糖値が増加する場合には分泌増加
膵島B細胞	インスリン	運動強度，時間により分泌減少 トレーニングによりインスリン感受性が高くなる

② 生理機能面からみた運動の必要性

- 運動を行うためには緻密な筋の収縮・弛緩（第14章「筋の機能と障害」参照）を必要とするために，運動を行うとこれらをコントロールする神経系は活性化される（第21章「神経系の機能と障害」参照）.
- 筋収縮は酸素の消費と二酸化炭素の排出，体温の上昇をもたらすため，呼吸・循環系が活性化される（第9章「運動と生体反応」参照）.
- 運動不足は身体各所に廃用性の変化をもたらすが，過度な運動や不適切な動作も疲労を含め生理機能の破綻をもたらす.
- 常に適度な運動刺激を与えなければヒトの生理機能の向上はおろか維持さえもできない.

B 運動の効果

① 運動の効果

- 理学療法の対象からとらえると，運動の効果は「**健康増進効果**」「**疾病予防効果**」「**障害予防効果**」「**介護予防効果**」あるいは「**生活機能向上効果**」といえる.
- 運動の一般的な効果として，「体力の維持・向上」「心理・社会的効果」「生活習慣病の予防」があげられる（**表2-2**）.
- 運動の一般的な効果は，「自覚的効果」「他覚的効果」に分けられる.

a. 自覚的効果

- 運動は気分転換になり，ストレス解消に有効である. また，適度な疲労をもたらして不眠症の予防と治療につながる.

表2-2　運動の一般的効果

1. 体力の維持・向上
筋力・柔軟性の向上，骨量増加 1回心拍出量増大，最大酸素摂取量の増加
2. 心理・社会的効果
ストレスの減少，うつ状態の改善，精神面への好影響
3. 生活習慣病の予防
中性脂肪の減少，LDLの減少 HDLの上昇，体脂肪の減少 除脂肪組織の増加，インスリン感受性の上昇 耐糖能改善，血圧低下

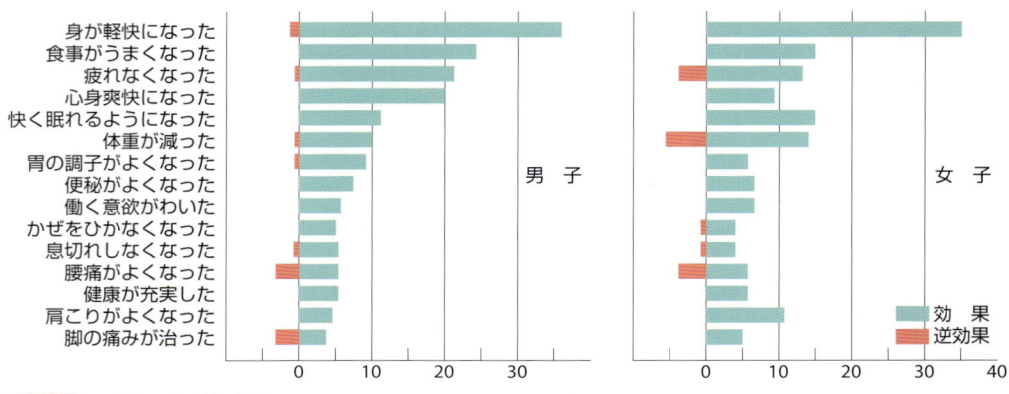

図2-3　運動の自覚的効果

中高年者がラジオ体操や歩行などの軽い運動を1日平均25分，半年間行った場合に得られた自覚的効果の頻度.

[池上晴夫：運動処方，朝倉書店，1982より引用]

- 運動を遂行することにより，自覚的な効果が現れてくる．軽い運動を継続すると，「身体が軽くなる」「食事が美味しく感じる」「疲れにくくなる」などの自覚的効果が出現する（**図2-3**）．

b. 他覚的効果

①心臓に対する効果

- 運動時は主に筋への血液供給が増加するため心拍出量が増加する．心拍出量は心拍数と1回心拍出量で決まるが，運動強度が高くなると心拍数の増加で対応する．
- 運動以上に心拍数を上昇させる薬物はないといわれている．

②血圧に及ぼす効果

- 50%$\dot{V}O_2$max 程度の規則的な軽い運動は，血圧を低下させる（**本態性高血圧に効果がある**）．一方，75%$\dot{V}O_2$max 以上の強い運動は，収縮期血圧が200 mmHg を上回る場合があり，安全性に問題があるうえに，血圧低下効果は少ない．

③動脈硬化に及ぼす効果

- 動脈硬化には，①アテローム硬化（粥状硬化），②中膜硬化（メンケベルグ型硬化），③小細動脈の全周硬化（主に外膜の肥厚による）に分類されるが，一

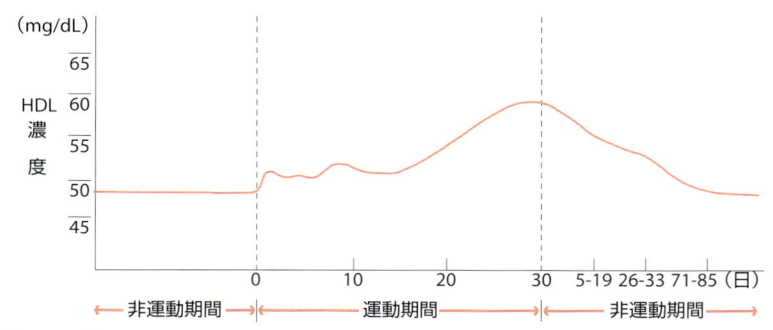

図2-4 50%$\dot{V}O_2$MAXの強度で運動を行ったときの血中HDL濃度の変化（進藤ら，1985）

般に動脈硬化という場合はアテローム硬化を指す.

- アテローム硬化では，血中の過剰脂肪（中性脂肪とコレステロール）がネバネバした粥状になって血管壁にこびり付き，進展していく.
- コレステロールは，水に溶けないため血液中では蛋白と結合して流れる．これはリポ蛋白と呼ばれ，LDL（低密度リポ蛋白）とHDL（高密度リポ蛋白）に分類される.
- LDLが増加すると，コレステロールが血管壁に沈着して動脈硬化を進展させる．一方，HDLは，血管壁に沈着したコレステロールを肝臓に運び動脈硬化の進展を抑える.
- 運動は血中HDL濃度を上昇させる効果があるため（**図2-4**），動脈硬化の予防に貢献する.

LDL：low density lipoprotein
HDL：high density lipoprotein

④有酸素運動能力・全身持久力に及ぼす効果

- 有酸素運動能力および全身持久力は，単位時間内にどれだけ多くの酸素を筋が消費できるかにかかっており，その能力は持久力トレーニングにより向上する.

⑤体温調節に及ぼす効果

- 運動時は安静時の10～20倍の熱産生が起こるが，ヒトを含めた恒温動物は，体温（とくに核心温）を一定に保つため，体内で産生された熱を周囲へ放散することで調節している.
- 同じ運動負荷でも鍛錬者のほうが非鍛錬者より体温上昇が少なく，また汗の塩分濃度も低いことが知られている．運動の継続により体温調節機能が活性化される.

⑥肥満と血中脂質に及ぼす効果

- 肥満とは体脂肪の増加を指す．摂取エネルギーが消費エネルギーより過剰な状況で発生し，さまざまな疾患の危険因子となる.
- 食事療法で摂取エネルギーを，運動療法で消費エネルギーをコントロールすることが肥満治療の原則である．また運動持続時間が長くなるほど体脂肪の減少に有効である.
- 運動をするとホルモン分泌が促進して（**表2-1**），ホルモン感受性リパーゼ（lipase：脂肪分解酵素）が活性化されるため，脂肪の分解が進展して遊離脂肪酸の血中濃度が上昇する.

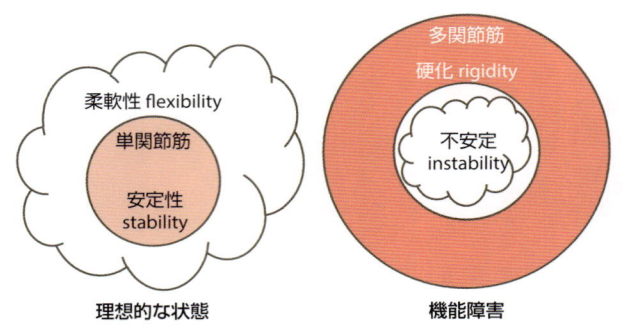

図2-5　運動器における stability と instability/flexibility と rigidity

- 血中の遊離脂肪酸は筋組織へエネルギーとして供給される.
- 運動をすることで毛細血管壁のリポ蛋白リパーゼが活性化されると，キロミクロンやVLDL（超低密度リポ蛋白）などに含まれる中性脂肪が加水分解され血中のHDLが増加して，LDLおよび中性脂肪が低下する.

VLDL：very low density lipo-protein

⑦良好な運動器の状態を維持・改善する効果

- 疾病や障害，加齢などにより，運動器は柔軟性を失うことが多い.
- 柔軟性低下の内容は，一般的にアウター・マッスルと呼ばれる二（多）関節筋の硬化rigidity・短縮であることが多い.
- これは，インナー・マッスルと呼ばれる関節の安定性に寄与する単関節筋が機能低下を起こして関節が不安定状態instabilityになっているのを，二（多）関節筋が過剰活動して補完（代償）している現象ととらえることができる.
- 筋の機能的変化である過剰活動は，筋の構造的な硬化・短縮へと変化する.
- 姿勢・運動をコントロールしている中枢神経系が障害されると，二（多）関節筋は過剰活動（痙縮など）を起こしやすい.
- 代表的な運動器疾患である変形性膝関節症では，関節軟骨面の不適合（関節水腫も含む）により，単関節筋である内側広筋が機能低下を起こしてしまい，二（多）関節筋である大腿直筋やハムストリングが過活動（硬化・短縮）して，安定性を補完すると同時に膝関節の可動域障害をきたす.

MADS：musculoskeletal ambulation disability symptom complex

- 運動器不安定症（MADS）者の多くは，バランス能力や移動能力が低下していると同時に，不安定性を補完するように二（多）関節筋が硬化して柔軟性が障害されている場合が多い.
- 適切な運動は，安定性stabilityと柔軟性flexibilityが備わっている良好な状態の運動器の維持・改善に貢献する（**図2-5**）.

⑧その他の効果

▷**がん予防効果（がんを防ぐための新12か条第7条：2011年）**

- 運動が結腸がんのリスクを下げることは確定的であり，肺がんや乳がんのリスクも下げる可能性がある.
- 具体的な運動量として「1日1時間の歩行」「週1回合計1時間の活発な運動」が奨励されている.
- がんの原因の1つとして活性酸素があげられている．活性酸素は，ストレス，

表2-3 マタニティビクスの効果
1. 心肺機能向上による全身持久力の増強
2. 身体各部の筋力および筋持久力の強化
3. 高血圧妊婦の血圧下降作用
4. 過剰体重増加の防止
5. 脂質代謝，糖代謝の改善
6. 安産傾向（分娩時間の短縮，出血量の減少）
7. 腰背痛，その他の自覚症状および静脈瘤，妊娠線，背臥位低血圧症などの防止
8. 精神面への好影響
9. 産褥期への好影響（乳汁分泌促進，体力および体型回復促進）

［田中康弘：妊婦のための運動療法マタニティビクス．臨床スポーツ医学 **21**：81–84, 2004より引用］

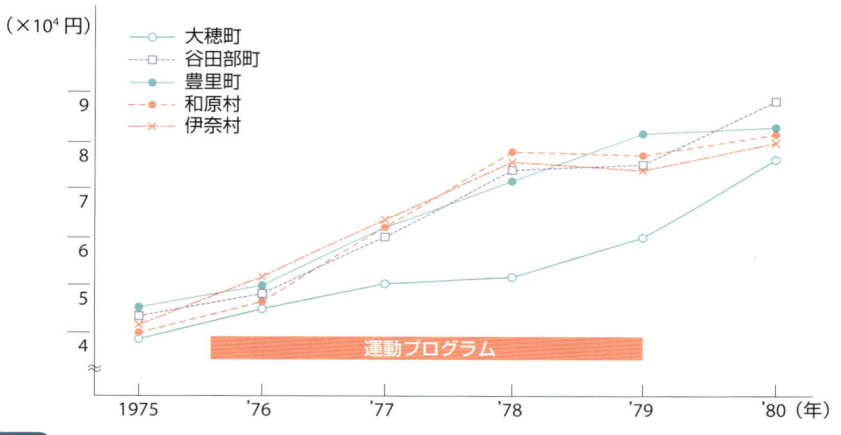

図2-6 医療費と運動プログラム
大穂町（現在の茨城県つくば市）に対して1975年度から健康づくり運動プログラムを実施したところ，実施していない他の自治体に比べ医療費が減少した．縦軸は1世帯あたりの健保税．
［池上晴夫：運動処方．朝倉書店，1982より引用］

喫煙，大気汚染，運動，肥満（偏食），加齢などにより発生すると考えられている．

■ 一過性で激しい運動は活性酸素を発生させるものの，継続的な運動を行っている人では，活性酸素を除去する酵素SOD*が多いといわれている．

▷ マタニティビクス効果（表2-3）

▷ 医療経済的効果（図2-6）

2 二次的障害の予防

a. 二次的障害とは

■ ハーシュバーグ（Hirschberg）は，原因疾患に伴う障害（**一次的障害**）とは別に，二次的障害の予防について説明を加えている．さらに，**二次的障害 secondary disability**を運動が不足または運動が禁忌であるために起こる障害と，運動が適切にされなかった場合の障害とに分類して，前者を**廃用症候群disuse syndrome**，後者を**誤用症候群misuse syndrome**と呼んでいる．

SOD：superoxide dismutase
*スーパーオキシドジスムターゼ（SOD） 活性酸素を分解する酵素．生体内では肝臓，副腎などに存在する．

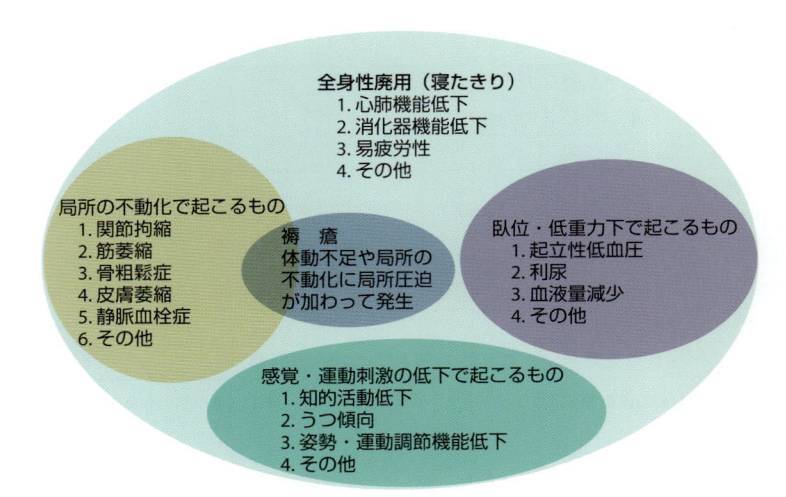

図2-7 廃用症候群の症候
寝たきり（全身性廃用）では，すべての廃用が発生する．

memo

誤用症候群について

　ハーシュバーグ（1976）は，「廃用症候群」とともに，運動が適切になされなかったために起こる二次的障害として「誤用症候群misuse syndrome」を提唱している．たとえば短縮筋に対する強制的伸張によって発生する異所性骨化や，不適切な関節可動域訓練や介助法によって起こる有痛性肩関節症，適切な装具を使用せずに歩行訓練することによる反張膝などがあげられる．誤用症候群は，正しい知識と適切な方法により十分防ぐことが可能であるし，防がねばならない．防ぐべきである．

　ちなみに上田（1993）は，「廃用」とは異なり「誤用」は，ひとつの原因ではなく，それぞれ別個の原因によって起こるので，真の意味の「症候群」ではなく「症候」と呼ぶべきであるとして「誤用症候misuse symptom」の名称のほうが適切であるとしている．

b. 廃用症候群（図2-7）

- 廃用症候群は，過用症候群overuse syndromeや誤用症候群とともにハーシュバーグが用いた概念である．
- 心身の不使用，不活発によって機能低下をきたした病態を廃用症候群という．
- 具体的には，ギプス固定などによる局所の不動化や，安静臥床，無（低）重力状態など，心身の機能が従来（本来）より使用されない（不活発な）場合，すなわちストレスが少ない場合に発生する．
- 廃用症候群への対策は予防である．廃用が重度化すればするほど，回復が困難であるばかりでなく，過用症候や誤用症候の危険が高まる．
- 廃用症候群予防の考え方は，第一に起こりうる事態を予測すること，第二は原因の把握，第三は適切な予防法の実施である．

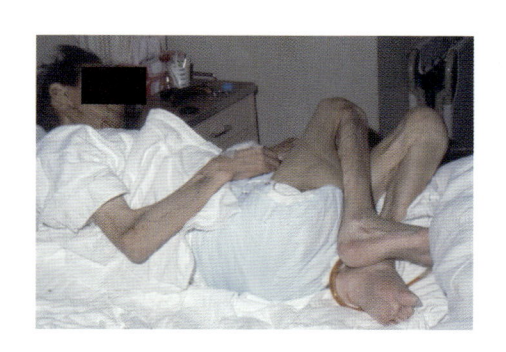

図2-8　屈曲性対麻痺paraplegia in flexion
膝関節の屈曲拘縮（伸展制限），股関節の屈曲位拘縮（屈曲・伸展方向とも制限）
のため，起立・立位が不可能となる．両上肢の屈曲拘縮を伴うことも多い．

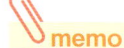

過用症候群について

　人体組織は不使用・不活発によって機能低下をきたす．逆に運動量が大きすぎたり身体の一部のみを過剰に使用したりしても機能低下や組織損傷を起こす．

　スポーツ活動では，パターン化された一定の動作を繰り返すことが多いため，身体の特定の部位・組織に力学的なストレスが繰り返し集中する．組織の耐えうる以上の活動を行った結果生じるスポーツ障害を「使いすぎ症候群overuse syndrome」と呼ぶ．

　一方，筋力低下が著しいほど，たとえば廃用性筋萎縮や神経・筋の炎症性疾患，脱髄性疾患などでは通常の運動量でも筋組織にかかる負荷が強くなる可能性が高い．「廃用」とは逆の「過用」にも害があることはLovett（1915）によって強調されていた．近年，ポリオ後症候群post-polio syndromeをきっかけにこの概念が復活している．上田（1993，1995）は，これを「過用症候overuse symptoms」と呼んでいる．

　廃用性筋萎縮に対する運動は，廃用の程度と運動量の程度により，軽度であれば可逆的な過用性筋力低下が，重度であれば不可逆的な過用性筋損傷が起こる．このため運動療法では，過用を予防しながら廃用症候群に対応する必要があり，過用の危険を考慮した「少量頻回運動」の原則などが提唱されている．

①廃用性筋萎縮

■ 廃用が原因で，筋の体積，重量が減少して筋力低下，筋持久力低下などの症状を呈する．

■ 対策は筋力維持・増強訓練であるが，萎縮筋は疲労しやすいので過用に注意する．

②関節拘縮

■ 関節は動く・動かされることで，その生理機能を維持している．

■ 関節運動が制限されると，関節周囲の結合組織や筋の伸張が妨げられ短縮するため，関節可動域（ROM）が制限される．

■ 対策は，関節可動域維持・改善訓練であるが，自動運動を第一義的に選択する（第3章「運動療法の順序」参照）．下肢関節の場合は，抗重力位（立位）も自動運動同様，重要な選択肢である．

■ 長期臥床（寝たきり）の行き着く先の1つに**屈曲性対麻痺paraplegia in flexion**と呼ばれる症候がある（**図2-8**）．

ROM：range of motion

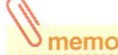

memo

屈曲性対麻痺について

　長期臥床の後に死亡する高齢者の30〜40%が，屈曲性対麻痺状態にあるという報告もある．

　「麻痺」と呼ばれているが実際は廃用性の「拘縮」であり，とくにハムストリングスの短縮が著明である．

　股関節と膝関節は屈曲位を呈し，足関節は底屈（屈曲）位を示すことが多いが背屈位をとることもある．屈曲位で拘縮状態にある関節を他動的に伸展しようとすると，理学療法士は著しい抵抗感を感じると同時に，対象者は苦痛を伴う．さらに股関節は内転拘縮（開排制限）を伴うことが多く，排泄介助（オムツ交換など）に支障をきたして，会陰部の清潔状態を保持することが困難となる．

　拘縮が主たる病態であるにもかかわらず「麻痺」と呼ばれるのは，19世紀末から20世紀初頭にかけて，脊髄性対麻痺のなかで起こる症候の1つとして注目され，屈曲性対麻痺（仏；paraplégie en flexion）と呼ばれるようになったものが，同様に両脚が屈曲して，起立できない状態を意味するものとして呼ばれるようになった経緯があるらしい．

　苦痛に対する防御反射とされる脊髄自動反射 spinal automatism の3つのタイプ中で，最も多くみられる短縮現象（足・膝・股関節における共動的な三重屈曲運動）が，時間の経過とともに亢進・定着したものと解され，「神経系の機能異常」が強調されたことも「麻痺」という呼称を定着させた要因の1つかもしれない．屈曲性対麻痺の責任病巣を神経系に求めた研究もあるが，結果として特定部位を確認することはできず，病変とは別の共通する何らかの機構の働きを示唆している．

　脊髄や大脳など中枢神経の障害による痙性対麻痺は，一般に下肢は伸展優位の肢位をとるが，症例によっては，経過をたどるうちに両側の屈筋痙性が徐々に強まり，両下肢屈曲位をとる場合がある．上述のように元来これを屈曲性対麻痺と呼んでいたが，実際には麻痺のないケースでも起こり，認知症による活動性の低下，肺炎や心不全，視力障害や難聴，脊椎圧迫骨折や膝関節症，脊髄性筋萎縮症や進行性筋ジストロフィーでも生じることが知られている．

　このように原因疾患はさまざまであるが，共通していることは，①寝たきり（長期臥床）で日常生活のなかで歩行の習慣がなくなっていること，②認知機能が低下し自閉的傾向であること，③排泄が自立していないこと，があげられる．さらに「眠れる森の美女」のように安楽に臥床しているとは到底思えない，④苦痛を伴った臥床状態にあり，実際，褥瘡や泌尿器・婦人科疾患を併発していることも少なくない．

　症候の進行について，脊髄の横断性病変によって起こる場合は，両下肢が同時に屈曲してくるが，脳卒中後の片麻痺に起こる場合，麻痺側下肢が先に屈曲して，ついで非麻痺側の下肢が屈曲してくる．上肢に症候が進展する場合もあり，片麻痺では麻痺側上肢が先に屈曲位になる．片麻痺では右片麻痺より左片麻痺に多く発生し，麻痺の重症度とは関係なく，むしろ軽い麻痺で歩行可能であった者が，内科疾患の発症や重症化により安静臥床を経験することにより，認知機能の低下を伴って発症する例も少なくない．

　症候の進行に伴い，膝屈筋反射や下肢内転筋反射は亢進して膝蓋腱反射は減弱・消失してくる．病的反射は Babinski 反射に比べて Rossolimo 反射の出現頻度が高いという報告もある．屈筋群のγ系の機能亢進が想定され，膝屈筋や股関節内転

筋群の筋緊張が亢進する．仙骨部に生じた褥瘡や会陰部の不潔状態から生じた泌尿器・婦人科疾患などによる侵害刺激が，脊髄自動反射（防御反射）を持続させ，進行していく．病期は，Paratonic rigidity，Flexion contractureおよびPermanent contractureの3期に分けられるとされている．

　対策としては，予防や初期対応が何より大切であり，膝屈筋の筋緊張や反射の亢進をわずかでも認めた場合，すなわちParatonic rigidityの時点で，速やかに対処することが重要である．

　ティルトテーブルなどを利用して抗重力位にして踵部にしっかり荷重させると，ハムストリングスなど下肢屈筋群の筋緊張は低下しやすい．また臥位状態での関節可動域訓練の際は，ハムストリングスの伸張のみを意識するよりも，踵部から下肢長軸方向へ擬似的な荷重圧を加えながらハムストリングスをストレッチするほうが伸張しやすい．股関節内転筋も同様で，股関節に対し擬似的な荷重圧をかけて感覚入力を意識するほうが効果を得やすい．また，腹臥位を取らせたり，相反抑制を利用した膝伸筋群に対する電気刺激の試みもある．

　元来，ヒトにとって動けないということは苦痛である．その苦痛が屈曲性対麻痺の原因，増長因子であることは述べたとおりである．病期別リハビリテーションが定着している現在，急性期や回復期に従事する理学療法士にとっては目にする機会のない症候かもしれない．しかし，急性期・回復期にこそ屈曲性対麻痺の危険が存在することを認識する必要がある．

　屈曲拘縮が下肢にとどまらず，上肢にまで及ぶと，屈曲性四肢麻痺tetraplegia in flexionと呼ばれる状態となり，「屈葬位」「胎児位」などと称されることもある．大田（2002）は著書のなかで，真偽については言及せずに「葬儀屋の3分間」というエピソードを紹介している．屈曲性対麻痺で亡くなられた方を寝棺に入れるために，家族に3分ほど席を外してもらい，その間にご遺体の関節をはずす，いや骨を折るというものである．

③廃用性骨萎縮
- 筋収縮や体重負荷など骨への機械的刺激が減少すると，尿中Ca量が増加して骨量減少が生じ，廃用性の骨萎縮が発生する．
- 進行すると易骨折性となり，脊椎椎骨骨折を繰り返すようになる．脊柱変形のため胸郭運動が妨げられ呼吸機能が低下すると同時に，座位保持もままならなくなる．

④褥瘡
- 皮下の軟部組織が少ない骨突出部などに，末梢の循環圧をこえる外圧が長時間かかることによって起こる皮膚潰瘍である．
- 局所の症状ではあるものの，潰瘍からの蛋白漏出により衰弱をきたして感染が起こりやすくなるため，敗血症への危険が高まる．

⑤起立性低血圧
- 廃用により起立時循環調節機構が障害されて臥位または座位から起立した際に低血圧が生じ，めまい，脱力，視力障害，失神などの症状を呈する．
- 対策として最も重要なことは予防で，臥床期間をなるべく短くする．可及的早期より体位変換，ヘッドアップベッド，バックレストなどを用いた座位訓練や，

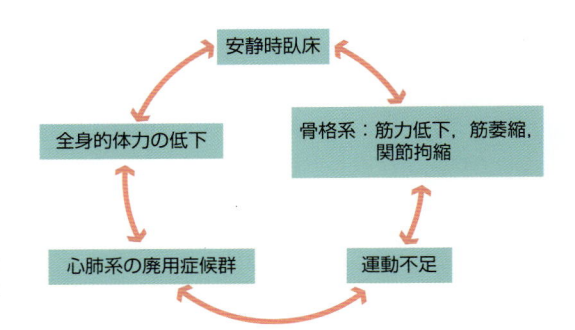

図2-9　廃用症候群の悪循環
筋骨格系の安静，運動不足による弊害を
予防しなければ，さらなる安静への悪循環
により，結局全身的な脱調整状態になる.

ティルトテーブル（斜面台，tilt table）を用いた漸進的な起立訓練などを行う.

⑥心肺機能低下

■ 安静臥床（廃用）により心筋にも骨格筋と同様に萎縮および収縮力が低下する. 心拍出量が減少するため，組織に送ることができる酸素量が減少して，有酸素運動能力，全身持久力が低下する.

⑦廃用症候群の悪循環

■ 廃用症候群が進行すると，わずかな動作・作業でも疲労しやすくなるため，臥床傾向が進み，廃用症候群の悪循環が形成されて廃用症候群が重度化していく（図2-9）.

⑧廃用症候群の累加性

■ 廃用症候群は対策（予防や治療）を講じなければ，時間の経過とともに進行して累加される. 累加スピードは，「**高齢**」「**疾患の重症度**」「**一次的障害の重症度**」などの因子により修飾される.

⑨廃用症候群に対する運動療法の重要性

■ 運動継続の重要性は健常者でも感じることであろう.

■ スポーツ選手・愛好家はなおさらであろう.

■ 運動療法の主たる対象は，一次的障害もさることながら，「廃用症候群（二次的障害）」であるといっても過言ではない.

■ 脳梗塞片麻痺の二次的障害の予防として，「終日訓練法」（**図2-10**）などが提唱されている.

■ 片麻痺などの運動障害（一次的障害）自体が生命に危険を及ぼすことはないが，「寝たきり」という廃用症候群（二次的障害）は全身状態を悪化させて感染症などを引き起こしやすくなる.

■ すなわち，廃用症候群それ自体が生命を奪うことはないが，**生命を脅かす症候群**であることを忘れてはならない.

■ 理学療法士は，運動療法を通じて対象者の寿命を延ばす仕事をしている.

■ このような観点からも，疾患が重症であればあるほど，また一次的障害が重度であればあるほど，運動療法の重要性は高まる. これらのことは，1980年（砂原）から提言されているにもかかわらず，いまだ十分な対応ができているとはいえないのが現状である（**表2-4**）.

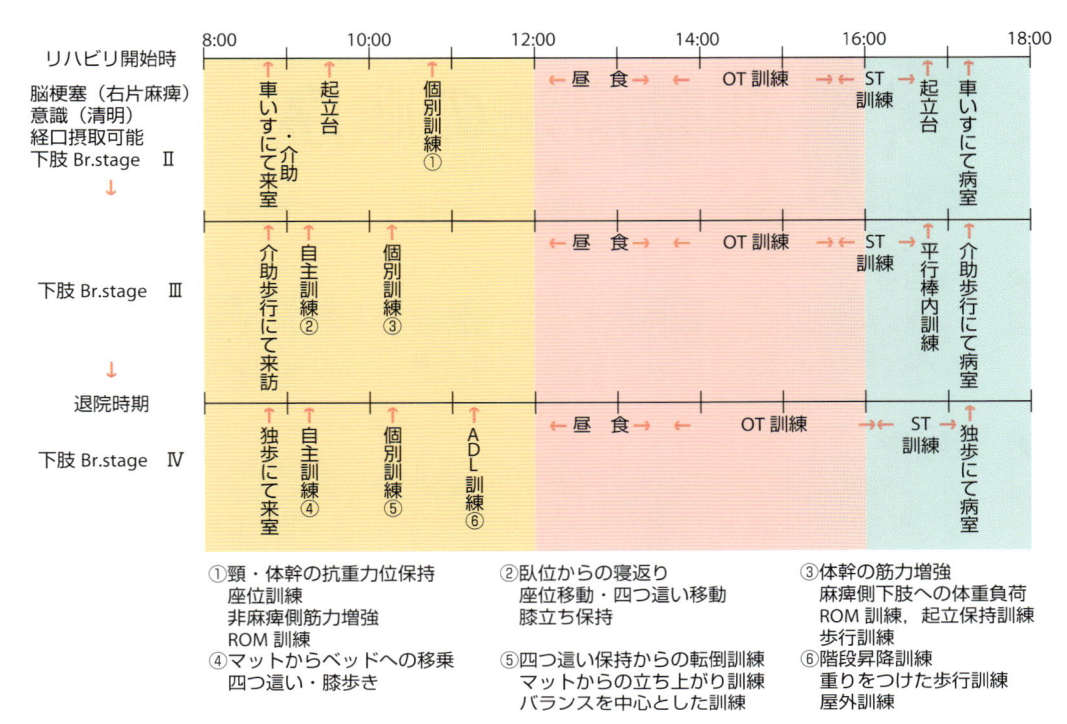

図2-10　終日訓練法：ある症例の一日の流れ

＊Br.stage：ブルンストロームステージ

[山口洋一ほか：当院で実施している終日訓練法の紹介―ADLと歩行から．理学療法科学 **10**：101-106, 1995を参考に作成]

表2-4　重症・重度例に対するリハビリテーションのあり方に関する提言

■しかし，その先にはどのようにしても社会参加の不可能な，より重度の障害者が存在するはずである．－（中略）－このような人にも，生きているかぎり生きがいを感じさせるのがリハビリテーションであるということが許されないだろうか．

[砂原茂一：リハビリテーション．岩波新書，p.211, 1980]

■自立を重視するリハビリテーション医療の現場では，自立を望めない人々，特に高齢者や超重度の障害者（児）に対して，どちらかといえば冷ややかではなかったかと自戒を含めて率直に反省している．－（中略）－リハビリテーションは「よいとこ取り」をしすぎているのではないかとさえ思う．

[大田仁史：終末期リハビリテーション．荘道社，2002]

■脳血管障害者に対する運動療法の考え方の大半は，予後良好例を対象としたものであり，重症あるいは予後不良例を対象とした視点は抜け落ちているのが実状といえよう．

[江西一成：脳血管障害者における臥床の危険性と対策．*MED REHABIL* **72**：63-70, 2006]

学習到達度自己評価問題

1. 運動を継続することにより変化する生理機能をあげなさい．
2. 運動が動脈硬化を抑制するメカニズムを説明しなさい．
3. 廃用症候群に対する運動療法の重要性について考察しなさい．

運動療法学総論

3 運動療法の順序

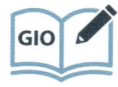

一般目標

■ 重力が生体に与える影響を考慮しながら姿勢変換をはかり，筋収縮を伴う運動，筋収縮を伴わない運動，起居・移動動作，ADL訓練へと進める運動療法の流れを理解する．

行動目標

1. 運動療法の開始基準とリスクの管理方法を説明できる．
2. 重力が生体に与える影響を理解し，抗重力位姿勢の重要性を説明できる．
3. 運動療法の実施主体は対象者（患者）であることを理解して説明できる．
4. 姿勢変換，自動運動，他動運動の効果を理解して説明できる．
5. 基本動作としての起居・移動動作訓練の重要性を理解して説明できる．

調べておこう

1. 血圧の定義と調節機構を調べよう．
2. 姿勢の変化と血圧の変化の関係を調べよう（起立性低血圧とは）．
3. 運動療法におけるリスク管理について調べよう．
4. 廃用症候群とその原因を調べよう．
5. 姿勢変換に必要な力と身体の動きを調べよう．

A 運動療法の開始

■ 理学療法は**医師の指示（処方）**により開始される．

■ 理学療法を処方する医師は，他科主治医の依頼により，あるいは主治医としてリハビリテーション医学の立場で対象者の診察を行い，必要な処置，処方を行う．

■ 処方を受けた理学療法士は，処方内容に基づいて**対象者の評価を行い，問題点を抽出し，目標（ゴール）を設定して治療プログラムを作成し，実施・記録する**．この治療プログラムの中心となる理学療法の手段が運動療法である．

■ 同時に理学療法士は，評価結果（問題点，目標，プログラム）を**報告書にまとめ処方医・主治医へ提出する**．報告書にあわせて口頭でも処方医と連絡を取りながら運動療法を進める．その際，最も注意すべき点は**リスク（禁忌*）の確認**である．

■ 実際の運動療法では，対象者の変化に応じてプログラムは随時変更され実施される．対象者の変化の観察がすなわち評価であり，それに対応した運動内容

***禁忌**　病状を悪化させ，治療目的にそぐわないもの．対象者の病態，治療方法などで禁忌は異なるため，大前提として確認，把握して運動療法を行う．

| 表3-1 | 早期リハビリテーション開始基準の例 |

1　伊藤らの基準

①意識レベル（Japan Coma Scale）が100まで
②神経学的に，およびCT上，脳ヘルニアの所見がみられない
③重篤な循環器疾患や腎不全などのリスクファクターがない

2　近藤らの基準

①意識障害（Japan Coma Scale）があっても1桁である
②障害の進行がない
③全身状態が安定

[1) 伊藤秀樹ほか：脳血管障害急性期リハビリテーションの開始時期．リハ医 **34**：564-572, 1997. 2) 近藤克則ほか：脳卒中患者の発症直後の再発・進行の研究（第1報）再発・進行頻度と入院時重症度．リハ医 **30**：639-646, 1993を参考に作成]

| 表3-2 | 座位訓練の手順と注意 |

開始基準

1. 意識清明または意識レベルが1桁であること
2. 全身状態が安定していること
3. 障害（意識障害，運動障害，ADLの障害）の進行が止まっていること

施行基準

1. 開始前，直後，5分後，15分後，30分後に血圧と脈拍を測定する．
2. 30°，45°，60°，最高位（80°）の4段階とし，いずれも30分以上可能となったらつぎの段階に進む．
3. まず1日2回，朝食，昼食時に施行し，安定したら食事ごととする．
4. 最高位で30分以上可能となったら車いす座位訓練を開始する．

中止基準

1. 血圧の低下が10 mmHg以上のときは5分後の回復や自覚症状で判断．30 mmHg以上なら中止
2. 脈拍の増加が開始前の30%以上．あるいは120/分以上
3. 起立性低血圧症状（気分不良など）がみられた場合

[林田来介ほか：急性期脳卒中患者に対する座位耐性訓練の開始時期．総合リハ **17**：127-129, 1989より引用]

（運動強度，運動時間，運動頻度，運動範囲，運動方法）の修正がプログラムの変更である．

■ これらのすべてを記録に残して必要に応じて処方医・主治医に報告する．常に**処方医・主治医と連絡をとりながら最善・最良の運動療法を対象者に提供する**．

①　開始の基準

■ 運動療法（抗重力位姿勢）の開始基準は，重篤な合併症や手術例を除くと，①**意識障害の程度**，②**障害の進行停止**，③**全身状態の安定**，の3項目から決定される傾向にある（**表3-1，3-2**）．

■ 対象者の病態（病因，病巣，重症度など）によって治療方針が異なり，**主治医・処方医との十分な情報交換が必要**である．

■ 最近では，全身状態の不安定な急性期からの運動療法開始も多くなっている．理学療法士は，適切なリスク管理の知識と技術を身につけて主治医・処方医と緊密に連絡をとりながら運動療法を進めなければならない．

- 理学療法の目的は，身体に障害のある者の基本的な動作能力を改善することである．また，規則的かつ計画的な運動を通じて身体各部分の機能を高めて最終的には**身体全体の均衡と機能の改善をはかる**ことを目指す．
- 基本動作は，すべて重力に対抗して行われる．地球上で生活するヒトにとって問題となるのは，重力に逆らって姿勢を変えるための**運動機能と重力下での姿勢変化に耐えうる循環機能**である．
- したがって運動療法の開始は，まず抗重力位姿勢における循環機能の適応能力と抗重力位姿勢になるための運動機能に対する取り組みから始まる．とくに，**循環機能を注意深く観察する**ことがリスク管理の**基本**である．

B　運動療法と姿勢変換

① 姿勢変換と循環調節

- 立位での人の血液は，心臓以下の高さにその70%が存在する（**図3-1**）．
- 臥位から立位への姿勢変換は，静脈還流量の低下，心拍出量の減少を引き起こして結果的に血圧の低下を招く．
- 人は，姿勢変換による血圧の低下を防ぐために，心拍数を増加させて末梢血管を収縮して調節を行う．この調節機能が破綻した状態を**起立性低血圧**という（第7章「姿勢変化と生体反応」，p.71参照）．
- 重力下での姿勢変換に伴う循環調節機能を維持・向上させる最も有効な方法は，その環境に対象者を置くことである．
- したがって運動療法で最初に取り組まれる内容は，座位，立位へと対象者を誘導することと循環機能の注意深い観察である．

▷**エビデンス**

- 人は長期の臥床によりさまざまな負の影響を被る．体液分布，血圧調節機構の変調，筋萎縮，骨密度の減少などが比較的早い時期に発生することが認められている．成人にとって3週間の安静臥床は，30年歳をとるよりも悪影響を及ぼすことが報告されている（**図3-2**）．〔McGuire DK, et al：A 30-year follow-up of the Dallas Bedrest and Training Study. *Circulation* **104**：1350-1366, 2001〕（第2章B②「二次的障害の予防」の項，p.29参照）．

② 姿勢・動作の選択

- 運動療法では，抗重力位姿勢をとらせて抗重力位姿勢での**筋収縮を伴った運動**の機会を増やし，基本動作の拡大を目指す．
- どの姿勢を選択するかは運動機能障害の重症度ではなく，まず**医学的許容範囲**，ついで**姿勢変換時の循環機能の適応能力**で決定する．
- 一般的には重心低位の姿勢から始めて徐々に重心位置を高めていく．すなわち，臥位の対象者は座位に，座位の可能な対象者は立位へ，立位の可能な対象者は

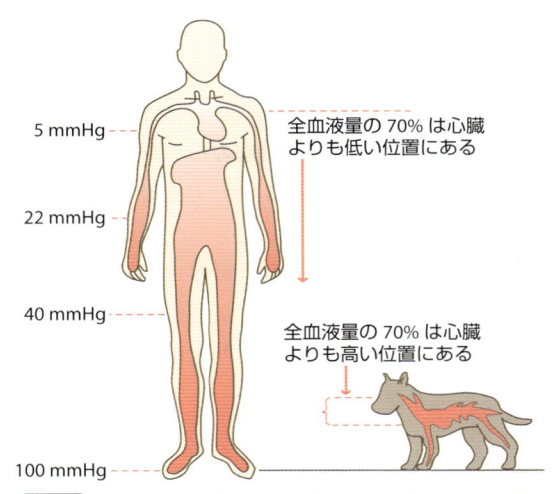

図3-1　起立時の血液分布と静脈圧：人とイヌの比較

[Loring B. Rowell：Human Cardiovascular control, Oxford University Press, 1993を参考に作成]

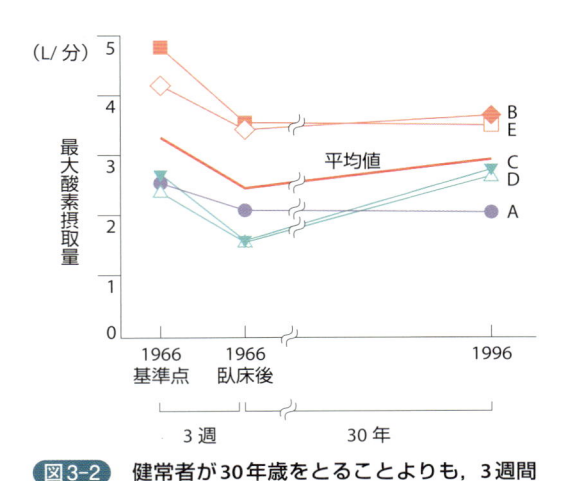

図3-2　健常者が30年歳をとることよりも，3週間安静にすることのほうが最大酸素摂取量は低下する

[McGuire DK, et al：A 30-year follow-up of the Dallas Bedrest and Training Study. *Circulation* **104**：1350-1366, 2001より引用]

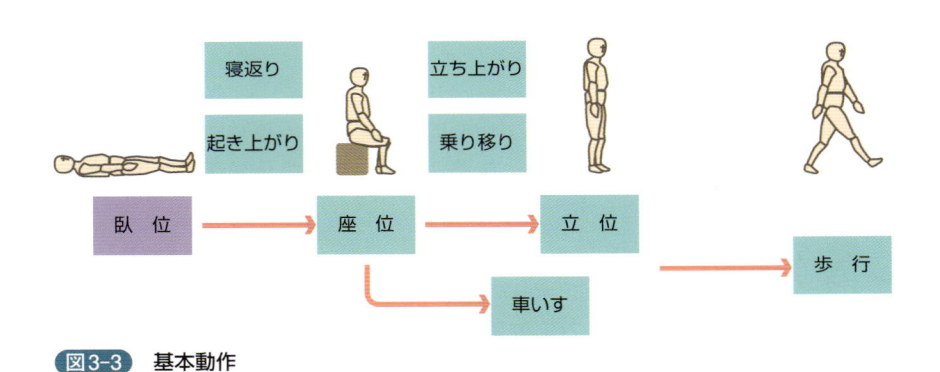

図3-3　基本動作

歩行へと進める（図3-3）．

■ 一方，前段階の姿勢・動作の完成を待ってつぎの段階（姿勢・動作）に進むことに固執してはならない．**起立・歩行訓練は，座位のとれない対象者であっても全身機能の維持・改善には有効な手段である**．

■ とくに，運動機能障害が重症な対象者ほど起立・歩行訓練が有効となる．院内で，**立てない，歩けない対象者を立たせ，歩かせることができる唯一の職種は理学療法士である**という自覚をもって，十分なリスク管理のもと，人的介助や機器（補装具）をフルに活用して**起立・歩行を運動手段として活用すること**が**運動療法の基本**である．

C　運動療法の進め方と内容

- 運動療法の対象は，**障害の原因疾患や症状ではなく，障害のある個人**である．したがって，まずは個人の被る生活上の不自由を，あらゆる方法を駆使して解消することが理学療法士の役割である．
- その際，障害の原因の解消（回復）をもって対応できれば最善であるが，このことだけに固執するのではなく，基本動作の実行可能性を最優先に考える．対象者の活用できる残存機能を最大限に活用して，時には介助者機能も含めて向上させ，生活上の不自由を解消することを目標とする．

> **memo**
> 　パラリンピックの創始者である英国人医師グットマン卿（Sir Ludwing Guttmann）の言葉「It's ability and not disability that counts（失われたものを数えるな，残されたものを活かせ）」は，リハビリテーションの基本思想である．グットマン卿は，戦傷者（脊髄損傷者）のリハビリテーションにスポーツを積極的に取り入れ，偉大な功績を残した．

- 基本動作の獲得を目指す運動療法で中心的に用いられる運動は，筋収縮を伴う運動である．筋収縮を伴う運動は，姿勢変換以外にも生体にさまざまな刺激を与えて機能の向上をもたらす．
- 一方，力源である筋収縮が何らかの原因で得られないときには，外力により姿勢を変換することで循環機能の維持・改善をはかる．この際，人的介助やさまざまな補装具や装置が抗重力位姿勢を保持するために有効となる（図3-4，3-5）．
- 同時に自動運動が困難な対象者に対しては他動運動（筋収縮を伴わない運動）による関節可動域（ROM）の維持が必要となる．

ROM：range of motion

- したがって，運動療法では医学的許容範囲や重症度を考慮しながら，①姿勢変換，②筋収縮を伴う運動，③筋収縮を伴わない運動を活用して基本動作の獲得を目指す．
- また，運動療法の開始時には，対象者の不安や過剰な緊張を取り除くために対象者の呼吸を整えるなど，リラクセーション（後述）に配慮する．

1 抗重力位姿勢への変換

- すでに述べたように，可及的早期に抗重力位姿勢をとらせる．ベッドサイドでは座位保持から状況に応じて立位へと進める．理学療法室では立位，歩行を最優先に行う．
- 運動機能障害が重度な対象者でも，抗重力位姿勢の実行は人的介助および各種訓練機器や補装具を活用することで可能である．
- 抗重力位姿勢の実行は，循環調節機能への刺激，下肢抗重力筋の使用による廃

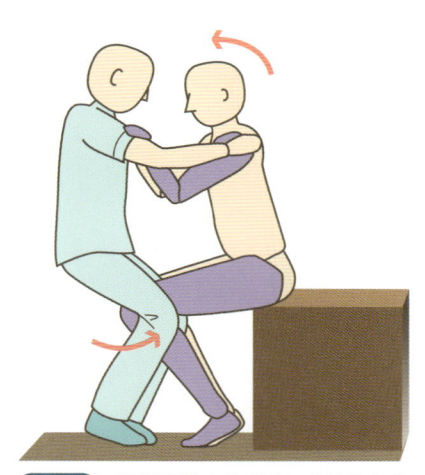

図3-4　理学療法士の介助による立ち上がり

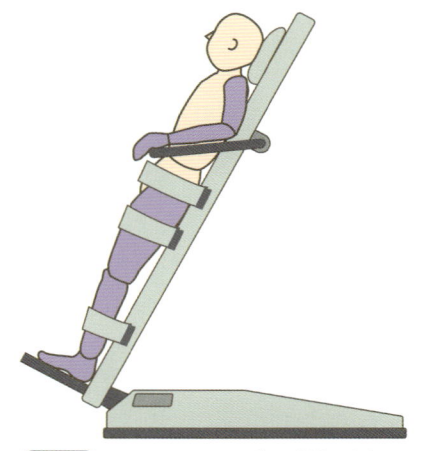

図3-5　ティルトテーブル（斜面台）による立位

用症候群の回避につながる.
- 起立・歩行は，対象者の下肢機能に大きく依存する．しかし，**重度な下肢機能障害の場合でも装具による支持性の補完，介助による遊脚で歩行動作そのものは可能**である.

② 筋収縮を伴う運動

- トレーニングの基礎的原理に従い実施する．負荷量，頻度の組み合わせで筋力（筋収縮力）増強，持久力・持久性向上，運動協調性を改善する.
- 神経因性の筋機能障害では「神経筋再教育」という考え方のもとに運動療法を実施する.

a. 筋力（筋収縮力）増強

- 高負荷，低頻度の運動で効果が得られる.
- 筋の収縮様式には，等張性筋収縮，等尺性筋収縮，等速性筋収縮がある．対象者の状態にあわせ，適宜選択しながら安全で効率のよい運動をプログラムする.
- 一般に，ヒトは日常生活で最大筋収縮力の20〜30％の強度で活動しているため，最大筋収縮力の40％以上の負荷を与えることで筋力増強がはかれるといわれている.
- 下肢抗重力筋への負荷には徒手抵抗よりも対象者の体重を利用するほうが有効である.

b. 持久力・持久性向上

- 低負荷，高頻度の有酸素運動で効果が得られる.
- 自転車エルゴメータ，トレッドミルなどで運動時間の延長をはかる．平地歩行や車いす駆動なども有効な訓練手段となる.
- 最大酸素摂取量の60％以上の運動強度で持久力の向上がはかれるといわれている.
- 対象者の心拍数が運動強度に応じて変化するようであれば，心拍数をモニターしながら運動強度，運動時間を設定する.

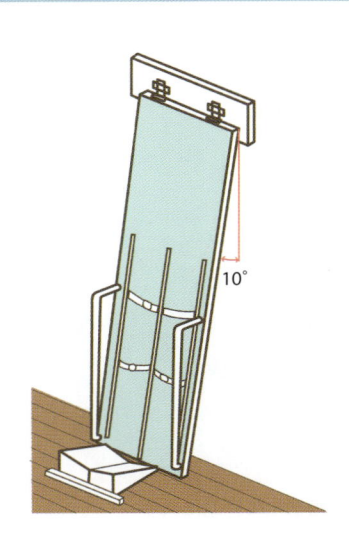

10°

図3-6 足関節矯正起立台

c. 運動協調性の改善

- 低負荷，高頻度の運動で効果が得られる．
- 獲得した基本動作や各種ADL動作を反復してその確実性，安定性の向上をはかる．

ADL：activities of daily living

d. 神経筋再教育

- 狭義には，中枢神経障害に対する各種治療体系（概念，手法）を指す．しかし，中枢神経障害そのものを実用的に改善するという効果は実証されていない．
- 広義には，刺激，反応，効果というトレーニング理論に準じた運動療法の一手段である．ここでは具体的な動作を行うことにより残存機能を活用し基本動作を獲得するための再学習ととらえる．
- 脱神経筋に神経移行術を行った場合には，筋電図や視覚によるフィードバックなどを活用して機能的な筋収縮方法を学習する．
- 脳血管障害（片麻痺）では，非麻痺側の筋力強化，非麻痺側への重心変位を学習して支持基底面の安定化をはかり，起立・歩行動作を獲得する．あるいは利き手の障害に対する利き手交換などがこれにあたる．
- 脊髄損傷（対麻痺）では，上肢，体幹の筋力強化，上肢，体幹を力源とした起居動作や移乗動作を学習することがこれにあたる．

③ 筋収縮を伴わない運動

- 主にROMの維持・改善を目的として行われる．とくに，随意収縮を認めない麻痺側肢において重要である．
- ベッドサイドでは徒手的に行うことが多い．実施に際しては凹凸の法則や2関節筋の影響を考慮する．

CPM：continuous passive motion

- 術後急性期の膝関節などでは持続的他動運動（CPM）機器を用いてROMの維持・改善がはかられることもある．
- 理学療法室では，対象者の体重を利用した足関節矯正起立台の活用が効果的である（図3-6）．

- 中枢神経障害における筋緊張亢進による筋短縮，軟部組織の短縮によるROM制限に対しては持続的な伸張が有効である．
- ただし，**ROMの維持・改善においても自動運動（筋収縮を伴う運動）が基本となることを忘れてはならない．**

4 基本動作とADL

- 起居・移動動作は毎日の生活に不可欠であり，安全性，実用性が求められる．とくに，起立，歩行，車いすへの移乗動作は人的介助負担も大きく転倒の危険性もあるため確実な動作の獲得が重要である．
- 抗重力筋の強化，運動順序の習得，物的介助，人的介助を組み合わせて実用性を向上させる．その際，理学療法士は，**いかに人的介助を軽減するかを考える．**
- 理学療法室では対象者の**実行可能なADL（できるADL）の拡大，対象者の能力を最大限引き出す**ことを最優先に取り組む．
- 病棟や自宅など，**生活のなかで無理なく安全に行える手段を選択して対象者の実行を促す（しているADL）．**
- 起立・歩行訓練は対象者のモチベーションを引き出しやすい．とくに，重症患者にとっての**起立・歩行訓練は，全身運動として対象者の心拍数を上昇させる有効な手段**である．
- すべてのADL動作には立位姿勢が含まれており，起立・歩行訓練を介して得られる能力はADLのすべての場面で有効となることから，これを積極的に行う．

5 補装具の検討と活用

- 理学療法で使用する機器や補装具の大半は，対象者の立位・歩行を補助するためのものであり，さまざまな重症度に対応している．
- これらの機器，補装具を対象者の能力に応じて適切に選択して理学療法士の人的介助も加味して，起立・歩行という運動課題を提供する．

学習到達度自己評価問題

1. 運動療法の開始は，どのような手続きで行われるか説明しなさい．
2. 運動療法開始時のリスク管理とはどのようなことか説明しなさい．
3. 運動療法における，評価と治療の関係について説明しなさい．
4. 人が抗重力位姿勢をとると，体内ではどのような変化が生じるか説明しなさい．
5. 人が起立・歩行できるか否かを決定する因子は何か説明しなさい．
6. 抗重力位姿勢の効果は何か説明しなさい．
7. 筋収縮を伴う運動と伴わない運動の利点，欠点について説明しなさい．
8. 基本動作にはどのような動作が含まれるか説明しなさい．
9. 運動療法の実施主体は誰か説明しなさい．
10. 神経筋再教育とは何か説明しなさい．

運動療法学総論

4 トレーニングの基礎的原理

一般目標

■ 運動は人の生理機能すべてを動員する総合的な機能であり，運動を行うことはこれらすべての機能を刺激することである．効果的な運動療法を行うためには，科学的な根拠に基づく適切な運動処方が不可欠である．これら運動療法を行う際の基本的な理論を理解する．

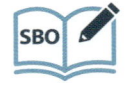

行動目標

1. 運動開始時に行う基本的なバイタルチェックを説明できる．
2. ストレスについて説明できる．
3. 効果的な運動負荷方法を説明できる．
4. 刺激（種類，強度，時間，頻度）は，対象者（患者）個々で異なることを理解できる．
5. 刺激に対する対象者の反応をモニターできる．

調べておこう

1. メディカルチェックとは何か調べよう．
2. ストレスで起こる身体の変化を調べよう．
3. 疲労と回復の関係を調べよう．
4. 運動処方とは何か調べよう．

■ 本章では，運動療法を実施する際の原則となる安全管理，トレーニングの基礎理論を概説する．

■ 根拠に基づいた運動療法を実施するためには抽象的，感覚的な運動処方を行うのではなく，上記原則を基本に対象者に対して常に適切なストレス（刺激）を与え続けることが重要である．

■ 日々現れる対象者の変化を注意深く観察・評価しながら負荷量を設定する．対象者の発するサインを見逃してはならない．

A　安全管理

①対象者（患者）情報の把握

- 安全に運動療法を行うためには対象者（患者）情報の把握が不可欠である.
- 対象者が有する疾患, 障害, 経過などの一般情報の把握はもちろん, 主治医・処方医と連携して適切なリスク管理のもとに運動療法は実施される.
- 姿勢変化に対する対象者の反応, 運動に対する対象者の反応, 対象者の意欲を注意深く観察しながら運動療法を実施する.
- 脈拍, 血圧, 呼吸状態, 顔色などのバイタルサイン, 対象者の訴えにも注意を払い, 対象者の反応の指標とする.

②実施場所

- 運動療法は, 対象者の状態にあわせて, 集中治療室や病室, 病棟などのベッドサイド, および運動療法室（リハビリテーション室, 訓練室）のいずれかで実施される.

a. ベッドサイド（急性期）

- ベッドサイドでは, 救命処置の比重が大きくなり, 良肢位保持, 体位変換, 他動運動などが中心となる場合が多い. その際にも, 可能な限り自動運動を引き出すことに努める.
- 急性期, 救命処置が治療の中心であれば, 運動療法の実施に際しては, 主治医に加え, 病棟スタッフとの連携をはかり, 主たる治療目的（救命処置）を妨げないように十分に注意する.
- 急性期のベッドサイドで行われる運動療法の目的は, 二次的な障害の発生を予防するという観点で行われることが多い.
- 抗重力位姿勢の開始は, 慎重な頭部挙上, 段階的なヘッドアップ, 座位, 起立と進め, 循環機能の適応能力がプログラムの進行を左右する.

b. ベッドサイド（その他）

- 対象者にとっての病棟は, 生活の場所でもある. ベッドサイドでの運動療法では, 病棟でのADLを直接的に訓練することができる.

ADL：activities of daily liviing

- セルフケア（食事, 排泄, 整容, 更衣, 入浴）から, 車いすへの移乗, 病棟内での車いす操作, ベッドからの立ち上がり, 病棟内での歩行などを生活の場面で訓練する.
- 病棟生活での介助量の減少, 病棟, 運動療法室間の移動手段の確立などもベッドサイドでの運動療法の目標となる.

c. 運動療法室

- ベッドサイドと比べ全身状態はより安定しているため, リスク管理のもと, 積極的に抗重力位姿勢をとる. 各種訓練機器や装具などを最大限に活用して自動運動を中心に対象者の機能の改善をはかる.

B　ストレスと適応

1 ストレス学説

- ■セリエ（Selye）は，「生体は外部から刺激を受けると緊張やひずみの状態を起こし，刺激に適応しようとして生体の内部に非特異的（一般的）な反応が起こる」というストレス学説を表した．
- ■セリエは，この非特異的な反応をストレスと呼び，さらに，これらの反応を引き起こす，生体にとって有害な環境因子を「ストレッサー stresser」と表現した．
- ■また，ストレッサーに対する生体の適応現象を「適応症候群 adaptation syndrome」と表現し，適応症候群には**全身（汎）適応症候群**と**局所適応症候群**[*]があると提唱した．
- ■ストレス学説の基本的な考え方を応用すると，運動療法は，環境の変化（姿勢変換）や運動（運動負荷）を刺激（ストレッサー）として対象者に与えて刺激に対する適応力を高めようとするものである．

> **＊局所適応症候群**　生体が局所的にストレスを受けた場合にも，全身適応症候群と同様の反応が起こるとされている．このような局所に起こる適応現象を，全身適応症候群に対し，局所適応症候群という．

memo

ストレス学説に対する批判
　セリエは，どんな病気でも同様の症状を示しているという点を強調した（syndrome of just being sick「まさに病気である症候群」）．そうすると，どんな病気でも同じ治療法が成立するということになる．当然医学界で簡単に受け入れられるものではなかった．

2 全身（汎）適応症候群

- ■生体がストレッサーにさらされたときに全身に起こる適応症候群を，全身（汎）適応症候群（GAS）と呼ぶ．
- ■全身（汎）適応症候群は，警告反応期，抵抗期，疲弊期の3期に分けることができる（図5-2参照）．

> GAS：general adaptation syndrome

3 特異的要求と特異的反応

- ■抵抗力は与えられた種類のストレスについてのみ増加する．つまり，特定の刺激に対して特定の抵抗力が増加する．
- ■刺激は，種類，強度，時間，頻度（変化）で規定される．
- ■例えば，高負荷・低頻度のストレスは筋力を増加させて低負荷・高頻度のストレスは持久力を増加させる．
- ■一方，全身機能の低下した対象者に対しては，特定の機能の向上よりもすべての生理機能を活性化するような，身体全体を使うような運動を選択することが

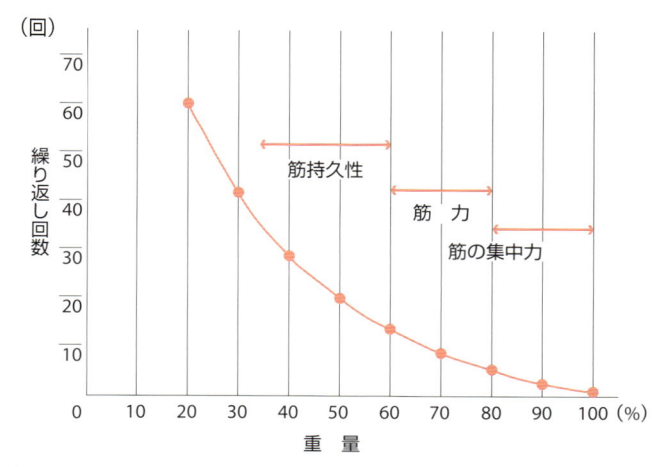

図4-1　**負荷重量と繰り返し回数──プレスの場合（三浦，松井）**
負荷が一定している場合には，その運動の繰り返し回数を処方基準とする場合もある．負荷強度と繰り返し回数によりトレーニング効果が異なることがわかる．

求められる．

- 運動療法は，刺激を特定し，どの生理的機能の向上を目指すのか明確にして行わなければならない．

▷エビデンス

- 特異的要求に対する特異的反応に関する例を以下にあげる．

①インフルエンザウイルスは毎年変化しながら流行するため，毎年流行が予測されるウイルスにあった予防接種を受ける必要がある．つまり，抵抗力は与えられた刺激に対してのみ向上する．

②高強度の負荷を与えると「筋の集中力」，中等度の負荷を与えると「筋力」，低強度の負荷を与えると「筋持久力」を選択的に強化することができる．負荷強度，負荷回数により，得られる生理的効果が異なることが報告されている（図4-1）．［日本体育協会（監），松井秀治（編）：コーチのためのトレーニングの科学．大修館書店，pp.240-251，1981］

C　トレーニングの基礎理論

1　過負荷の原則（p.161，p.182参照）

- 生体は心理的活動を含めて，常にその生体がもつ活動能力とその生体に求められる活動要求との動的な平衡状態を保とうとする．
- したがって，生体への活動要求が生体のもつ活動能力よりも大きければ，生体は動的平衡を保つためにその活動能力を高めるように対応する．
- 過負荷の法則には，以下のことが考えられる．
　①運動方法（通常行っているもの以外の種類）

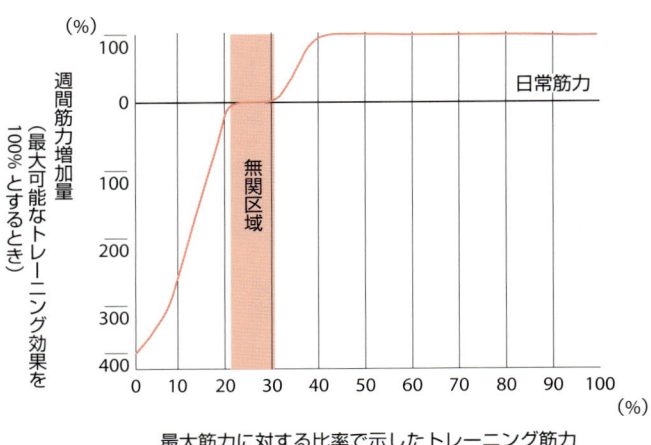

図4-2　筋力トレーニングの負荷強度と効果（ヘッティンガーら）
［ヘティンガー，T（著），猪飼道夫，松井秀治（訳）：アイソメトリックトレーニング，大修館書店，1970より引用］

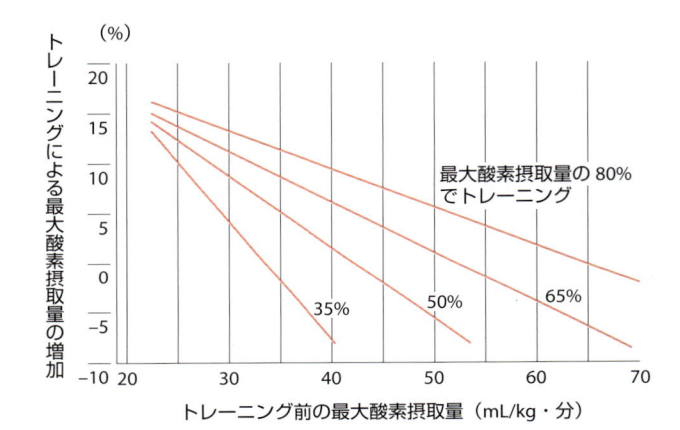

図4-3　全身持久性トレーニングにおけるトレーニング強度および体力レベルと効果（青木）
［青木純一郎：持久力の劣る子どもの運動処方．体育科教育 **22**：18-21，1974より引用］

②運動強度（通常行っているよりも強く）

③運動時間（通常行っているよりも長く）

④運動頻度（通常行っているよりも多く）

- 運動による効果を期待するのであれば，通常にかかる運動負荷よりも大きく，疲弊を起こさない程度の運動負荷が必要となる．

▷エビデンス

MVC：maximum voluntary contraction

①ヘッティンガー（Hettinger）らは，日常生活での筋活動強度は20〜30%MVCであるため，日常生活以上の負荷（40%MVC〜）をかけることで筋力の強化が可能であると報告している（**図4-2**）．［日本体育協会（監），松井秀治（編）：コーチのためのトレーニングの科学．大修館書店，pp.293-349，1981］

$\dot{V}O_2max$：volume oxygen maximal

②松井は，トレーニング前の最大酸素摂取量が30 mL/kg·分の人は35%$\dot{V}O_2max$強度でも効果が期待できるが，トレーニング前の値が40 mL/kg·分の人では，トレーニング強度が50%$\dot{V}O_2max$強度以上でなければ効果は期待できないことを報告している（**図4-3**）．［日本体育協会（監），松井秀治（編）：コーチのた

めのトレーニングの科学．大修館書店，pp.293-349，1981〕

② 個別性（特異性）の原則（p.163，p.182参照）

- 生体機能は，対象者の年齢，性別，疾患・障害の程度，経過，発症・受傷前の活動量，栄養状態，睡眠状態，居住環境，家族構成などによっても左右される．
- とくに，心循環系機能はその異常によってただちに致命的な状態を招来するため注意が必要である．
- トレーニングの実施にあたっては，**各個人の能力に応じた負荷量を設定**しなければならない．

③ 漸進性の原則

- 過激な負荷を急激に与えると疲弊を起こす原因となる．したがって，トレーニングを実施する場合には，刺激を徐々に増加させて所定の負荷量にする．
- また，トレーニングの進行に応じて対象者の機能は向上する．刺激が過負荷となる場合には，対象者は適応して機能は向上するが，負荷に慣れてその刺激を負荷として認識しなくなると機能の向上は停止してしまう．
- トレーニングの効果を継続的に得るためには，能力の向上に伴い，常に最適な刺激になるように負荷レベルを漸進的に変更する必要がある．
- つまり，**常に一定のストレスでは効果は得られない**．

④ 継続性の原則（p.182参照）

- 運動による機能の向上は，その運動を中止すると速やかに消失する．
- また，運動を継続していても，特定の機能を向上させるために必要な負荷量となっていなければ，機能の向上は期待できない．
- **常に持続して適切な運動を行わなければ，効果を期待することはできない**．

⑤ 自覚性の原則

- 運動療法におけるトレーニングの実施主体は対象者である．
- **対象者自身が運動の目的，効果を理解してはじめて他の原則を守ることができ，運動を行う意義が明らかになる**．

⑥ 超回復

- トレーニングで効果を得るためには，過負荷をかけて短時間で回復する程度の疲労を起こすことが必要である．
- 筋に大きな負荷がかかると，疲労（筋線維の微細損傷や生化学物質の停滞など）の影響で一時的な筋力低下がみられるが，疲労が起こった後の回復は運動開始前よりも高いレベルにまで回復する（**図4-4**）．これを超回復という．
- ストレスレベルが高いほど疲労も大きく回復に時間を要する．しかし，超回復のレベルも高い．逆にストレスレベルが低ければ超回復レベルも低い．
- 超回復は，通常24～48時間後に起こるといわれている．

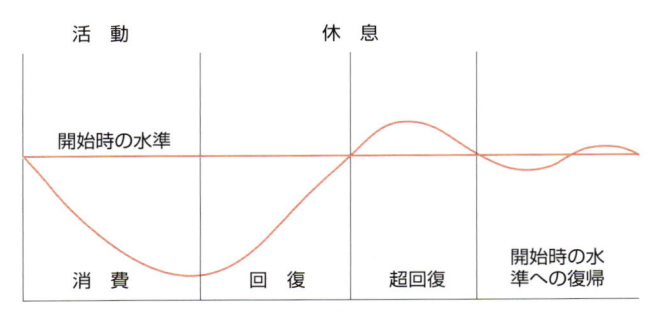

図4-4 **トレーニング時と休息時における活動能力の変化（松井ら）**
トレーニングにより消費された活動能力は，休息により開始時の水準以上に回復する．
[松井秀治（編）：コーチのためのトレーニングの科学．大修館書店，p.247，1982より引用]

- したがって，**能力向上へのカギは，適切な負荷によってもたらされる機能消費と回復に必要な休息と栄養**といえる．

D　運動処方

- 「処方」とは，処置をする方法であり，一般的には病気治療の際に，対象者の病状に応じて指示する薬の配合方法や服用法をいう．
- 処方の成否は，診断の正確さと，薬剤に関する知識の深さ，および診断内容に即した薬の選択といった，疾患と薬剤に対する知識と経験によって決まる．
- 運動療法における運動処方とは，対象者に対する正確な評価に基づいて必要なトレーニング刺激となる運動を，運動の質および量とその具体的な方法を含めて選択配合することである．
- 治療法に未熟な担当者であれば十分な効果は望めない．方法の具体化に担当者が精通していることが，運動療法の成果をとくに左右する．

学習到達度自己評価問題

1. ストレスとは何か説明しなさい．
2. 全身適応症候群とは何か説明しなさい．
3. 特異的反応と非特異的反応とは何か説明しなさい．
4. 刺激の要素は何か説明しなさい．
5. 運動負荷を設定する際の必要条件は何か説明しなさい．
6. 対象者個々で運動負荷が異なるのはなぜか説明しなさい．
7. 常に一定の負荷では効果が得られないのはなぜか説明しなさい．
8. 相対的運動強度とは何か説明しなさい．
9. 超回復とは何か説明しなさい．
10. 臨床で運動負荷量を判断する指標は何か説明しなさい．

第Ⅱ部

機能個別訓練

運動の全身的影響と運動療法 ■リラクセーション訓練

5 ストレスと生体反応

一般目標

1. 生体におけるストレス反応は非特異的であり，生体の恒常性を維持するために必要な反応であることを理解する．
2. 過剰なストレスによる生理的，認知的，行動的な変化を理解する．
3. ストレスに拮抗するリラクセーションの徴候と訓練を理解する．

行動目標

1. ストレスの定義とその反応を説明できる．
2. ストレスに対する生体の恒常性維持に作用する機能を説明できる．
3. ストレスの強さによる反応の違いを説明できる．
4. ストレスとリラクセーションの徴候を説明できる．
5. 代表的なリラクセーション訓練を説明できる．

調べておこう

1. 脳下垂体から分泌されるホルモンを調べよう．
2. 自律神経の働きを調べよう．
3. 白血球の働きを調べよう．

A ストレスと生体反応

① ストレスの定義

- **ストレス**とは，寒冷，外傷，疾病，精神的緊張などが原因で起こる生体における一連の非特異的な防御反応のことである（第4章，p.46参照）．
- ストレスは，1936年に**セリエ**（Selye）により提唱された概念である．セリエは，有害刺激（寒冷，熱など）を受けたラットに副腎皮質の肥大，胸腺・リンパ節の萎縮，胃内壁の潰瘍（ストレスの三徴候）が共通して観察されたことから，これを**全身（汎）適応症候群**（GAS）と名づけた．
- そして，この一連の反応はストレスと呼ばれ，非特異的な刺激によって生体内に誘起された特異な症候群を示す状態を表す言葉として使われている．ストレス反応を誘起させる因子は**ストレッサー** stressorと呼ばれ，ストレスとは区別される．

GAS：general adaptation syndrome

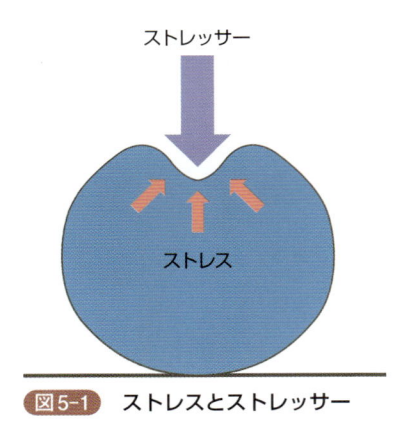

図5-1　ストレスとストレッサー

表5-1	ストレッサーの分類
物理的ストレッサー	寒冷，高温，熱傷，放射線，騒音など
化学的ストレッサー	酸素，飢餓，薬物，過食など
生物学的ストレッサー	細菌，花粉など
心理的ストレッサー	配偶者の死，離婚，試験など

[石川俊男：ストレスの概念と歴史，心身医学標準テキスト　第3版（久保千春編），医学書院，p.27，2009より引用]

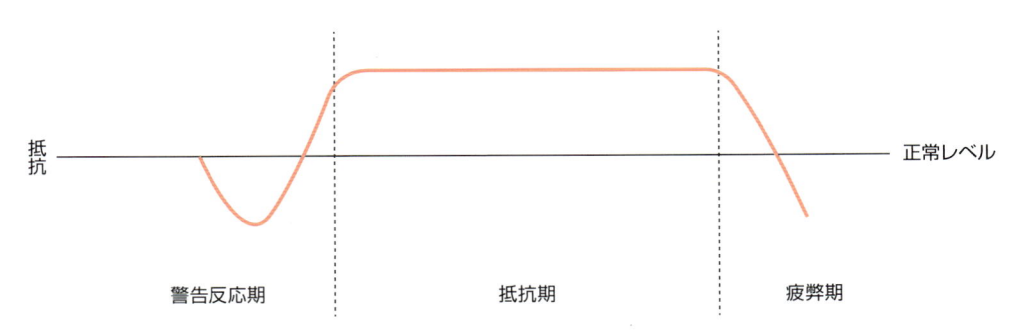

図5-2　ストレス反応の3相期過程
[ハンス・セリエ：現代社会とストレス（杉靖三郎ら訳），法政大学出版局，p.115，1988より引用]

- 身体をゴムボールとしたとき，ボールを歪ませる外因や内因はストレッサーであり，それによって発生するボールの内部の反発力をストレスに例えることができる（**図5-1**）．工学分野におけるストレスは，物体に作用する圧力（上記のストレッサー）を意味し，ここでいうストレスとは異なる．
- ストレッサーは，物理的ストレッサー，化学的ストレッサー，生物的ストレッサー，心理的ストレッサーに分類されることが多い（**表5-1**）．
- しかし，現在はストレス反応を誘起させる刺激（ストレッサー）に対してもストレスが使われるなど，ストレスとストレッサーの区別は曖昧となっている．ここではストレッサーとストレスを区別して使用する．

② ストレス反応

- 生体内に生じたストレスは，さまざまなストレッサーに対して非特異的な生体反応を発現させる．その反応は警告反応期，抵抗期，疲弊（疲憊）期の3つの期間によって異なる（**図5-2**）．
- ストレッサーに長く暴露されると全身（汎）適応症候群が誘起され，全身抵抗力は正常以下に減少したのち防衛反応により増大する（**警告反応期**）．この時期はストレスに対処するため副腎皮質から糖質コルチコイドが分泌される．

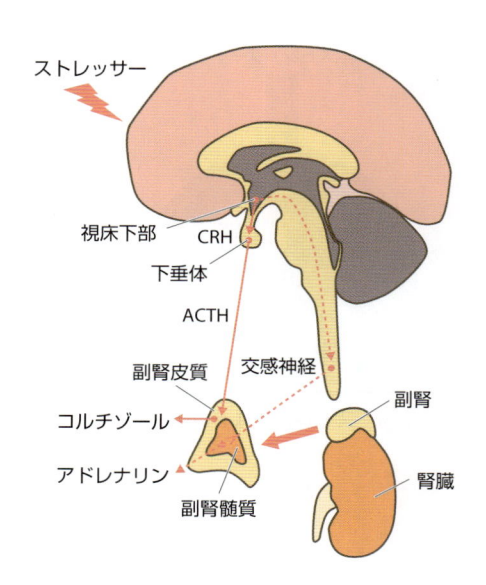

図5-3　ストレスと伝達系
ストレッサーの主な伝達系として視床下部-下垂体-副腎皮質系（実線）と視床下部-交感神経-副腎髄質系（破線）の2つがある.

- 続いて適応反応により副腎皮質の活動は少ない状態となるが，ストレッサーに対して正常より上昇した抵抗力を維持する（**抵抗期**）.
- ストレッサーに長期にわたって暴露されると抵抗力が維持できなくなり正常以下に減少する（**疲弊期**）. 副腎皮質は再び活動するが，抵抗力を回復させることはできず危険な状態となる. このように副腎皮質はとくに全身抵抗力が減少するときに活動する.
- しかし，ストレス反応は，ストレッサーの種類や程度，生体条件（個体差）によって異なる. 快刺激または不快刺激のストレッサーに対しても非特異的な生体反応を示すが，その反応は心身が快状態にある**快ストレス**eustressと不快状態にある**不快ストレス**distressに区別される. ストレス反応はストレッサーを受ける側の状態によって変わる.

③ ストレスと内分泌

- セリエは，ストレス反応における中心的な役割を果たすホルモンが副腎皮質から分泌される**糖質コルチコイド**であることを示した.
- 糖質コルチコイドには血糖値の上昇，抗炎症，免疫抑制の作用があり，ストレス反応における糖質コルチコイドの分泌は血糖値を上昇させ組織にエネルギーを供給するとともに，炎症を抑えて治癒を促進させる.
- 糖質コルチコイドの分泌を促進させるのは，下垂体前葉の副腎皮質刺激ホルモン（ACTH）であり，ACTHの分泌を促進させるのは視床下部のコルチコトロピン放出ホルモン（CRH）である（**図5-3**）. いわゆる視床下部-下垂体-副腎皮質系が軸となってストレス反応は発現する.

④ ストレスと自律神経

- ストレッサーに対する別の反応として**闘争・逃走反応**fight-or-flight responseが

ACTH：adrenocorticotropic hormone
CRH：corticotropin releasing hormone

ある.

- 闘争・逃走反応は，1915年にキャノン（Cannon）によって記述された生理的反応であり，緊急反応emergency responseなどとも呼ばれている．キャノンは，ホメオスタシスhomeostasis（恒常性の維持）を提唱したことで知られている.
- キャノンは，動物が敵に遭遇して闘うか逃げるかの選択を迫られたとき，その脅威に対して交感神経が反応することを明らかにした.
- 恐怖，怒りなどのストレッサーを感じたとき，視床下部からの情報は交感神経の活動を介して副腎髄質に伝わり**エピネフリン（アドレナリン）を分泌する**（**図5-3**）．エピネフリンにより心拍数と血圧の増加，血糖上昇，消化管から筋への血流分配などが生じることで，生存に有利に作用する.
- このように生存を脅かされる緊急事態では，視床下部−交感神経−副腎髄質系が中心となり，骨格筋や中枢神経系にエネルギーや酸素を供給して体温を上昇させることでパフォーマンスを向上させる.

memo

セリエの全身（汎）適応症候群とキャノン

　キャノンは，セリエの全身（汎）適応症候群の誕生に欠かせない存在である．キャノンは，ホメオスタシスの説明にストレスの考えを組み込み，神経系におけるストレインstrain（これを後にセリエはストレスと呼んだ）の誘因として情動の役割を重視した.

⑤ ストレスと免疫

- 免疫は，体内に侵入した病原微生物や体内に生じた不要物質，病的物質を非自己として認識して，これらを排除して生体の恒常性を保つための重要な機能である.
- 免疫器官には胸腺，骨髄，脾臓，リンパ節などがあり，主な免疫細胞は白血球である．白血球はさまざまな細胞から構成され，主に顆粒球，リンパ球，マクロファージに分かれ，お互いに連携しながら免疫機能を成り立たせている.
- 免疫系の各組織は，自律神経の支配を受けており，ストレッサーに対する自律神経系および内分泌系によるストレス反応は免疫系に影響を及ぼす．一般に，持続するストレスによりリンパ球などの免疫細胞が減少し免疫機能は抑制されるが，その反応はストレッサーの種類・強さ・時間や生体条件により異なる.
- 自律神経系と内分泌系の情報は，それぞれ神経伝達物質とホルモンによって免疫系に伝達される．この情報に応答した免疫系はサイトカイン（細胞から分泌されるタンパク質）を産生して，中枢神経系および内分泌系に情報を伝達する（**図5-4**）．神経系，内分泌系，免疫系は相互に密接な情報交換を行い，生体の恒常性を保つために機能している.

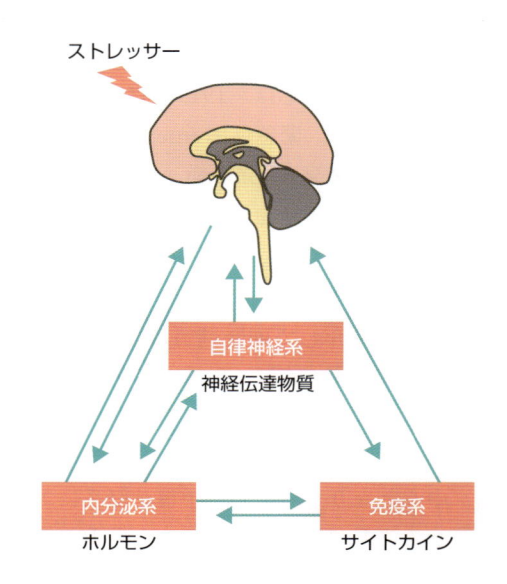

ストレッサー

自律神経系

神経伝達物質

内分泌系　　　　　　　　　　免疫系

ホルモン　　　　　　　　　　サイトカイン

図5-4　神経・内分泌・免疫の相互作用

B　運動とストレス対処

1 パフォーマンスとストレス

- 適度なストレッサーはパフォーマンス（性能，能力）を上昇させるが，過度なストレッサーはパフォーマンスを低下させる．
- ヘンリー（Henry）は，ストレッサーの強さ（覚醒）とストレス反応をパフォーマンスの関係から説明している（**図5-5**）．
- ストレッサーが弱いときにはリラックスした状態にあり，パフォーマンスは低下する．ストレッサーが強まるにつれパフォーマンスは上昇して，さらに刺激が強まるとパフォーマンスは最大に近づく．ストレッサーの増強に伴い交感神経系の活動が高まり闘争・逃走反応が出現する．
- 適度なストレッサーは適度な緊張により闘争状態を保つが，刺激が強まり制御が難しいと感じると逃走状態（不安）になる．さらに強い刺激（不快ストレス）になると，疲労が出現してパフォーマンスは低下する．

2 運動とストレス

- 運動も負荷が強くなるとストレッサーとなりストレス反応を出現させる．しかし，運動にはセリエが述べているように不快ストレスと快ストレスの二面性がある．
- 適度な強度の運動を継続することはストレス反応を減弱させ，生体の恒常性を維持するための機能を高める．適度な強度の運動は有酸素運動といわれる**乳酸性閾値（LT）以下の運動**である．ランニングなどの定期的な運動を行うことは，ACTHの分泌を抑制させて，運動に対するストレス反応を減弱させる．

LT：lactate threshold

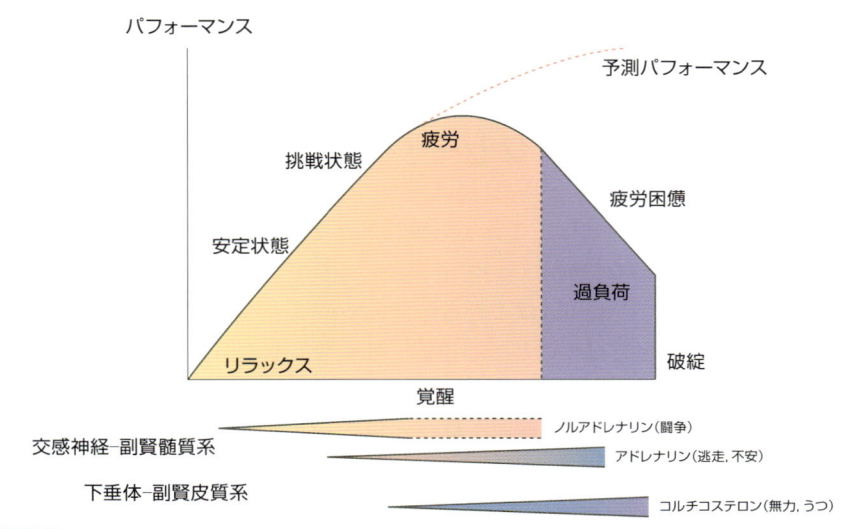

図5-5 覚醒とストレス関連ホルモンとパフォーマンス

[Henry JP：Biological basis of the stress response. *Physiol Bahav Sci* **27**：66-83, 1992を参考に著者作成]

■ 運動に適応させるためには4週間以上の期間が必要とされる．4週間以上の定期的な運動は，運動パフォーマンスを向上させるだけでなく，うつ状態と不安を軽減させる．

■ しかし，LTを境に自律神経系および内分泌系の生体反応が亢進する．LT以上になると交感神経系からノルエピネフリンやエピネフリンが分泌され，運動強度に応じるように分泌は増加する．同時に，内分泌系の下垂体前葉からACTHが分泌され副腎皮質からの糖質コルチコイドの分泌を促す．

■ これらのホルモンが分泌されることで心拍数増加，血圧の上昇，血糖の増加，遊離脂肪酸の遊離，脳の興奮を引き起こしてLT以上の運動を支える．過度な運動強度や体調不良のまま運動を継続・反復すればストレス反応を増強させて，疲労状態となりパフォーマンスを低下させることになる．

③ ストレスと対処行動

■ ストレッサーを回避したり軽減させる対処行動は，ストレス反応を減弱させる．このことはラットの実験で示されている．

■ この実験は，尻尾に与えられる電気ショックをコントロールできるラット，コントロールできないラット，電気ショックを受けないラットの3群の胃潰瘍の数（21時間後）を比較したものである．コントロールできるラットは，円盤を押すことで電気ショックを止められる．しかし，コントロールできないラットは，円盤を押しても電気ショックを止められずコントロールできるラットと同じ電気ショックを受ける．

■ 結果は，コントロールできないラットの胃潰瘍の数が最も多かったことを示している．ヒトにおいても仕事の**コントロールの可能性**が低い（心理的ストレッサーが強い）と免疫機能が抑制される．ストレッサーの多い現代においてスト

レッサーへの対処がストレス反応を回避するために重要といえる.

C　ストレスとリラクセーション

- ストレスに関連する徴候は，これまで触れてきたような生理的な側面だけでなく，認知的，行動的な側面についてもまとめられている（**表5-2**）.
- リラクセーション relaxation はこれらの徴候に拮抗する反応である．ベンソン（Benson）は，瞑想を行うことで心拍数，呼吸数，酸素消費量，血圧が低下することを明らかにした．1975年，ベンソンは，これを**リラクセーション反応** relaxation response と呼び，高血圧症など闘争・逃走反応に関連した疾患に対する治療の補助手段となる効果があることを示した.
- リラクセーションは，ストレスに関連する徴候を中和させる（**表5-3**）．深いリラクセーションでは，呼吸数は4～6回，心拍数は24回まで低下する．さらに，血圧・代謝速度・筋緊張は低下して，瞳孔は縮小する．末梢血管の拡張により四肢の温度は上昇する．脳は能動的で活発な思考に関連する β 波から α 波に意識が変化して想像力，記憶力，集中力が増大し，落ち着いた穏やかな態度となる.

memo
リラクゼーション？
Relaxation は「リラクゼーション」と表記されることが多いが，その発音は「リラクセーション」であり，この表記で広辞苑に掲載されている.

D　リラクセーション訓練

- リラクセーションを得る代表的な方法として呼吸法 breathing，漸進的弛緩法 progressive relaxation，自律訓練法 autogenic training がある．このほかにもストレッチング stretching，身体運動 physical exercise，バイオフィードバック biofeedback，マッサージ massage などがあげられる.

1 呼吸法

- 呼吸は自分の感情や生理的需要を反映する．たとえば，驚きや緊張，不安があると呼吸のリズムは乱れ，走った後は息がきれる.
- これは自律神経系の働きによって直接的に引き起こされた反応であるが，逆に呼吸を制御することで感情や生理的反応を変化させることも可能となる.
- そのため，呼吸法はリラクセーションを得る手段として一般的に認められており，またどこでも簡単に行えるためストレスを感じる場面ではよく利用されている.

▷**エビデンス**

呼吸法は血圧，心拍数，呼吸数を減少させて心臓手術後の痛みにも有効であることが報告されている．しかし，人工股・膝関節術後の痛みに対しては効果がないなど痛みへの効果は明らかではない.

表5-2　ストレスの生理的，認知的，行動的徴候

生理的	認知的	行動的
■ エピネフリン，ノルエピネフリンの血中への分泌 ■ 瞳孔散大 ■ 呼吸数の増加 ■ 心拍数の増加 ■ 血圧の上昇 ■ 消化力の低下 ■ 血糖の上昇 ■ 代謝の増加 ■ 遊離脂肪酸，コレステロール，中性脂肪の上昇	■ 不安の増大 ■ 錯乱や失見当識がみられる ■ 問題を解決できない ■ 集中できない ■ 不安の緩和を得ることに集中する ■ 学ぶことが抑制される ■ 思考は強迫観念と反芻を示す	■ 不穏 ■ 怒りやすい ■ 防衛機制を行使する ■ まとまりのない手順 ■ 不眠と食欲不振 ■ 強迫行動や奇妙な行動（体験した不安の程度による）

[Townsend MC：Relaxation therapy. In：Psychiatric mental health nursing：concepts of care in evidenced-based practice, 7th ed., Philadelphia, FA Davis, p.258, 2012より引用]

表5-3　リラクセーションの生理的，認知的，行動的徴候

生理的	認知的	行動的
■ エピネフリン，ノルエピネフリンの血中濃度低下 ■ 呼吸数の低下（時には4〜6回/分まで低くなる） ■ 心拍数の低下（時には24拍/分） ■ 代謝速度の低下 ■ 筋緊張の減少 ■ 瞳孔縮小 ■ 四肢の血管拡張と温度上昇	■ β覚醒からα覚醒へ変化 ■ 創造力と記憶力の向上 ■ 集中力の増大	■ 環境からの刺激で気が散りにくくなる ■ 質問に応答はするものの自分から会話を始めない ■ 落ち着いて穏やかな態度．そわそわした素振りは一切ない ■ 眼を閉じ，口を軽くあけ，手のひらがみえ，指がゆったりと伸びた状態で首を一方に傾けるのが普通

[Townsend MC：Relaxation therapy. In：Psychiatric mental health nursing：concepts of care in evidenced-based practice, 7th ed.,Philadelphia, FA Davis, p.259, 2012より引用]

2 漸進的弛緩法

■ **漸進的弛緩法**は，筋に対して収縮と弛緩を系統的に行い，**緊張と弛緩の感覚の違いを学習する**．そして，筋緊張を取り除くことによって，深いリラクセーション感覚を経験する方法である．

■ これは1930年代にジェイコブソン（Jacobson）によって開発された．しかし，多くの練習時間が必要であったためさまざまな簡易法が考案され，1973年にバーンスタイン（Bernstein）とボーコベック（Borkovec）によって紹介された簡易法が一般的なものとなっている．

▷エビデンス

　漸進的弛緩法は，不安，不眠，喘息，高血圧，てんかん，慢性閉塞性肺疾患（COPD）の呼吸困難や不安，リウマチの痛みなどの多くの状態に有効であることが示されている．

COPD：chronic obstructive pulmonary disease

3 自律訓練法

■ **自律訓練法**は，1930年代にドイツの精神科医のシュルツ（Shultz）によって開発された自己催眠法である．しかし，自分自身で行う方法であるため，一般的

にはリラクセーション訓練として現在は認識されている.

■ この方法は暗示の原理に基づいており,副交感神経系に関連する生理学的な感覚(重さ,温かさ,規則正しさなど)の言葉を繰り返すことでホメオスタシスの回復を促進させる.

▷**エビデンス**

自律訓練法による臨床効果として,緊張性頭痛,気管支喘息,冠動脈性心疾患,身体表現性疼痛障害,レイノー病,不安障害,軽度から中等度のうつ病,睡眠障害に有効であることが報告されている.

4 ストレッチング

■ **ストレッチング**は柔軟性を改善させると同時に筋緊張をゆるめる訓練でもある.結合組織を損傷させないようにゆっくりと長くストレッチすることで,運動ニューロン集団の興奮性が低下して,筋緊張,虚血,痛みの軽減を導くことができる.

■ 神経メカニズム(相反神経支配,自原性抑制)を利用して主動筋や拮抗筋に随意収縮を加えることで効果をさらに高めることができる.

5 身体運動

■ 有酸素運動を定期的に行うことで,より少ない心拍数での活動が可能となり運動耐容能が向上する.さらに,精神的に満足した状態となり,緊張,疲労,攻撃性,うつ,不眠といった症状を軽減させる.

6 バイオフィードバック

■ **バイオフィードバック**は,身体内部の生理学的な情報を電気的に観察できる装置を使い,不十分な身体機能のフィードバックを即時的に対象者に与える方法である.

■ 目的とした身体機能を観察できる部位にセンサーを置き,その信号(視覚的,聴覚的)が現在の生理学的変化を表していることを対象者に教える.リラクセーションのために望ましい信号を得ることに集中させる.

■ 血管系の病気や筋緊張の愁訴がある対象者に対して皮膚温や筋電図バイオフィードバックが利用されている.

7 マッサージ

■ **マッサージ**は古くから軟部組織に対して適応される訓練であり,軽擦法,揉捻法,強擦法,叩打法,圧迫法,振戦法からなる.

■ 血液やリンパ液の循環を促進することで,痛み,筋緊張や心理的なストレスを軽減させる.

8 その他

■ このほかにも瞑想,ヨーガ,アロマセラピーなど数多くの訓練がある.しかし,

治療としての論理的根拠が明確でなくエビデンスが不十分なものも少なくない.
- ■これらのリラクセーション訓練が個々人の治療目標に到達する一手段として適応となりうるかを検討すべきである.

学習到達度自己評価問題

1. ストレスの定義について説明しなさい.
2. 全身（汎）適応症候群の三徴候について説明しなさい.
3. ストレス反応の3つの期間について説明しなさい.
4. ストレス反応の中心的役割を果たすホルモンについて説明しなさい.
5. 闘争・逃走反応を作用させる機能について説明しなさい.
6. ストレス反応および闘争・逃走反応により抑制される機能について説明しなさい.
7. 同じストレッサーでもストレス反応を減弱させるには何が高いほうがよいかについて説明しなさい.
8. 快ストレスとなる運動強度について説明しなさい.
9. ストレスによる生理的な徴候について説明しなさい.
10. リラクセーションによる生理的な徴候について説明しなさい.
11. 代表的なリラクセーション訓練について説明しなさい.

運動の全身的影響と運動療法 ■リラクセーション訓練

6 実習1：リラクセーション訓練

一般目標

1. リラクセーションにおける生理的要素の評価指標を理解する.
2. リラクセーション訓練の共通性を理解する.
3. 代表的なリラクセーション訓練の手順を理解して訓練による身体的変化を確認する.

行動目標

1. リラクセーションの徴候となる生理的評価指標を説明できる.
2. リラクセーション訓練の共通性について説明できる.
3. 代表的なリラクセーション訓練を実施できる.
4. リラクセーション訓練に伴う身体的変化を評価できる.

調べておこう

1. リラクセーションにおける生理的要素となる血圧, 心拍数, 呼吸数の基準値を調べよう.
2. 上記以外の生理的要素の評価方法について調べよう.

A リラクセーションの評価

- ■ リラクセーションには生理的, 認知的, 行動的な徴候がある（第5章, p.53参照）.
- ■ これらに加えて情動的な要素もあげられ, 幸福感, 快適・平和・平穏な感覚, 何もすることのない満足感が指標となる.
- ■ そのためリラクセーションによる反応を評価するには, これらの要素をふまえて総合的に評価することが望ましい.
- ■ 限られたテストだけですべての要素を評価することはできないので, 質問紙, 自己評価, 生理的測定, 観察などによる総合的な判断が求められる.
- ■ このなかでも生理的指標となる脈拍, 血圧, 呼吸数, 筋緊張などは, 容易に測定でき客観的な情報を与えてくれる重要な指標である. ただし, この指標は測定時の状況に影響されやすいので, 管理された状態で行う必要がある.
- ■ 生理的反応は個々人によって異なるので, 単一の項目だけでなく複数の項目を測定することが望ましい. 筋活動や筋血流などを測定することで, より詳細な評価が可能となるが, その際は特殊な機器と専門的な知識が必要となる.

B　リラクセーション訓練

- リラクセーション訓練は，不安やストレスの軽減，痛みからの気分転換，筋緊張の緩和，疲労の減少，睡眠衛生，鎮痛効果の向上，筋制御の改善が可能な手段として認められている．
- しかし，これは**内科治療を代替するものではない**ことを認識しておく必要がある．

1 リラクセーション訓練の共通性

- 不安や痛みなどストレスを抱えた対象者（患者）にはリラクセーションを教えることが望ましい．
- このような対象者に対して，理学療法士はストレスを認識させて，リラクセーション訓練について指導する．
- リラクセーションに利用できる多くの訓練があるが，理学療法では自律訓練法や漸進的弛緩法がよく使われている．これらは自宅でも行える簡単な訓練であるが，リラクセーションを得るためのコツをつかむ練習が必要となる．
- リラクセーションはさまざまな方法によって導くことができるが，これらの方法には以下の共通した要素がある．
  - ①言語的，視覚的，身体的な刺激の反復使用
  - ②受動的な態度で行わせること
  - ③決められた手順を用いること
  - ④快適な姿勢で行うこと
  - ⑤静かな環境

2 呼吸法

- リラックスした状態では，酸素需要量が低く，ゆっくりとした浅い呼吸となる．リラックスしていない状態でも浅い呼吸となるが，このときの呼吸は速く肩に力が入り自然な胸郭の動きではない．
- リラクセーション訓練としての呼吸法は，鼻から吸い個人の自然なペースで穏やかな呼吸であることを考慮して行う．**不自然に深呼吸を繰り返すと過換気を招くので避ける**．

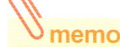

memo

過換気症候群（過呼吸症候群）

　過換気により血中CO_2が低下，pHが上昇して，呼吸性アルカローシスを招き，呼吸困難，頭痛などのさまざまな自覚症状を呈する．急性で高度なアルカローシスでは脳血管攣縮（れんしゅく）による脳虚血を引き起こして意識低下が生じる．

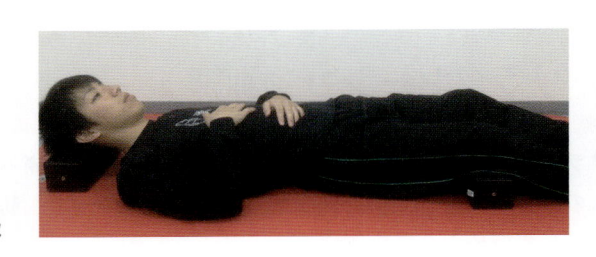

図6-1　腹式呼吸

▷**指導手順：腹式呼吸abdominal breathing**

■これは胸腔を下方へ拡張させる働きをもつ横隔膜を使った呼吸であり，横隔膜呼吸とも呼ばれる．できるだけ安楽な姿勢となり，まずは呼吸に伴う胸部，腹部の運動を意識することから始める．

❶背臥位または座位で安楽な姿勢となり，心地よい感覚をイメージしながら安静を保つ．

❷右手（利き手）を腹部（肋骨とへその間），左手を胸部（鎖骨の下）に置く（図6-1）．

❸呼吸時の手の動きを意識して最初に右手が上がり，つぎに左手へと続くのを感じる（数分間）．

❹自然な呼気に伴い右手が少し沈むのを意識する．

❺次に，肺に空気を入れるようにして右手が少し膨らむのを意識する．

❻息を吐き，再び右手が沈むのを意識しながら，自然な呼吸であることを感じる．

③ 漸進的弛緩法

■漸進的弛緩法の簡易法は短時間でリラックス状態を引き出して，ストレス環境下でも過度な緊張を制御できることを目的としている．最初は16の筋群を対象に緊張と弛緩を繰り返すが，最終的には数を数えるなかでリラックスできるように学習していく．

■また，簡易法では緊張と弛緩を繰り返すときに，**強い収縮と間接的な暗示**（「あなたの筋肉は力が抜けた状態になっている」など）が用いられておりジェイコブソンの方法とは異なる．

■ジェイコブソンの方法では，筋緊張の存在を感じられる程度の収縮として，暗示的な表現は用いない．漸進的弛緩法は，妊婦や精神障害のある人は適応とならず，筋収縮により血圧上昇を招く高血圧や心筋梗塞後の人は禁忌である．ここではバーンスタインとボーコベックの方法について紹介する．

▷**バーンスタインとボーコベックの方法による指導手順**

①**基本手順**

❶テクニックの原理と16の筋群に関連する項目（**表6-1**）を説明して，実際に行ってみせる．

❷対象者（患者）はリクライニングチェアに座る．枕などを利用して努力を必要としない姿勢が保てればリクライニングチェアでなくてもよい．

❸手順は既定の筋群に注意を集中させることから始める．

表6-1	漸進的弛緩法の項目一覧

16の筋群

上肢	1　上腕に力が入らないように，利き手を握りこぶしにする（**図6-2**）
	2　同側の手をリラックスしたまま，肘掛けに肘を押しつける（上腕二頭筋を活動させる）（**図6-3**）
	3　非利き手も1と同様に行う
	4　非利き手も2と同様に行う
顔	5　眉を上げる（**図6-4**）
	6　目を細め，鼻にしわを寄せる（**図6-5**）
	7　歯を食いしばり，口角を後ろに引く（**図6-6**）
頸	8　あごを引き，頭を支えに押しつけ頸を緊張させる（**図6-7**）
肩	9　肩を後ろに引く（**図6-8**）
腹	10　腹筋を硬くする（胃を硬くさせる）
下肢	11　利き足の膝屈筋と伸筋を同時に働かせるように大腿を緊張させる
	12　利き足のつま先を顔の方向に引き上げる（**図6-9**）
	13　利き足のつま先を下に向けて曲げる（**図6-10**）
	14　非利き足も11と同様に行う
	15　非利き足も12と同様に行う
	16　非利き足も13と同様に行う

7つの筋群

1　右上肢の組み合わせ（**図6-11**）：身体の前で肘を45°くらい曲げ，握りこぶしをつくる．または，肘掛けに肘を押しつけ握りこぶしをつくる
2　左上肢の組み合わせ
3　顔の組み合わせ：眉を上げ（眉を寄せ），眼を細め，鼻にしわを寄せ，歯を食いしばって，口角を後ろに引く
4　あごを引き，頭を支えに押しつけ頸を緊張させる
5　肩と腹部の組み合わせ：肩を後ろに引き，腹部を硬くする
6　右下肢の組み合わせ：つま先を下に向けて曲げ，いすから下肢を少し浮かせる（**図6-12**）
7　左下肢の組み合わせ

4つの筋群

1　両上肢の組み合わせ
2　顔と頸部の組み合わせ
3　肩と腹部の組み合わせ
4　両下肢の組み合わせ（バランスを保てるいすがなければ片脚ずつ行う）

❹「さぁ」「はい」などのような合図により筋群を緊張させる．収縮は徐々にではなく一度に行う．

❺緊張は5～7秒間保ち，その間は筋収縮の感覚に集中させる．

❻「リラックス」「力を抜いて」など決まった合図により筋群を一度に弛緩させる．

❼筋群の力が抜けたら，間接的な暗示となる言葉を保持してリラクセーションの感覚に注目させる．これを30～40秒間続ける．

❽最初のトレーニングセッションでは16の筋群に対して行う．

■ 緊張と弛緩は2回行う．緊張相では筋群に力が入っている感覚に集中させる．弛緩相では力を抜いてリラックスしている筋群に集中させて，筋群がリラックスした心地よい感覚を感じてもらう．

■ リラックスした感覚が得られたら，右手の小指を上げて合図してもらい，つぎ

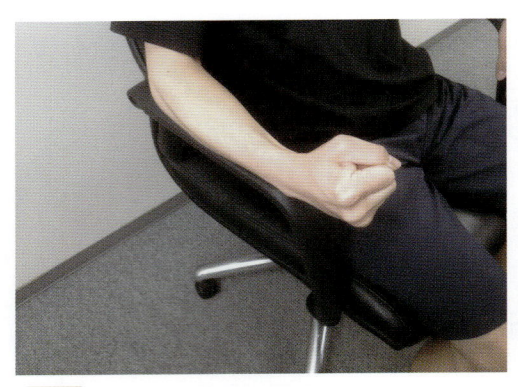

図6-2　握りこぶしをつくる

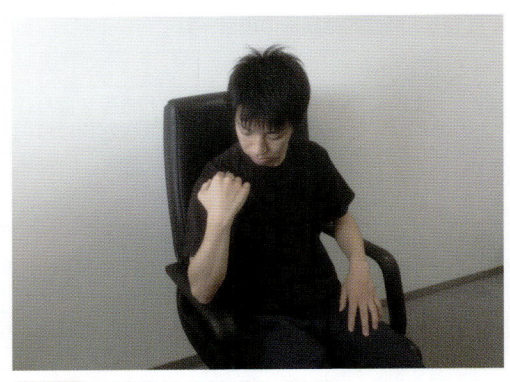

図6-3　肘掛けに肘を押しつける

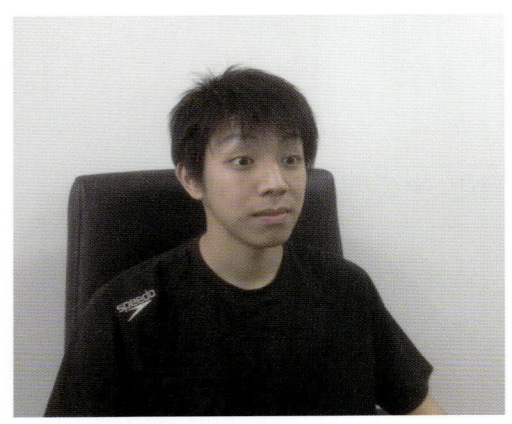

図6-4　眉を上げる

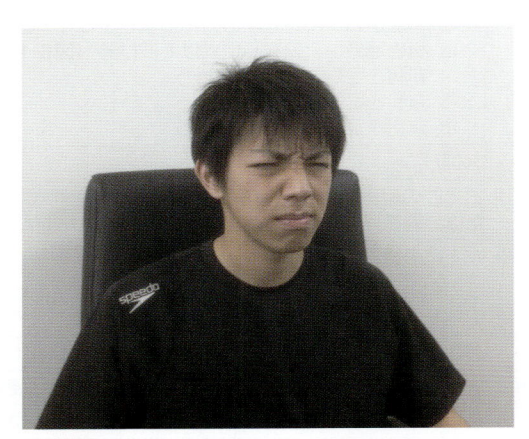

図6-5　目を細め，鼻にしわを寄せる

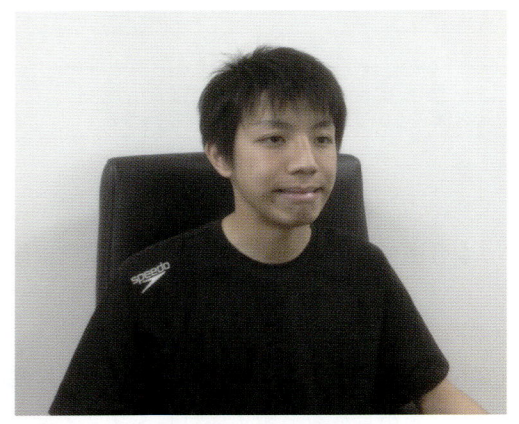

図6-6　歯を食いしばり，口角を後ろに引く

　の筋群へ進めていく．上記をすべて行うと40分くらいかかる．自宅でも時間をみつけて1日2回，15〜20分の練習を行ってもらう．

②**基本手順の要約**

■上記手順を学習したら短時間で可能となるように，7つの筋群，4つの筋群に要

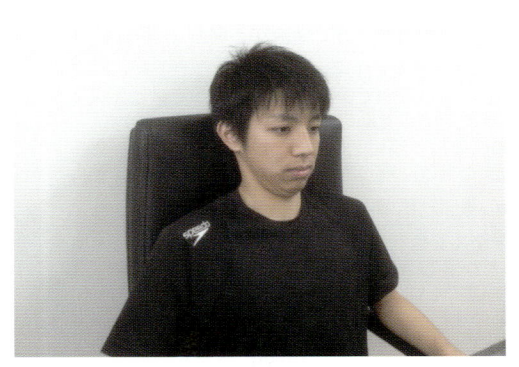

図6-7　あごを引き，頭を支えに押しつける

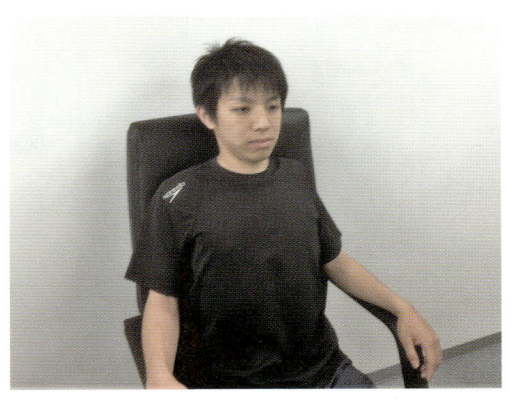

図6-8　肩を後ろに引く

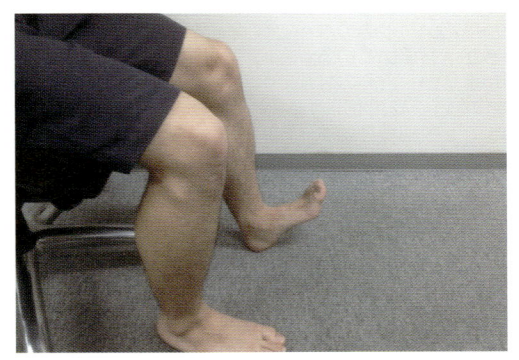

図6-9　つま先を上げる

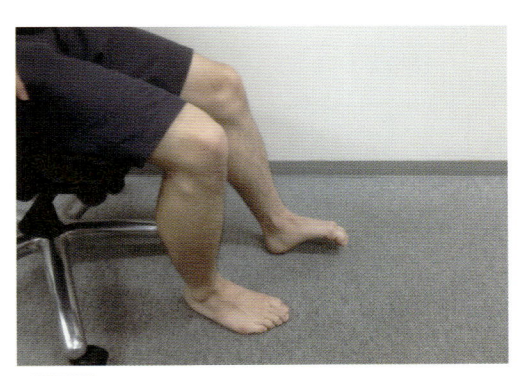

図6-10　つま先を下に向け曲げる

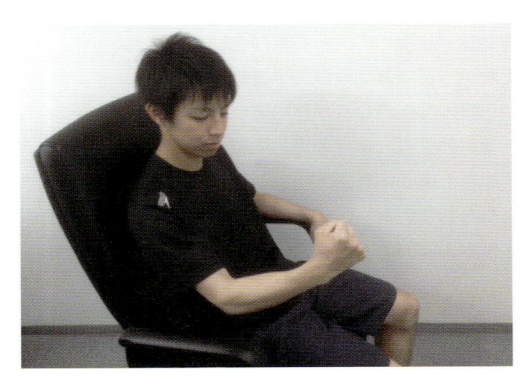

図6-11　身体の前で握りこぶしをつくる

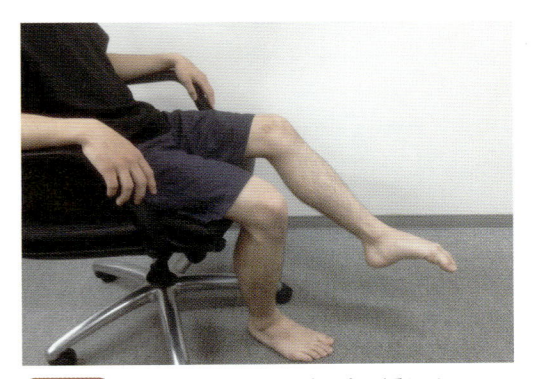

図6-12　つま先を曲げ，下肢を少し浮かせる

約された手順へと進める（**表6-1**）．さらに，緊張をゆるめる感覚の想起により（各30〜45秒）リラックスできるようにする．最後は，1から10まで数を数えるなかで想起した筋群をリラックスできるように練習していく．

④ 自律訓練法

■自律訓練法では，静かな環境で快適な姿勢となり，受動的集中により（変化に

表6-2　自律訓練法

公　式	用いる言葉
背景公式 （安静練習）	気持ちが落ち着いている
第1公式 （四肢重感練習）	両腕，両脚が重い 　　右腕（利き手）→左腕→両腕→右 　　脚→左脚→両脚→両腕，両脚
第2公式 （四肢温感練習）	両腕，両脚が温かい 　　右腕（利き手）→左腕→両腕→右 　　脚→左脚→両脚→両腕，両脚
第3公式 （心臓調整練習）	心臓が静かに規則正しく打っている
第4公式 （呼吸調整練習）	呼吸が楽である
第5公式 （腹部温感練習）	お腹が温かい
第6公式 （額部涼感練習）	額が涼しい

表6-3　自己練習の進め方（重感練習の例）

1.　右腕の重感練習を自分で練習する場合

①姿勢を整えて目を閉じる
②「気持ちが落ち着いている」と心のなかで数回唱える
③「右腕が重たい」と心のなかで数回唱える
④消去動作を行って目を開ける
（①～④までを数回繰り返す）

2.　両腕の重感練習の場合

①姿勢を整えて目を閉じる
②「気持ちが落ち着いている」と心のなかで数回唱える
③「両腕が重たい」と心のなかで数回唱える
④消去動作を行って目を開ける
（①～④までを数回繰り返す）

3.　両腕両脚の重感練習の場合

①姿勢を整えて目を閉じる
②「気持ちが落ち着いている」と心のなかで数回唱える
③「両腕が重たい」と心のなかで数回唱える
④「気持ちが落ち着いている」と心のなかで数回唱える
⑤「両脚が重たい」と心のなかで数回唱える
⑥消去動作を行って目を開ける
（①～⑥までを数回繰り返す）

[松尾洋一，松岡素子：自律訓練法　改訂版，日本評論社，p.49，2009より引用]

表6-4　指導公式の組み合わせ例

背景 公式	第1 公式	第2 公式	第3 公式	第4 公式	第5 公式	第6 公式	適用例
●	●	●	●	●	●	●	比較的身体症状が軽い患者など
●	●	●					「重たい」が気分の落ち込みを連想させたうつ病患者など
●	●	●					指導期間が短い場合，種々の身体症状を訴える患者など
●	●	●	●	●		●	心臓神経症，心臓へのとらわれが強い患者など
●	●	●		●		●	気管支喘息や過換気症候群の患者など
●	●	●	●	●		●	呼吸や心臓へのとらわれが強い患者など
●	●	●			●	●	消化性潰瘍の患者，慢性膵炎の患者など
●	●	●			●	●	消化器症状と偏頭痛を訴えた患者など
●	●	●	●	●	●	●	脳波異常をもつ患者，頭痛患者など
●	●	●		●		●	神経症傾向の強い患者，不眠症の患者など

[松尾洋一，松岡素子：自律訓練法　改訂版，日本評論社，p.62，2009より引用]

身を任せる姿勢で），リラクセーションを誘導する7つの言葉を繰り返す．学習を促すために，身体変化を視覚化できるバイオフィードバックが併用されることも多い．

▷**指導手順**

■自律訓練法は対象者の自律性に基づいて行われるものである．そのため，対象者が練習しているとき，指導者は練習公式（**表6-2**）を声に出して暗示的に伝えることはしない．

①静かな環境でリクライニングチェア（座位や仰臥位でもよい）に楽な姿勢となり，眼を閉じゆっくりとした呼吸をする．

②**表6-2**の練習公式を抑揚をつけずに2回程度繰り返して伝える．1つの公式に2〜3秒かけて唱えたら5〜10秒の間をとり，これを数回繰り返す．最後に，脱力感，頭重感，めまいなどの不快な反応を避けるために消去（取り消し）動作を行う．消去動作では両手の開閉運動，肘の屈伸運動，背伸びを行い，最後に開眼する．これを数回繰り返す（**表6-3**）．

③1回の練習時間は，最初は1〜2分以内で行い，練習が進んだら3〜5分程度に延長して1日3〜4回行う．第1公式や第2公式は利き腕から始めて両腕，両脚の練習に進めるが，注意を向けることができれば両腕の練習から始めてもよい．

④背景公式から第6公式までの練習をすべて行うことが望ましいが，対象者の症状や心理状態によっては指導しないほうがよい公式を省いて練習させる（**表6-4**）．

運動の全身的影響と運動療法 ■ 全身調整訓練

7 姿勢変化と生体反応

一般目標

1. われわれは日常生活を送るなかで必要に応じて随時体位変換を行っている. その際の身体に作用する重力の影響を理解する.
2. 重力に抗した姿勢になることで生体に起こる反応を理解する.
3. 理学療法士として姿勢変換訓練を行う意味を理解する.

行動目標

1. 臥位と立位のときの循環調節機能について説明できる.
2. 座位, 立位姿勢になることで生体にもたらされる利点を説明できる.
3. 抗重力位姿勢への体位変換訓練の方法について説明できる.

調べておこう

1. 循環調節機能について調べよう.
2. 起立性低血圧時の循環調節機能について調べよう.
3. 廃用症候群について調べよう.

A　全身調整訓練

- **全身調整訓練** general conditioning exercise はすべての対象者（患者）が対象となりうる基本的な運動療法である.
- 全身調整訓練には決まった運動・訓練種目があるわけではなく, その目的は臥床をできるだけ避けて抗重力位姿勢をとらせること, 臥床を余儀なくされている場合でも自動運動や他動運動によって対象者の全身の運動および精神機能を改善させることである.
- 臥位から抗重力位姿勢へ体位*変換することによって生体には種々の反応がみられる. そのため対象者に対するリスク管理が大切であり, 運動療法を行ううえでの一般的禁忌事項やアンダーソン–土肥の基準（第1章, p.18参照）を理解しておく必要があるが, 主治医からも禁忌事項を確認しておく.
- 抗重力位姿勢への体位変換によって生じる生体反応について, まずはリスク管理の中心となる循環調節について理解し, そのほかに離床させることで利点となる呼吸機能, 意識, 骨や筋などに及ぼす影響についても紹介する.

***姿勢と体位**　姿勢 posture は体位 position と構え attitude によって表される. 体位は身体の基本面が重力方向に対する関係性を表し, 構えは頭部や四肢といった体節の相対的位置関係をいう.

B　姿勢変化と生体反応

1 循環調節について

a. 起立性低血圧とは

- 臥位から抗重力位姿勢へと体位変換する際に，注意すべき点の1つとして**起立性低血圧** orthostatic hypotension がある．

- 起立性低血圧は臥位または座位から立位への体位変換に伴い，3分以内に収縮期血圧が20 mmHg以上低下するか，収縮期血圧の絶対値が90 mmHg未満に低下，あるいは拡張期血圧が10 mmHg以上低下した際に診断される．

- 症状としては，脳血流量の低下に起因して，めまい，ふらつきなどが生じる．またこれらの症状によって転倒のリスクも高まる．さらにこれらの症状が出現することによる不安感で対象者自身が運動療法を行うことへの意欲も低下する．

b. 起立性低血圧が生じるメカニズム

- 臥位の状態では脳も脚も心臓とほぼ同じ高さにあるため，血圧はどの部位でもほぼ同じ値を示すが，立位では重力によって心臓からの高さの差に相当する血液柱の重量が血圧に加わる．

- 血液の比重を1.055とすると，立位では心臓から10 mm下方の位置で10×1.055/13.6（水銀の比重）＝0.77 mmHgの血圧が増加して（逆に心臓より高位の部位では血圧が減少することになる），10 mm下方になるごとに0.77 mmHgずつ血圧が増加することになる（**図7-1**）．

- この心臓からの高さの差によって変化する血圧は**静水圧**であり，血液の駆動力としては働かずに血管壁の伸展のみに作用する．

- 臥位から立位へ体位変換した際，重力の影響で約500〜800 mLの血液が胸腔内から下肢や腹部内臓器に移動する．その結果，とくに伸展性の高い静脈の内腔は押し広げられて，血液の一部がプールされることから心臓への還流血液量は約30%減少する．このことによって心拍出量が減少する結果，血圧は低下する［河野律子ほか：起立性低血圧．昭和医会誌**71**：523-529, 2011］．

- 健常者であれば還流血液量の減少による心拍出量の低下は，まず自律神経系が関与する**圧受容器反射** baroreceptor reflex によって制御されて血圧が維持される（**図7-1**）．この時，最初に反応するのは心肺部圧受容器*で，ついで大動脈圧受容器といわれている．

- 還流血液量の減少によって心肺部圧受容器と大動脈圧受容器への伸展負荷が減少することから交感神経活動が優位となり，心拍数，心収縮力，末梢血管抵抗の増加，さらに末梢静脈の伸展性（コンプライアンス）を低下させる．静脈系は循環血液量の約75%を収めているため，交感神経活動による静脈のコンプライアンス低下は還流血液量を減少させないように作用する．

- 疾病の急性期または手術直後などでは安静臥床の状態を余儀なくされる．臥位では心臓とその他の血管の高さがほぼ同じであることから頭部，上半身への循

***心肺部圧受容器** cardio-pulmonary baroreceptor
左右の心房，大静脈と右心房の接合部，肺静脈と左心房の接合部や肺動脈に存在する伸展受容器である．この受容器が存在する部位の圧は動脈血圧より低いことから低圧受容器といわれ，またこの部位の圧が血液量の変化を反映し，反射によって循環血液量を調整することから容量受容器とも呼ばれる．

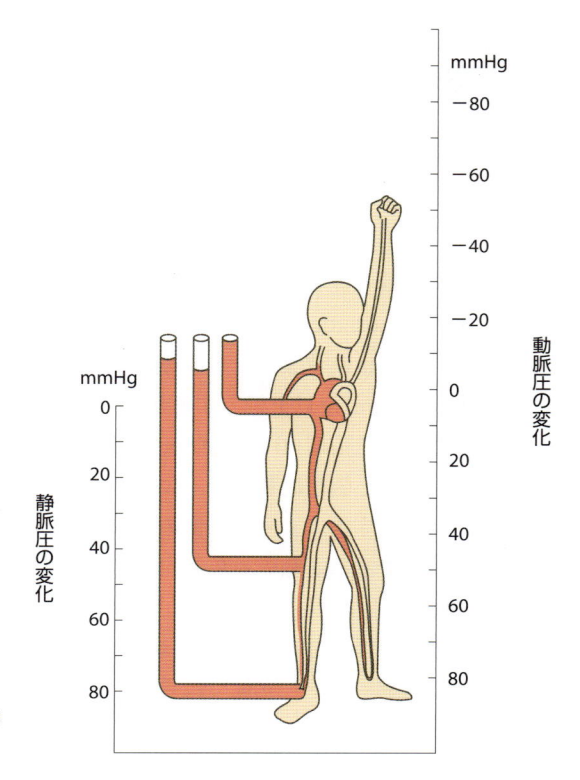

図7-1　重力が血圧に及ぼす影響
[真島英信：生理学，改訂第18版，文光堂，p.402, 1995より引用]

環血液量が保たれやすい状態となり，これを心肺部圧受容器が感知する．
- その結果，腎交感神経の活動性低下，バソプレッシンの分泌低下，レニン-アンジオテンシン系の活動性も低下するのに加えて，心房性ナトリウム利尿ペプチドが分泌されることによって尿量を増加させ，循環血液量を減少させる．
- 循環血液量が減少した結果，抗重力位姿勢への体位変換によって起立性低血圧が生じやすくなる．
- また，臥床状態が続くと静水圧変化の機会も乏しくなることによって圧受容器反射機能が障害される結果，起立性低血圧が生じやすくなる．

c. 起立性低血圧をきたしやすい要因

- 起立性低血圧をきたす原因を**表7-1**に示す．
- 運動器疾患でも複合疾患を合併している場合，起立性低血圧をきたしやすい原因を有する症例もあるため情報収集が大切である．
- 高血圧症を有する症例では降圧薬が処方されていることがあり，これが原因で血圧が低下しやすくなる．
- 糖尿病を合併する症例では自律神経機能が低下している場合があり，血圧の調節障害を起こしやすくなる．
- 高齢者では若年者と比較して圧受容器反射機能が低下している．
- 食後では血液が消化器官に分布されるので，体位変換によって起立性低血圧が生じやすくなる．

表7-1	起立性低血圧の原因

（1）特発性自律神経障害

①純粋自律神経失調（Bradbury-Eggleston症候群）
②多系統萎縮（Shy-Drager症候群）
③自律神経障害を伴うParkinson病

（2）二次性自律神経障害

①加齢
②自己免疫疾患
　Guillain-Barre症候群，混合性結合組織病，関節リウマチ，Eaton-Lambert症候群，SLE
③腫瘍性自律神経ニューロパチー
④Central brain lesions
　多発性硬化症，ウェルニッケ脳症
　視床下部や中脳の血管病変，腫瘍
⑤Dopamine beta-hydroxylase欠乏症
⑥Familial hyperbradykinism
⑦全身性疾患
　糖尿病，アミロイドーシス，アルコール中毒，腎不全
⑧遺伝性感覚性ニューロパチー
⑨神経系感染症
　HIV感染症，ジャガース病，ボツリヌス中毒，梅毒
⑩代謝性疾患
　ビタミンB_{12}欠乏症，ポルフィリン症，ファブリー症，タンジール病
⑪脊髄病変

（3）薬剤性および脱水症性

①利尿薬
②α遮断薬
③中枢性α_2受容体刺激薬
④ACE阻害薬
⑤抗うつ薬
　三環系抗うつ薬，セロトニン阻害薬
⑥アルコール
⑦節遮断薬
⑧精神神経作用薬剤
　Haloperidol, levomepramazine, chlorpromazine等
⑨硝酸薬
⑩β遮断薬
⑪Ca拮抗薬
⑫その他（Papaverine等）

［河野律子ほか：起立性低血圧．昭和医会誌 **71**：523-529, 2011より引用］

② 呼吸機能への影響

- 背臥位では重力の加わる方向や内臓の重みによって，収縮した際の横隔膜の下制が制限される．そのため，1回換気量，全肺容量，**機能的残気量**が低下する．
- 機能的残気量の低下は気道閉塞や換気血流不均衡をもたらすため，酸素搬送能を低下させる［高橋哲也ほか：早期理学療法—呼吸循環器系（酸素搬送系）へのアプローチ．理学療法ジャーナル **34**：629-636, 2000］．
- 背臥位では静水圧の影響で肺血流は心臓より低い位置にある肺の背部（多くは下葉）に流れやすい．したがって，臥床状態が続くと肺の背部への血流が増加してうっ血が生じやすくなる．
- さらに分泌物も肺の背側に蓄積しやすく，感染の危険性が高まるとともに，末梢気道閉塞から肺胞は虚脱しやすい状態となる．

- 換気量の減少と肺の背部への血流増加は換気血流不均衡をもたらして，低酸素血症をきたす原因となる．
- また左心不全の対象者にみられる起座呼吸*も，背臥位では心臓への還流血液量が増加することに起因している．
- 座位，立位のような抗重力位姿勢に体位変換することによって横隔膜運動が改善され，呼吸時の胸郭運動もしやすくなる．
- 以上より抗重力位姿勢への体位変換により1回換気量，全肺容量，機能的残気量が増加する結果，気道抵抗，気道閉塞が減少して動脈血酸素分圧が上昇し，さらに肺の背部からの分泌物も移動しやすくなるため感染のリスクを軽減させることにもつながる．

③ 意識レベルへの影響

- 日常生活動作を行う際にはいうまでもなく，覚醒していなければ活動性が向上せず，また外界からの情報を適切に処理して運動することができない．
- 脳幹網様体には覚醒をつくり出す中枢があり，そこから視床，大脳皮質といった上位中枢に投射することで大脳を賦活する経路を**上行性網様体賦活系** ascending reticular activating system という．
- 可及的早期に座位，立位保持練習を行うことの目的の1つとして，体性感覚入力によって脳幹網様体からの上行性の賦活系を利用して覚醒させることがある．
- 座位練習開始の目安としては，JCS（p.37参照）で一桁の評価であること，全身状態が安定している，脳障害を伴う場合であれば，その進行がないかを確認すべきである．いずれの対象疾患においても医師との連絡を密にして，リスク管理のもと実施すべきである．

④ 運動器への影響

a．骨

- 抗重力位姿勢に体位変換することによって骨代謝に影響を与えることができる．
- 骨は破骨細胞による骨吸収と骨芽細胞による骨形成を繰り返して**リモデリング**している．
- リモデリングには骨に加わる重力，重力以外の圧力や歪みなどのメカニカルストレスが影響する．
- 抗重力位姿勢への体位変換によって，骨には荷重負荷がより加わる結果，骨吸収よりも骨形成優位の骨代謝回転となるため，骨吸収が優位となって生じる骨量（骨密度）の減少を抑制する効果をもたらす．

b．筋

- 抗重力位姿勢への体位変換によって，安静臥床時と比較して筋活動レベルが増加する筋（抗重力筋）があり，活動した筋群は少なからず廃用性筋萎縮の進行を遅らせることにつながる．
- また，下肢の筋活動によって筋緊張が増加した結果，座位，立位を保持しても静水圧によって静脈血が下肢にプールされる程度が軽減して，起立性低血圧を

＊起座呼吸 orthopnea
左心不全の対象者では臥位になると静脈還流量が増加することによって，肺血液量の増加ならびに肺毛細血管内圧が上昇する．その結果，肺水腫が悪化して呼吸困難となる．座位になることで呼吸が楽になるのは静脈還流量が減少して肺水腫が悪化しないからである．

JCS：Japan Coma Scale

改善することにもつながる.

■さらに，筋収縮によって生じる体性感覚入力は上行性網様体賦活系を介して覚醒レベルを向上させることにも作用する.

5 抗重力位姿勢への体位変換方法

■座位，立位の保持が困難な対象者でも，ヘッドアップベッドを用いた座位やティルトテーブル（斜面台，tilt table）を使用して可及的早期に抗重力位姿勢への体位変換を行うことが大切である.

■抗重力位姿勢への体位変換によって，これまでに述べた生体反応をもたらすことができ，循環調節機能の改善，その他の**廃用症候群**disuse syndrome を予防することが可能となる.

■ヘッドアップベッドを用いた座位保持とティルトテーブルを用いた立位保持を行ううえで理解しておく点について以下に述べる.

a.　ヘッドアップベッドを用いた座位保持

■ヘッドアップベッドを用いて少しずつ頭部の位置を挙上させて，背臥位から長座位へと体位変換する. この際は自覚的症状やバイタルサインをモニタリングしながら慎重にヘッドアップを行う.

■ヘッドアップの増減角度に規定はないが，健常者を対象とした研究でも30°，60°の段階的座位時の血圧は，背臥位のときと比較して60°において，収縮期血圧と**平均血圧**mean blood pressure*が低下すると報告されているため［横井郁子：段階的座位時の血圧と心拍変動に関する研究. 東京保健科学会誌**5**：225-229, 2003］，起立性低血圧をきたしやすい症例ではヘッドアップの増加は慎重に行うべきである.

■なお，平均血圧が約60 mmHg 以下になると脳血流量が低下するため［松村潔，阿部　功：脳血管障害を有する高血圧. 日内会誌**96**：73-78, 2007］，平均血圧の確認も重要になる.

*平均血圧　平均動脈血圧であり，毎分心拍出量と末梢循環抵抗の積で表され，毎分心拍出量の指標になる. 求め方は，拡張期血圧に脈圧の1/3を加える. 脈圧は収縮期血圧と拡張期血圧の差である.

b.　ティルトテーブルを用いた立位保持

■リハビリテーション室においてティルトテーブルを使用して立位保持訓練を行うにしても，病棟から車いすを使用して移動する必要がある. その際，ヘッドアップベッドによる長座位から端座位へと展開しなければならない. つぎに，その状態から殿部を少し離床させるような立ち上がり動作の要素を含んだ移乗動作が必要となる. これら一連の動作をバイタルサインを安定させたまま遂行できるようになれば車いすへの移乗が可能となり，リハビリテーション室への移動が可能となる.

■健常者において臥位から急激に長座位に体位変換した場合と椅座位にした場合では，椅座位のほうが血圧低下の程度が大きい傾向にあるが，その差は有意でないことが報告されている［野井真吾ほか：体位血圧反射法の座位姿勢に関する検討：椅座位と長座位の比較から. 埼玉大学紀要　教育学部**60**：23-31, 2011］.

■長座位と比較して椅座位，端座位では，心臓からの下腿の位置が低くなるとい

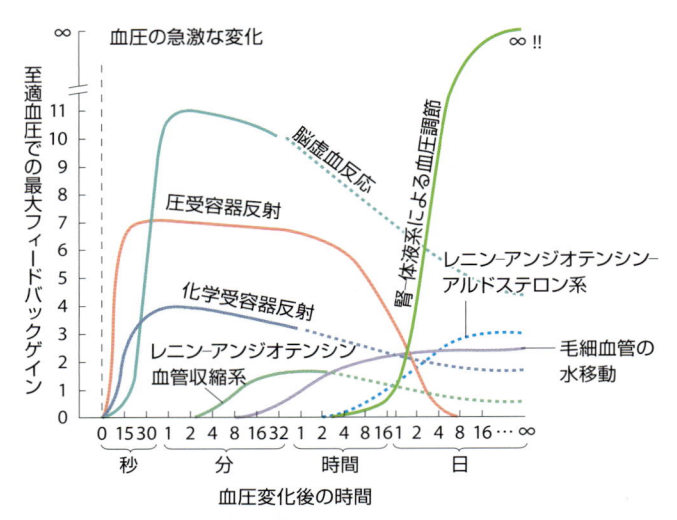

図7-2　**循環調節機構の作動時間と調整能力の比較**
［森田啓之：循環調節機構，標準生理学，第8版（小澤瀞司ほか監），医学書院，p.634，2014より引用］

うことに加えて下腿後面がベッドに接して圧迫される機会がなくなるため，下腿に静脈血がプールされやすくなることが考えられる．

■ したがって，起立性低血圧をきたしやすい対象者では，長座位の状態からゆっくりと一側ずつ下腿をベッドから降ろして端座位に移行するといったことも大切である．

■ 立位では座位と比較してより負荷の高い圧受容器反射による循環調節機能訓練が行える．ティルトテーブルの角度増加も自覚症状，バイタルサインをモニタリングしながら慎重に行うべきである．

■ ティルトテーブルを用いた立位でもバイタルサインが安定してくれば，端座位からの立ち上がりや立位保持訓練へと展開する．必要に応じて理学療法士による介助や，下肢の支持性低下に対しては長下肢装具を利用するといった工夫も必要である．

c.　体位変換訓練前に気をつけること

■ 下肢への静脈血プールを軽減させる目的で，弾性ストッキングや弾性包帯を使用することも有効である．

■ 足関節運動（自動運動が困難な場合は他動的に）による筋ポンプ作用を利用して，下肢への静脈血プールを軽減させる．

d.　体位変換訓練後に気をつけること

■ 自律神経機能が低下している対象者では起立性低血圧だけに注意するのではなく，抗重力位姿勢から臥位の状態へと再び体位変換したときの血圧上昇にも注意しなければならない．

■ ある程度の時間，立位を保持した際，圧受容器反射による循環調節についでレニン-アンジオテンシン系などの昇圧ホルモンが分泌されることで血圧が維持される（**図7-2**）．

- 立位から臥位に体位変換すると昇圧ホルモンの分泌は低下するが，すでに分泌されたホルモンの作用が持続するため，血圧を上昇させることになる．
- 健常者であれば交感神経活動を抑制して，副交感神経活動を優位にして血圧をコントロールするが，自律神経機能が低下している対象者ではこのコントロールが難しくなる．
- 座位，立位を保持した後ではすぐに臥床させることは避け，端座位保持，ベッド上長座位，そして頭部の位置を徐々に下げて臥位になるといったことを，自覚症状，バイタルサインを確認しながら行うことも忘れてはいけない．

学習到達度自己評価問題

1. 起立時の循環調節について説明しなさい．
2. 起立性低血圧が起こる機序について説明しなさい．
3. 起立性低血圧を起こしにくくする手段について説明しなさい．
4. 抗重力位姿勢へ体位変換することで生体にもたらされる利点について，廃用症候群と比較して説明しなさい．
5. 受動的に座位，立位訓練を行う方法について説明しなさい．

運動の全身的影響と運動療法 ■ 全身調整訓練

8 実習2：姿勢変化と生体反応の実際

一般目標

1. 運動負荷試験の方法を理解する.
2. 臥位からの姿勢変化に伴う血圧変化などの生体応答を計測する方法を理解する.

行動目標

1. 自転車エルゴメータの使用方法を説明できる.
2. 最大下運動負荷について説明できる.
3. 漸増式多段階負荷プロトコールについて説明できる.
4. ティルトテーブルの使用方法を説明できる.
5. ヘッドアップベッドによる座位負荷を説明できる.
6. 受動的起立負荷試験の手順を説明できる.

調べておこう

1. 最大下運動負荷について調べよう.
2. $\dot{V}O_2\,max$について調べよう.
3. 起立負荷試験時の生体反応を調べよう.
4. 長下肢装具を用いた起立・歩行訓練の方法を調べよう.

A ヘッドアップベッドを用いた段階的座位負荷

① 使用器具

- ヘッドアップが可能なベッド
- マンシェット加圧式血圧計または電動血圧計
- 非観血的連続血圧測定装置（起立直後の血圧低下を検査するときに有効）
- 運動はアンダーソン−土肥の基準（第1章，p.18参照）に従い実施する.

② 使用方法

- ヘッドアップベッドの面を0°（床面に平行）に設定する.
- ヘッドアップベッド上に背臥位の姿勢をとらせる.
- 背上げ時の屈曲基準位置を股関節の位置にあわせる.

③ 対　象

- 実習では学生を対象として行う.
- 臨床では，起立性低血圧が疑われる患者や，医師より頭部挙上の許可を得た患者を対象とする.

④ ヘッドアップベッドによる座位負荷の実際

a. 手　順

①測定方法

- ヘッドアップ後3分以内に収縮期血圧の20 mmHg以上の低下，収縮期血圧の絶対値の90 mmHg未満の低下または拡張期血圧の10 mmHg以上の低下が認められたら中止する（起立性低血圧の疑い）.
- 測定中に，脈拍が140/分をこえた場合や収縮期血圧が40 mmHg以上，または拡張期血圧が20 mmHg以上上昇した場合は中止する.
- 血圧計の測定部位は心臓の高さにあわせる.
- 安静臥位時の血圧を起立負荷直前に2〜3回測定し，この値を基準値とする.
- ヘッドアップを行う際，殿部が下に滑らないように膝下に枕を置くか，ヘッドアップと同時に下肢側のベッドもある程度角度をつける.

②安静臥位時

- 安静臥位で5〜10分間，負荷前の測定を行う.
- 血圧および心拍数が安定していることを確認する.

③座位負荷

- ヘッドアップは0°，30°，60°と段階的に行う.
- ヘッドアップの各角度の保持は5分間とする.

④座位負荷終了後臥位

- 座位負荷終了後は臥位に戻す.
- 臥位で血圧の測定を行う.
- 負荷前の血圧に復帰することを確認する.

B　ティルトテーブルを用いた起立負荷

① 使用器具

- ティルトテーブル（**図3-5**，p.40参照）
- マンシェット加圧式血圧計または電動血圧計
- 非観血的連続血圧測定装置（起立直後の血圧低下を検査するときに有効）

② 使用方法

- ティルトテーブルの面を0°（床面に平行）に設定する.

- ■ ティルトテーブル上に背臥位の姿勢をとらせる.
- ■ 足底板は90°に設定して，踵が浮かないようにしっかりと足底を接地させる.
- ■ 固定ベルトは下腿部中央，大腿部中央，骨盤の位置で圧迫しすぎないように固定する.

③ 対　象

- ■ 実習では学生を対象として行う.
- ■ 臨床では起立性低血圧が疑われる患者を対象とする.

④ ティルトテーブルによる起立負荷の実際

a. 緊縛帯・腹帯の影響

- ■ 腹部に対しては腹帯を使用して，下肢に対しては弾性包帯や弾性ストッキングを用いる.
- ■ これらは内臓や下肢に対して血液の貯留を防ぐために用い，循環血液量の減少予防に貢献する.

b. 手　順

①測定方法

- ■ 血圧計の測定部位は心臓の高さにあわせる.
- ■ 安静臥位時の血圧を起立負荷直前に2〜3回測定して，この値を基準値とする.
- ■ 測定間隔は1分間隔とする（血圧が安定すれば2分間隔でもよい）.
- ■ 運動はアンダーソン-土肥の基準（第1章，p.18参照）に従い実施する.

②安静臥位時

- ■ 食事の直後は起立性低血圧が増強することがあるので，食後30分以上はあける.
- ■ 安静臥位で5〜10分間，負荷前の測定を行う.
- ■ 血圧および心拍数が安定していることを確認する.

③立位負荷

- ■ ティルトテーブルを60〜70°挙上させる（足底に加わる力の割合は，挙上角度60°で体重の87%，70°で体重の94%となる）.
- ■ 起立性低血圧が強い場合は，挙上30°程度でも失神することがあるので，疑いのある場合は，症状（めまい，頭痛，意識障害など）の確認や血圧を測定する必要がある.
- ■ 起立性低血圧がある場合は，2分以内に血圧が低下することが多い.
- ■ 立位負荷中は，むやみに話しかけたりしないことが原則である.
- ■ 立位負荷時間は5〜10分間とする.

④立位負荷終了後臥位

- ■ 傾斜角度を変更後3分以内に収縮期血圧の20 mmHg以上の低下，収縮期血圧の絶対値の90 mmHg未満の低下または拡張期血圧の10 mmHg以上の低下が認められたら中止する（起立性低血圧の疑い）.
- ■ 測定中に，脈拍が140/分をこえた場合や収縮期血圧が40 mmHg以上，または

拡張期血圧が20mmHg以上上昇した場合は中止する.
- 立位負荷終了後はゆっくりと臥位に戻す.
- 臥位で血圧の測定を行う.
- 負荷前の血圧に復帰することを確認する.
- 起立性低血圧の遷延や逆にリバウンド（血圧の上昇）することがあるので，負荷前の血圧に復帰するまで測定を継続する.

memo

起立試験とヘッドアップティルト試験の心拍変動の相違

　起立試験は，能動的な立ち上がりを意味しており，ヘッドアップティルト試験は，ティルトテーブルを用いて受動的に立位負荷を行うことを意味している.

　Wielingは健常者に対して起立試験とヘッドアップティルト試験を行い，立位後30秒間をinitial phase，1〜2分後をearly phaseとして，心拍変動に着目して分析を行った. その結果，起立試験のinitial phaseでは，起立後，約3秒で急激に増加して第一のピークが現れ，続いて心拍は増加し約12秒で第二のピークとなり，その後いったん減少して，約20秒で相対的徐脈となった. ヘッドアップティルト試験のinitial phaseでは，心拍は徐々に増加するが，起立試験のようなピークは認められない. Initial phaseのピークは主として迷走神経介在性で，early phase以降は主として交感神経活動の増加に依存しているといわれている.

C　長下肢装具を用いた起立・歩行訓練

1 使用器具

- 長下肢装具
- 平行棒
- 松葉杖
- ウォーカーケイン waker-cane またはサイドケイン side-cane

2 使用方法

- 両側支柱付長下肢装具を用意する.
- 大腿半月と下腿半月および膝継手の位置に注意して適切に装着する.
- 座位姿勢で大腿半月と下腿半月に緩みが生じないように下肢に固定する.
- 長下肢装具装着下肢の膝折れや反張膝に注意しながら立位姿勢をとらせたのち，膝継手をロックする.

3 対　象

- 実習では学生を対象として行う.
- 臨床では，下肢の支持性に問題（膝折れ・反張膝など）がある患者を対象とする.

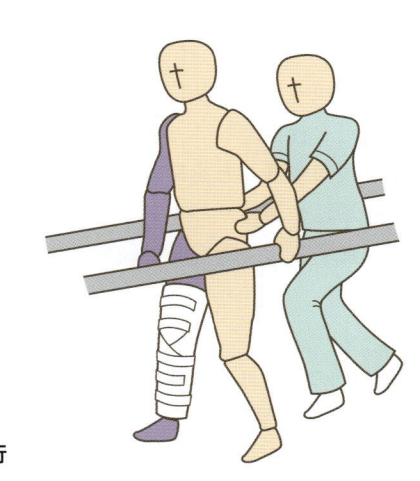

図8-1　介助歩行

4 長下肢装具を用いた起立・歩行訓練の実際

a. 手　順

①脳卒中片麻痺者の場合

■ 運動はアンダーソン–土肥の基準（第1章，p.18参照）に従い実施する．

■ 対象者（患者）は車いす座位をとる．

■ 長下肢装具を麻痺側に装着する．

■ 介助者の介助にて起立する．この際，可能な限り対象者の能力を利用して起立の介助量を考慮する．

■ 介助者は，対象者の体幹が直立位，殿部が伸展位になるように立位を介助する．

■ 装具を装着した下肢の振り出しを介助しながら歩行訓練を行う（**図8-1**）．

■ 平行棒内では方向転換時に転倒の危険性が増加する．また介助が行いにくいので，ウォーカーケインを使用して平行棒外にて歩行訓練を行うこともある．

■ 実際の対象者では非麻痺側筋力が非常に弱い場合，両側に長下肢装具を装着して歩行訓練を行うこともある．

②脊髄損傷の場合

■ 運動はアンダーソン–土肥の基準（第1章，p.18参照）に従い実施する．

■ 対象者は車いす座位をとる．

■ 長下肢装具を両側下肢に装着する．

■ 介助者の介助にて起立する．この際，可能な限り対象者の能力（上肢の筋力）を利用して，起立の介助量を考慮する．

■ 損傷高位（残存筋の筋力レベル）を考慮して，立位時の介助を行う．

■ 損傷高位（残存筋の筋力レベル）を考慮して，下肢の振り出しを介助しながら歩行訓練を行う．

■ まず4点歩行から始め，小振り，大振りへと進めていく．

■ 平行棒から松葉杖への移行も進める．

D　自転車エルゴメータを用いた最大下運動負荷試験

① 使用器具

- 自転車エルゴメータ
- 心拍数計

② 使用方法

- 自転車エルゴメータのいすの高さを調整する.
- 心拍数を測定する機器を装着する.
- ペダルの回転数を 50〜60 回転/分の範囲で維持する.

③ 対　象

- 実習では学生を対象とする.
- 臨床では虚血性心疾患の診断, 治療効果判定, 運動耐容能などの検査が必要な者を対象とする.

④ 最大下運動負荷試験の実際

- 本章で紹介する漸増式多段階負荷プロトコールは, 実習を目的としており健常な学生において使用する方法である.

a. 手　順

- 安静座位
- 安静時の心拍数を測定するために, 安静座位を 5 分間行い, その後心拍数を測定する.

①85% 最大心拍数（85%HRmax）算出

- （220 − 年齢 − 安静時心拍数）× 0.85 + 安静時心拍数.
- この 85%HRmax をこえると負荷試験の終了となる.

②漸増式多段階負荷プロトコールの設定

- 自転車エルゴメータの漸増式多段階負荷プロトコールは, ウォームアップ 2 分間（20 W）, 第 1 負荷 3 分間（40 W）, 第 2 負荷 3 分間（80 W）, 第 3 負荷 3 分間（120 W）…と 3 分間隔で 40 W ずつ負荷を追加する. 体力の低い患者は 30 W ずつ負荷を追加するように設定する. クールダウンは 2 分間（20 W）に設定する.

③負荷試験の開始

- 心拍数は各負荷段階の最後 30 秒間の平均を算出する.
- ペダル回転数を 50〜60 回転/分の範囲で維持する.

④負荷試験の終了

- 負荷試験中の平均値が 85%HRmax をこえると負荷試験終了となる.
- ペダル回転数 50〜60 回転/分を 10 秒間維持困難で終了とする.

⑤**負荷試験終了時の$\dot{V}O_2$ maxの推定**

- ■ %$\dot{V}O_2$ max ＝（運動時心拍数 − 安静時心拍数）/（年齢予測最大心拍数 − 安静時心拍数）× 100%

運動の全身的影響と運動療法 ■ 全身持久力訓練

9 運動と生体反応

一般目標

1. 呼吸，循環，代謝の意義を理解する．
2. 運動が呼吸，循環，代謝に及ぼす影響について理解する．
3. 呼吸，循環，代謝の相互関係について理解する．

行動目標

1. 肺気量分画の構成を説明できる．
2. 血液循環について説明できる．
3. 代謝経路とエネルギー供給について説明できる．
4. 肺呼吸と細胞呼吸のメカニズムについて説明できる．
5. 運動による呼吸器系および循環器系の変化を説明できる．
6. 運動処方を行ううえで指標となる項目を説明できる．

調べておこう

1. 運動強度別のMETSについて調べよう．
2. 加齢によりもたらされる呼吸器系および循環器系の変化について調べよう．

A ワッサーマンの歯車

- ガス交換には，肺における肺（外）呼吸と骨格筋における細胞（内）呼吸とがある．
- 運動は骨格筋の収縮によって行われるが，骨格筋の収縮にはエネルギーが必要である．
- アデノシン三リン酸（ATP）は直接的に用いられ，生態のエネルギー代謝システムを介して供給される．
- エネルギー供給には，細胞レベルにおける内呼吸と肺における外呼吸，それらを結ぶ循環器系が関係している．これら三者の関係を示すメカニズムをワッサーマン（Wasserman）の歯車（**図9-1**）と呼ぶ．
- 運動中には，代謝率の増大に伴い筋における酸素消費が増大する．このことは，筋を灌流している血液から抽出した酸素量の増加，末梢血管床の拡張，心拍出量（1回拍出量と心拍数の積）の増加，肺血管の拡張による肺血流量の増加，および換気量の増加によって生じている．肺胞からの酸素摂取は，肺血流量や

ATP：adenosinetriphosphate

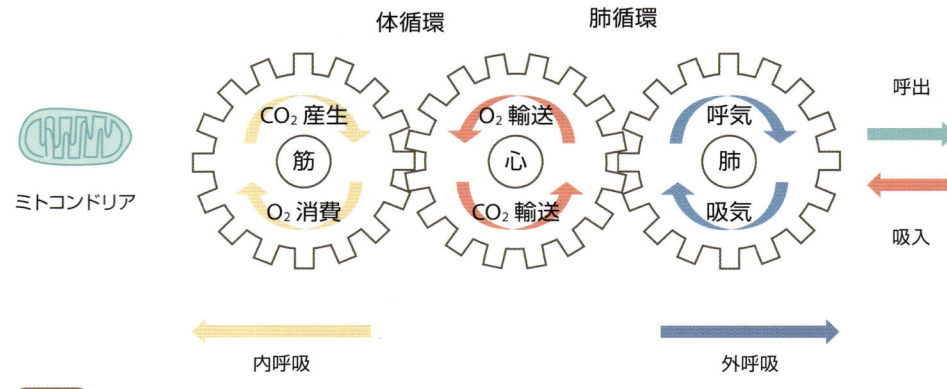

図9-1　ワッサーマンの歯車

肺血液ヘモグロビン酸素飽和化に比例して行われる.

- 定常状態においては，酸素消費量と酸素摂取量は等しいとされている．一方，骨格筋における炭酸ガス産生の増加は細胞機能に逆効果を与えるため，除去する必要がある．したがって，炭酸ガス産生の増加に対して，動脈血炭酸ガス濃度と水素イオン平衡を保つために，換気量（1回換気量と呼吸数の積）が増大する.

B　運動と呼吸

1 呼吸器の解剖

- 呼吸器は外呼吸を行う器官で気道，肺，胸郭に分けられる.
- 胸郭は肋骨，椎骨，胸骨よりなる骨性胸郭と筋より構成される.
- 胸郭，横隔膜，縦隔より形成される左右の胸腔の内面は壁側胸膜で内張りされ，そのなかに臓側胸膜で覆われた肺が収まっている.
- 胸郭と横隔膜より形成される体腔を胸腔といい，胸腔は縦隔により左右に分割される.

2 呼吸運動

- 呼吸とは，酸素（O_2）を取り込んで二酸化炭素（CO_2）を排出するガス交換を行うことである.
- 安静呼吸時に働くものを呼吸筋といい，努力呼吸時にそれを助けるものを呼吸補助筋という.
- 安静吸気は主に横隔膜と外肋間筋の収縮により行われる.
- 安静時には呼吸量のほとんどに横隔膜の収縮が関与し，残りは外肋間筋の収縮が関与している.
- 安静呼気は横隔膜および外肋間筋の弛緩と肺弾性力による受動的な働きで行わ

れるため，安静呼気に関与する筋はない．

- 深呼吸および努力呼吸時には横隔膜，外肋間筋に加えて呼吸補助筋が働く．
- 吸気では斜角筋，胸鎖乳突筋，大小胸筋，僧帽筋，脊柱起立筋が働く．
- 呼気では外腹斜筋，内腹斜筋，腹横筋，腹直筋などの腹筋群，内肋間筋が働く．

memo

- 吸気の補助筋は，胸郭前方を挙上するように働いて吸気を助ける．
- 内肋間筋は，骨性胸郭を縮小させて呼気力を増強させる．
- 腹筋は，収縮することで腹圧を高めて弛緩した横隔膜を挙上して呼気を助ける．
- 肺気腫患者は，肺の過膨張により横隔膜の中心腱が下方に偏位して，肋骨部の横隔膜の収縮によって下部肋骨が内側へ引き込まれ，吸気筋としての機能を失う（Hoover's 徴候）．

③ 呼吸の神経生理学

- 呼吸運動の調節は，延髄にある呼吸中枢により自動的に行われている．
- 呼吸中枢は吸息中枢と呼息中枢があり，協調して呼吸を調節している．
- 呼吸中枢は調節に必要な情報を末梢から集め，呼吸筋に指令を出す．
- 呼吸の調節には，神経性調節と化学性調節がある．
- 神経性調節には，肺迷走神経反射（Hering-Breuer reflex），頸動脈洞および大動脈反射がある．
- 肺迷走神経反射とは，肺が伸展することで肺胞壁に存在する伸展（張力）受容器が興奮して，呼吸が吸息から呼息に切り替わることをいう．
- 呼息により肺胞壁が収縮すると吸息中枢が再び興奮して，呼息から吸息に切り替わる．
- 頸動脈洞および大動脈反射とは，頸動脈，大動脈の血圧が上昇すると，頸動脈洞および大動脈にある圧受容器を介して動脈血圧および呼吸中枢を抑制することをいう．
- 血圧が低下すると呼吸運動が促進される．
- 化学性調節には中枢と末梢に化学受容器がある．
- 中枢受容器は延髄の腹側の両側にある．
- 末梢受容器は頸動脈小体および大動脈にある．
- 血液中の CO_2 濃度が増加すると呼吸が促進される．
- CO_2 の排出が促進されると，CO_2 濃度が減少し呼吸が抑制される．
- 血液中の O_2 濃度が減少すると，呼吸は促進されるが O_2 の影響は CO_2 に比べると少ない．
- pHの低下（酸性に傾くこと）により呼吸は促進される．
- pHの上昇（アルカリ性に傾くこと）により，呼吸は抑制される．

④ 肺気量

- 呼吸機能の指標として肺気量（**図9-2**）がある．

memo
呼吸は通常，無意識で不随意に行われているが，意識的に呼吸の速度や深さを変えることもできる．随意的に呼吸調整を行う例として，会話，発声，嚥下，深呼吸がある．

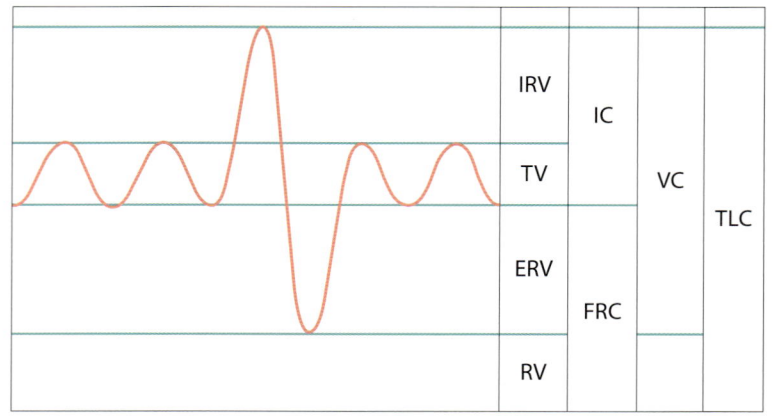

図9-2　肺気量分画

TV：1回換気量tidal volume，IRV：予備吸気量inspiratory reserve volume，ERV：予備呼気量expiratory reserve volume，RV：残気量residual volume，IC：最大吸気量inspiratory capacity，FRC：機能的残気量functional residual capacity，VC：肺活量vital capacity，TLC：全肺容量total lung capacity

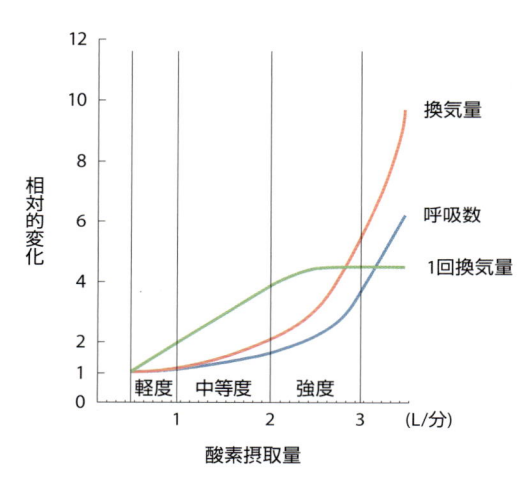

図9-3　運動による呼吸器系の変化（模式図）

TV：tidal volume

- 安静時の1回換気量（TV）は400～500 mLであり，1回の呼吸（吸気と呼気）によって気道・肺に出入りするガス量を示す.

5 運動が呼吸に及ぼす影響

RR：respiratory rate

- 運動を開始すると，それとともに1回換気量と呼吸数（RR）が増加する（**図9-3**）．この際，1回換気量が先に反応して，次に呼吸数が反応する.
- 1回換気量は，中等度の運動強度までは運動強度が高まるとともに増加するが，中等度以上の運動強度になると増加しない.
- 呼吸数は，運動強度が高まるとともに増加する.
- 運動強度に対応して，呼吸の促進による酸素摂取量の増大が生じている.
- 吸気により肺内に空気が取り込まれ，血液が酸素化される.

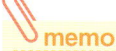

呼吸数と酸素摂取量

　成人の呼吸数は12〜20/分である．この呼吸数は，気温，運動，精神状態，発熱などの条件で変化する．

　呼吸により体内に取り込む酸素量を酸素摂取量といい，通常，1分間あたりの数値で表す．酸素摂取量は，安静時には200〜300mL/分であるが，運動時には呼吸の深さや呼吸数が増加して，換気量が増加する．その結果，酸素摂取量も増加する．

C　運動と循環

1 循環器の解剖

- 心臓は血液を全身に送り出すポンプの働きをする．
- 心臓壁は心内膜，心筋，心外膜の三層から構成されている．
- 心臓の内腔は心房中隔と心室中隔により左右に，弁膜により心房と心室に分かれ，4つの部屋からなっている．
- 弁膜は，心房と心室間に2個の房室弁（三尖弁，僧帽弁），心室と大血管との間に2個の半月弁（大動脈弁，肺動脈弁）がある．

2 血液循環

- 心筋は収縮と拡張を繰り返し，血液は一方向に流れて逆流しない（**図9-4**）．
- 血液が心室内に充満すると，心室筋が収縮し，血液は心室から大動脈に拍出される．
- 心室圧が動脈圧よりも低くなると，心室と大動脈の間にある弁が閉鎖して心室の拡張期が始まる．
- 左心室から大動脈へ拍出された血液（動脈血）は，動脈，細動脈を経て全身へ送られる．
- 毛細血管は組織の細胞とガス交換（内呼吸）を行ったのち，毛細血管が細静脈，静脈，大静脈となり，右心房に血液（静脈血）が還ってくる．
- 静脈血は，右心室に入り右心室の収縮により肺動脈に拍出されて肺に送り込まれる．
- 肺に入った血液は肺胞内の空気とガス交換（外呼吸）を行う．
- 血液循環系は，大循環と小循環に分けられる．

3 循環の神経生理学

- 循環の調節は，平滑筋の収縮と弛緩により血流量を調節している．
- 循環の調節には，神経性調節と体液性調節，局所性調節がある．
- 神経性調節には，圧受容器と化学受容器，心臓血管中枢が関与している．
- 圧受容器は，大動脈弓と頸動脈洞に存在して，血管壁の伸展に神経終末を有する．

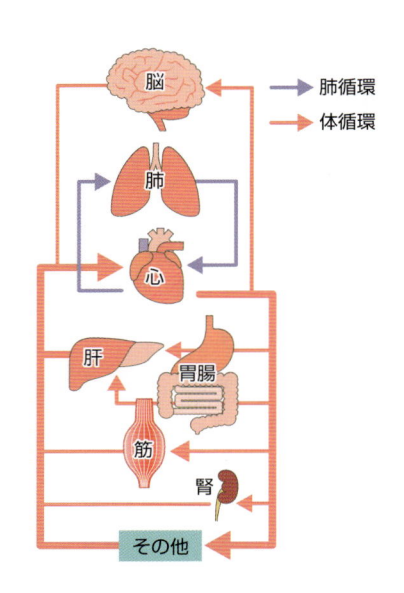

図9-4 血液循環

凡例：肺循環／体循環

脳／肺／心／肝／胃腸／筋／腎／その他

- 動脈内の血圧が上昇すると圧受容器が刺激され，心臓血管中枢への刺激入力が増加して，心臓血管中枢からの遠心性交感神経活動が抑制される．その結果，動脈の平滑筋の緊張は低下して，血管が拡張し，血管抵抗が減少して動脈圧が低下する．
- 化学受容器は，頸動脈小体と大動脈体に存在して血中のCO_2濃度，O_2濃度の変化に対して反応する．
- 心臓血管中枢は，中枢からの指令により交感神経が興奮したときには，ノルアドレナリンが放出され血管を収縮させる．一方，副交感神経が興奮したときには，アセチルコリンが放出され血管を拡張させる．
- 体液性調節において，血管拡張を引き起こす因子として，心房性ナトリウム利尿ペプチド（ANP）や脳性ナトリウムペプチド（BNP）がある．一方，血管収縮を引き起こす因子として，アドレナリン，ノルアドレナリン，アンジオテンシン，バソプレシンがある．
- 局所性調節において，血管拡張を引き起こす因子として，一酸化窒素，ヒスタミン，アデノシンがある．一方，血管収縮を引き起こす因子として，エンドセリン，セロトニンがある．

ANP：atrial natriuretic peptide
BNP：brain natriuretic peptide

4 心拍数と心拍出量，血圧

- 健常者の心臓は1分間あたり60〜80回程度拍動する．
- 1分間の心臓の拍動数を心拍数（HR）という．
- 心臓が1回拍動するとき，送り出される血液量を1回拍出量（SV）という．
- 単位時間に心室から拍出される血液量を心拍出量 cardiac output という．
- 心拍動は，正常では末梢の動脈で触れる脈拍数 pulse rate に等しい．
- 心拍数が1分間に100回以上の場合は頻脈 tachycardia，60回以下を徐脈 bradycardia という．

HR：heart rate

SV：stroke volume

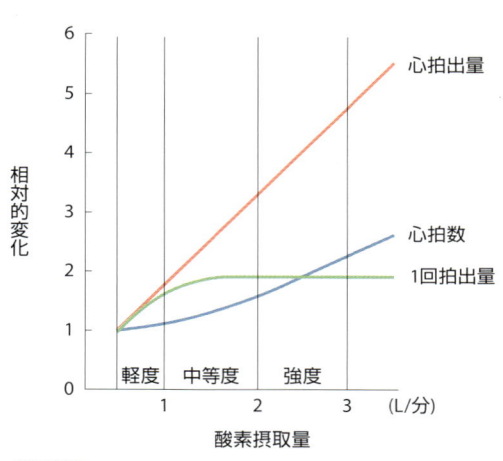

図9-5 運動による循環器系の変化（模式図）

図9-6 体内の血液配分比率

- 血管内を流れている血液の流圧のことを血圧という．
- 血圧は，心臓が収縮して血液が左心室から大動脈へ拍動されるときが最高となり，これを最高血圧（最大血圧，収縮期血圧）という．
- 心臓の拡張期に動脈の血液量が最小となり，血管の緊張が最小となったときを最低血圧（最小血圧，拡張期血圧）という．
- 血圧上昇が高度な運動は，心臓に過大な負荷がかかる．心臓の負担度は，心拍数と最高血圧の積（二重積 double product）により評価される．

> **memo**
> - 正常血圧：最高血圧 140 mmHg 未満　最低血圧 90 mmHg 未満
> - 高血圧：最高血圧 160 mmHg 以上　最低血圧 95 mmHg 以上
> - 低血圧：最高血圧 100 mmHg 以下　最低血圧 50～60 mmHg 以下
>   スポーツ心臓では，心室の容積が大きくなったり心筋が厚くなったりすることにより，血圧の上昇や心拍数（脈拍数）の減少が起こることがある．そのため，高血圧症や徐脈との鑑別が大切である．

⑤ 運動が循環に及ぼす影響

- 運動を開始すると，それとともに肺血流の増加，心拍出量の増加（**図9-5, 9-6**），心拍数の増加，脈拍数の増加，末梢血管の拡張，血圧の上昇などが生じる．
- 心拍出量や心拍数の増加の程度は運動強度にほぼ比例し，心拍出量はフランク−スターリング（Frank-Starling）の心臓の法則（**図9-7**）に従って増加する．
- 血圧は，心拍出量の増加に伴い，血管に流れる血流量が増加するため上昇する．また，筋収縮や血管収縮によって，末梢血管抵抗が増大することでも血圧は上昇する．
- 運動中は，興奮状態にあり交感神経が優位となっている．この際，交感神経を興奮させるアドレナリンやノルアドレナリンが受容体に作用して血圧の上昇が

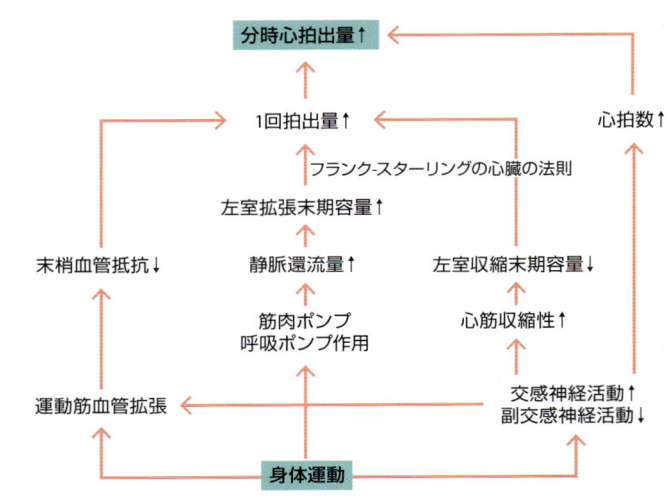

図9-7　フランク-スターリングの心臓の法則

起こる.

- 1回拍出量は中等度の運動までは運動強度とともに増加傾向を示す.
- 中等度以上の運動では，心拍数の増加によって心拍出量の増加が維持される.
- 激しい運動では1回拍出量は増加しない.
- 血管抵抗や心拍出量が変化しても，脳や心臓，腎臓といった生命を維持するうえで重要な臓器への血流量は一定以上に保たれる.

D　運動と代謝

1 三大栄養素

- 食物中の主なエネルギー源は三大栄養素（糖質，脂質，蛋白質）である.
- 糖質は，消化管で単糖類（主にグルコース）に分解され，小腸の粘膜より吸収され，門脈を経て肝臓に運ばれる.
- 吸収されたグルコースは，CO_2 と水に分解されエネルギーを放出する（1gあたり4kcal）.
- 肝臓に運ばれたグルコースは，一部がグリコーゲンとして肝臓や筋肉に蓄えられる.
- 残りは，肝静脈を通り組織で運動を行ううえで直接的なエネルギー源となるATP生成のために利用される.
- 脂質は，小腸内で脂肪酸とグリセリンに分解され，腸管粘膜より吸収される.
- 脂肪酸は酸化され，エネルギー源として利用されるか，脂肪に再合成され各組織に貯蔵され，エネルギー源として利用される.
- 血中に遊離された脂肪酸は，その後アセチルCoAを経てTCA回路（クエン酸回路，クレブス回路）に入り，エネルギーを放出する（1gあたり9kcal）.
- グリセリンは，グルコースやグリコーゲンに合成され酸化する.

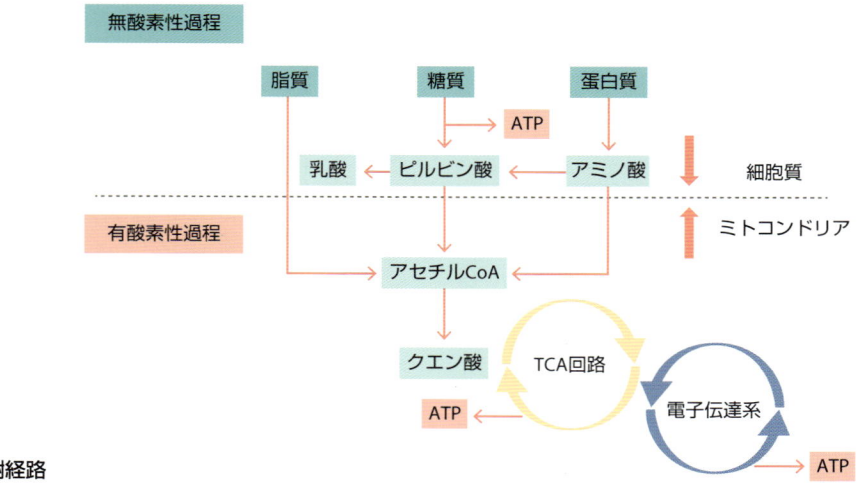

図9-8　代謝経路

■ 蛋白質は，消化管でアミノ酸に分解され，腸管細胞内に吸収される．
■ アミノ酸は門脈を通り肝臓に運ばれ，蛋白質に再合成される．
■ アミノ酸は各組織で必要なアミノ酸として，肝臓から身体各部に運ばれる．
■ アミノ酸はエネルギーとして利用されることはないが空腹時には蛋白質が分解され，エネルギーを得る（1gあたり4kcal）．

② 代謝経路

■ 代謝経路には，ATP-PC系（リン酸化系），解糖系，有酸素系がある（**図9-8**）．
■ ATP-PC系では，筋収縮が開始すると筋肉に存在するATPが消費される．
■ クレアチンリン酸がクレアチンとリン酸に分解され，この時に発生するエネルギーによってADPからATPが産生される．

$$クレアチンリン酸 + ADP \rightarrow ATP + クレアチン$$

■ 解糖系は，O_2供給がない場合に起こる無酸素性のエネルギー供給反応である．
■ グリコーゲン（グルコース）がピルビン酸に分解され，ATPが産生される．
■ 反応経路で，乳酸の発生を伴う．

$$グルコース \rightarrow 2ATP + 2乳酸$$

■ 有酸素系は，O_2を利用するエネルギー供給反応である．
■ 解糖系で生成されたピルビン酸あるいは遊離脂肪酸から生成されたアセチルCoAが水とCO_2になり，ATPが産生される．
■ ミトコンドリア内で行われるTCA回路とそれに続く電子伝達系がある．

$$グリコーゲン + O_2 \rightarrow 36ATP + H_2O + CO_2$$

③ エネルギー代謝

■ ヒトは，食物を摂取し，その栄養素を分解することでエネルギーを発生させる．栄養素を分解してエネルギーに変換する際，O_2を消費しCO_2を発生する．
■ 一定時間に体外に呼出されたCO_2の量と，体内に吸入されたO_2の量の比を呼

表9-1　活動時のエネルギー代謝率（RMR）

活動項目	RMR	活動項目	RMR
読書	0.2	自転車（180m/分）	2.9
洗面	0.5	歩行（40m/分）	1.3
更衣	0.5	歩行（60m/分）	1.8
食事	0.5	歩行（80m/分）	2.7
調理	1.0	歩行（100m/分）	4.2
洗濯（機械）	1.5	歩行（120m/分）	7.0
入浴	1.8〜2.3	かけあし	8.0
物干し	2.2	マラソン	14.5
掃き掃除	2.2	100m走	208.0

RQ：respiratory quotient

吸商（RQ）という.

■ 呼吸商は，呼気中のCO_2の量を吸気中のO_2の量で除すことで求められ，健常成人では通常0.80〜0.85である.

■ 栄養素により呼吸商は異なり，糖質は1.00，脂質は0.71，蛋白質は0.80である.

■ 呼吸商が大きいということは，O_2消費量が少なく，CO_2が発生しやすい栄養素ということになる.

■ 基礎代謝量とは，呼吸・循環・体温維持など生命を維持するために必要な最低限のエネルギー量をいう.

■ 安静時代謝量とは，食事摂取により一過性に生じる熱産生（食事性熱産生）と座位保持のエネルギーが基礎代謝に加わったものをいう.

■ 安静時代謝は，基礎代謝より約20％多いとされている. つまり，安静時代謝量は，基礎代謝量の1.2倍と計算することができる.

■ 運動時代謝（労作時代謝）量とは，運動や労作に伴うエネルギー代謝量をいう.

■ 運動時代謝量は，安静時エネルギー代謝量を含まない.

RMR：relative metabolic rate

■ エネルギー代謝率（RMR）とは，身体活動やスポーツの身体活動強度を示すものであり，活動により消費されたエネルギー量と基礎代謝量との比をいう（表9-1）.

■ エネルギー代謝率は，運動時代謝量を基礎代謝量で除すことで求められる.

METS：metabolic equivalents

■ 代謝当量（METS）とは，体重1kgあたり1分間で3.5mLのO_2を消費するという設定のもと，運動時酸素摂取量と安静時酸素摂取量との比を示したものをいう.

■ METSは運動時酸素摂取量を安静時酸素摂取量で除すことで求められ，1METは3.5mL/kg・分である.

memo

　消費熱量が最も大きい部位は骨格筋で，全消費エネルギーの約1/3を占める. ついで，肝臓，胃腸，腎臓による消費量が大きく，器官1gあたりでみると腎臓による消費量が最も大きい.

④ 運動が代謝に及ぼす影響

- 筋肉内にある ATP の量はきわめて少量であり，運動を継続するには ATP を産出し続ける必要がある．
- O_2 の供給が不足するような激しい運動では，クレアチンリン酸やグリコーゲンが分解される過程で生じる無酸素性のエネルギーが利用される．しかし，クレアチンリン酸の枯渇や乳酸の蓄積により，持続的に運動を行うことは不可能である．
- 運動ができなくなった時点でも，筋肉中にはグリコーゲンが残っている．そのため，このような運動では，筋グリコーゲン貯蔵量の多さは運動能力を制限する因子にはならない．
- 軽度から中等度の運動では，ピルビン酸や脂肪酸がミトコンドリア内の TCA 回路と電子伝達系の過程で多量の ATP を産出できるため有酸素性のエネルギーが利用できる．
- 長時間の持久的な運動では，疲労により運動ができなくなった時点で筋肉のグリコーゲンが事実上なくなっており，低血糖を起こすことがある．
- 持久的な運動中の血糖は，肝臓のグリコーゲンの分解により主に供給される．そのため，筋肉や肝臓など体内のグリコーゲン貯蔵量を高めておくことは，持久力を高めることにつながる．つまり，筋グリコーゲン量が多いほど，筋持久力が高いということになる．

memo

　無酸素運動は，短時間に強い力が必要となる運動である．呼吸はしているが吸った O_2 を利用できないため，筋肉に貯めておいたグリコーゲンとクレアチンリン酸によって供給されるエネルギーを主原料とする（解糖系）．一方，有酸素運動は，軽度から中等度の負荷で長時間行う運動である．呼吸により吸った O_2 を利用し，解糖系で生成されたピルビン酸あるいはアセチル CoA により供給されるエネルギーを主原料とする（TCA 回路，電子伝達系）．

E　運動処方

① 無酸素性（嫌気性）代謝閾値（AT）

AT : anaerobic threshold

- AT とは代謝性アシドーシスと，それに伴うガス交換の変化が起こる直前の仕事量，または酸素消費量である．
- AT は O_2 摂取量に対して CO_2 排出量が増加し始める時点の O_2 摂取量である．
- 心肺運動負荷試験を実施できる場合には，AT レベルの運動療法を実施することが推奨されている．運動強度別の生体応答を知ることができ，運動耐容能から予後を評価することができるというメリットがある．

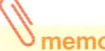

表9-2　ボルグスケール

旧ボルグスケール		ボルグスケール	
6		0	全く感じない
7	非常に楽	0.5	非常に弱い
8		1	やや弱い
9	かなり楽	2	弱い
10		3	中等度
11	楽	4	やや強い
12		5	強い
13	ややきつい	6	
14		7	とても強い
15	きつい	8	
16		9	
17	かなりきつい	10	非常に強い
18		最大	
19	非常にきつい		
20			

- ATは最大酸素摂取量の約60%に相当するとされており，旧ボルグ（Borg）スケールのややつらいレベルの運動強度に相当することが多い（**表9-2**）.

>
> **memo**
> ATをこえる激しい運動は心疾患や高血圧の発症リスクを上昇させるほか，高齢者への危険性が大きいため注意が必要である.

RPE：rating of perceived exertion

> **memo**
> 対象者自身がスケールを記憶することは難しい．そのため，スケールを記載したボードを用意し，その場で対象者に提示し数字を教えてもらうとよい.

2 自覚的運動強度，主観的運動強度（RPE）

- 一定の強度の運動を持続した時点で感じる自覚的な感覚を表現したものである.
- 代表的なものに旧ボルグスケールやボルグスケールがある（**表9-2**）.
- 「ややきつい」が運動療法に至適な運動強度とされており，ATレベルに相当する.

3 目標心拍数

- 目標心拍数target heart rateを求めるには，可能であれば最大負荷を与え，最大心拍数を測定する必要がある.
- 最大心拍数の測定が困難な場合には，年齢予測最大心拍数（220 − 年齢，あるいは，200 − 年齢）を代用する.
- 目標心拍数の計算では，カルボーネン（Karvonen）の式がよく用いられ，最大心拍数から安静時心拍数を減じた値に運動強度を乗じて，安静時心拍数を加算することで求められる.
- ATレベルの場合，運動強度を0.6に設定して算出する.
- 運動強度は，心拍数から安静時心拍数を減じた値を最大心拍数から安静時心拍数を減じた値で除して，100を乗ずると求められる.

4 生理的コスト指数（PCI）

PCI：physiological cost index

- 心拍数などの生理学的強度と歩行速度などの物理的強度の両者を反映することができる指標であり，簡便に心臓血管系反応が把握できる．
- PCIが低いほど歩行距離あたりの心拍数の増加が少ないことを表し，移動能率が高いことを示す．
- PCIは，歩行時心拍数から安静時心拍数を減じた値を歩行速度で除することで求められる．

学習到達度自己評価問題

1. 肺気量分画の構成を図で示して説明しなさい．
2. 代謝経路をあげてエネルギー供給の違いについて説明しなさい．
3. ワッサーマンの歯車のメカニズムについて説明しなさい．
4. 運動が呼吸器系および循環器系に与える影響について説明しなさい．
5. 運動処方を行ううえで指標となる項目をあげて説明しなさい．

運動の全身的影響と運動療法 ■ 全身持久力訓練

10 実習3：運動療法による持久力の維持と改善

一般目標

■ 持久力の概念について理解して運動負荷試験と運動処方が実施できる．

行動目標

1. 持久力の概念と指標について説明できる．
2. 運動負荷試験の方法について説明できる．
3. 心肺運動負荷試験が実施できる．
4. フィールドテストが実施できる．
5. 持久力維持・改善のための運動処方が実施できる．

調べておこう

1. マスター2階段試験とはどのようなテストか，その特徴もあわせて調べよう．
2. 漸増式多段階負荷試験における各種プロトコールについて調べよう．
3. 糖尿病や脂質異常症患者に対する運動処方の内容について調べよう．

A　持久力の評価（運動負荷試験）

① 運動負荷試験の手段

■ 持久力は，運動負荷に対する生体反応（身体資源）や作業成績を用いて評価する．

CPX：cardiopulmonary exercise testing

■ 心肺運動負荷試験（CPX）では，トレッドミルや自転車エルゴメータなどを用いた運動負荷に呼気ガス分析を併用して，運動負荷時の生体反応を評価する．

■ 作業成績を評価する方法として，12分間走行テスト，6分間歩行テストやシャトルウォーキングテストなどのフィールドテスト，マスター2階段試験などのステップテストがある．特別の機器を必要としない簡便性はあるが，最大酸素摂取量（$\dot{V}O_2max$）や無酸素性代謝閾値（AT）を測定することはできない．

$\dot{V}O_2max$：volume oxygen maximal
AT：anaerobic threshold

■ いずれの運動負荷試験も，呼吸器疾患，心血管系疾患，代謝系疾患などのリスクを有する者（リスクが疑われる者）には，医学的監視下で実施する．

■ 絶対的禁忌がある場合は運動負荷試験を実施しない．相対的禁忌がある場合は運動負荷による利益とリスクを勘案して実施の有無を決定する．運動負荷試験を実施する場合は負荷レベルを低強度に設定するなどして慎重に進める（**表**

表10-1　運動負荷試験の禁忌事項

絶対的禁忌

- 重篤な心筋虚血や急性心筋梗塞（発症後2日以内），他の急性心イベントを示唆する最近の有意でない安静時心電図変化
- 不安定狭心症
- 症候性や血行動態に異常をもたらすコントロール不良の不整脈
- 症候性の重症大動脈弁狭窄症
- コントロール不良の症候性心不全
- 急性肺塞栓または肺梗塞
- 急性心筋炎または心膜炎
- 解離性動脈瘤あるいはその疑いがある場合
- 熱，身体の痛み，リンパ腺腫脹を伴う急性感染症

相対的禁忌

- 左（冠動脈）主幹部狭窄
- 中等度の心臓弁狭窄症
- 電解質異常（低カリウム血症，低マグネシウム血症など）
- 重篤な安静時高血圧（収縮期血圧＞200 mmHgあるいは拡張期血圧110 mmHg以上）
- 頻脈性または徐脈性不整脈
- 肥大型心筋症およびその他の流出路閉塞
- 運動負荷によって増悪する可能性のある神経筋障害や筋骨格系障害，リウマチ様障害
- 高度房室ブロック
- 心室瘤
- コントロール不良の代謝性疾患（糖尿病，甲状腺中毒症，粘性水腫など）
- 慢性感染症（伝染性単核球症，肝炎，AIDSなど）
- 十分に運動を行うことができなくなる心的・身体的ダメージ

[American College of Sports Medicine（編）：運動処方の指針，原著第8版．南江堂，p.152, 2011より引用]

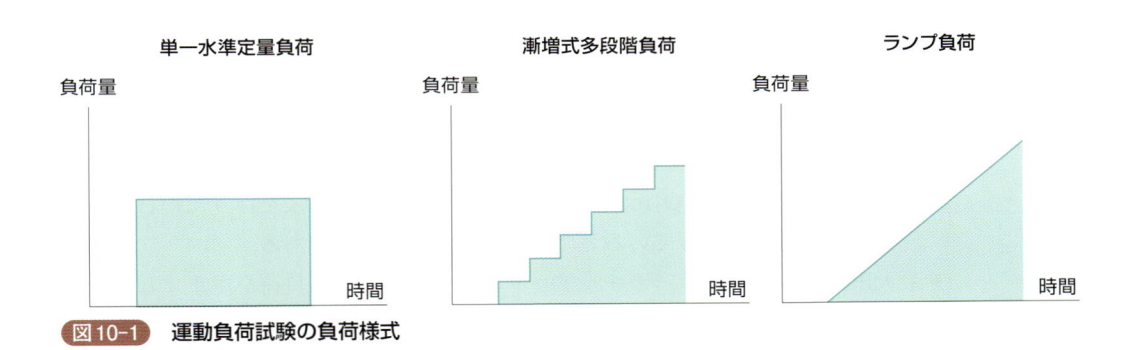

図10-1　運動負荷試験の負荷様式

10-1)．

② 運動負荷試験の負荷様式（図10-1）

- 運動の負荷様式には，**単一水準定量負荷**，**漸増式多段階負荷**，**ランプramp負荷**がある．
- 単一水準定量負荷は一定量の負荷を一定時間加える方法である．6分間歩行テストやマスター2階段試験が含まれる．
- 漸増式多段階負荷は一定時間（2〜3分）おきに負荷量を漸増していく方法である．定常状態に達した後に負荷量を増加させるため，異常の有無を確認しながら安全に実施することができる．

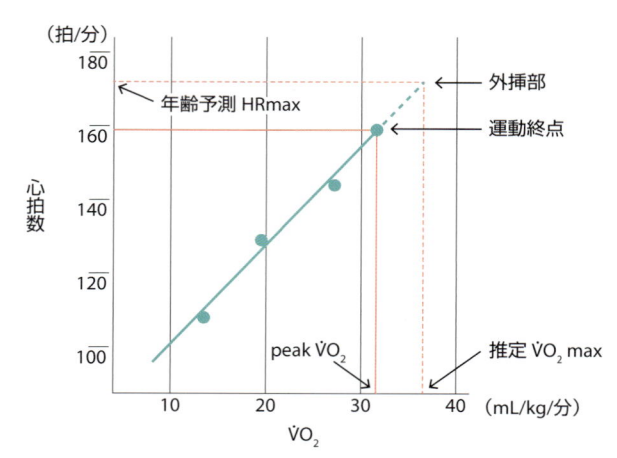

図10-2　心拍数と酸素摂取量の関係を用いた$\dot{V}O_2max$の推定

- ランプ負荷は定常状態をつくらずに負荷を直線的に増加させる方法である．AT を求めるときにしばしば用いられる．
- いずれの負荷様式においても，軽負荷のウォームアップを行った後に試験を開始する．

③ 運動負荷試験の運動終点

- 運動負荷をどの時点で終了するか（**運動終点 end point**）によって，**最大運動負荷試験**と**最大下運動負荷試験**に分けることができる．
- 最大運動負荷試験は，負荷量増加に伴う酸素摂取量の増加がみられなくなるか，疲労困憊で運動の継続が限界に達した状態（**オールアウト all-out**）になるまで行う方法である．$\dot{V}O_2max$の実測が可能であるが，危険を伴うため日常的に一定強度の運動を行っている者でなければ実施が困難である．
- 最大下運動負荷試験は，オールアウトに達する前に運動負荷を中止する方法であり，最大運動負荷試験に比べて安全性が高い．時間を定めて運動負荷を加える単一水準定量負荷では，定時間に達したら運動を終了する．漸増式多段階負荷やランプ負荷には終了時間の定めはなく，目標心拍数に達するか，徴候や症状が出現したら（症候限界性に）運動を中止する．

HRmax：maximum heart rate

HRR：heart rate reserve

- 目標心拍数は，年齢予測最大心拍数（HRmax）の85%程度，または予測最大心拍数予備（HRR）の70%程度を目安に設定する．

  目標心拍数 ＝（220 － 年齢）× 0.85

  目標心拍数 ＝［（220 － 年齢）－ 安静時心拍数］× 0.7 ＋ 安静時心拍数

- 最大下運動負荷試験における運動終点の酸素摂取量を**最高酸素摂取量**（peak $\dot{V}O_2$）と呼ぶ．
- 最大下運動負荷試験を実施した場合，心拍数と$\dot{V}O_2$の一次回帰直線を延長（外挿）することで年齢予測HRmaxから$\dot{V}O_2max$を推定できる（**図10-2**）．

表10-2　ブルース変法

ステージ（各3分）	速度（km/時）	傾斜（%）	予測METs
1		0	3
2	2.7	5	4
3	2.7	10	5
4	4.0	12	7
5	5.4	14	10
6	6.7	16	13
7	8.0	18	15

B　実習：運動負荷試験

1 トレッドミルによる持久力評価

a.　トレッドミルの特徴

- トレッドミルは，電動ベルト上を歩行（または走行）することで運動負荷をかける機器である．
- 日常的に慣れた歩行という運動様式で負荷試験を実施できる．
- 上半身も含めた全身運動であり，エルゴメータより高いpeak $\dot{V}O_2$を得ることができる．
- 運動強度はベルトの速度と傾斜角度によって決定する．漸増式多段階負荷の標準的プロトコールがいくつか示されており，そのなかでも**ブルース（Bruce）変法**が多く用いられている（**表10-2**）．
- 歩行や走行による上半身の動揺が大きく，心電図や血圧の測定が不安定になりやすい．また，転倒に対する注意も必要である．

b.　準　備

- トレッドミル
- 血圧計（自動血圧計），呼気ガス分析装置，心電図などの測定機器
- 主観的（自覚的）運動強度（RPE）評価表（ボルグスケール表等）
- 歩行に適した服装・靴

c.　実施手順

- 事前説明：十分な水分摂取，十分な睡眠，実施前2時間の激しい運動・飲食・喫煙・アルコール摂取などの禁止
- トレッドミル歩行の事前練習
- 健康状態・禁忌事項の確認
- テストの目的・方法・注意点の説明とテスト実施への同意
- 心電図電極，血圧計，呼気ガス分析器マスク（またはマウスピース）などの装着
- 安静立位で心電図・血圧を確認する．

- 運動負荷プロトコール：ブルース法（他のプロトコールでも可）
- 運動強度：最大運動負荷試験または最大下運動負荷試験
- トレッドミル上で歩行を始め，プロトコールに従って運動負荷強度を増加させる．
- テスト中は心電図や血圧，自覚症状，他覚症状などの観察を行う．また，声かけを行い適切な運動強度を維持する．
- 運動終点に達したらクールダウンを行い，座位にて回復状態を確認してテストを終了する．
- 運動負荷試験によって得られたデータを確認する．

② 自転車エルゴメータによる持久力評価

a. 自転車エルゴメータの特徴

- 自転車エルゴメータは，固定された自転車のペダルを駆動することで運動負荷をかける機器である．機械制動型と電磁制動型がある．
- 自転車エルゴメータの標準的なプロトコールは確立されておらず，施設によってプロトコールが異なる．
- 座位で負荷をかけるため転倒などの運動時のリスクが小さく安全に実施できる．また，トレッドミルに比べて上半身の動揺が少なく，心電図や血圧を安定して測定できる．
- しかし，運動が下肢に偏るため下肢の疲労が運動終点になることもあり，必ずしも全身持久力を反映しない．peak $\dot{V}O_2$ はトレッドミルよりも 10% 程度低値を示す．
- 上肢のエルゴメータは下肢に疾患がある対象者でも使用できるが，得られる peak $\dot{V}O_2$ は下肢エルゴメータの 50〜70% 程度で AT も低値となる．

b. 準　備

- 自転車エルゴメータ
- 血圧計（自動血圧計），呼気ガス分析装置，心電図などの測定機器
- 主観的（自覚的）運動強度（RPE）評価表（ボルグスケール表等）
- 自転車駆動に適した服装・靴

c. 実施手順

- 事前説明：十分な水分摂取，十分な睡眠，実施前2時間の激しい運動・飲食・喫煙・アルコール摂取などの禁止
- 自転車エルゴメータ駆動の事前練習
- 健康状態・禁忌事項の確認
- テストの目的・方法・注意点の説明とテスト実施への同意
- 心電図電極，血圧計，呼気ガス分析器マスク（マウスピース），イヤーセンサーなどの装着
- サドルの高さは，ペダル最下点で膝が軽度屈曲位となるよう調節する．体幹正中位，肘軽度屈曲位でハンドルを握る．
- 安静時の心電図や血圧を確認する．

- 運動負荷プロトコール：ランプ負荷
- 運動強度：最大運動負荷試験または最大下運動負荷試験
- ペダル回転数を50〜60rpmとし，10watt（W）3分間のウォームアップ後に運動を開始する．その後，30秒ごとに10W負荷を増大させる（他のプロトコールでも可）．
- テスト中は心電図や血圧，自覚症状，他覚症状などの観察を行う．また，声かけを行い設定したペダル回転数を維持する．
- 運動終点に達したらクールダウンを行い，座位にて回復状態を確認してテストを終了する．
- 運動負荷試験によって得られたデータを確認する．

memo
トレッドミル歩行のブルース変法ステージ4と自転車エルゴメータ100Wが6〜7METsで同程度の負荷量となる．

6MWT：6 minutes walking test

③ 6分間歩行テスト（6MWT）

a. 6MWTとは
- 6MWTは，30mの直線往復コースを6分間でどれだけ長く歩けるか評価する単一水準定量負荷試験である．
- 実施が容易であり臨床でも多く用いられている．しかし，テスト方法や結果の解釈が必ずしも標準化されておらず，また，対象者の努力の度合いによって結果にばらつきが生じる．

b. 準　備
- 30mの平坦な直線コース
- 30m測定可能なメジャー
- 円錐状の標識（コーン）2つ
- いす
- ストップウォッチ
- カウンター
- 経皮的パルスオキシメーター
- 主観的（自覚的）運動強度（RPE）評価表（ボルグスケール表等）
- 歩行に適した服装・靴

c. 実施手順
- テストの説明
- パルスオキシメーターの装着
- テスト開始前10分間は安静座位とする．
- 対象者をスタートラインに立たせて，歩行開始とともにストップウォッチによる測定を開始する．この際，検者はいっしょには歩かない．
- 対象者はできるだけ速いスピードで30mの歩行コースを往復して，検者は対象者が1往復するごとにカウンターを1回押す．
- 対象者は最大の速度を6分間維持する必要があり，決められた時間に声かけを行う（表10-3）．
- テスト中に対象者が歩行を中断したり休憩したりしてもストップウォッチは止めない．

> **表10-3**　**6分間歩行テストにおける声かけの方法**
>
> ■ 開始後1分　「うまく歩けています．残り5分です」
> ■ 終了前4分　「その調子を維持してください．残り4分です」
> ■ 終了前3分　「うまく歩けています．半分が終了しました」
> ■ 終了前2分　「その調子を維持してください．残り2分です」
> ■ 終了前1分　「うまく歩けています．残り1分です」
> ■ 終了前15秒　「もうすぐ止まってくださいといいます．そういったら，その場所ですぐに止まってください．私があなたのところに行きます」
> ■ 終了時　　　「止まってください」

SpO₂ : saturation of pulse oximetory oxygen

■ 6分間経過したら，対象者をいすに座らせ歩行後の呼吸困難と疲労感（ボルグスケール），経皮的（動脈血）酸素飽和度（SpO_2），心拍数を記録する．
■ 6分間経過以前に被検者がテストの中止を訴えたら対象者をいすに座らせて中止理由を聴取する．
■ カウンターの往復回数と残りの歩行距離から総歩行距離を計算する．
■ 再現性・信頼性のあるデータを得るためには2〜3回テストを実施して，その最高値を採用する．
■ 評価は絶対値で行う．基準値［エンライト（Enright）らによる］は以下のとおりである．ただし，欧米のデータに基づく算出方法であり，解釈には注意が必要である．

6MWD : 6 minutes walking distance

男性　$6MWD = (7.57 \times 身長\,cm) - (5.02 \times 年齢) - (1.76 \times 体重\,kg) - 309\,m$

女性　$6MWD = (2.11 \times 身長\,cm) - (2.29 \times 年齢) - (5.78 \times 体重\,kg) + 667\,m$

SWT : shuttle walking test

4 シャトルウォーキングテスト（SWT）

a. SWTとは

■ SWTは，CDから流れる発信音にあわせて10mの直線コースを往復歩行する漸増式多段階負荷試験である．
■ スポーツ選手の体力テストである20mシャトルランニングテストをもとに，シン（Singh）らが慢性閉塞性肺疾患患者用に開発した．
■ テスト手順が標準化されており，テスト結果からpeak $\dot{V}O_2$を予測できる．
■ SWTは登録制であり，登録者（登録施設）以外のテキストの使用，学会発表，論文発表は認められていない．

b. 準　備

■ 使用登録
■ 10mの平坦な歩行コース：コース両端から0.5m内側に折り返しのためのコーンを設置する（**図10-3**）．
■ 10m測定可能なメジャー
■ CDプレーヤー，専用CD
■ 円錐状の標識（コーン）2つ
■ 歩行に適した服装・靴

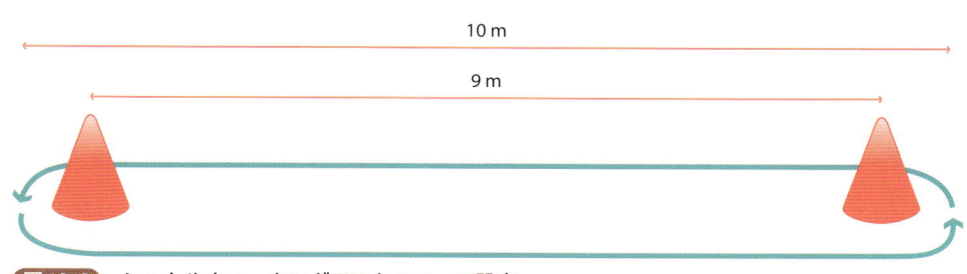

図10-3　シャトルウォーキングテストのコース設定

- ■ストップウォッチ
- ■パルスオキシメーター
- ■主観的（自覚的）運動強度（RPE）評価表（ボルグスケール表等）

c. 実施手順

- ■被検者はテストの前にCDに収録されているテストの説明を聴く.
- ■スタートラインに立ち，1回目の発信音でテストを開始する．被検者は発信音にあわせて10mの歩行コースを往復する.
- ■最初のレベル1では1.8km/時で歩行して，その後1分ごとに約0.6km/時ずつ速くなる．最後のレベル12では歩行速度が8.53km/時となる.
- ■歩行継続困難（強度の息切れ，歩行速度の維持困難，SpO_2が85%以下，心拍数が予測最大心拍数の85%以上など）となった時点でテストを終了する.
- ■テストが終わったら，終了時の心拍数，SpO_2，息切れレベルと主観的（自覚的）運動強度評価表（ボルグスケール表等）を確認する.
- ■終了したレベル数とシャトル数から総歩行距離を計算する．以下の予測式を用いてpeak $\dot{V}O_2$を算出する.

peak $\dot{V}O_2$（mL/kg·分）$= 4.19 + 0.025 \times$ 歩行距離（m）

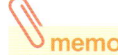

> **memo**
>
> 　脳血管障害や下肢運動器疾患などで運動負荷試験が困難な場合は，持久力の指標として生理的コスト指数（PCI）を活用するとよい（第9章「運動と生体反応」，p.85参照）.

PCI：physiological cost index

C　持久力維持・改善のための運動処方

[1] 持久力維持・改善のための運動処方

- ■運動処方とは，運動の目的や個人の特性にあわせて適切な運動プログラムを作成することである.
- ■運動プログラム作成にあたっては，運動が安全かつ効果的に行われるように，

FITT（運動の頻度frequency，強度intensity，時間time，種類type）を適切に決定することが重要である．

■ 持久力維持・改善のためには有酸素運動が最適であり，トレッドミルや自転車エルゴメータ運動のほか，歩行やジョギング，サイクリング，水泳，水中ウォーキングなどの全身運動が用いられる．

■ 運動強度はpeak $\dot{V}O_2$，AT，HRmax，自覚的運動強度などの指標に基づいて決定する．持久力改善のための至適強度は最大運動能力の50〜70%程度である．

■ 運動時間は個人の体力や期待する効果に応じて15〜60分程度に設定する．有酸素運動の効果を期待するためには，15分以上の運動継続が必要である．主運動の前後には5〜10分程度のウォームアップ，クールダウンを行う．

■ 運動の頻度については，運動の効果を持続させるために週3〜5回程度行うことが望ましい．

② トレッドミルを用いた持久力向上を目的とした運動処方

a. 準　備
■ トレッドミル
■ 主観的（自覚的）運動強度（RPE）評価表（ボルグスケール表等）
■ 運動に適した服装・靴

b. 運動強度の設定
■ 持久力運動は，ATをこえない運動強度で実施する．これは，peak $\dot{V}O_2$の40〜70%，HRmaxの40〜85%に相当する．また，ボルグスケールでは11〜13（楽である〜ややきつい）レベルである．
■ トレッドミルの運動強度はベルトの速度と傾斜角度によって決定する．

ACSM：American College of Sports Medicine

▷ **米国スポーツ医学協会（ACSM）による体重あたりpeak $\dot{V}O_2$換算式を用いた方法**
■ CPXやSWTで得られた体重あたりのpeak $\dot{V}O_2$を下記の式に代入する．
■ peak $\dot{V}O_2$（mL/kg・分）× 運動強度 = |速度（m/分）× 0.1 + 3.5（mL/kg・分）| + |速度（m/分）× 傾斜角（%）× 1.8|
■ 式の前半が水平成分，後半が垂直成分である．
■ たとえば，体重60kg，peak $\dot{V}O_2$ 2,400mL/分の人に対し運動強度を50%でトレッドミル運動を行うのであれば，2,400/60（mL/kg・分）× 0.5 = 速度 × 0.1 + 3.5 + 速度 × 0 × 0.9で，速度は（20 − 3.5）/0.1 = 165m/分 = 9.9km/時となる．

▷ **6MWTの結果を用いた方法**
■ たとえば，6分間で800m歩けたとすれば平均速度は8km/時となり，運動強度を50%にするのであれば，速度は4km/時となる．
■ 運動時間は20〜60分に設定する．

c. 実施手順
■ 機器の使用方法や運動内容について説明する．
■ 運動を開始する前に必ずメディカルチェックを行う．運動実施における注意事

項や禁忌は運動負荷試験に準ずる.

- ■ アンダーソン–土肥の基準を参照（第1章, p.18）.
- ■ 設定した速度や傾斜角度, 運動時間を入力する.
- ■ 対象者がベルト上に乗ってから, ベルトを始動させ, ウォームアップの後, 設定速度および傾斜角度に到達させる.
- ■ ベルトを動かすときと止めるときは, 対象者に声かけを行う.
- ■ 運動中はボルグスケールが11～13を維持するよう速度調節を行うとともに, 自覚症状, 他覚症状などの観察を行い, 転倒にも注意する.
- ■ 終了時にはクールダウンを行い, 呼吸を整えてから降段した後, メディカルチェックを行う.

③ 自転車エルゴメータを用いた持久力向上を目的とした運動処方

a. 準　備
- ■ 自転車エルゴメータ
- ■ 運動に適した服装・靴

b. 運動強度の設定
- ■ エルゴメータの運動強度はCPXで得られたpeak $\dot{V}O_2$や最大仕事率（WRmax）またはHRmaxを用いて決定する.

WRmax：maximal work rate

▷ **ACSMによる体重あたりpeak $\dot{V}O_2$換算式を用いる方法**

- ■ 運動負荷試験で得られた体重あたりのpeak $\dot{V}O_2$を下記の式に代入する.
- ■ peak $\dot{V}O_2$（mL/kg・分）× 運動強度 ＝ 7.0 ＋ ｛1.8 × 仕事率（kg・m/分）｝/体重（kg）
- ■ たとえば, 体重60kg, peak $\dot{V}O_2$ 2,400mL/分の人に対して運動強度50％でエルゴメータ運動を行うのであれば, 2,400/60 × 0.5 ＝ 7.0 ＋（1.8 × 仕事率）/60, 仕事率 ＝ ｛(20 − 7.0) × 60｝/1.8 ＝ 433.3kgm/分となる. 標準的自転車エルゴメータでは1Wが約6kgm/分となるので, 負荷量は約70Wになる.

▷ **運動負荷試験から得られたWRmaxを用いる方法**

- ■ たとえば, 運動負荷試験のWRmaxが100Wで運動強度を50％にするのであれば負荷量は50Wとなる.

▷ **HRmaxを用いる方法**

- ■ CPXによって得られたHRmaxを用いるほか, 下記の式で運動強度を決定する.

①最大心拍数法：目標心拍数 ＝ 年齢予測HR max（220 − 年齢）× 運動強度

- ■ たとえば, 年齢30歳で運動強度を50％にするのであれば, 目標心拍数は（220 − 30）× 0.5 ＝ 95拍/分となる.

②最大心拍数予備法（カルボーネンKarvonen法）：目標心拍数 ＝（年齢予測HRmax − 安静時心拍数）× 運動強度 ＋ 安静時心拍数

- ■ たとえば, 年齢30歳で安静時心拍数70拍/分, 運動強度を50％にするのであれば, 目標心拍数は ｛(220 − 30) − 70｝× 0.5 ＋ 70 ＝ 130拍/分となる.
- ■ 運動時間は20～60分に設定する.

c.　実施手順

- ■機器の使用方法や運動内容について説明する.
- ■運動を開始する前に必ずメディカルチェックを行う. 運動実施における注意事項や禁忌は運動負荷試験に準ずる.
- ■対象者をサドルに座らせてイヤーセンサーを装着する. その他のエルゴメータのセッティングは運動負荷試験に準ずる.
- ■目標 W 数または目標心拍数および運動時間を入力する.
- ■ウォームアップの後，設定強度に到達させる.
- ■運動中は目標心拍数を維持するよう声かけを行うとともに，自覚症状，他覚症状などの観察を行う.
- ■終了時にはクールダウンを行い，呼吸を整えてから降段した後，メディカルチェックを行う.

運動の局所的影響と運動療法 ■関節可動域訓練

11 関節の機能と障害

一般目標

■ 人が円滑に運動できるのは，運動器を構成する各器官が機能し，協調して働いているためである．その関節を構成する骨の構造と機能について理解する．

行動目標

1. 骨の組織構造を説明できる．
2. 骨の形状と種類を説明できる．
3. 関節組織の機能を説明できる．
4. 関節の種類を説明できる．
5. 身体部位を例にあげて「てこの原理」を説明できる．
6. 関節拘縮と関節強直の違いを説明できる．

調べておこう

1. 骨折の治癒過程について調べよう．
2. てこの原理とは何か調べよう．
3. 凹凸の法則とは何か調べよう．

A 骨の構造と機能

1 骨の発生様式

■ 骨の発生過程における骨形成には，膜内骨化と内軟骨性骨化の2つの様式がある．

a. 膜内骨化

■ 骨の外表面をつくる頭蓋骨，顔面骨，鎖骨，肩甲骨などの緻密骨（皮質骨）の骨化様式である．

b. 内軟骨性骨化

■ 骨の内部（骨髄内）にある海綿骨の骨化の様式である．また胎児期の長管骨や成長期の骨の伸長もこれである．

■ 胎児期において骨幹部の周りに骨性の膜が出現するため，中心部への栄養が途絶し空所ができる．その空所に血管と骨芽細胞が進入し**一次骨化中心**が形成される．

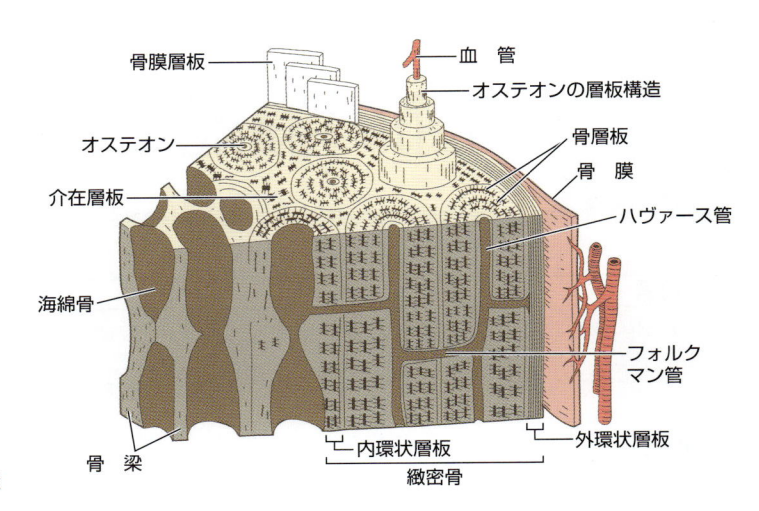

図11-1　骨の組織構造

- 出生後に骨端部へ血管と骨芽細胞が進入して，骨端成長軟骨板において**二次骨化中心**が形成される．

2 骨の肉眼的構造

- 骨は骨端部，成長軟骨部（骨端線），骨幹端部，骨幹部の4部に識別される．
- 骨の外表面の硬い部分は**緻密骨（皮質骨）**である．また内部（髄腔）への血管の進入部である小さな栄養孔がみられる．
- 断面をみると内部はスポンジ状になっており，その小孔と網目状の部分が**海綿骨**である（**図11-1**）．
- 海綿骨の内部では，外力のかかる方向に応じて**骨梁**が三次元的な構造をしており，力学的負荷に耐えられるようになっている．
- 大腿骨などの大きく長い骨は，海綿骨の小孔と髄腔を満たす**骨髄**で形成されている．

3 骨の組織構造

- 緻密骨の内部では，厚さ数μmの**骨層板**が同心円状に取り巻いている．この典型的な骨の円筒形の組織構造が**骨単位（オステオン）**である（**図11-1**）．
- 外表面と髄腔面の近くでは，骨層板が骨表面に平行に配列しており，それぞれ**外環状層板**，**内環状層板**と呼ばれる．

4 骨の血管

- 緻密骨の断面をみると，血管の通路である**ハヴァース管**が縦方向に連絡しており，**フォルクマン管**が横方向に連絡している．

5 骨の代謝

- 骨代謝では骨吸収が先行して，ついで骨形成が行われる．この一連の過程を**骨代謝回転**といい，これらに関与する細胞単位を**骨再構築単位**という．

- 骨代謝回転は，約4ヵ月間で1サイクルが行われ，1日に120mgのカルシウムが吸収または形成される．
- 骨は加齢に伴い強度および圧縮力が低下する．とくに海綿骨において著しく，骨代謝回転は緻密骨に比べ速く，高度に骨萎縮が進行する．
- 海綿骨の骨萎縮が進行したものが骨粗鬆症である．

6 骨の支配神経

- 骨に分布する神経は，骨髄神経と骨膜神経がある．
- 骨膜には痛覚の受容器である感覚神経終末が分布しており，このため骨折時に痛みを感知する．

7 骨の細胞外基質

- 骨組織の細胞間を埋める石灰化組織は骨基質である．
- 骨基質は，無機質（50%），有機質（35%），水（15%）で成り立っている．
- 無機質はカルシウムCaとリンPが大部分を占め，有機質は構造蛋白のI型コラーゲンが大部分を占める．
- コラーゲンは皮膚や腱にも存在して骨の粘弾性を維持している．コラーゲン線維と無機質は，剛性と強度など骨の力学的性質に関与している．

8 骨膜と骨内膜

- 骨膜の外層は，関節面を除き線維芽細胞とコラーゲン線維からなる**骨膜**で覆われている．
- コラーゲン線維の束である**シャーピー線維**は，内層から骨基質内に進入しており，腱や靱帯の力を骨内部につたえる働きをする．
- 骨膜の内層は**骨形成層**といい，骨芽細胞を含み骨の成長と修復を行う．

9 骨形成

- 成長軟骨層における骨成長は，女性では14歳，男性では16歳ころで終了する．その後，若干の骨の長径・横径成長がみられるが，思春期で骨格の成長はほぼ終了する．
- 骨形成を維持するには，骨に重力や運動による荷重が常に必要である．ベッド上での寝たきり状態や無重力状態では，骨に荷重がかからないため，骨形成能が低下する．また運動により筋を鍛えると付着部の骨が肥厚して，運動しないと骨量は減少する．
- 閉経後の女性では血中エストロゲンの低下に伴い，骨粗鬆症の発生率が増加する．エストロゲンは，サイトカインの分泌を抑制し，破骨細胞（次項参照）の形成を促進する働きがある．エストロゲン欠乏状態ではこれらのサイトカインが増加するために，破骨細胞数が増加して，その結果，骨吸収が亢進し骨量が減少する．

B　骨の細胞成分

1 骨の細胞

a. 骨芽細胞

- 骨芽細胞は骨形成に直接関与する間葉系細胞である．表面には多数の細胞突起があり，**類骨組織**と接触している．
- 能動輸送の作用があり，細胞外液からカルシウムを骨組織の表面に移動させ，無機塩類の沈着を促す．

b. 骨細胞

- 骨細胞は多数の細胞突起を骨のなかに伸ばして周囲の骨芽細胞と連絡し，骨に加わる外力に応答して骨形成を行っている．
- 力学的な刺激に対する受容器としても作用する．

c. 破骨細胞

- 破骨細胞は活性化して骨表面を包む細胞連結体の間に入り込み，骨基質の分解および吸収を行う．

2 骨の再構築（リモデリング）

- 骨は絶えず骨吸収と骨形成を繰り返し行い，常に新しい組織に置き換わっている．このサイクルを**再構築（リモデリング）**といい，力学的負荷に応じて骨組織をつくり変えるとともに，血漿Ca^{2+}濃度を一定に保っている．
- 骨吸収と骨形成のバランスは，主に血中ホルモンによって調節される．
- **副甲状腺ホルモン（PTH）**と**活性型ビタミンD_3**は，骨芽細胞の発現する因子を介して間接的に破骨細胞を活性化し骨吸収を促進する．
- 一方，**カルシトニン**は破骨細胞の機能を直接抑制する．

memo

再構築（リモデリング）は，以下の時期に分けられる．
①休止期：骨芽細胞が骨表面を覆っている．
②活性化期：骨芽細胞の発現するRANKリガンド（破骨細胞分化因子）が，前駆細胞を増殖・融合させ，破骨細胞の分化を促す．
③骨吸収期：活性化された破骨細胞が，骨表面に接着し骨吸収を行う．
④逆転期：基質中の抑制因子により破骨細胞の機能は抑制される．骨吸収部位に移動してきた骨芽細胞が基質成分を分泌し，骨形成が骨吸収を上回る．
⑤骨形成期：骨芽細胞が新たな類骨を形成する．一部の細胞は類骨中に埋め込まれて骨細胞となる．

C　軟骨の構造と機能

1 軟骨の構造

- 関節軟骨は硝子軟骨で形成されており神経・血管・リンパ管がない.
- 栄養補給や代謝産物の排泄は，関節運動中の間欠的な圧迫による関節液の浸透作用に依存している.

2 軟骨の成長

- 生後，骨端軟骨部は活発に新しい硝子軟骨が形成され続ける.
- 成長期では，骨端軟骨における軟骨形成と石灰化の速度は等しい.
- 成長期をすぎると軟骨形成の速度は低下するため，骨端軟骨は徐々に薄くなり，完全に石灰化される（**骨端閉鎖**）. 成長が完了するとX線上では骨端軟骨（骨端線）が消失して，骨の長軸方向への成長は起こらず身長の伸びも止まる.

3 軟骨の機能

- 軟骨の大部分は，網状に構築されたコラーゲン線維の間にプロテオグリカンを包埋して，大きな荷重にも耐えられる弾力性を有している.
- 軟骨のもう1つの大きな作用は潤滑作用である. 軟骨の表面には，コラーゲン線維のひだが多数あり，軟骨どうしを圧迫するとひだでできた凹みに関節液中のヒアルロン酸が引っかかる.
- 軟骨表面の多数散在する穴からヒアルロン酸が流出し軟骨を押し上げ，互いの軟骨が接触しないように調節している.

D　骨，軟骨の障害と修復

1 骨の維持と修復

- 骨量は成長期に増加し，20歳前後には最大に達し，それ以降は徐々に減少する.
- 成長期の骨は，骨吸収，骨形成ともさかんであり，1年間に全骨格の約1/5が再構築される.

2 骨折の治癒過程（骨の修復）

- 骨折の治癒過程には，大きく3つの時期がある.

a. 炎症期

- 骨折が起こってから骨軟骨形成（仮骨形成）が生じるまでの期間である（**図11-2**）.
- 骨折部では血管が損傷されて出血し，血腫が形成される.

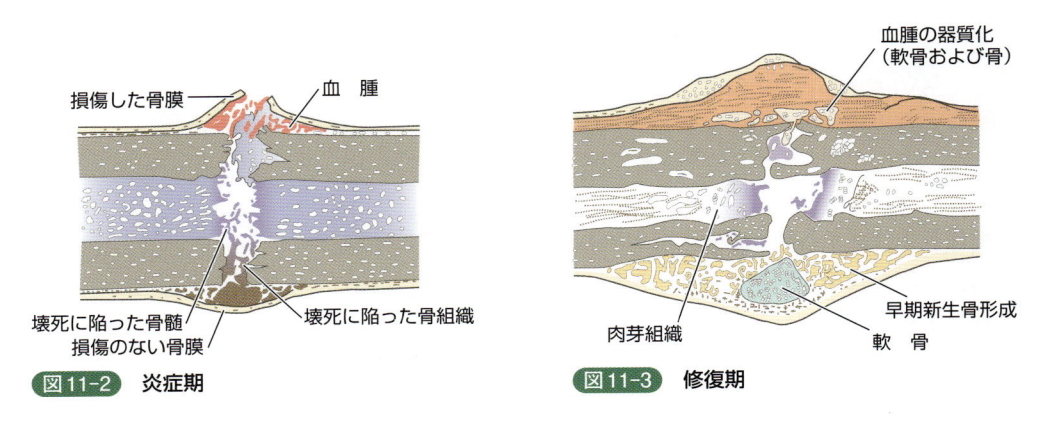

損傷した骨膜　血　腫

壊死に陥った骨髄
損傷のない骨膜　壊死に陥った骨組織

図11-2　炎症期

血腫の器質化
（軟骨および骨）

肉芽組織　早期新生骨形成
軟　骨

図11-3　修復期

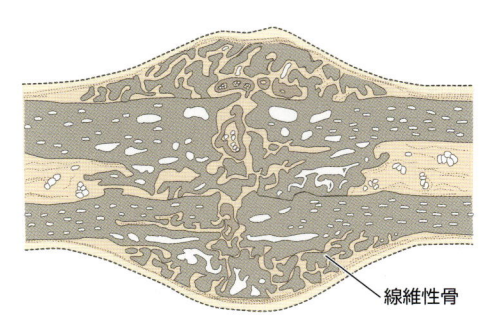

線維性骨

図11-4　再造形期

- ■ 骨折端への血流を遮断するために，骨折端部の骨細胞は死滅して骨小腔は空虚となる．
- ■ 骨折後約6時間経過すると，骨折部分を取り囲む部分に未分化間葉系細胞，線維芽細胞，骨形成細胞の増殖がみられる．
- ■ 約3日後には骨髄内，骨膜周囲の軟部組織から毛細血管が増殖して骨折部へ毛細血管の進入が始まる．

b.　修復期

- ■ 骨折部を取り囲んで新しく形成された修復組織内に，骨形成および軟骨形成が生じる時期である（**図11-3**）．
- ■ 骨形成は骨折部から離れた骨膜下にみられ膜性骨化が起こる（約6日後）．ここで形成される仮骨は硬仮骨 hard callus である．
- ■ 軟骨形成は骨折部近くに起こる．これは軟仮骨 soft callus といい，内軟骨性骨化により後に軟骨が骨に置換される．
- ■ 仮骨の形成により骨折部はいったん安定し，一応治癒が得られたことになる．しかし，力学的に脆弱な線維性骨であり，皮質骨の形成は十分でないため，元来の力学的強度は得られていない．
- ■ 仮骨が形成されるまでの期間は通常6〜8週である．

c.　再造形期（骨改変期）

- ■ 形成された仮骨が層板骨に置換される時期である（**図11-4**）．
- ■ 海綿骨化した仮骨は，再造形によって皮質骨と骨髄腔が形成されて，仮骨量の

減少とともに構造も正常化する.

■ 小児では，この再造形過程によって変形治癒した骨折でも，解剖学的に正常な形態に変化していくが，成人ではこの変形矯正は起こりにくい.

■ 一般的に，力を多く受ける皮質は分厚くなり，力の少ない部分は薄くなる．これを**ウォルフ（Wolff）の法則***という.

E　関節の機能

1 関節の構造と機能（結合組織を含む）

a. 関節の分類

■ 解剖学的関節とは，2つの骨と，その周囲の関節包，靱帯，軟部組織などで構成される関節である.

■ 生理学的関節とは，解剖学的関節とその周囲の筋，血管，神経（支配）などで構成される関節である.

■ 関節は構成組織から以下の3つに分類される．一般的に線維性関節と軟骨性関節は**不動関節**，滑膜性関節は**可動関節**である.

①線維性関節

■ 線維組織で結合されており3種類ある.

■ 下腿腓関節の脛腓靱帯結合のように，向かい合った骨が骨幹靱帯で連結されているものを**靱帯結合**という.

■ 数層の線維組織が骨の間にあり，頭蓋骨のような結合を**縫合**という.

■ 歯と上顎骨の間のように，釘が骨に刺し込まれているような連結を**釘植**という.

②軟骨性関節

■ 接合する骨どうしが軟骨で連結して，わずかに動きがみられるもので2種類ある.

■ 恥骨結合や胸骨結合（胸骨体と胸骨柄の間の連結）のような**線維性軟骨結合**と，骨端と骨幹の間にみられるような硝子軟骨で連結される**軟骨結合**がある.

③滑膜性関節

■ 一般的に関節といわれるのは滑膜性関節であり，動きがある**可動関節**が特徴である.

■ 関節面は関節軟骨（硝子軟骨）で覆われており，2つの骨は癒合していない.

■ 関節は関節包によって完全に包まれ，関節腔内は滑膜で覆われている.

■ 関節を形成している骨は，関節包以外に靱帯によって連結されている.

2 関節運動とてこの原理

■ 身体運動は筋収縮によって発生する張力が，骨に伝達され関節運動が起こる．関節運動には，3種類のてこの原理が関与している（**図11-5**）.

***ウォルフの法則**　骨折が修復される段階で，骨軸が偏位している場合に，変形の凸側の部分は吸収され，凹側の部分は旺盛な骨新生が起こる．このように骨に加えられた機械的刺激に適合するように骨の形態が変化すること.

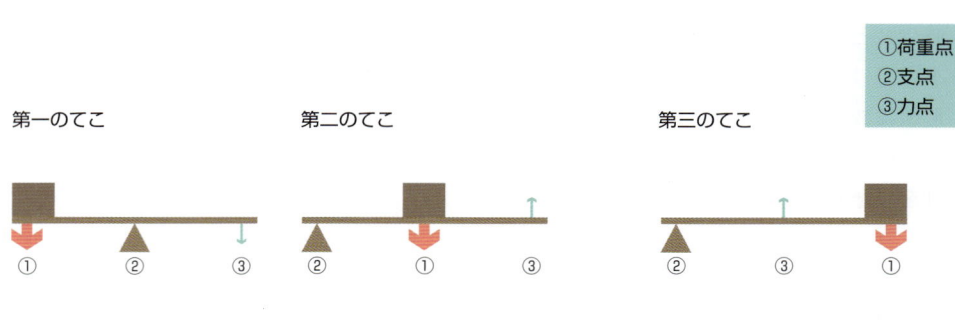

①荷重点
②支点
③力点

第一のてこ

[例] 頭部
支　点：環椎後頭関節
力　点：後頭骨の筋付着部
荷重点：頭部重心からの垂線

第二のてこ

[例] つま先立ちの足部
支　点：中足指節関節
力　点：アキレス腱付着部
荷重点：足関節前方の重心線の通過点

第三のてこ

[例] 肘関節
支　点：肘関節
力　点：上腕二頭筋付着部
荷重点：前腕の重心

図 11-5　てこの種類

a. 第一のてこ

- 支点が力点と荷重点の間にある.
- 安定性が特徴である.

　　[例] 頭部（支点：環椎後頭関節，力点：後頭骨の筋付着部，荷重点：頭部重心からの垂線）

b. 第二のてこ

- 荷重点が力点と支点の間にある. 身体運動のなかでは少ない.
- 力に有利な特徴がある.

　　[例] つま先立ちの足部（支点：中足指節関節，力点：アキレス腱付着部，荷重点：足関節前方の重心線の通過点）

c. 第三のてこ

- 力点が支点と荷重点の間にある. 身体のなかでいちばん多い.
- 速さに有利な特徴がある.

　　[例] 肘関節（支点：肘関節，力点：上腕二頭筋付着部，荷重点：前腕の重心）

③ 身体の面と運動軸

①前額面 frontal plane
- 身体を前後に分ける面. 運動：内転—外転.

②矢状面 sagittal plane
- 身体を左右に分ける面. 運動：屈曲—伸展.

③水平面 horizontal plane
- 身体を上下に分ける面. 運動：内旋—外旋.

④ 関節の種類

- 関節の種類は，関節を構成する骨の数，関節面の形状，運動軸などから分類される.
- 運動学的には，運動軸の数によって，1 軸性関節，2 軸性関節，多軸性関節に分

類される.

a.　1軸性関節 uniaxial joint

■ 運動軸が1つであり，1つの面で運動が行われる.

①蝶番関節 hinge joint

■ 運動軸は骨の長軸に直角であり，一方向だけで運動が行われる.

■ 関節面に溝があるため，滑車のような運動を行うことができる.

　［例］指節間関節

②らせん関節 cochlear joint

■ 一方の関節面が隆起しており，他方が溝状の形状をしている.

■ 関節頭の隆起と関節窩の溝が，関節頭の長軸に対して垂直でないため，らせん様の関節運動を行うことができる.

　［例］腕尺関節，距腿関節

③車軸関節 pivot joint

■ 関節頭は，骨の長軸と平行な中心軸をもつ円柱または円盤状で，関節面は関節頭の側面となっている.

■ 関節窩は，その側面（関節面）に応じて彎曲したくぼみ（凹面）になっている.

■ 骨の長軸の周りに，車輪のような回転運動を行うことができる.

　［例］近位の橈尺関節，環軸関節

b.　2軸性関節 biaxial joint

■ 運動軸が2つであり，2つの面で運動が行われる.

■ 2つの関節面を組み合わせると分回し運動を行うことができる.

①顆状関節 condylar joint

■ 一方の関節面（関節頭）が凸面（楕円形）で，他方の関節面（関節窩）がそれに対応したくぼみ（凹面）の形状をしている.

■ 関節窩のくぼみは浅く，関節運動は靱帯や腱の走行により一方向か二方向に制限される.

■ 関節頭の長軸と短軸を中心に動く.

■ くぼみ（凹面）は平面に近く，転がる運動や滑る運動を行うことができる.

　［例］中手指節関節

■ 顆状関節のなかで，関節窩のくぼみ（凹面）が深い関節は楕円関節 ellipsoid joint とも呼ばれる.

　［例］顎関節，橈骨手根関節，膝関節

②鞍関節 saddle joint

■ 関節面と関節窩の関節面が，馬の鞍のように双曲するように向き合っている.

　［例］母指の手根中手関節，胸鎖関節

c.　多軸性関節

■ 運動面と軸が無数にあり，あらゆる方向へ運動を行うことができる.

①球関節 ball and socket joint

■ 一方の関節面（関節頭）が球状で，他方の関節面（関節窩）がくぼんでいる形状をしている.

- 関節窩のくぼみは浅いため，関節の可動範囲は大きくなる．
　　［例］肩甲上腕関節
- 股関節は，関節窩のくぼみが肩甲上腕関節と比較すると骨頭が2/3程度関節窩に収まっていて深いため，関節の可動範囲は制限される．
- 股関節は，臼状関節 cotyloid joint とも呼ばれる．

②**平面関節** plane joint

- 関節頭と関節窩がともに平面に近い形状となっている．
- 運動軸がなく，平面同士が向かい合っているため，互いに平行にずれるような滑走運動を行うことができる．
- 関節の周囲は，関節包と靱帯で固く包まれ，運動は著しく制限される．
　　［例］椎間関節，肩鎖関節，手根間関節，足根間関節

③**半関節** amphiarthrosis

- 関節面が平面ではなく，かつ関節面が適合するため，運動範囲は平面関節よりも小さい．
- 平面関節の一種である．
　　［例］仙腸関節

5 関節の動き

- 運動軸があるものとして，以下のものがある．
①屈曲‒伸展：前額水平軸の動き
②内転‒外転：矢状水平軸の動き
③内旋‒外旋：垂直軸の動き
④回内‒回外：［例］尺骨の長軸を運動軸にした橈尺関節
⑤内返し‒外返し：足部（距腿関節と距骨下関節）の動き
⑥挙上‒下制：胸郭上の肩甲骨の動き
⑦分回し：肩関節，股関節でみられる屈曲‒伸展，内転‒外転，内旋‒外旋の3つの運動が複合された動き

6 関節の構造

a. 骨格筋の付着部

- 骨格筋の両端部は，コラーゲン線維束からなる**腱**となって，1つ以上の関節をまたいで骨格に付着する．
- 一部の筋（顔面の表情筋，手掌の短掌筋）は，皮膚に付着して皮膚を動かす．骨格筋の収縮力は，腱ないし腱膜を介して作用して骨の運動を引き起こす．

b. 靱　帯

- コラーゲン線維束でできており，両骨をつなぐもので，関節を補強するとともに運動の方向や範囲を制限して，過剰な運動を防ぐ働きをする．

c. 関節唇

- 関節頭に比べ，関節窩が小さく不安定な場合では（肩関節など），関節窩の縁から軟骨性の関節唇が張り出して関節面を広げる．

d. 関節円板と関節半月（半月板）

■ 関節内部には，線維性軟骨でできた関節円板や関節半月がある．

■ その機能は，関節面の適合性を良好にすること，圧縮力を分散（関節内圧を均等化，緩衝作用）させること，滑液（潤滑）を分散（改善）させることである．

F　四肢の動きと関節運動

1 関節運動の種類

■ 関節運動は向かい合う2つの骨の関節面の動きのことで，以下の3つがある（図11-6）．

① **滑り slide**

■ 固定された骨の関節面上を，運動する骨の関節面が接触部位を変えずに移動する運動である．

② **転がり roll**

■ 固定された骨の関節面の接触部位と同じだけ，運動する骨の関節面も移動する運動である．

③ **軸回旋 spin**

■ 固定された骨の関節面と運動する骨の関節面の接触部位を運動中心軸として，その周りを回転する運動である．

2 凹凸の法則（図11-7）

a. 凹の法則

■ 凸関節面が固定され，凹関節面の骨が運動する場合，**凹関節面は骨の運動方向と同じ方向に移動する**ことである．これは運動中心が固定されている凸関節面の骨にあるためである．

b. 凸の法則

■ 凹関節が固定され，凸関節の骨が運動する場合，**凸関節は骨の運動方向と反対方向に移動する**ことである．これは運動中心が運動する凸関節面の骨にあるためである．

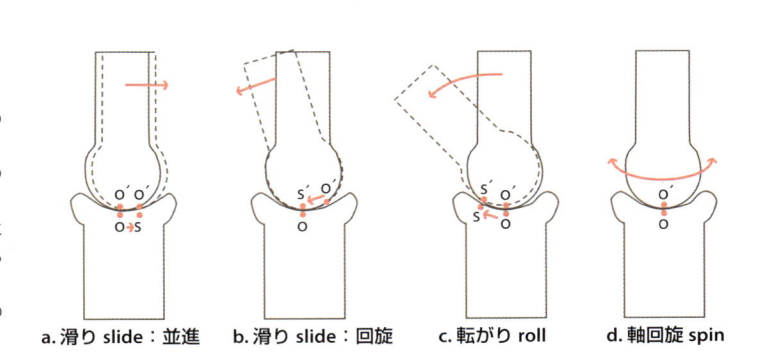

図11-6　関節運動の種類
(a) 凸関節面の接触点（o′）は，凹関節面の接触点（o）から（s）へ移動する．
(b) 凸関節面の接触点（o′）は，凹関節面の接触点（o）上で（s′）に移動する．
(c) 凸関節面の接触点が（o′）から（s′）に移動すると，凹関節面の接触点も（o）から（s）に移動する．
(d) 凸関節面の接触点（o′）は，凹関節面の接触点（o）上で回旋する．

a. 滑り slide：並進　　b. 滑り slide：回旋　　c. 転がり roll　　d. 軸回旋 spin

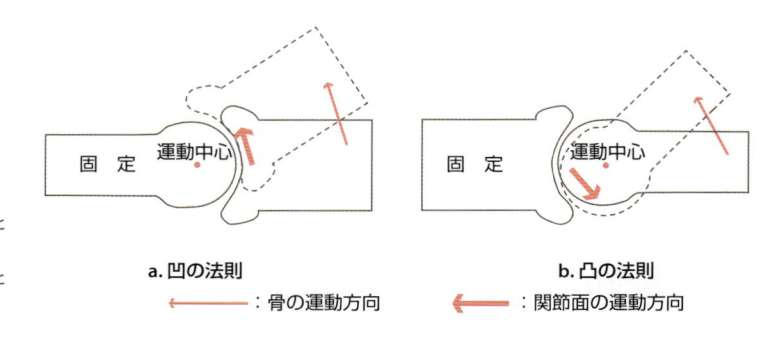

図11-7　凹凸の法則
(a) 凹の法則：凹関節面は骨の運動方向と
同じ方向に移動する．
(b) 凸の法則：凸関節面は骨の運動方向と
反対方向に移動する．

a.凹の法則
← ：骨の運動方向

b.凸の法則
← ：関節面の運動方向

G　関節の障害と対策

① 関節の構成

ROM：range of motion

- 関節は，骨・関節軟骨・滑膜・靱帯などで構成されている．関節炎や関節症の疾患では，これらの組織が障害され，疼痛や関節可動域（ROM）制限などの機能障害を呈する．
- 関節のX線写真では，骨と骨の間に関節裂隙がみられる．この関節裂隙は，互いの関節軟骨の厚さを示している．したがって，関節裂隙の狭小化は，関節軟骨の菲薄化を意味している．

② 骨の障害

a. 骨　折

- 骨折は，転倒などによる外傷性骨折，骨腫瘍などの病的骨折，スポーツなどで骨に反復したストレスが加わることで生じる疲労骨折などがある．

b. 骨壊死

- 骨壊死とは，骨細胞が死滅して，骨髄細胞の消失と骨小腔が空洞化した状態である．
- 原因は，骨への血液供給の途絶である．
- 好発部位は，骨端や骨表面の大部分が関節軟骨で覆われている血液循環の不良部分で，大腿骨頭，上腕骨頭，距骨，手の舟状骨などである．
- 骨壊死になると関節面は不整となり，軟骨変性（二次性変形性関節症）をきたし，関節可動域制限を伴うことがある．

c. 骨硬化

- 骨硬化とは，骨質が骨髄腔やハバース管内に増加した状態で，骨形成（骨芽細胞）が亢進したことにより発生する．
- 変形性関節症で，関節軟骨が変性してくると，関節軟骨の荷重緩衝能が低下してくる．そして，軟骨下骨に力学的ストレスが直接かかるようになるため，骨形成が亢進し骨硬化を生じる．

d. 骨萎縮

■ 骨萎縮とは，骨質が減少した状態で，海綿骨の骨梁の粗糙化（粗くザラザラしている様子）や皮質骨の菲薄化がみられる.

■ 骨萎縮は，骨吸収が亢進することで発症して，骨粗鬆症とも呼ばれる.

■ 長期臥床，麻痺などによる不動，骨折などの非荷重により，骨に力学的ストレスが加わらない場合に骨萎縮（廃用性骨萎縮）が起こる.

e. 骨溶解

■ 骨溶解は，骨吸収によって骨組織が消失した状態である.

■ 原因は，骨腫瘍などで蛋白分解酵素が骨髄内で化膿性炎症（骨髄炎）を引き起こして，骨が吸収・破壊されることで起こる.

③ 疾患による関節の運動障害

a. 変形性関節症（OA）

OA：osteoarthritis

■ OAの発生機序は，関節への機械的ストレス，加齢，内分泌，遺伝的要因などにより関節面（関節軟骨）に亀裂が生じる. そして，不整となった関節軟骨表面が関節運動に伴い摩耗して，軟骨下骨が露出してくる. 露出された軟骨下骨は象牙化となり，囊胞を形成して，軟骨自体が骨化・変形してしまう.

■ OAは，関節軟骨が摩耗・変形しているため，関節裂隙が不均等（狭小化）になる. そして，関節運動に伴い関節軟骨が接触するため，疼痛が引き起こされる.

■ 関節軟骨は，回復能力は非常に少ないため，変形・損傷した場合は元どおりに修復されない.

b. 関節リウマチ（RA）

RA：rheumatoid arthritis

■ RAは，関節の腫脹・疼痛・局所熱を伴った関節炎である.

■ 関節炎（炎症）の発生機序は，何らかの抗原刺激で免疫担当細胞が活性化され，サイトカインの産生が始まる. これによって，滑膜の血管が増殖して，白血球の血管外浸潤が起こり関節炎が進行していく.

■ RAは滑膜関節に起こり，関節の左右対称に罹患する傾向を示す. 好発部位は，手指・手・膝関節などである.

■ RAは，骨・関節軟骨が破壊され関節包の線維化や，関節包と靱帯の癒着が起こるため，関節可動域制限をきたす. 一方，関節水腫により関節内圧が上昇した場合は，関節包と靱帯が過度に伸張されるため，関節運動において本来の関節可動範囲をこえた可動性となる場合がある.

④ 関節可動域制限因子と最終域感

■ 関節の解剖学的構成により，可動域の最終域では運動を制限する因子がある（表11-1）.

表11-1	生理的（正常）最終域感	
最終域感	構　造	例
軟部組織性	軟部組織の近接	膝関節屈曲 （大腿と下腿の後面の軟部組織間の接触）
結合組織性	筋の伸張	膝関節伸展と股関節屈曲 （ハムストリングスの弾性のある緊張）
	関節包の伸張	手指の中手指関節伸展 （関節包前部の伸張）
	靱帯の伸張	前腕回外 （下橈尺関節の掌側橈骨手根靱帯，掌側尺骨手根靱帯，骨間膜，斜索の緊張）
骨　性	骨と骨の接触	肘関節伸展 （尺骨肘頭と上腕骨肘頭窩との接触）

[Norkin CC, et al：Joint structure and function：A Comprehensive Analysis, FA Davis, Philadelphia, 1983より引用]

■ 最終域感end feelには，**正常**と**病的**なものがある．

memo

病的最終域感と関節可動域制限因子
①硬　　性：骨と骨が接触して関節運動が停止する．［原因］変性疾患，脱臼，骨折など
②軟　　性：やわらかく関節運動が停止する．［原因］滑膜炎，浮腫など
③弾　　性：バネあるいは硬く関節運動が停止する．［原因］筋，関節包，靱帯などの短縮など
④バネ様：反動reboundのように関節運動が停止する．［原因］半月板損傷を伴った膝関節内の損傷など
⑤痙攣様：他動的運動時に痛みを伴って運動が停止する．［原因］急性期の関節炎，骨折など
　　　　　：筋の痙縮spasmにより関節運動が停止する．［原因］中枢神経疾患の筋緊張の亢進など

⑤ 拘縮と強直

■ 関節可動域制限は，一般的に拘縮contractureと強直ankylosisに分類される．
■ 拘縮と強直の定義はさまざまであり，統一された見解はみられない（**表11-2**）．

a. 拘　縮

■ 拘縮とは，ギプス固定，安静保持，熱傷，意識障害，麻痺のために自分で手足を動かすことができず，関節が随意的および他動的に可動域制限を起こした状態である．
■ 一般的に関節包と関節包外の関節構成体である軟部組織（皮膚，皮下組織，筋膜，靱帯，関節包など）の変化（瘢痕化または癒着）によって起こる関節可動域制限が拘縮である．
■ 皮膚性，結合組織性，筋性，神経性，関節性などに分類する場合がある．

表11-2 拘縮と強直の分類

	拘　縮	強　直
1	皮膚，筋，神経などの関節構成体以外の軟部組織の変化による可動域制限	関節端，関節軟骨，関節包，靱帯などの関節構成体そのものの変化による可動域制限
	先天性拘縮，後天性拘縮（Hoffaの分類）	線維性，軟骨性，骨性
		完全強直，不完全強直
2	関節包，靱帯を含めた軟部組織の変化による可動域制限	関節相対面の癒着により関節が動かなくなった状態
3	関節可動域改善の見込みのある可動域制限	関節可動域改善の見込みのない可動域制限

- 拘縮は，理学療法により改善が期待できる．

b. 強　直

- 強直とは，軟骨や骨など関節包内の構成体そのものに起因して，関節運動が消失することである．
- 関節拘縮および関節強直は，先天的または後天的に生じる．化膿性関節炎や関節リウマチでは，関節包の線維化や関節包と靱帯との癒着が原因で生じる．長期間のギプス包帯固定も，関節包と靱帯の伸張性の低下と癒着をもたらす．
- 強直は，理学療法による改善が期待できず，外科的な手段（手術）などを実施する場合もある．

6 関節拘縮の分類

①関節性拘縮

- 軟骨損傷，関節の不適合，滑膜増殖，滲出，関節包線維症（外傷，炎症，感染，不動）などの骨関節疾患が原因で起こる．

②軟部組織性拘縮

- 腱，靱帯，半月板，皮下組織，皮膚の軟部組織疾患が原因で起こる．

③筋（肉）性拘縮

- 筋の伸張性低下や過緊張，屈筋と伸筋の筋力不均衡などの筋炎，神経循環障害，中枢神経疾患などが原因で起こる．

学習到達度自己評価問題

1. 骨折の治癒過程（修復）の炎症期，修復期，再造形期とは，どのような時期か説明しなさい．
2. ウォルフの法則とは何か説明しなさい．
3. 「てこの原理」を説明しなさい．
4. 凹凸の法則とは何か説明しなさい．
5. 関節拘縮の分類をあげなさい．

運動の局所的影響と運動療法 ■ 関節可動域訓練

12 関節可動域訓練

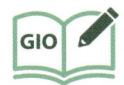

一般目標
- 関節可動域訓練（ROM訓練）の基本を理解する.

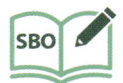

行動目標
1. 関節可動域訓練の目的, 意義を説明できる.
2. 関節可動域訓練の種類を説明できる.
3. 関節可動域訓練の方法を説明できる.
4. 関節可動域訓練の原則を説明できる.
5. 関節可動域訓練の適応, 禁忌を説明できる.

調べておこう
1. 誤用（過用）症候群について調べよう.
2. 軟部組織の力学的特性（弾性, 粘弾性, 可塑性）を調べよう.
3. 拘縮と強直の定義と分類について調べよう.
4. 神経生理学的原理（相反神経支配, 筋の最大収縮後の弛緩, 筋の伸張後の張力の増大）について調べよう.

A 関節可動域訓練とは

① 関節可動域訓練の目的と意義

ROM：range of motion

- 関節可動域（ROM）の維持（関節可動域制限の予防）および改善をはかる目的で実施されるのが関節可動域訓練 ROM exercise（ROM訓練）である.
- 長期臥床やギプス固定などの関節不動状態は関節可動域制限の原因となる.

ADL：activities of daily living

- 関節可動域制限は日常生活動作（ADL）を困難にして社会復帰の大きな妨げとなる.
- 関節可動域の確保は理学療法において重要な位置を占める.

② 関節可動域訓練に用いる運動

- 関節可動域訓練には, 他動運動, 伸張運動, 自動介助運動, 自動運動, 抵抗運動の各運動が用いられる（**表12-1**）.

表12-1　各運動がもつ特性（効果）と適用できる運動療法技術

運　動	運動がもつ特性（効果）	適用できる運動療法技術
他動運動	①関節可動域を維持および増大させる	関節可動域訓練
	②固有受容感覚（運動覚）を刺激する	神経-筋再教育
	③軟部組織弾性を維持する	関節可動域訓練
	④血液循環を促す	全身調整訓練
伸張運動	①関節可動域を増大させる	関節可動域訓練
	②ゴルジ腱器官を刺激する（Ⅰb抑制）	関節可動域訓練，神経-筋再教育
	③血液循環を促す	全身調整運動
自動介助運動	①関節可動域を維持する	関節可動域訓練
	②筋力を増強させる	筋力増強訓練
	③固有受容感覚を刺激する	神経-筋再教育
	④血液循環を促す	全身調整運動
自動運動（狭義）	①関節可動域を維持する	関節可動域訓練
	②筋力を維持する	筋力増強訓練
	③持久力を維持および改善させる	持久力訓練
	④協調性を改善させる	協調性訓練
	⑤血液循環を促進させ，全身の生理機能を向上させる	全身調整訓練
抵抗運動	①関節可動域を増大させる	関節可動域訓練
	②筋力を増強させる	筋力増強訓練
	③持久力を維持および改善させる	持久力訓練
	④血液循環を促進させ，全身の生理機能を向上させる	全身調整訓練

B　維持を目的とした関節可動域訓練

① 維持を目的とした関節可動域訓練の種類

- 用いる運動の種類により3つに分類することができる．

a.　他動的関節可動域訓練 passive ROM exercise

- 他動運動を用いて行う関節可動域訓練である．
- 運動麻痺や筋力低下により自動介助運動や自動運動が困難な場合に用いる．
  ［例］脊髄損傷，脳卒中片麻痺初期，神経-筋疾患など
- 他動運動の力源は，①理学療法士，②対象者本人の手（非麻痺側），③機器 ［持続的他動運動（CPM）装置］などがある．   CPM：continuous passive motion
- 他動的関節可動域訓練は最も難しい治療技術といっても過言でなく，不適切に 実施すれば誤用症候群や過用症候群を起こす可能性が高い． ［例］複合性局所疼痛症候群（CRPS）typeⅠなど   CRPS：complex regional pain syndrome
- 動かそうとする関節の構造および運動の理解が実施の必須条件である．
- 運動の強度や範囲（可動最終域）により軟部組織に矯正力を加える刺激にもなりうる．

b.　自動介助的関節可動域訓練 active assistive ROM exercise
- 自動介助運動を用いて行う関節可動域訓練である．
- 自動運動（狭義）が不可能な場合や痛みが強く自動運動が困難な場合などに用いる．
  ［例］関節炎，筋力低下など

c.　自動的関節可動域訓練 active ROM exercise
- 自動運動（狭義）を用いて行う関節可動域訓練である．
- 徒手筋力テストにおいて段階3（Fair）以上の場合に用いる．
- 適応範囲が広くさまざまな状況に使用できる．

② 関節可動域訓練の基本

- 対象者を十分リラックスさせて治療に適した肢位をとらせる．
- 動かす関節の中枢部を固定して末梢部をしっかり保持したうえで，現状の関節がもつ許容範囲いっぱいまでゆっくり愛護的に動かす．
- 回数は，①1日1回，②1日数回，③1日5〜10回，④1回につき3回それを1日2回全可動域にわたり動かすなど，さまざま提唱されている．
- 完全無痛が原則である（痛みを出してはいけない）．
- 可能な限り自動的関節可動域訓練を試みる．

> **memo**
> **関節可動域訓練は何回実施すればよいか？**
>   実際に何回実施するか諸説ある．その意味においては科学的根拠が乏しいといわざるをえない．その理由として，対象者の置かれている状況が一定ではないことがあげられる．臨床的には痙性麻痺など筋緊張が高い場合は可動域制限が起こりやすく，逆に弛緩性麻痺など筋緊張が低い場合は起こりにくい．よって一定の回数を規定しにくいのが現状である．維持のための関節可動域訓練は，対象者のさまざまな状況をふまえて回数を決定する．

③ 関節可動域訓練の禁忌および注意点

a.　禁　忌
- 捻挫などの関節の急性炎症期
- 疼痛が激しいとき
- 脱臼や骨折があるとき
- 骨癒合が不十分な場合の隣接関節
- 関節強直

b.　注意点
- 骨粗鬆症がある場合は骨折リスクが高いので力の加え方や強度に注意する．
- 感覚障害がある場合は痛みを知覚できないことがあり，範囲以上に動かす危険がある（正常可動範囲内に収める）．
- 弛緩性麻痺がある場合は筋・腱・靱帯などが弛緩しているため，範囲以上に動かす危険がある（正常可動範囲内に収める）．

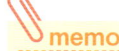

> **memo**
>
> **可能な限り自動的関節可動域訓練を試みる理由**
>
>   自動的関節可動域訓練は対象者自身の筋力のみで運動を行うため，痛みや異常な関節運動が出現した場合などにはただちに中止することができる．つまり自制の範囲内で実施できるため安全性が高い．一方，他動的関節可動域訓練など外力を用いる場合はその制御が困難になることが十分考えられ，関節に障害が生じる危険性が高くなる．とくに，脳卒中片麻痺者のプーリーの使用などは十分な配慮が必要である．以上のことより，可能な限り自動的関節可動域訓練を試みることが望ましい．

C　改善を目的とした関節可動域訓練（伸張訓練）

1 関節可動域制限

- ■改善を目的とした関節可動域訓練（伸張訓練）は関節可動域制限がある場合に実施するため，制限因子（原因）の理解が必要である．
- ■関節可動域制限は，他動的関節可動域制限と自動的関節可動域制限に大別される．

a. 他動的関節可動域制限

- ■他動的関節可動域が制限された状態を指す．
- ■必然的に自動的関節可動域も制限される．
- ■他動的関節可動域を制限する因子（原因）は**表12-2**のとおりである．

b. 自動的関節可動域制限

- ■自動的関節可動域が制限された状態を指す．
- ■他動的関節可動域は制限されない．
- ■自動的関節可動域を制限する因子（原因）は**表12-2**のとおりである．

2 拘縮と強直

- ■p.122，第11章G⑤「拘縮と強直」参照．

3 改善を目的とした関節可動域訓練（伸張訓練）

- ■関節可動域制限の原因により治療法が異なる．
- ■関節構成体（関節包，靱帯）が原因の拘縮に対する伸張訓練と，関節周囲の軟部組織（筋，腱，皮膚など）が原因の拘縮に対する伸張訓練がある．

4 関節構成体（関節包，靱帯）が原因の拘縮に対する伸張訓練

- ■関節包や靱帯が原因の拘縮により制限された関節包内運動の改善を目的に行われるアプローチである．
- ■関節モビライゼーション，関節運動学的アプローチ，関節ファシリテーションなどのアプローチがある．

表12-2　関節可動域制限の制限因子

関節可動域制限	制限因子	関節可動域訓練の治療適応か否か
他動的関節可動域制限	1）骨・関節軟骨性の原因 　①骨の病変（骨折，骨関節症，関節リウマチなど）	×
	②その他の病変（半月板，関節円板など）	×
	2）関節包内の原因（骨・関節軟骨を除く） 　①関節包，靱帯の短縮，癒着	○
	3）関節包外の原因 　①筋，腱の短縮，癒着 　②皮膚など軟部組織の癒着，瘢痕	○ ○
自動的関節可動域制限	1）神経-筋系の原因 　①運動麻痺（痙性麻痺，弛緩性麻痺） 　②固縮 　③筋力低下	× × ×
	2）モチベーション（やる気）	×
	3）詐病，ヒステリー	×
	4）疼痛，筋攣縮	×

- 自動的関節可動域制限の，1）神経-筋系の原因や，4）疼痛，筋攣縮は，他の運動療法技術や物理療法が治療適応となる．関節可動域訓練の適応ではないことに注意．
- たとえば痙性麻痺の場合，他動的関節可動域制限が起こる可能性は十分にある．これは長期の不動により筋，腱の変化が二次的に生じるのであり，痙性麻痺で制限されるのは一次的には自動的関節可動域のみである．

- 各アプローチの詳細は専門書に譲るとして，ここでは基本のみを述べる．

a. 関節の位置

- 関節はその位置により運動が生じやすい位置と生じにくい位置とがある．
- 生じにくい位置を「しまりの位置」closed-packed position という．
- しまりの位置以外の位置を「ゆるみの位置」loose-packed position という．
- ゆるみの位置のなかでも最もゆるんだ位置を「最大ゆるみの位置」least-packed position あるいは「安静肢位」resting position という．
- 伸張訓練は「最大ゆるみの位置」あるいは「安静肢位」で行う．

b. 関節包内運動

- 滑膜関節における関節面の運動の総称をいい，副運動と構成運動からなる．

①副運動 accessory movement

- 一般の随意運動では起こりえない関節面の運動である．
- 副運動には，第Ⅰ型と第Ⅱ型がある．
- 第Ⅰ型は随意運動に抵抗が加わったときに関節構造の許容範囲いっぱいまで動く関節運動である．
- 第Ⅱ型は筋が完全にリラックスした状態で他動的にのみ起こる運動で，関節の遊びjoint play と呼ばれる．
- 関節の遊びには，関節面の離開・牽引，関節面の滑り，軸回旋がある（**図12-1**）．
- 伸張訓練は関節の遊びを用いて行う．

②構成運動 component movement

- 骨運動（関節運動）に伴って生じる関節面の運動である．

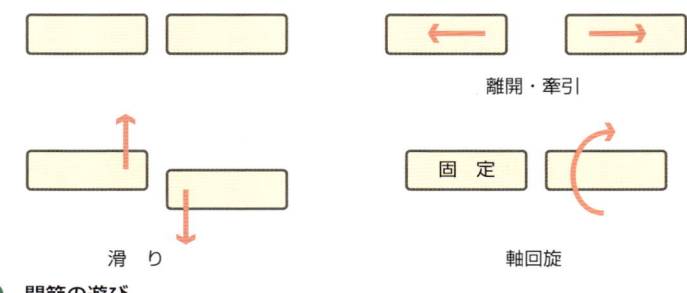

図 12-1　関節の遊び

- 構成運動には，滑り，転がり，軸回旋がある（**図 11-6**，p.119参照）.
- 構成運動において運動する関節面は一定の法則（凹凸の法則）に従う（**図 11-7**，p.120参照）.
- 凹凸の法則は，関節周囲（筋，腱，皮膚など）の軟部組織が原因の拘縮に対する伸張訓練に利用される.

c.　伸張訓練の基本
- 対象者を十分リラックスさせて治療に適した肢位をとらせる.
- 治療する関節を「最大ゆるみの位置」あるいは「安静肢位」にする.
- 治療部位を十分に支持，固定する.
- 副運動を用いて治療を行う（離開，滑り，軸回旋）.
- 完全無痛が原則である.
- 回数，運動の範囲，強度，時間については各アプローチで異なる.

⑤ 関節周囲の軟部組織（筋，腱，皮膚など）が原因の拘縮に対する伸張訓練

- 原因が筋や腱などの拘縮である他動的関節可動域制限を改善したり筋の柔軟性を高めたりする目的で伸張運動を用いて行う治療法である.
- ストレッチングは静的ストレッチングと動的ストレッチングに大別される.

a.　静的ストレッチング（スタティックストレッチング）
- 反動などの急激な動きを用いずに，ゆっくりと許容範囲いっぱいまで伸張する方法である.
- 理学療法士や対象者自身の徒手，あるいは器械器具などを用いて行われる.
- ゴルジ腱器官によるⅠb抑制を利用している.
- 安全性が高い手技のため最もよく治療に使用される.

①静的ストレッチングの基本（理学療法士の徒手による手技の場合）
- 対象者を十分リラックスさせて治療に適した肢位をとらせる.
- 治療する関節の近位部を固定し，遠位部を関節運動方向へ，比較的小さな力でゆっくり時間をかけて許容範囲いっぱいまで伸張してその位置で少なくとも15〜30秒間保持する.
- 伸張する際には凹凸の法則を考慮に入れて伸張する.
- 完全無痛が原則である.

②**長時間伸張法**

- 起立矯正台や重錘など器械器具を用いて行う方法である．
- 機械器具を用いるため固定力や矯正力は強いが，正確な固定や運動方向の微調整に限界がある．
- 1日1回20分間行う．

b. 動的ストレッチング（ダイナミックストレッチング）

- 対象者自身の筋力が正常な場合に反動などを用いて行う方法で，伸張したい筋の拮抗筋を収縮させて行う．
- たとえばハムストリングスの短縮が原因で膝関節伸展制限（屈曲拘縮）が生じている場合，拮抗筋である大腿四頭筋の等張性収縮を伸張力としてハムストリングスを伸張しようとするものである．このとき，大腿四頭筋が収縮するため相反神経支配（Ia抑制）によりハムストリングスは弛緩する．よってハムストリングスは伸張される好条件となる．

▷**エビデンス：静的ストレッチングの伸張時間**

① Kottke は，Krusen's Handbook of Physical Medicine & Rehabilitation のなかで，長時間伸張法において下肢の伸張訓練（股関節屈筋，膝関節屈筋，下腿三頭筋）を行う場合は**1日20分間**実施すると報告している．［Kottke FJ：Therapeutic exercise to maintain mobility. Krusen's Handbook of Physical Medicine & Rehabilitation, 3rd ed. W.B. Saunders, Philadelphia, pp.389-402, 1982］

② Brody は，Therapeutic exercise のなかで，static stretching における**伸張時間は少なくとも15秒から30秒間は保持すべきである**と過去の文献を引用して報告している．［Brody LT：Mobility impairment. Therapeutic exercise moving toward function. Lippincott Williams & Wilkins, Philadelphia, pp.87-111, 1999］

memo

バリスティックストレッチング

　ストレッチングには，バリスティックストレッチングと呼ばれるストレッチングも存在する．これは運動前などに行うアキレス腱のストレッチのように反動を用いて行う方法であるが，急激な動きを伴うためスポーツの際などのウォームアップには適するが，可動域制限を呈する対象者の治療法としては危険性が高く，推奨できない．

6 伸張訓練の禁忌および注意点

a. 禁　忌

- 捻挫などの関節の急性炎症期
- 疼痛が激しいとき
- 脱臼や骨折があるとき
- 骨癒合が不十分な場合の隣接関節
- 関節強直
- 腱縫合直後
- 拘縮がADLにおいて機能的に作用している場合

b. 注意点

■ 骨粗鬆症がある場合は骨折の危険性が高くなる.

■ 感覚障害がある場合は痛みを知覚できないことがあり，範囲以上に動かす危険がある.

■ 痙縮や固縮がある場合は筋緊張が非常に高く，反作用としての抵抗量が大きい場合がある．より慎重に時間をかけて伸張を行う必要がある.

学習到達度自己評価問題

1. 関節可動域訓練の目的は何か説明しなさい.
2. 関節可動域訓練はどのような運動を用いるか説明しなさい.
3. 関節可動域訓練にはどのような種類があるかあげなさい.
4. 維持を目的とした関節可動域訓練の基本は何か説明しなさい.
5. 関節可動域制限の制限因子はどのように分類されるかあげなさい.
6. 拘縮，強直とは何か説明しなさい.
7. 改善を目的とした関節可動域訓練（伸張訓練）にはどのような種類があるかあげなさい.
8. 凹凸の法則とは何か説明しなさい.
9. 静的ストレッチングの基本を説明しなさい.
10. 関節可動域訓練および伸張訓練の禁忌，注意点をあげなさい.

13 実習4：運動療法による関節可動域の維持と改善

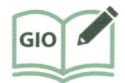

一般目標

■ 関節可動域（ROM）訓練の基本技術を理解する.

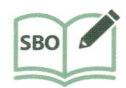

行動目標

1. 適切なオリエンテーションができる.
2. 治療に適した肢位をとらせることができる.
3. 適切に操作部位を保持できる.
4. 関節可動域訓練の各方法に則して操作できる.
5. 対象者（患者）の状態を把握しながら操作できる.

調べておこう

■ 関節の最終域感end feelについて調べよう.

A　オリエンテーション

1 オリエンテーションの目的と意義

■ オリエンテーションは，対象者との円滑な人間関係の構築や効果的な治療を行うために重要となる.
■ 事前に治療の目的，方法などを説明することで，対象者の不安や緊張による不用意な治療部位の筋緊張を和らげることができ，誤用症候群をはじめとした医療過誤の防止にもつながる.

2 オリエンテーションのポイント

■ 治療目的と期待される効果の説明
■ 治療方法の説明
　①治療部位
　②治療手段（他動，自動，もしくは機器利用など）
　③治療肢位
　④運動方向および治療者のアプローチ方法などの具体的説明
■ 予想される（疼痛など）自覚症状を申告する必要性と方法の説明

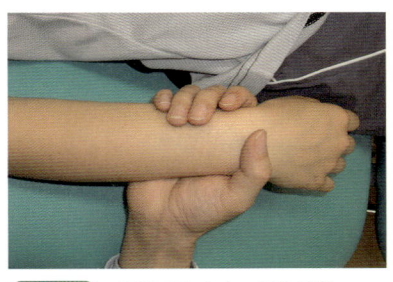

図13-1　保持のしかた（良い例）

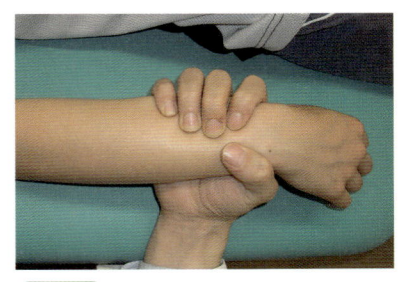

図13-2　保持のしかた（悪い例）

B　維持を目的とした関節可動域訓練の実際

1 他動的関節可動域訓練

a. 理学療法士による他動的関節可動域訓練

▷**共通のポイント**

①原則として治療する関節の近位部と遠位部を保持する．

②治療部位の保持は，指先など一部に力を加えることを避けて手掌全体で包み込むようにする（**図13-1，13-2**）．

③操作は治療開始から終了までゆっくりと愛護的に行う．

④対象者は疼痛などの自覚症状を訴えない場合も多いので，治療者側からの問いかけを行うと同時に，表情などの変化にも留意する．

⑤理学療法士の手は力源としての役割だけでなく，運動時の関節内変化（関節音など）をとらえる重要な感覚器として用いる．状況の変化を的確にとらえて慎重な対応が求められる．

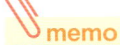memo

適切な保持のしかたとは？

　適切な保持のしかたについて以下にまとめる．

①手掌全体で包み込むように保持する．

②手掌から手指全体でゆるく均等に力を入れて保持するが，手指では近位指節間関節から遠位指節間関節までの部分に力を入れて保持するイメージで行う．

③操作中も含め終始それを維持する．

▷**各関節におけるポイント**

■肢位，操作について一般的な方法を記載する．臨床上は対象者の状況に応じてさまざまな変法があるが，解剖学，運動学などの科学的根拠に基づき，当該関節の正確な運動が行われることが原則である（紙面の都合上，一部を図を用いて紹介する）．

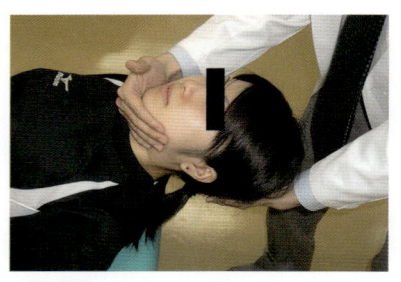

図13-3　頸部：開始肢位

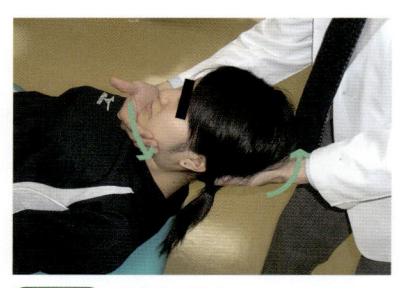

図13-4　頸部：屈曲

 memo

関節音とは？

　関節音は整形外科学的診断において重要な指標となっている．毎日実施される理学療法において医師の診察時に確認できなかった関節の異常音に理学療法士が気づくこともある．関節音は正常範囲で生じる場合も多々みられ，単一では病的との判断には結びつかないが，疼痛などその他の症状とともに重要な指標として総合的に判断し，必要がある場合は医師との連絡，調整を行うべきである．具体的には，①関節軟骨の変性などの場合，click音やその他の摩擦音，②軟骨消失後の軟骨下骨の接触の場合はゴリゴリとした音，③筋・腱などの軟部組織の変性では引っかかりによる弾発音（腱鞘炎では関節運動に伴う腱部のギシギシ音）がみられる．

①頸　部

屈曲・伸展・側屈・回旋

　［肢位］背臥位．頭部をベッドの端から出す．理学療法士は対象者の頭側に位置して一側は手掌から前腕で後頭部を，他側は手掌全体で下顎を保持する（図13-3）．

　［操作］

　屈曲：後頭部を持ち上げ下顎を引き込む（図13-4）．

　伸展：頭部の支えをゆるめ下顎を引き出す．

　側屈：鼻部を中心に頭部と下顎を逆方向へ誘導する．

　回旋：頭頂部から延ばした垂直軸を中心に回旋させる．

　［注意点］頸部の動きを司る頸椎の役割は身体の支持だけでなく，脊髄（神経）の保護を担っている．解剖学的構造上胸腰椎に比べ脆弱であり軽度の外力で損傷しやすい．よって細心の注意が必要である．とくに高齢者などは骨粗鬆症を伴う場合が多いので疾患の有無を確認する必要がある．

②胸腰部

屈曲・伸展・側屈・回旋

　［肢位］座位および背臥位

　［操作］胸腰部の動きは，胸腰椎の複合運動のため上部（胸椎および上部腰椎）と下部（下部胸椎および腰椎）に分けた操作が必要となる．

　上部：対象者は座位として，理学療法士はその後方に位置する．

　　　　屈曲，伸展，側屈は全胸部と背部から両手で挟み込み，屈曲は前方へ体

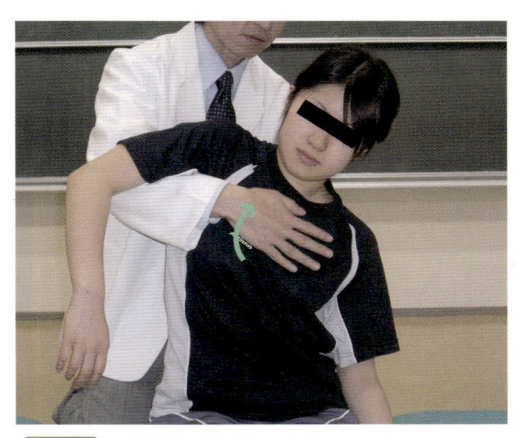

図13-5　胸腰椎（胸椎）：側屈

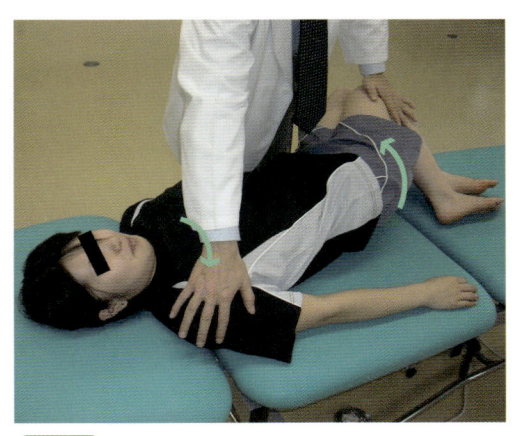

図13-6　胸腰椎（胸椎）：回旋

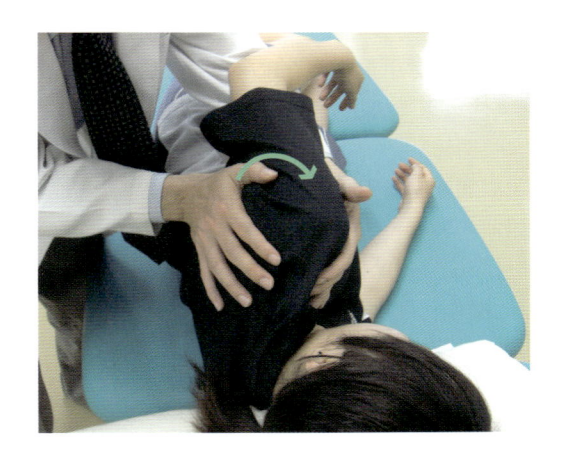

図13-7　肩甲骨：外転（前方牽引）

を丸めるように，伸展は後方へ体を反らすように，側屈は左右へ体を傾けるように操作する（**図13-5**）．回旋は両側肩に手を当て体を捻（ひね）るように操作する．

　下部：対象者は背臥位として，理学療法士は側方に位置する．
　　　　屈曲は膝を立てた位置から左右の手をそれぞれ殿部と膝に当て，膝を抱え込むように操作する．回旋は片側肩部を固定して，もう一方の手を膝に当て回旋方向へ操作する（**図13-6**）．

③肩甲骨

外転（前方牽引）・内転（後方牽引）・挙上・下制

　［肢位］　側臥位
　［操作］　理学療法士は対象者の後方に位置する．一側手掌を前面より，他側手掌は後方より肩甲帯を保持する．
　外転：肩甲帯を前方へ傾けながら肩甲骨を胸郭壁に沿って外側（前方）へ操作する（**図13-7**）．
　内転：肩甲帯を後方へ傾けながら肩甲骨を胸郭壁に沿って脊柱方向へ操作する．
　挙上：肩甲帯とともに肩甲骨を胸郭壁に沿って上方（頭側）へ操作する．

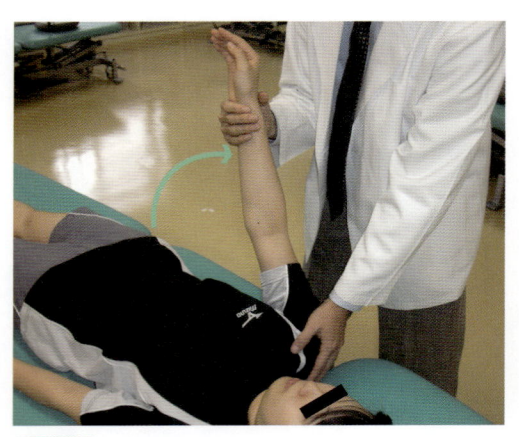

図13-8　肩関節：屈曲

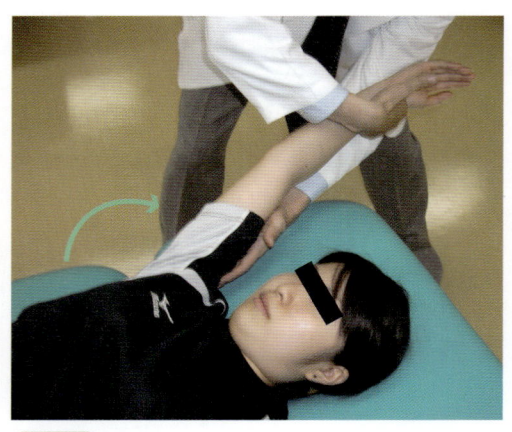

図13-9　肩関節：外転

下制：肩甲帯とともに肩甲骨を胸郭壁に沿って下方（尾側）へ操作する．

[注意点] 肩甲骨の動きのみならず鎖骨の動きも重要である（胸鎖関節，肩鎖関節）．

④肩関節（肩甲上腕関節）

屈曲・外転・内転

[肢位] 背臥位

[操作] 理学療法士は治療側に位置する．一側手掌で肩を保持して他側手掌で前腕遠位部を保持する．

屈曲：肘関節伸展位保持のままで挙上する（図13-8）．

外転：肘関節伸展位保持のままで側方へ半円を描くように外転する（図13-9）．

内転：外転と逆の過程で，開始肢位に戻す．

[注意点] 外転においては，開始肢位のまま外転させていくと外転位80°付近で上腕骨が烏口肩峰アーチに接触してしまう．やや外旋を加えながら外転する必要がある．

外旋・内旋

[肢位] 背臥位．肩関節90°外転位．肘関節90°屈曲位

[操作] 理学療法士は治療側に位置する．一側手掌で肘関節付近を，他側手掌で前腕遠位部を保持する．

外旋・内旋：肩甲帯の動きに注意しながら操作する．

伸　展

[肢位] 側臥位

[操作] 理学療法士は対象者の背面に位置する．一側手掌で肩を，他側手掌で上肢全体を抱えるように保持する．

伸展：代償運動（脊柱の動き）に注意しながら操作する．

⑤肘関節（腕尺関節）

屈曲・伸展

[肢位] 背臥位．前腕回外位

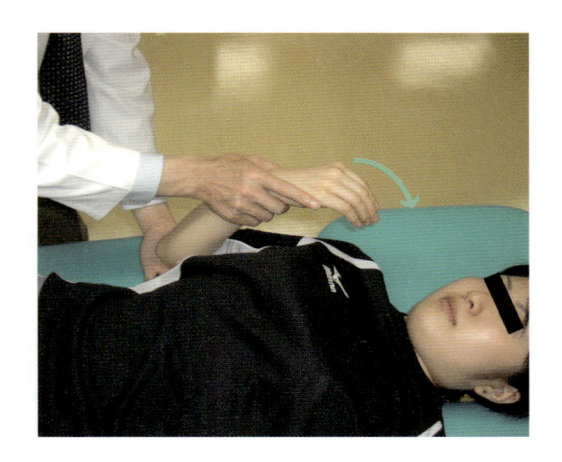

図13-10　肘関節：屈曲

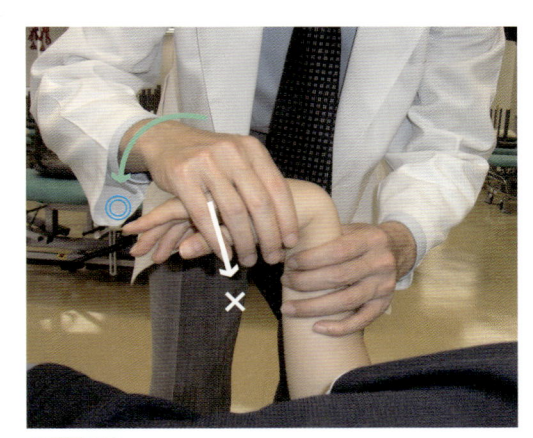

図13-11　手関節：掌屈
◎：良い操作，×：悪い操作

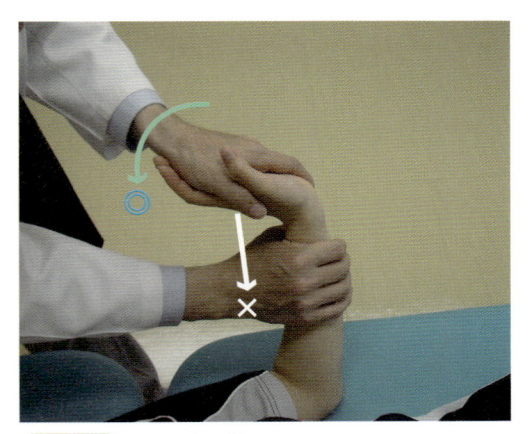

図13-12　手関節：背屈
◎：良い操作，×：悪い操作

　　［操作］理学療法士は治療側に位置する．一側手掌で肘関節（肘頭部）を，他
　　　　側手掌で前腕遠位部を保持する．
　　屈曲・伸展：肘角に注意しながら操作する（**図13-10**）.

⑥前腕（腕橈関節，橈尺関節）

回内・回外
　　［肢位］背臥位．肘関節90°屈曲位
　　［操作］理学療法士は治療側に位置する．一側手掌で肘関節（肘頭部）を，他
　　　　側手掌で前腕遠位部を保持する．
　　回内・回外：肩関節や肩甲帯の代償運動に注意しながら操作する．

⑦手関節

掌屈・背屈・橈屈・尺屈
　　［肢位］背臥位．肘関節90°屈曲位．前腕中間位
　　［操作］理学療法士は治療側に位置する．一側手掌で前腕遠位部を，他側手掌
　　　　で手掌あるいは手背全体を包むように保持する．
　　掌屈・背屈：弧を描くように操作する（**図13-11**，**13-12**）.

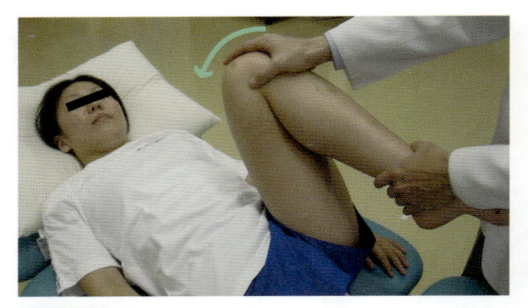

図13-13　股関節：屈曲

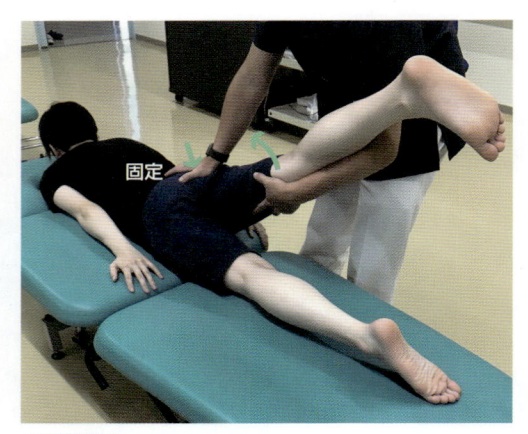

図13-14　股関節：伸展

　　橈屈・尺屈：弧を描くように操作する.

⑧**手　指**

屈曲・伸展

　[肢位]　背臥位.　肘関節90°屈曲位.　前腕中間位

　[操作]　理学療法士は治療側に位置する.

　屈曲：一側手掌で前腕遠位部を保持して他側手掌を対象者の手部の背面からあ
　　　　わせ，屈曲方向へ操作する.

　伸展：一側手掌で前腕遠位部を保持して他側手掌を対象者の手部の掌面からあ
　　　　わせ，伸展方向へ操作する.

⑨**股関節**

屈　曲

　[肢位]　背臥位

　[操作]　理学療法士は治療側に位置する.　一側手掌で足関節部を保持して他側
　　　　手掌で膝を保持する.　必要であれば反対側の下肢をベルトなどで固定する.

　屈曲：代償運動（骨盤の後傾）に注意して膝関節を同時に屈曲させながら操作
　　　　する（**図13-13**）.

伸　展

　[肢位]　腹臥位（および側臥位）

　[操作]　理学療法士は治療側に位置する.　一側手掌で膝関節を，さらに前腕で
　　　　下腿を保持して他側手掌で殿部を固定する.

　伸展：骨盤の動きを抑制し伸展方向へ操作する（**図13-14**）.
　　　　膝関節の過度な屈曲を伴わないように注意する.

外　転

　[肢位]　背臥位

　[操作]　理学療法士は治療側に位置する.　一側手掌で下腿遠位部を保持して他
　　　　側手掌で骨盤を固定する.

　外転：代償運動（骨盤の傾斜）に注意しながら操作する（**図13-15**）.

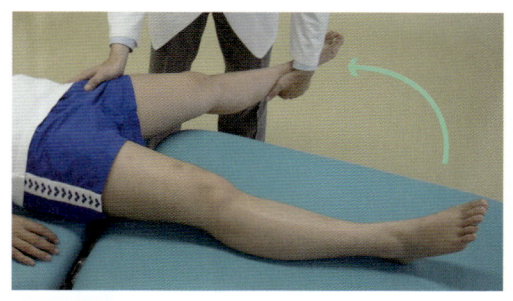

図13-15　股関節：外転

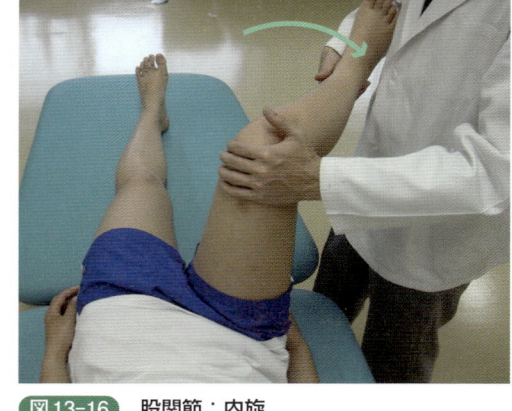

図13-16　股関節：内旋

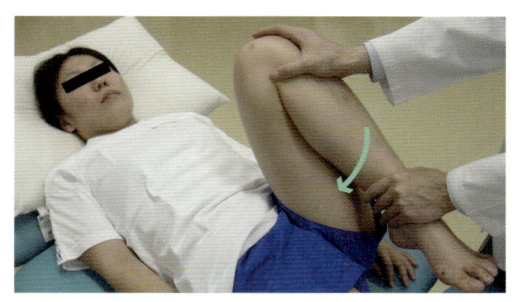

図13-17　膝関節：屈曲

内　転

　［肢位］背臥位

　［操作］理学療法士は治療側に位置する．一側手掌で治療側の下腿遠位部を保
　　　持して他側手掌で治療側の内転運動を妨げないよう健側下肢を挙上し保持す
　　　る．

　内転：代償運動（骨盤の傾斜）に注意しながら操作する．

内旋・外旋

　［肢位］背臥位．股関節，膝関節90°屈曲位

　［操作］理学療法士は治療側に位置する．一側手掌で踵部を，他側手掌で膝関
　　　節を保持する．

　内旋・外旋：骨盤の代償運動および膝の捻じれ（膝へのストレス）に注意しな
　　　がら操作する（**図13-16**）．

⑩**膝関節**

屈曲・伸展

　［肢位］背臥位（および腹臥位）

　［操作］理学療法士は治療側に位置する．一側手掌で下腿遠位部を，他側手掌
　　　で膝関節を保持する．

　屈曲：股関節を同時に屈曲させながら操作する（**図13-17**）．

　伸展：屈曲と逆の過程で開始肢位に戻す．

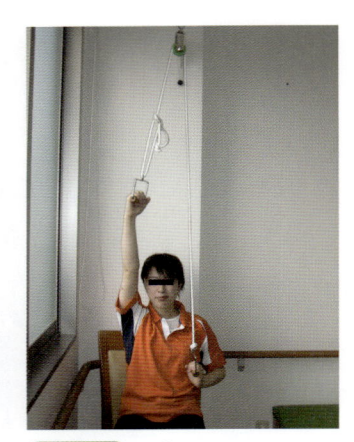

図13-18　プーリー

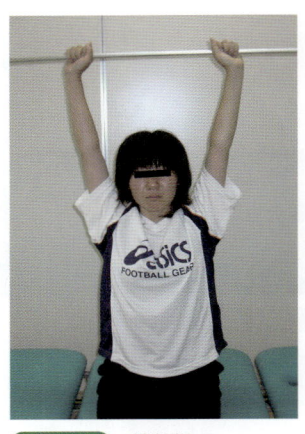

図13-19　棒体操

⑪足部（足関節および前足部，後足部）

背屈・底屈・外がえし（背屈，回内，外転）・内がえし（底屈，回外，内転）

[肢位] 背屈位．足部をベッドから出す．膝屈曲位

[操作] 理学療法士は治療側に位置する．一側手掌で踵部を，他側手掌で前足部を保持する．

背屈・底屈：膝の位置に注意しながら操作する．

外がえし・内がえし：膝の位置に注意しながら操作する．

⑫足　指

[肢位] 背臥位

[操作] 理学療法士は足底側に位置する．一側手掌で足部を包むように保持して他側手掌で足指を保持する．

屈曲・伸展：足指全体を操作する．

b. 対象者による他動的関節可動域訓練

■ 対象者自身が介助の可能な部位を用いて，他動的に対象となる関節の可動域の維持をはかる訓練である．

■ 在宅での自主的運動として利用できる．

■ 単一の関節運動を原則とするが，対象者自身が行うものであることから廃用症候群の予防にとどめ，簡易で継続しやすいものとするべきである．

■ 対象者自身による麻痺側肢の保持が必要となるため，操作は手部により確実に保持可能な非麻痺側上肢となることが多い．

■ そのために位置や重さなどの要因から下肢は実施しにくく，主に上肢に行われることが多い．

■ プーリーや棒体操などがある（図13-18，13-19）．

c. 機器による他動的関節可動域訓練

CPM：continuous passive motion

■ 機器を用いた他動的関節可動域訓練として持続的他動運動（CPM）装置が用いられる（図13-20）．

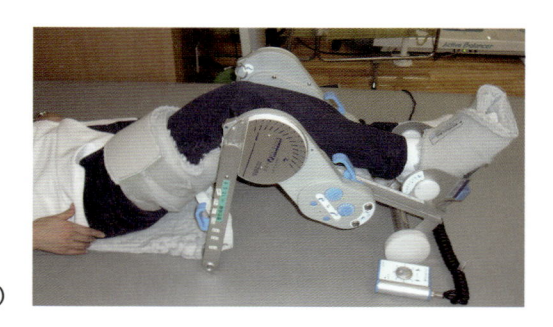

図13-20 下肢用CPM装置（装着時）

C　改善を目的とした関節可動域訓練（伸張訓練）の実際

1 理学療法士による他動的伸張訓練

a. 関節構成体（関節包，靱帯）が原因の拘縮に対する伸張訓練

- ここでは紙面の都合上，詳細については割愛する．
- 詳しくは第12章を参照されたい．

b. 関節周囲の軟部組織（筋，腱，皮膚など）が原因の拘縮に対する伸張訓練

- ここでは理学療法士による静的ストレッチングについて一部記載する．
- いずれの伸張訓練も関節の最終域感end feelに注意する．
- 共通のポイントは維持を目的とした関節可動域訓練に従う．

①**深・浅指屈筋**

　[肢位] 背臥位．肘関節伸展，前腕回外位

　[操作] 理学療法士は治療側に位置する．一側手掌で軽く手関節付近を，他側手掌面を対象者の手掌へ合わせ手指を保持する．

　伸張：手関節背屈，手指伸展方向へ伸張する．深指屈筋では遠位指節間関節（DIP）まで伸展させて（**図13-21**），浅指屈筋ではDIPの伸展を回避する．

DIP：distal interphalangeal joint

②**総指伸筋**

　[肢位] 背臥位．肘関節伸展，前腕回外位

　[操作] 理学療法士は治療側に位置する．一側手掌で軽く手関節付近を，他側手部で手指を握り込みながら保持する．

　伸張：手関節掌屈，手指屈曲方向へ伸張する．

③**大腿二頭筋・半腱様筋・半膜様筋（ハムストリング）**

　[肢位] 背臥位

　[操作] 理学療法士の肩に治療側下腿後面をのせて膝関節を一側手掌で伸展位に保持する．他側手掌で反対側の下肢を固定する．

　伸張：股関節屈曲（SLR）方向へ伸張する（**図13-22**）．

④**大腿直筋**

　[肢位] 腹臥位

　[操作] 理学療法士は治療側に位置する．一側手掌で足関節部を保持して他側

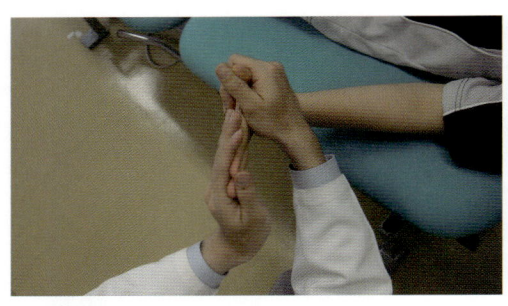

図13-21　深指屈筋の伸張訓練

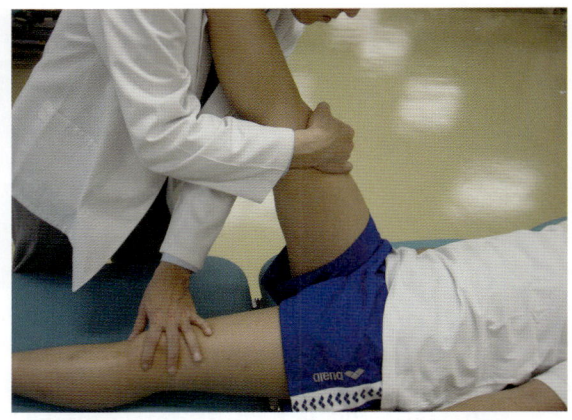

図13-22　ハムストリングの伸張訓練

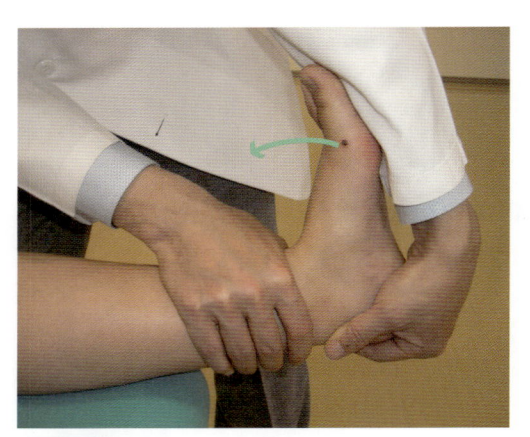

図13-23　腓腹筋の伸張訓練

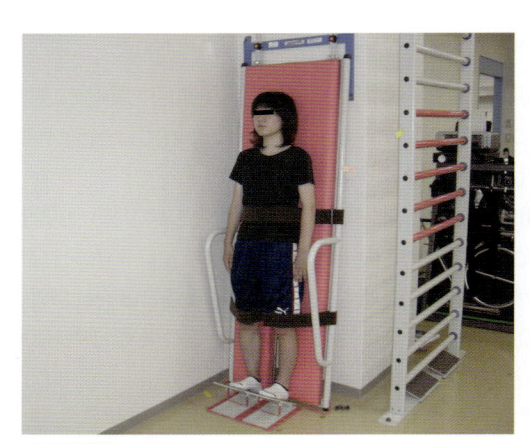

図13-24　足関節矯正起立台

　　　　手掌で殿部を固定する．

　　伸張：股関節が屈曲しないように固定して膝関節屈曲方向へ伸張する．さらに
　　　　　伸張する場合は，膝関節屈曲位のままで股関節を伸展させる．

⑤**腓腹筋**

　［肢位］背臥位

　［操作］理学療法士は治療側に位置する．一側手掌で下腿遠位部を，他側手掌
　　　　　で踵を包み込むように保持する．腓腹筋は2関節筋なので，膝関節は伸展位
　　　　　で保持する．

　　伸張：足関節背屈方向へ伸張する（**図13-23**）．

c.　**器械器具を用いた伸張訓練（長時間伸張法）**

■一般的に下肢など大関節の伸張を目的として重錘や足関節矯正起立台が用いら
　れる（**図13-24**）．

■長い時間をかけて伸張を行うことを考慮して疼痛を伴わないよう適切な負荷の
　選択が必要である．

運動の局所的影響と運動療法 ■ 筋力・筋持久力訓練

14 筋の機能と障害

一般目標

■ 骨格筋の機能と障害について理解する.

行動目標

1. 骨格筋の構造と機能が説明できる.
2. 興奮収縮連関について説明できる.
3. 筋収縮の種類が説明できる.
4. 筋萎縮について説明できる.
5. 過用性筋力低下について説明できる.
6. 解剖と筋出力低下との関係が説明できる.

調べておこう

1. ポリオ（急性灰白髄炎）後筋萎縮症について調べよう.
2. 筋肥大によって起こる筋の解剖学的な変化について調べよう.
3. 筋出力の増加と運動単位（モーターユニット）の活動との関係を調べよう.

A 骨格筋の構造と機能

1 骨格筋の発生

- 骨格筋は**筋芽細胞**から生じる.
- 筋芽細胞は融合して**筋管細胞**となり 1 つの長い**筋線維** muscle fiber（**筋細胞**とも呼ばれる）になる.
- 融合しなかった筋芽細胞は筋線維周囲に残り，**筋衛星細胞**（サテライト細胞）となる.

2 骨格筋の構造

a. 筋線維

- 筋細胞の表面は**筋鞘**（筋形質膜）といわれる細胞膜に覆われている.
- 筋線維の大部分は**筋原線維** myofibril が占めている.
- 筋原線維は**筋細線維**とも呼ばれる.
- 筋原線維は**アクチン**と**ミオシン**という収縮蛋白を多く含んでいる.

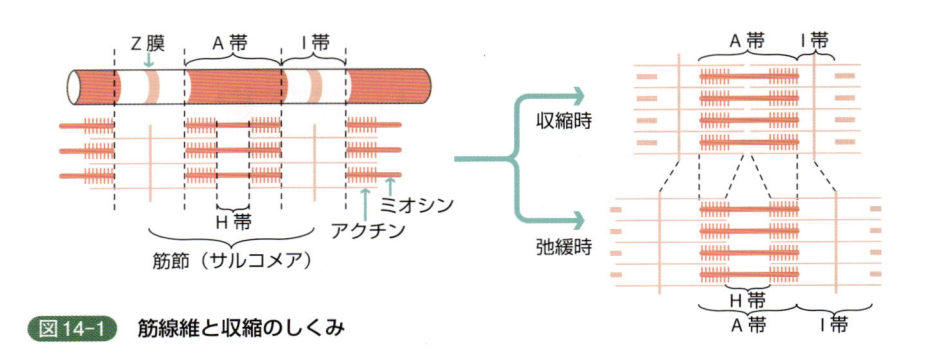

図14-1　筋線維と収縮のしくみ

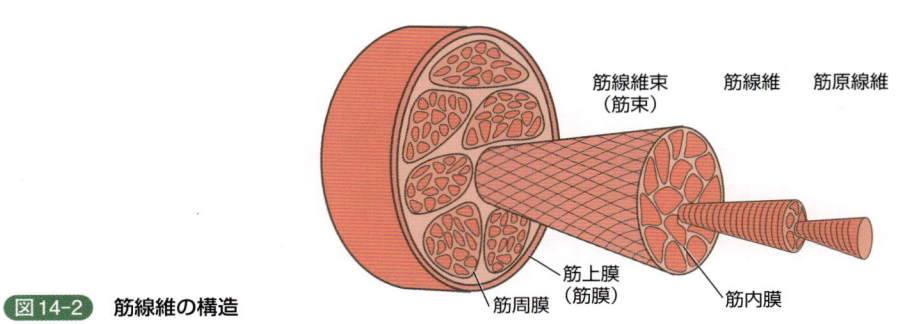

図14-2　筋線維の構造

- 筋原線維を観察すると一定の周期で繰り返される**横紋**がみられる（図14-1）.
- 横紋には，暗くみえる暗帯（**A帯**）と明るくみえる明帯（**I帯**）がある.
- I帯の中央部には**Z膜**（**Z線**）がある.
- Z膜からZ膜の間を**筋節**（サルコメア）という.
- 筋原線維は太いミオシンフィラメントと細いアクチンフィラメントからなる.
- A帯の中央部には細いフィラメントが重ならない**H帯**がある.
- 筋収縮時には，I帯とH帯の幅は狭くなるがA帯の幅は変わらない．これは，太いミオシンフィラメントの間へ細いアクチンフィラメントが滑り込んでいることを示しており，**滑り説** sliding theory といわれる.

b. 筋　膜（図14-2）

- 個々の筋線維を包む結合組織を**筋内膜**と呼ぶ.
- 筋線維は束になり**筋線維束**（**筋束**）と呼ばれる.
- 筋線維束は，やや厚い結合組織である**筋周膜**に包まれる.
- 筋の最外層は丈夫な結合組織である**筋上膜**（**筋膜**）で包まれる.

c. 骨格筋線維タイプ（表14-1）

- 鉄を含む蛋白である**ミオグロビン**含有量が多い**赤筋**と，少ない**白筋**に区別する.
- ミオグロビンは細胞内で酸素を運搬する働きをもっている.
- 赤筋は収縮速度が遅く，疲労しにくい特徴をもち，**遅筋**（**タイプI**）**線維**と呼ばれる.
- 白筋は収縮速度が速く，疲労しやすい特徴をもち，**速筋**（**タイプII**）**線維**と呼ばれる.
- 遅筋線維と速筋線維の中間型の線維も存在する.

表14-1　骨格筋線維の種類と特徴

	タイプⅠ	タイプⅡa	タイプⅡb
組織学的性質			
筋のタイプ	赤筋（ヒラメ筋）	赤筋（外側広筋）	白筋（広背筋）
直　径	小さい	中間〜小	大きい
毛細血管分布	多　い	多　い	少ない
ミトコンドリア	多　い	多　い	少ない
ミオグロビン	多　い	多　い	少ない
生化学的性質			
ATPase活性	中　等	高　い	高　い
ATP源	酸化的リン酸化	酸化的リン酸化	嫌気性解糖
ATP分解速度	遅　い	速　い	速　い
グリコーゲン	少ない	中程度〜多い	多　い
生理学的性質			
収縮速度	遅　い	速　い	速　い
収縮能	低　い	中　等	高　い
疲労速度	遅い（S型）	中等度（FR型）	速い（FF型）
支配神経伝達速度	遅　い	速　い	速　い
運動様式	姿勢の維持	中等度の持続力	素早い運動

ただし，白筋にはタイプⅠ，Ⅱaを含むものもある．
［堀　清記（編）：TEXT生理学．南山堂，p.287，2004を参考に作成］

- 遅筋線維と速筋線維の割合で示したものを筋線維組成と呼ぶ．
- 筋線維のタイプは筋線維を支配する神経によって決定される．

d. 興奮収縮連関　（図14-3）

①骨格筋の収縮

- 運動ニューロンの活動電位の発生に始まる．
- 筋線維に活動電位が発生する．
- 筋細胞膜の興奮が横細管（T細管）につたわる．
- 横細管から筋小胞体へ興奮がつたわる．
- 筋小胞体からカルシウムイオン（Ca^{2+}）が放出される．
- Ca^{2+}が筋フィラメントへ拡散する．
- Ca^{2+}がトロポニンに結合する．
- アクチンとミオシンが架橋（クロスブリッジ形成）される．
- アクチンとミオシンが滑走して短縮して，筋収縮が起こる．

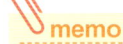

memo

脳から筋への興奮伝達

- 脳からの興奮は，**運動神経**を通り**神経終末**に到達する．
- 神経終末は筋細胞表面（**神経筋接合部**）で神経筋シナプスをつくる．
- 興奮が神経終末に達するとシナプス小胞から**アセチルコリン**が放出される．
- 興奮は**筋細胞膜**につたわる．

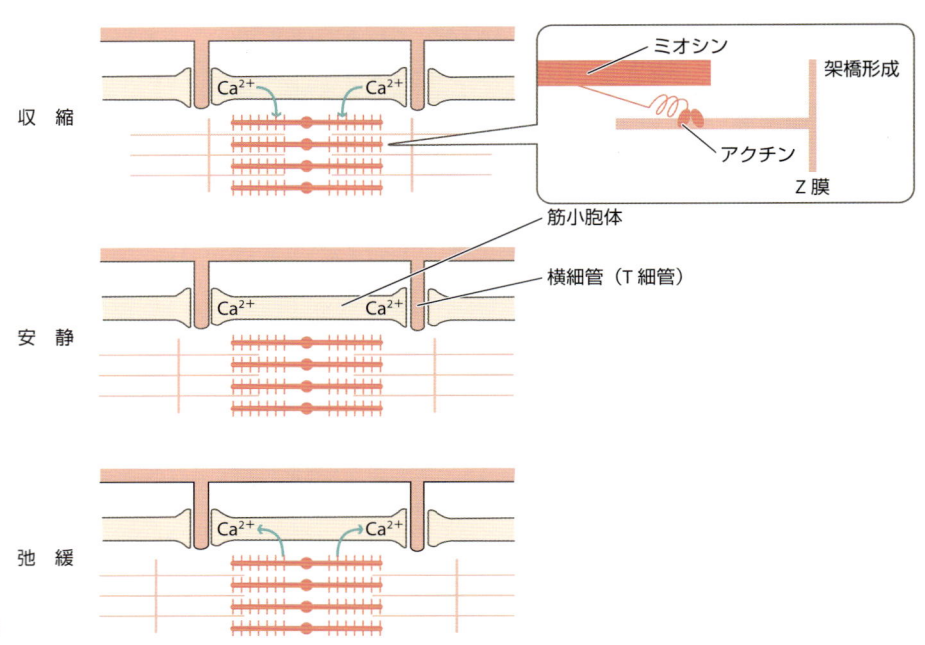

図14-3　興奮収縮連関

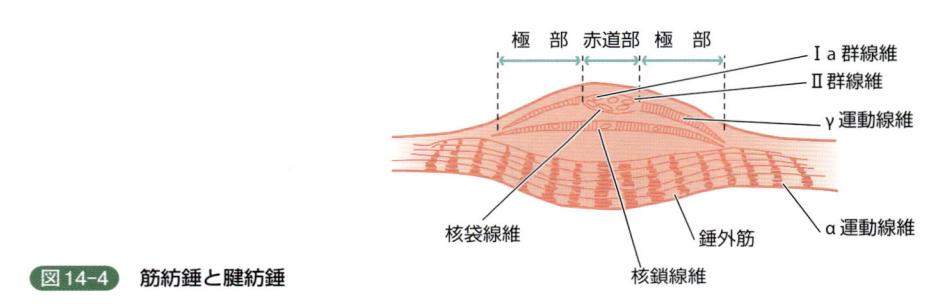

図14-4　筋紡錘と腱紡錘

📎 **memo**

運動単位

　1本の運動神経線維とそれが支配する筋線維をまとめて**運動単位** motor unitと呼ぶ．繊細な運動を行う手指の筋では1個の運動神経細胞が支配する筋線維数は少なく，粗大な運動を行う下肢筋などは支配する筋線維数が多い．

---

②骨格筋の弛緩

- Ca^{2+}が筋小胞体に取り込まれる．
- トロポニンからCa^{2+}が解離する．
- アクチンとミオシンの相互作用が解消されて筋は弛緩する．
- 筋線維と収縮の仕組みとストレッチ・筋力増強の関係性については第15章を参照されたい（p.156参照）．

e. 筋紡錘と腱紡錘（図14-4）

①筋紡錘 muscle spindle

- 骨格筋線維の間に紡錘形の細胞群があり筋紡錘という．

表14-2 求心性神経線維の分類

分類	種類	直径（μm）	伝導速度（m/秒）	機能（例）
Ⅰa	有髄	15（15〜20）	100（72〜120）	筋紡錘の環らせん終末
Ⅰb	有髄	15（15〜20）	100（72〜120）	腱器官
Ⅱ	有髄	9（6〜12）	50（36〜72）	筋紡錘の散形終末，皮膚触圧覚
Ⅲ	有髄	3（1〜6）	20（6〜36）	温度覚，痛覚
Ⅳ	無髄	0.5（<1）	1（0.5〜2）	痛覚

[LloydとHunt，（　）内はWillisとGrossmanを参考に作成]

- 中央部は膨大しており**赤道部**と呼ばれる．
- 両端は細く，結合組織や腱などに付着し**極部**と呼ばれる．
- 筋紡錘のなかには数本の**錘内筋線維**が存在する．
- 錘内筋線維は**核袋線維**と**核鎖線維**に分けられる．
- 錘内筋と対比して錘内筋以外の筋線維は**錘外筋**と呼ばれ，**α運動神経**に支配される．
- 筋紡錘には遠心性神経と求心性神経が関係している．
- 遠心性神経は**γ運動神経**であり極部に付着している．
- 求心性神経は**Ⅰa群線維**と**Ⅱ群線維**であり赤道部に付着している．

②**腱紡錘** tendon spindle
- **ゴルジ腱器官**とも呼ばれる．
- 腱のなかにあり，求心性神経線維（**Ⅰb群線維**）が分布している．
- 筋紡錘が筋線維と並列であるのに対して，腱紡錘は直列に並んでいる．
- 筋が伸張されるとインパルスを発射する．
- 腱紡錘からの求心性インパルスは**α**運動線維に興奮をつたえ，抑制的に働き当該筋が伸張によって断裂することを防いでいる．

> **memo**
> 筋を速く伸張すると，筋紡錘からの求心性インパルスはⅠa群線維を経て脊髄で**α**運動線維に興奮をつたえ，当該筋を収縮させる（**伸張反射**）．

> **memo**
> 感覚神経の分類方法の1つとして，神経線維の直径が太いものから順に，Ⅰa，Ⅰb，Ⅱ，Ⅲ，Ⅳと分けられる．太い神経線維ほど伝導速度は速い（**表14-2**）．

B 筋収縮の種類

1 等尺性収縮 isometric contraction

- **マッスルセッティング** muscle setting とも呼ぶ．
- 関節運動を伴わない筋の収縮である．
- 筋の長さは変化しない．
- ギプス固定による廃用性筋萎縮の進行抑制などに用いられる．
- 収縮力と筋活動電位（筋電図）は比例関係にある*といわれている．
- そのため，動作中の等尺性収縮の発揮筋力は筋電図を用いて計測することができる．また等速性運動評価・訓練機器やハンドヘルド式ダイナモメーターでも計測できる．
- 血圧上昇を引き起こすといわれており，心疾患のある対象者に用いるときは注

*最大筋力の80％程度までは比例関係にあるが，それ以上は比例関係ではないといわれている．

意する.

- 主動作筋と拮抗筋が同時に収縮することを同時性収縮 co-contraction という.

2 等張性収縮 isotonic contraction

- 関節運動を伴う筋の収縮である.
- 筋が収縮しながら短縮する場合を**求心性収縮** concentric contraction と呼ぶ. ［例］階段を昇るときの大腿四頭筋である*.
- 筋が収縮しながら延長する場合を**遠心性収縮** eccentric contraction と呼ぶ. ［例］階段を降りるときの大腿四頭筋である*.

3 等速性（等運動性）収縮 isokinetic contraction

- 関節運動を伴う筋の収縮である.
- 関節運動時の角速度が一定である.
- 等速性運動評価・訓練機器等の特別な機器が必要である.
- 任意に設定する角速度において筋力増強訓練ができる.

C　筋の損傷と修復

1 筋線維の壊死

- 筋線維の壊死は機械的刺激, 熱, 化学物質などによって発生する.
- 筋細胞内は細胞外に比べ Ca^{2+} 濃度が著しく低い.
- 通常では, 筋小胞体から遊離する Ca^{2+} によりアクチンとミオシンが滑走し筋が収縮する.
- 筋鞘が破壊されると, 高濃度の Ca^{2+} を含む細胞外液が細胞内に流入する.
- 高濃度の Ca^{2+} により筋原線維は過度に収縮する（過収縮）.
- 過収縮と過収縮との間の筋原線維は引き伸ばされる.
- 過度に引き伸ばされた筋原線維の一部は壊死する.
- 壊死した筋線維には貪食細胞（マクロファージ）が集まる.

2 筋の再生

- 筋の再生は筋線維の壊死の後に起こる.
- 貪食細胞の損傷部位への侵入が筋の再生には不可欠である.
- 基底膜と筋鞘との間に筋衛星細胞が存在する.
- 壊死した筋線維の周囲の筋衛星細胞は分裂し融合して, 筋管細胞から筋細胞となる.
- 動物実験では加重負担をかけると筋線維数は増えないが, その太さが増す（筋線維肥大）.
- 筋の損傷が大きい場合には瘢痕治癒となる場合がある.

*大腿直筋については2関節筋であり, 股関節の角度によっては求心・遠心性収縮となり筋長が変わらないこともある.

memo
等速性（等運動性）収縮は, 角速度の設定が可能な装置による, 筋収縮速度が一定（等速性）に保たれた運動である. ヒトは装置に設定された角速度をこえて関節を動かしたときに発生する抵抗により関節可動域全般にわたる筋力強化が得られる.

memo
収縮した筋の長さは自力では元に戻ることはできない. そのため, **拮抗筋**が作用して収縮した筋を元に戻すことになる.

D 筋萎縮

1 定　義

■ 筋の容量や重量が低下することを筋萎縮muscular atrophyという.

2 原　因

■ 直接的な原因は筋活動の低下や欠如である.
■ 間接的な原因は末梢神経障害, 長期臥床, ギプス固定などがあげられる.

3 構造と機能の変化

■ 筋萎縮は筋活動低下後に急速に起こる.
■ 筋線維の太さの減少が起こる.
■ 筋線維数の変化については, 現在のところ意見の一致がみられていない.
■ 筋線維組成は遅筋線維優位から速筋線維優位へと変化する.
■ 速筋線維は萎縮しにくい（萎縮はするが, その程度が少ない）が, ヒラメ筋などの抗重力筋（遅筋線維）は萎縮しやすい.
■ 筋力は筋断面積に比例するため, 筋萎縮は筋力低下を招く.
■ 通常, 筋肉の蛋白分解と合成は等しいが, 筋萎縮は蛋白分解速度が合成速度を上回るため起こる.
▷ エビデンス：急速な筋萎縮の進行
■ ラット足関節を最大底屈位に固定してヒラメ筋を短縮位の状態に置き, 萎縮の進行状況を1, 2, 4, 6, 8, 10, 12週間観察した実験では, 筋萎縮は実験開始後に急速に発生し2週以降はあまり変化がみられていない.［沖　貞明ほか：不動性筋萎縮における筋性拘縮の発生と進行. 運動療物理療 **9**：38-41, 1998］

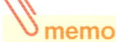

memo

筋力が低下する状況の理解のために
①痙性麻痺と筋力低下は区別する

■ 筋力低下の解剖学的な原因部位は脳, 脊髄, 末梢神経, 神経筋接合部, 筋である.
■ 脳, 脊髄の障害による筋力低下は痙性麻痺であり筋力低下と区別する.
■ 理解するためのよい例は椅座位での足関節の背屈である. 脳障害で共同運動が出現しているブルンストローム・ステージⅢの場合, 随意運動での足背屈は徒手筋力テスト（MMT）3以下であるが, 膝上に抵抗を加え股関節屈曲運動（関節運動は伴わない）をさせると足背屈のMMTは3以上となる. このように, 脳障害による痙性麻痺にMMTを行った場合, 状況により結果が異なることとなる.
■ あえてMMTを痙性麻痺に用いるならステージⅣ以上の分離運動が可能な状態に適用する.

MMT：manual muscle test

②**筋力低下は疾患と廃用症候群によるものを区別する**

- 疾患が原因で筋力低下は起こる．例は筋ジストロフィーである．
- 廃用症候群でも筋力は低下する．
- MMTを実施しても区別できない．現病歴や経過から推測する．

③**痛みと筋力低下は区別する**

- 膝痛があり，膝伸展力が弱い症状の解釈．
- たとえば，膝伸展時の痛みは視覚的アナログスケール（VAS）で検査して8/10と強い．
- 膝伸展筋力はMMTで検査して3と弱い．
- 「痛みが原因で膝伸展筋力が弱い可能性がある」という測定結果の解釈はある．
- しかし，痛みがなくても膝伸展筋力MMT 3の可能性はある．
- したがって，痛みと筋力は分けて検査・記録し，経過をみて症状の原因を考える．

VAS：visual analogue scale

④ 運動療法の注意点

- 運動療法を行う場合は，やりすぎに注意する．
- 萎縮している筋は脆弱化しており，正常な筋と同様な負荷では筋線維損傷を引き起こす可能性があるので注意が必要である．

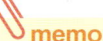
memo
高齢者にみられる四肢骨格筋量の減少はサルコペニアと呼ばれ，身体的虚弱を引き起こす原因となる．サルコペニアの発症は加齢とともに上昇する．

E　筋出力と疲労

- 疲労による筋力低下は過用性筋力低下 overwork weakness, overuse weakness* などと呼ばれる．
- ポリオなどの神経筋疾患患者が筋を過度に使用することで筋力が低下する現象．
- 脊髄神経根障害，ギラン・バレー症候群，筋萎縮性側索硬化症，多発性筋炎，筋ジストロフィー，多発性硬化症などでもみられる．
- 筋障害があれば血清CPK*が高値を示す場合がある．
- 筋力増強訓練を行っても筋力は増加しない．
- 筋痛や筋のこわばり感などの自覚症状に注意する．
- 過用性筋力低下が生じた場合には安静をとらせる．
- 自覚症状を参考に徐々に運動を開始する．
- 低負荷で多回数での反復訓練を原則とする．

＊**過用性筋力低下**　過用性筋力低下とは，過用により筋力低下や異常な脱力を認める状態で，ギランバレー症候群やポリオ後遺症，多発性硬化症，筋ジストロフィーなどの神経原性疾患の過用の場合に使われる用語である．過用症候群 overuse syndrome（使いすぎ症候群）とは異なる．
＊**CPK（クレアチンホスホキナーゼ）**　骨格筋，心筋，脳などに含まれる酵素．細胞の障害により血中に溶け出す．
CPK：creatine phosphokinase

F　神経障害分類別筋出力と維持・増強効果

① 中枢神経障害

a. 脳損傷

　［症状］随意的に意図する関節のみを動かすことができない状態であり，筋力

表14-3　末梢神経損傷の分類

	neurapraxia	axonotmesis	neurotmesis
病理所見			
連続性	維持	維持	消失
神経変性	大径神経の限局性脱髄 軸索損傷なし	軸索断裂 Schwann鞘連続	完全断裂
臨床症状			
運動麻痺	完全	完全	完全
筋萎縮	ほとんどなし	進行性	進行性
知覚障害	ごく軽度	完全	完全
自律神経麻痺	ごく軽度	完全	完全
電気生理			
変性反応	−	＋	＋
末梢伝導	＋	−	−
運動活動電位	−	−	−
fibrillation	時に＋	＋	＋
回復			
神経修復	不要	不要	必要
回復速度	数日〜数週	1〜2mm/日	1〜2mm/日（修復後）
回復順序	不同	神経支配の順序	神経支配の順序
回復程度	完全	完全	不完全
原因	牽引，圧迫，射創，凍結，阻血	射創，骨折，牽引，圧迫，注射，凍結，阻血，摩擦	切創，射創，骨折，牽引，注射，阻血

[Seddon H：Surgical disorders of the peripheral nerves. Churchill Livingstone, Edinburgh, p33, 1972より引用]

低下とはとらえない．たとえば，随意的な足関節のみの背屈はできないが，股関節と膝関節を同時に屈曲すると足関節も背屈することができる．しかも，相当な背屈筋力を示す．

［筋力増強］ブルンストロームステージⅣ，Ⅴ，Ⅵでは意図する関節のみを動かすことができるようになるため，筋力増強訓練を行うという考えもある．

b. 脊髄損傷

［症状］**脊髄ショック**＊の時期は弛緩性麻痺の状態にある．その後，ほとんどの場合，痙性麻痺を呈する．

［筋力増強］脊髄ショックからの回復時期や不全麻痺の場合に行う．

② 末梢神経障害

［症状］セドン（Seddon）は末梢神経損傷を3つに分類し（一過性神経伝導障害neurapraxia，軸索断裂axonotmesis，神経断裂neurotmesis），それら各々について**表14-3**に示す特徴がある．

［筋力増強］いずれも神経再支配が起こってから，筋力レベルにあわせた方法を用いる．

③ 神経筋接合部障害

［症状］筋力低下を呈するが，筋力低下の状態は疾患の状態に大きく左右される．

［筋力増強］易疲労性に注意する．

＊**脊髄ショックspinal shock**
受傷直後は一過性に障害部以下の完全麻痺となるが，徐々に反射が回復してくる．

学習到達度自己評価問題

1. 骨格筋の構造について説明しなさい.
2. 筋収縮のメカニズムについて説明しなさい.
3. α運動神経とγ運動神経について説明しなさい.
4. 筋収縮の種類と概要について説明しなさい.
5. 過用性筋力低下について説明しなさい.

運動の局所的影響と運動療法　■筋力・筋持久力訓練

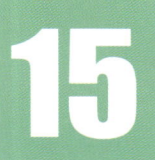

15 筋力増強訓練

A　筋力増強訓練とは

1 筋力低下の原因

- ■ 筋力低下は，廃用性筋力低下，加齢による筋力低下，筋原性筋力低下，神経原性筋力低下に分類される（**表15-1**）．
- ■ そのなかで，二次障害である廃用性筋力低下が筋力増強訓練の主な適応となる．一次障害による筋力低下の改善は，その原因疾患の改善によってもたらされる．
- ■ 多くの場合で，一次障害に二次障害が混在している．

2 筋力増強訓練の目的

- ■ 筋力増強訓練は，筋力低下によって障害されている動作能力の改善，パフォーマンス能力の向上を目的に実施され，それらは以下の3つに大別される．

| 表15-1 | 筋力低下の原因分類 |

| 廃用性筋力低下 ——————————— 二次障害 |
| ■ 不動状態に置かれることによって生じる |
| 加齢による筋力低下 ——————————— 一次障害 |
| ■ サルコペニア |
| 筋原性筋力低下 ——————————— 一次障害 |
| ■ 筋ジストロフィー症，多発性筋炎など |
| 神経原性筋力低下 ——————————— 一次障害 |
| ■ 中枢性：脳血管障害，脳性麻痺など |
| ■ 末梢性：ALS，末梢神経損傷など |

a. 筋力の回復

■ 術後などの安静（ギプス固定など）によって生じた廃用性の筋力低下を回復させる．

b. 筋力の強化

■ 脊髄損傷者などでは，下肢機能の代償として上肢筋力を正常以上に強化する．
■ スポーツ選手などでは，より高度なパフォーマンス獲得を目指して筋力増強をはかる．

c. 筋力低下の予防（筋力維持）

■ 長期臥床や活動性低下によって生じる廃用性の筋力低下を防ぐ．
■ 筋力が徐々に低下していく進行性の疾患（筋萎縮性側索硬化症など）では，その低下を可能な限り遅らせる．

B　筋力を決定する因子

a. 形態要因（筋肥大）

■ 筋力と筋断面積（筋の太さ）は比例する．筋断面積の増加（筋肥大）に従って，筋力は直線的に増加する．
■ 筋断面積の増加は，主に筋原線維数の増加による筋線維の肥大化によってもたらされる．
■ これまで筋肥大に筋線維の増殖は伴わないとされてきたが，近年増殖することが明らかになっている．ただし，筋肥大に及ぼす増殖の貢献度合はわずかである．

b. 神経要因

■ 筋力は，①動員される運動単位の増加（recruitment），②動員される運動単位の活動の同期化（synchronization），③発射されるインパルス（発火頻度）の増加（rate coding）によって増大する．
■ 運動単位は，主に遅筋（タイプⅠ）線維を支配するslow（S），中間筋（タイプⅡa）線維を支配するfast fatigue resistant（FR），速筋（タイプⅡb）線維を支配するfast fatiguable（FF）の3タイプに大別される．
■ 運動単位の動員は，発揮される筋力が大きくなるに従って，Sタイプ，FRタイプ，

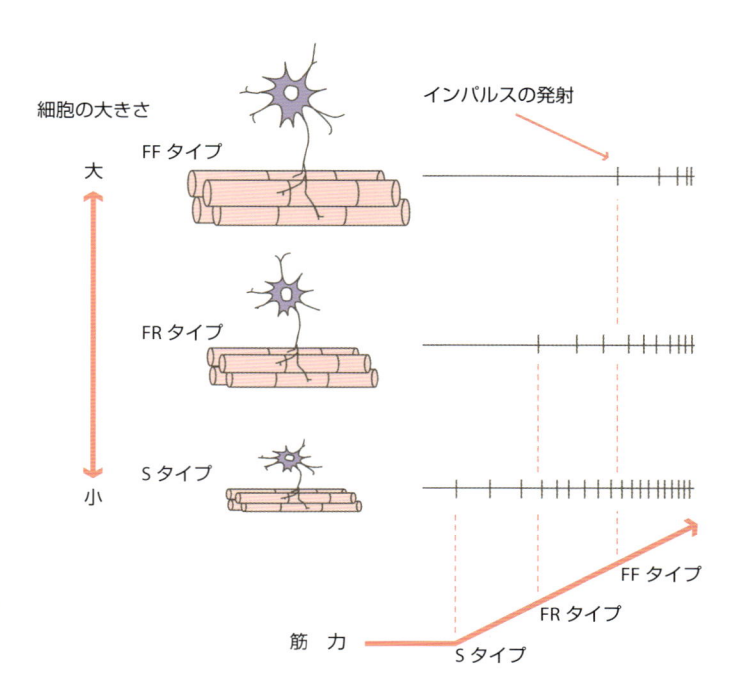

図15-1 サイズの原理
［米田継武：ニューロン活動から力学的出力へ―運動単位の動員と脱動員―. バイオメカニクス研究 **6**：25-33, 2002より引用］

FFタイプの順で起こる．これを**サイズの原理** size principle という（**図15-1**）．

- さらに大きな筋力を発揮するときには，動員している運動単位の発火頻度を増やすことで調節される．
- 最大筋力の30％以下の筋力発揮時は，主に運動単位の活動参加で調節されている．

C 筋力増強のメカニズム

- 訓練開始初期の増強効果は，大脳皮質の興奮水準の高まりによる，神経要因の改善によってもたらされる．筋力発揮を繰り返すことによる学習効果と考えられている．
- 筋肥大による効果は，訓練開始後3〜5週以降に出現するとされ，以後，筋肥大による効果の貢献度合が大きくなっていく（**図15-2**）．
- その過程は，廃用性筋力低下や特別なトレーニングを行っていなかった者に対する訓練において顕著である．

a. 筋肥大のメカニズム

- 筋は，筋蛋白の合成と分解のバランスにより維持されている．合成が分解を上回ることで肥大化して，不動や脱神経によって分解が合成を上回ることで萎縮が起こる．
- 筋肥大は，筋への機械的ストレス（伸張など）と内分泌系因子の関与による，筋蛋白の合成増加によってもたらされる．

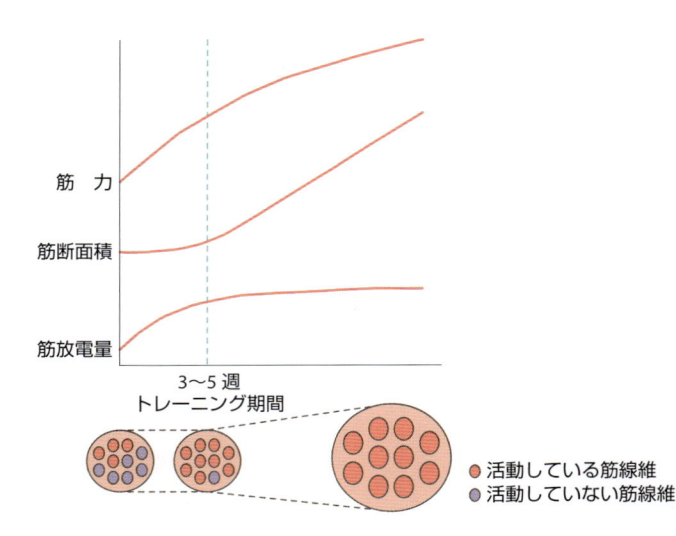

図15-2　筋力増強のメカニズム
筋放電量は，動員される運動単位の数と発射されるインパルスの数の総和を表す.

＊増殖因子　　成長因子ともいう. 細胞の増殖, 分化を促すために分泌される物質（ペプチド）. サイトカインの一種であり, 骨格筋の成長に関するものとして線維芽細胞増殖因子（FGF）, インスリン様増殖因子（IGF-I）, 肝細胞増殖因子（HGF）, ミオスタチンなどがある.

FGF：fibroblast growth factor
IGF：insulin-like growth factor
HGF：hepatocyte growth factor

■機械的ストレスは，筋衛星細胞の活性化による筋線維の成長を促し，また線維芽細胞増殖因子やインスリン様増殖因子などの**増殖因子**＊の分泌量増加による筋蛋白合成を促すことで，筋肥大をもたらす.

■内分泌系因子として，成長ホルモンやインスリン，テストステロンなどの蛋白同化促進ホルモンがある.

■内分泌系因子のみの作用で筋肥大は起こらず，機械的ストレスが筋肥大に重要な役割を果たす.

■血流を制限した状態での運動により，筋は低酸素の状態になり，低負荷強度でも速筋線維が動員されやすくなる. さらに乳酸などの代謝産物の蓄積により，成長ホルモンの分泌量が増加して，筋肥大が促される.

■その効果を利用した方法として，血流制限下での低負荷運動（加圧トレーニング）や，ゆっくりとした運動で，筋収縮を持続させながら行う方法（スロートレーニング）がある.

■また筋への温熱負荷により，筋肥大が促されることがわかっている. 熱ショック蛋白heat shock proteinの発現量増加が関与し，筋蛋白の合成を促すと考えられている.

■筋力増強訓練においても，その他の運動療法と同様に**超回復現象**（p.49参照）がみられる.

■筋肥大には，良質の蛋白質の摂取と，その後の筋蛋白合成を促すための，ロイシンを代表とする分岐鎖アミノ酸（BCAA）の摂取が重要となる.

BCAA：branched-chain amino acids

b. 神経要因の改善による効果

■一側の筋を強化することで，神経学的適応の効果として，運動していない対側の筋の活動も活性化され，筋力が増強することが示されている（交叉性効果）.

■運動をイメージすることのみでも，一次運動野における運動プログラムの改善によって筋力が増強するとされている.

■拮抗筋の活動の低下，共同筋との協調性の改善により主動作筋の作用が高まる

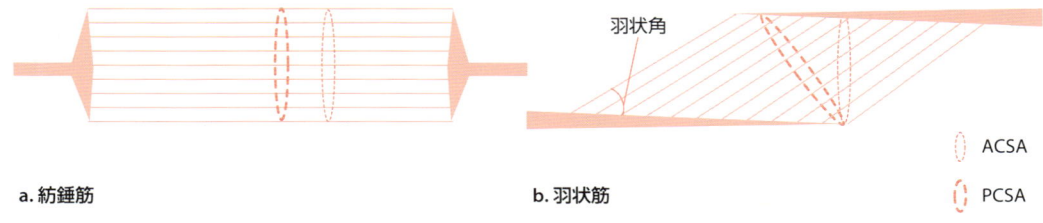

a. 紡錘筋　　　　　　　　　　　　　　　　　b. 羽状筋

羽状角

ACSA

PCSA

図15-3　紡錘筋と羽状筋
[市橋則明ほか：筋力増強のメカニズム．理学療法**21**：469, 2004]

ことでも，筋力は増強する．

▷エビデンス

①猪飼，福永は，超音波検査によって，訓練初期の筋力増加に筋肥大が伴わないことを確認して，神経要因の改善が関与していることを指摘した．[Ikai M et al：A study on training effect on strength per unit cross-sectional area of muscle by means of ultrasonic measurements. *Int Z angew Physiol* **28**：173-180, 1970]

②森谷らは，筋電図学的検査によって，訓練初期の筋力増加が運動単位の参画パターンの改善，発火頻度の増加によってもたらされることを確認して，猪飼らの仮説を裏づけた．[Moritani T et al：Neural factors versus hypertrophy in the time course of muscle strength gain. *Am J phys Med* **58**：115-130, 1979]

D　筋力に影響を及ぼす因子

① 筋断面積

■ 筋力を決定する最大の因子である．

■ 単位面積あたりの筋力（絶対筋力）は，4〜8kg/cm^{2}といわれている．筋力と筋断面積は比例するので，筋断面積が広いほど筋力は大きくなる．

② 筋形状（図15-3）

■ 筋の長軸に対して垂直に横断した断面積を解剖学的断面積（ACSA），筋線維に対して垂直に横断した断面積を生理学的断面積（PCSA）という．

■ 筋の走行と筋線維の走行が等しい紡錘筋は，ACSAとPCSAが等しくなり，筋の走行と筋線維の走行が異なる羽状筋では，ACSAよりPCSAのほうが大きくなる．

■ 同じ太さの筋を比べた場合，PCSAが広い羽状筋のほうが紡錘筋より強い力が発揮できる．

■ しかし，紡錘筋ではそのまま筋全体の力として反映されるのに対して，羽状筋では筋線維が斜走することで力の伝達効率が低下するので，筋力発揮に不利になる．

■ 羽状筋では，PCSAの増加に伴って羽状角が増加する．羽状角が45°をこえると，

ACSA：anatomical cross-sectional area
PCSA：physiological cross-sectional area

伝達効率の低下がPCSAの増加による増大効果を打ち消してしまう.

③ 筋線維のタイプ

- 単位断面積あたりの速筋（タイプⅡ）線維の割合が大きいほど，発揮できる最大筋力も大きくなる.
- 筋力増強訓練によって筋線維のタイプは変化せず，遅筋（タイプⅠ）線維に比べて速筋線維で肥大が起こりやすいといわれている.
- それぞれの筋線維のタイプの割合には個人差があり，出生時にほぼ決定している.

④ 性　差

- 女性の筋力は男性の55〜70%程度であり，下肢に比べて上肢でその差が大きくなる.
- 主に体格（筋量）の差に起因して，男性ホルモンであるアンドロゲンの分泌量が関与していると考えられている.
- 女性は遅筋線維の割合が大きく，男性は速筋線維の割合が大きい傾向にある.
- 13歳ごろまでは大きな男女差はなく，思春期を境に差が開き始める.

⑤ 年　齢

- 筋力は20〜30歳ごろにピークを迎えて，その後次第に減少していく．それは，加齢による筋断面積の減少（筋線維の萎縮・減少）および運動単位の減少に起因している.
- 60歳をこえると，下肢筋力はピーク時に比べて約30%，上肢筋力は約20%減少する.
- 加齢に伴い，遅筋線維に比べて速筋線維の減少，萎縮が目立つようになる.
- 高齢者の筋力低下は，加齢に伴う退行変性変化（サルコペニア）に，廃用性変化が混在して生じる.
- 加齢に伴う筋萎縮・筋力低下には，蛋白同化促進ホルモンの血中濃度の低下や，炎症性サイトカインの増加，筋衛星細胞数の減少などが関与している.
- 高齢者の筋には蛋白同化抵抗性が存在し，食事（蛋白質摂取）後の筋蛋白合成が誘導されにくくなっている.
- 高齢者でも筋肥大による増強効果が確認されている．長期的にみると，増強効果の貢献度合は，筋肥大よりも神経要因によるところが大きいと考えられている.

⑥ 筋の長さ

a. 長さ-張力曲線（図15-4）

- 筋収縮により得られる張力は，自然長において最大になる．それは，アクチンとミオシンの重なりが最も多いときに相当する.
- 自然長の60%の長さになると，張力を発揮することができなくなる.

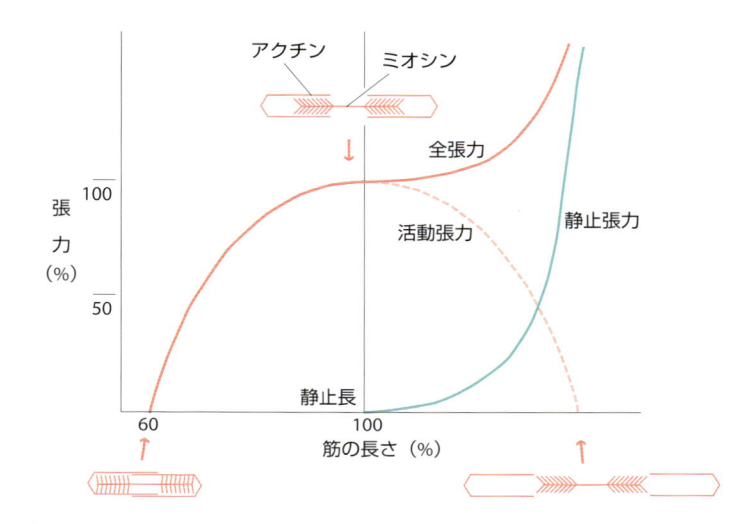

図15-4 長さ-張力曲線

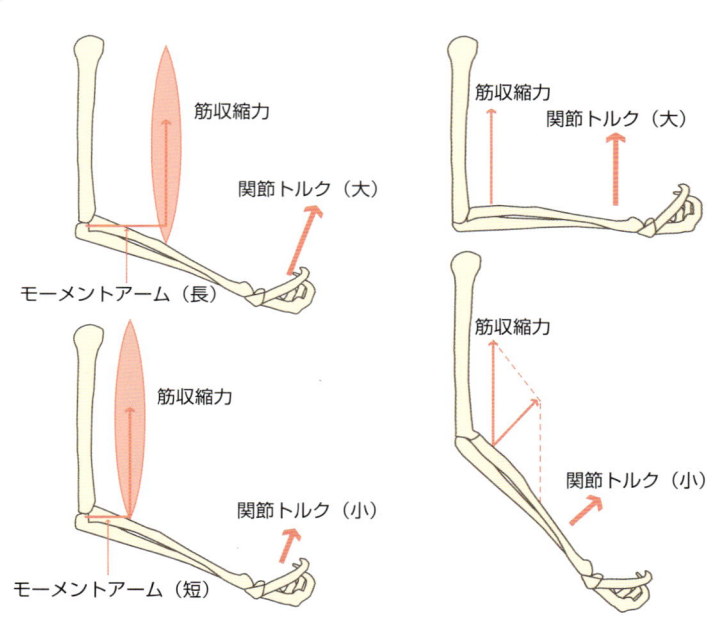

図15-5 モーメントアーム，
関節角度と関節トルクの関係

■ 自然長をこえると収縮により得られる張力は減少するが，筋を構成する結合組織の張力（静止張力）が加わるので，全張力は増加する．
■ 短縮位よりも伸張位でのトレーニングのほうが増強効果は高くなる．

⑦ 関節角度

■ 筋収縮によって発生する力は，**関節トルク**として発揮される．
■ 関節トルクは，その角度におけるモーメントアームの長さや，筋の長さ（筋の起始と停止の位置関係による長さの変化）によって変化する．
■ モーメントアームが長いほど，関節トルクの発揮には有利になる．また，筋の収縮する方向と関節トルクが発揮される方向が一致するほど，関節トルクの発揮には有利になる（**図15-5**）．

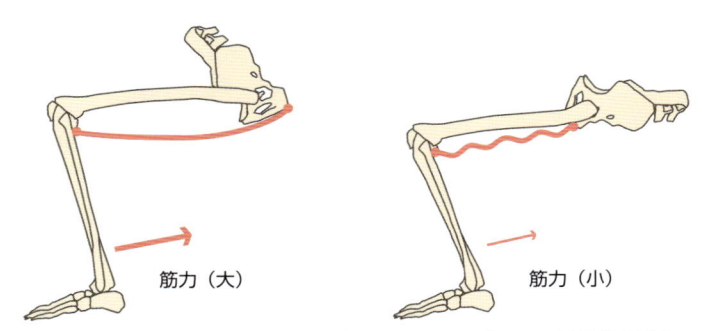

筋力（大）　　　　　　　筋力（小）

図15-6　2関節筋の関節位置と筋力の関係（ハムストリングによる膝関節屈曲）

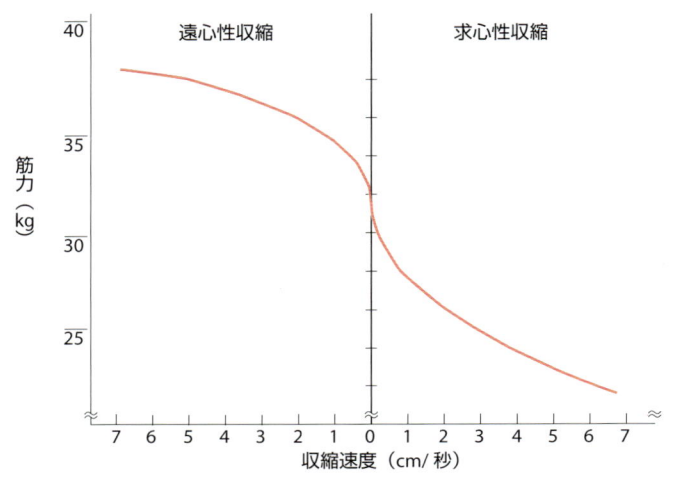

図15-7　筋の力-速度関係

- 2関節筋の場合，その筋がまたぐ2つの関節の位置関係によって，発揮される力は変化する．たとえば，ハムストリングによる膝関節屈曲筋力では，股関節伸展位よりも屈曲位で筋の長さが長くなるので，力が発揮しやすくなる（**図15-6**）．

⑧ 運動速度

- 求心性収縮では，運動速度が増加すると発揮される筋力は減少する．遠心性収縮では，運動速度が増加すると発揮される筋力は増加する（**図15-7**）．
- 遅い速度の運動は筋力増強に効果的であり，速い速度の運動はパワーの増大に効果的である．

⑨ 中枢神経系の興奮水準（覚醒状態，かけ声効果など）

- 人が随意的に筋力を発揮する際，最大努力で行ったつもりでも限界（生理的限界）まで筋力は発揮されておらず，20〜30%の余力を残している（心理的限界）．これは中枢神経系の興奮水準が高くなると同時に，抑制作用も働くこと

が影響している.

■ 中枢神経系で働く抑制作用の強さは，心理状態によって変化する．催眠中の暗示あるいはかけ声によってその抑制が解かれて発揮される筋力は増大する（生理学的限界に近づく）.

10 疼　痛

■ 運動に疼痛が伴う場合，生体の防御反応として筋活動は抑制される.

■ 運動に関与しない部位に疼痛がある場合でも，心理的，精神的な影響で筋力は発揮されにくくなる.

E　筋力増強訓練の基本原則

■ 筋力増強には高負荷・低頻度の運動が適している.

1 過負荷の原則

■ 筋力を強化するためには，生体の適応性を利用して一定以上の負荷を加えなければならない．これを**過負荷の原則**という.

■ その原則を満たすためには，4つの基本条件（a. 運動の強度，b. 運動の持続時間，c. 運動の頻度，d. 運動の期間）が必要になる.

a. 運動の強度

■ **筋力増強効果**を得るためには，少なくとも**最大筋力の35%以上**の強度が必要である.

■ すべてのタイプの筋線維を動員して強化するためには，少なくとも**最大筋力の70〜80%以上の強度が必要**になる.

■ 最大筋力の60〜80%程度の負荷強度での運動において，セット間休息を30秒〜1分程度に短くして疲労困憊まで運動を行うことによって，成長ホルモンの分泌が促されやすくなり，筋肥大効果が高くなる.

■ **筋力を維持**するためには，**最大筋力の20〜30%の強度が必要**である．これは日常生活で発揮される筋活動量に相当する.

■ **最大筋力の20%以下の強度**しか負荷されない状態が続くと，**廃用性の筋力低下が生じる**.

■ 等尺性運動の場合は，最大筋力に対する割合（%）で負荷強度を設定する.

■ 等張性運動の場合は，運動を繰り返せる限界の回数（RM）で負荷強度を設定する．1RMは1回しか繰り返せない負荷強度を表しており，最大筋力となる.

RM：repetition maximum

■ 等速性運動の場合は，角速度で負荷強度を設定する.

b. 運動の持続時間

■ たとえ強度の条件が満足できるものであっても，その強さをある程度持続しなければ筋力増強効果は期待できない．強度が低ければ，収縮時間（頻度）を増やす必要がある.

表15-2　等張性運動の負荷強度と反復回数の関係と主な効果

最大筋力に対する割合（%）	最高反復回数（回）	期待できる効果
100	1	集中力UP
90	3〜4	
80	8〜10	筋肥大・筋力UP
70	12〜15	
60	15〜20	筋持久力UP
50	20〜30	
33.3	50〜60	

表15-3　等尺性運動の負荷強度と時間の関係

負荷強度 最大筋力に対する割合（%）	筋収縮時間（秒）	
	最低限度	適正限度
40〜50	15〜20	45〜60
60〜70	6〜10	18〜30
80〜90	4〜6	12〜18
100	2〜3	6〜10

[金久博昭：筋のトレーニング科学．高文堂出版，p.110，1989より引用]

- 等張性運動では，強度に応じて反復回数を変えて設定を行う（**表15-2**）.
- 等尺性運動では，強度に応じて収縮時間を変えて設定を行う（**表15-3**）.

c. 運動の頻度

- 運動頻度の条件には，1日あたり何回トレーニングを行うかということ（1日のセット数）と，週あたり何回トレーニングを行うかということの2つの条件がある.

①1日のセット数

- 1日のセット数は，3〜5セットが一般的である.

②セット間の休息時間

ATP：adenosine triphosphate
CP：creatine phosphate

- 疲労は，エネルギー源であるアデノシン三リン酸（ATP），クレアチンリン酸（CP）の消費状況と，乳酸など代謝産物の蓄積状況で決定する.
- 適切な休息時間を設定するためには，ATP，CPの回復と代謝産物の消退時間を考慮する必要がある.
- 運動終了後，ATP，CPは90〜120秒で安静時の約90%まで回復するとされており，休息時間としては2〜3分が推奨されている.

③週あたりの回数

- 筋力増強効果を得るためには，週3回以上の頻度が必要である.
- 週2回の頻度で得られた増強効果は，週3回の頻度で得られた効果の80%程度であることが確認されている.
- 毎日実施したときの効果を100%とすると，週1回の頻度ではその効果は30%にまで減少して，2週に1回の頻度では効果はみられないことが確認されている.

- 連日のトレーニングは，超回復にマイナスの影響を与える可能性がある．対象者の疲労回復状況に注意して頻度を決める必要がある．

d. 運動の期間

- 筋肥大を目的とした場合，最低でもそれが起こるまでの期間（3〜5週）以上，運動を継続する必要があるといえる．
- 若年者より高齢者のほうが回復に時間を要することも念頭に置いておく必要がある．
- 筋力低下の原因（筋原性，神経原性など）や原疾患の状態によって，回復に必要な期間は異なってくる．それらを十分考慮したうえで，運動期間を考える必要がある．

② 個別性（特異性）の原則

- ある種の筋力強化に対して，同じ種類の運動を行うことでその効果が高められ，異なる種類の運動に対する効果は低くなる．これを**個別性の原則**といい，以下の3つの側面から考えることができる．

a. 筋収縮様式における個別性

- ある収縮様式を主体とした運動で筋力増強訓練を行った場合，同じ収縮様式における筋力への増強効果は高くなるが，別の収縮様式への増強効果は低くなる．
- 等尺性運動で筋力増強訓練を行えば等尺性筋力への増強効果は高いが，等張性筋力への効果は低くなる．等張性運動で行えば等張性筋力への増強効果は高いが，等尺性筋力への効果は低くなる．遠心性・求心性運動でも同様のことが起こる．

b. 負荷様式における個別性

- 負荷条件の違いにより，得られる効果が異なってくる．
- 高負荷・低頻度の運動は最大筋力を増加させ，低負荷・高頻度の運動は筋持久力を増加させる．

c. 運動様式における個別性

- 主動作筋が同一であったとしても，実際に行った運動とは異なる運動様式の筋力に対しては，増強効果が低くなる．
- 等尺性運動で筋力増強訓練を行った場合，運動を行った関節角度周辺で増強効果は高くなるが，運動を行った角度より離れた角度では増強効果は低くなる．
- パフォーマンスを向上させたい場合，その動作に必要な筋力を個別に強化するよりも，その動作を繰り返し行わせたほうが効果的である．

F　筋力増強訓練の各種方法論

- 筋力増強訓練の方法論に関する報告は，1945年，デローム（DeLorme）らの等張性運動による**漸増抵抗運動**（PRE）や，1953年，ヘッティンガー（Hettinger），ミューラー（Muller）の等尺性運動による方法に始まる．

PRE：progressive resistive exercise

■そこで提唱された理論（過負荷の原則や個別性の原則）が，今でも筋力増強訓練の基盤となっている．

①　等張性運動による筋力増強

a.　漸増抵抗運動
■全可動域を10回繰り返して運動できる運動強度10RMを基準に，負荷量を設定する．
■方法は，10RMの10%を10回の運動から始め，10%ずつ強度を増やしながら10回の運動を10セット，計100回の運動を行うという内容である．
■その後，ワトキンス（Watkins）とともに改良が加えられ，10RMの50%を10回，10RMの75%を10回，10RMの100%を10回行う方法が考案された．
■セット間の休息時間は2〜4分として1週ごとに10RMの測定を行い，負荷量を変更する．

b.　漸減抵抗運動
■筋疲労を考慮して，負荷量を徐々に減らしながら運動を行っていく方法である．
■代表的な方法として，オックスフォード法がある．
■方法は，10RMの100%の強度で10回の運動から始めて，10%ずつ強度を減らしながら10回の運動を10セット，計100回行うという内容である．

c.　血流制限下での運動
■血流制限下での運動方法として，加圧トレーニングとスロートレーニングがある．
■加圧トレーニングとは，専用の弾性ベルトで，静脈血流のみが強く制限されるような圧を上下肢の基部に加えてトレーニングを行うものである．30〜50%1RMの軽負荷の強度の運動で効果が得られる．
■特許申請により，実施にはライセンスが必要であったが，2013年11月に失効しており，現在は誰でも自由にその方法でのトレーニング実施が可能となっている．ただし「加圧トレーニング」には商標権が登録されており，その名称の使用には注意が必要である．
■スロートレーニングとは，筋発揮張力維持法（LST）の通称である．

LST：low-intensity resistance training with slow movement and tonic force generation

■自重など50%　1RM程度の比較的軽い強度の負荷をかけて，筋の発揮張力をゆるめることなく，ゆっくりとした動作（3〜5秒程度かけて上げて，3〜5秒かけて下げる）で行うトレーニング方法である．
■終始力を入れ続けるためには，肘や膝を伸ばしきらないノンロックという動作で行うことがポイントとなる．

②　等尺性運動による方法

a.　ヘッティンガー，ミューラーらの方法
■最初に考案された方法は，1日1回，最大筋力の2/3以上の力で，等尺性収縮を6秒間行わせるという内容であった．
■しかし強度が低すぎるとの批判もあり，最終的には，最大筋力を4〜6秒間，

5〜10回/日の頻度が最も効果的であるとされている.

b. ローズ（Rose）法（短時間最大運動）

■ 最終域まで運動した後，5秒間の最大等尺性収縮を行わせるという方法である.
毎日1.25ポンド（約570g）ずつ負荷強度を増加させる.

③ 等速性運動による方法

■ 等速性運動は，等張性，等尺性運動による筋力増強訓練の欠点を解決すべく，
1967年シスル（Thistle）らによって考案された運動概念である.

■ 人工的に設定した速度をこえるときに発生する力（加速度を生じさせる力）を
筋に負荷して筋力強化をはかろうとするもので，それを可能にするための専用
機器［CYBEX®（サイベックス），BIODEX®（バイオデックス）など］が必要
になる.

■ 全可動域を通して一定速度の運動となるので，すべての角度で最大筋力を負荷
することができる.

■ 筋力2以上あれば使用可能で，測定機器としても有用である．しかし高価で
セッティングに時間を要すなど，汎用性に乏しい短所がある.

■ 運動を行った速度と離れた速度域に対する増強効果は低い．したがって60〜
120°/秒ごとで間隔を置いた角速度設定が推奨されている.

■ 低速度の運動は低速域へ，高速度の運動は高速域への筋力増強効果が高くなる.

■ 中速度の運動は，低速から高速まで全域への増強効果が高くなる.

■ 高速度での運動は筋持久力増大に，低速度での運動は筋力増大に対して，より
効果的である.

▷ **エビデンス**

① シスルらは，等速性運動による筋力増強効果の比較を行い，8週時の効果が等
尺性運動の約3.6倍，等張性運動の約1.7倍であったことを報告している.
［Thistle HG et al：Isokinetic contraction, A new concept of resistive exercise.
Arch phys Med **48**：279-282, 1967］

② 嶋田は，等速性運動（24°/秒）と等尺性運動による筋力増強効果の比較を行い，
1週目で等速性運動が等尺性運動の1.6倍，2週目で1.3倍と，短期間での筋力強
化に有効であるものの，最終的な両者の差はなかったことを報告している.
［嶋田智明：大腿四頭筋筋力増強における Isokinetic Exercise と Isometric
Exercise との効果の実験的比較．理療と作療 **10**：228-232, 1976］

③ モフロイド（Moffroid）らによると，速い角速度（108°/秒）の運動は，遅い
角速度（36°/秒）での筋力発揮にも効果が波及するが，遅い角速度での運動は
速い角速度の筋力発揮には波及しないとしている．［Moffroid MT et al：Speci-
ficity of speed of exercise. *Phys Ther* **50**：1692-1700, 1970］

④ 金久は，低速（60°/秒），中速（180°/秒），高速（300°/秒）でトレーニング効果
を比較して，低・中速の運動では60〜300°/秒の全速度域で効果があったのに対
して，高速での運動では高速域（240〜300°/秒）にしか効果がみられなかった
ことを報告している．［金久博昭：筋のトレーニング科学．高文堂出版, 1989］

G 筋力増強訓練実施上の留意事項

1 確実な効果を得るために

- 等張性，等尺性，等速性運動それぞれの特性を理解したうえで，3者をうまく組み合わせながら，目的とする動作の改善，向上を目指すことが重要になる．
- その際，確実に効果を得るためには過負荷の原則，個別性の原則に従ったプログラムを処方することが重要になる．
- 2つの原則を組み合わせたプログラムがより効果的である．
- また期間ごとに運動内容を変化させるピリオダイゼーションに代表されるように，負荷強度のかけ方や運動量に変化をつけていったほうが，効果が高いとされている．
- 運動を実施する際，最適な負荷を確実に目的とする筋に与えることが重要になる．筋収縮を確認して代償運動を抑制することが重要になる．
- 低栄養状態での高負荷強度での運動は効果をもたらさないだけでなく，機能を低下させてしまう可能性がある．
- 低栄養の原因（飢餓，侵襲，悪液質）と栄養状態の把握が必要であり，その目安になる血液データとして，アルブミン値，C反応性蛋白（CRP）値が参考になる．

CRP：C-reactive protein

2 安全に実施するために

- リスク管理を忘れてはならない．基礎疾患の特性，合併症などを把握したうえで，運動中の対象者の変化に常に注意を払う必要がある．
- また，負荷が大きすぎることによって生じる，過用症候群 overuse syndrome にも注意しなければならない．

CPK：creatine phosphoki-nase

- 筋組織の損傷によって濃度が上昇する血中クレアチンホスホキナーゼ（CPK）値が，その1つの指標になる．

学習到達度自己評価問題

1. 筋力を決定する因子について説明しなさい．
2. 筋力増強のメカニズムについて説明しなさい．
3. 筋力に影響を及ぼす因子を説明しなさい．
4. 筋力増強訓練における過負荷の原則について説明しなさい．
5. 個別性の原則について説明しなさい．
6. 筋力増強訓練を実施する際の留意事項を説明しなさい．

運動の局所的影響と運動療法 ■筋力・筋持久力訓練

16 実習5：運動療法による筋力の維持と増強

一般目標

1. 安全に筋力増強訓練を実施できる.
2. 適切な手技，器具を選択して筋力増強訓練を実施できる.

行動目標

1. 筋力増強訓練の準備（情報収集，器具の把握，バイタルサインのチェック，筋力評価）ができる.
2. 対象者（患者）に筋力増強訓練を指示し，実施できる.
3. リスクや代償運動を理解し，配慮できる.

調べておこう

1. 筋収縮タイプの特性について調べよう.
2. さまざまな筋力増強訓練器具をあげてみよう.
3. 筋力増強訓練の負荷量について調べよう.

A 情報収集

1 安全管理

■ 安全に筋力増強訓練を行うためには，事前に対象者（患者）情報を収集することが不可欠である.
■ 対象者が有する疾患，障害，リスクなどを，カルテや主治医などから収集する.
■ 筋力評価や訓練に際しては，循環動態に影響を及ぼす可能性があるため，対象者のバイタルサインには，随時注意を配っておく.

2 準 備

■ 筋力増強訓練の前に，実習で使用できる器具を把握する（図16-1）.
①**重錘ベルト，鉄アレイ，ゴムバンド類**
■ 肢節に装着・把持することにより，筋力増強訓練時の運動負荷となる.
②**等速性運動評価・訓練機器**
■ さまざまな角速度（0〜約500°/秒）での等速性運動を設定し筋力増強訓練を行うことができる. また他動運動モードを使用すると，関節運動を介助すること

> **memo**
> **筋力評価や訓練時に注意すべき循環動態**
> 筋力を発揮する際に，息をこらえたり過剰な等尺性運動を行ったりすると，心臓にかかる後負荷が増大（動脈血管抵抗の増大）し，血圧が上昇する（バルサルバ効果）可能性があるために注意が必要である.

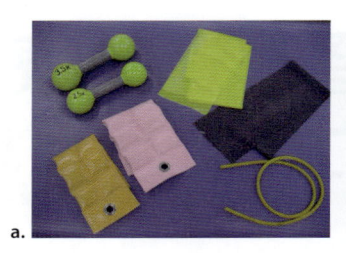
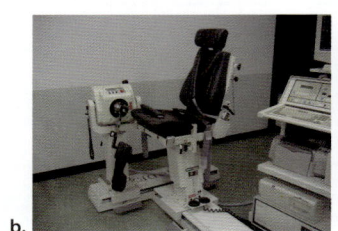
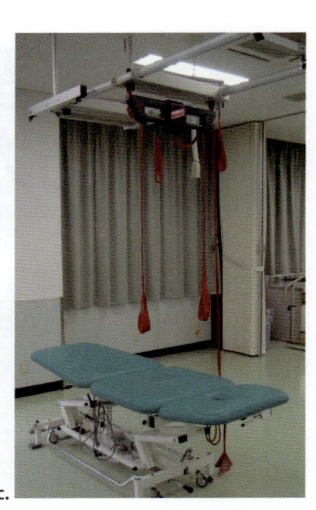

図 16-1　筋力増強訓練に使用される器具
(a) 重錘ベルト，鉄アレイ，ゴムバンド類．(b) 等速性運動評価・訓練機器．(c) スリング（牽引，滑車）機器．

（自動介助運動）も可能である．

■ スポーツ復帰に必要な強大な筋力や高速度運動での筋力の獲得目的から，脆弱な筋力の回復目的まで，幅広く使用できる．

③**スリング（牽引，滑車）機器**

■ 天井やオーバーヘッドフレームなどから吊り下げられた牽引装置を利用した訓練機器である．

■ 肢節を吊り下げることにより，肢節の重量を軽減して，運動の補助の役割を担う．また牽引部位を支点とすることで，筋力増強訓練を行うこともできる．

B　評　価

■ 対象者の筋力を評価する．

■ 初回と最終時は必ず行う．日常の治療時にも必要であれば適宜行う．

■ 徒手筋力テストの結果のみでなく，視診，問診，触診および動作観察からも，筋力の目安となる情報を得ることができる．

■ 筋力測定機器（簡易式ダイナモメーターや等速性運動評価・訓練機器）を用いると，客観性が高まる．

MMT : manual muscle test

1　徒手筋力テスト（MMT）

■ 重力や徒手抵抗による筋力評価法である．**ダニエル（Daniel）法**や**ケンダル（Kendal）法**がよく知られる．

2　視診，触診

■ 筋萎縮の存在から筋力低下が予測される．

■ 随意収縮時の筋腹の大きさや，筋の硬さも筋力を予測する手段となりうる．

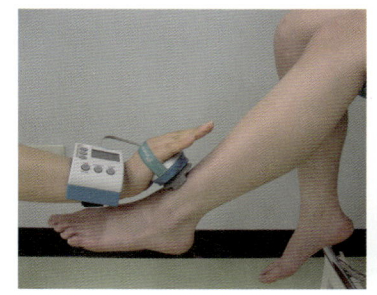 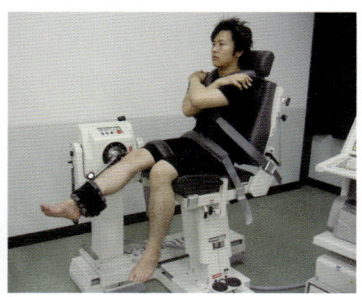

図16-2 筋力測定機器
(a) ハンドヘルド式ダイナモメーター，(b) 等速性
運動評価・訓練機器．

a.　　　　　　　　　　　　b.

- 筋萎縮や筋腹の大きさ，筋の硬さは左右差を比較することでも，筋力の差を予測することができる．
  ［例］左の大腿四頭筋のほうが右に比べ，筋腹が大きく，収縮時に硬い→左のほうが筋力は強い．

③ 四肢周径の計測

- 視診，触診で認めた筋萎縮や筋腹の大小は，四肢周径を計測することで客観性が高まる．
- 経時的に計測することで，筋力増強訓練の成果や筋力の変化の裏づけとなりうる．

④ 問診，動作観察

- 対象者への問診や実際の動作の観察からも，筋力の予測ができる．
  ［例］腕（肩）が上がらない→肩関節周囲筋の筋力低下

⑤ 筋力測定機器（図16-2）

- 徒手筋力テストに比べ，実際に発揮した筋力を計測することができ，客観性を高めることができる．
① ハンドヘルド式ダイナモメーター
- 筋力測定時，検者が徒手抵抗を加える手や固定具に装着し計測する．
② 等速性運動評価・訓練機器
- 測定器の回転軸に関節中心を，回転レバーに肢節を一致させて関節運動を行うことにより，等速性運動中の筋力を計測する．

C　訓練の実施

- 対象者の障害像を考慮したうえで，適切な訓練（筋収縮の種別，肢位，負荷量，器具）を選択する．
  ［例］関節リウマチ→関節破壊の回避→等尺性運動

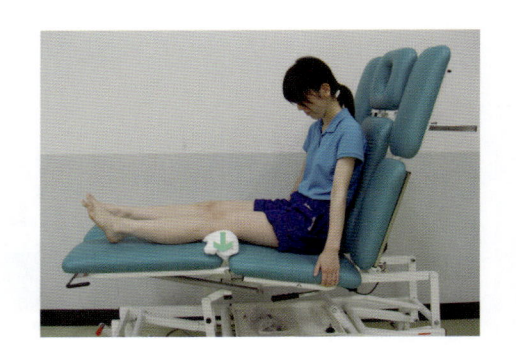

図16-3　大腿四頭筋の等尺性運動（muscle setting）
長座位にて，矢印の方向に力を入れさせる．

1 等尺性運動による筋力増強訓練の実習

- 一般的に広く知られるmuscle settingについて実習する．
- 負荷量，回数は筋力増強訓練の基本原則（第15章「筋力増強訓練」，p.153参照）に則り，対象者に適した条件を選択する．

［実習］

　関節リウマチや膝関節術後など，膝関節の関節運動を行ってはいけない対象者に対して，大腿四頭筋の訓練を行う（**図16-3**）．

①肢　位

- ベッド上での長座位とする．
- 長座位の保持が困難な場合は背臥位でもよいが，筋収縮を視覚的に確認しながら訓練を行うことが望ましいため，一方の下肢をベッドから下ろす，もしくは背もたれを確保するなどして適切な肢位を設定する．
- 膝関節の変形やハムストリングの短縮などで膝関節の伸展制限を有する場合は，膝窩とベッドの間にタオルなどを挿入するとよい．
- 膝関節を露出して大腿四頭筋の筋収縮を確認できるようにする．

②等尺性運動による筋力増強訓練の実施（muscle setting）

- 対象者に大腿四頭筋の位置を説明する．
- 対象者に膝関節を伸ばすように指示して大腿四頭筋を収縮させる．
- 大腿四頭筋の筋収縮を視覚的，もしくは実際に手で触らせて確認させるのもよい．
- 筋収縮がうまく得られない場合は，理学療法士の手やタオルなどを膝窩とベッドの間に挿入して軽度屈曲位から伸展させてもよい．

③注意事項（**リスク管理**，代償運動）

- **等尺性運動は，血圧を上昇させる**など循環動態に影響を及ぼすため，バイタルサインの変化には十分注意する．
- 関節運動を起こさないとはいえ，筋収縮により関節内圧が高まることや膝蓋骨が引き上げられることにより生じる疼痛に注意する．
- 膝の裏（膝窩）で，ベッドを押すように指示するのもよいが，股関節の伸展運動による代償運動に注意する．

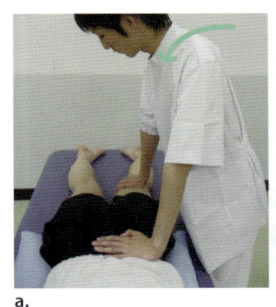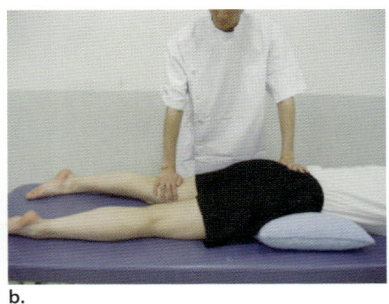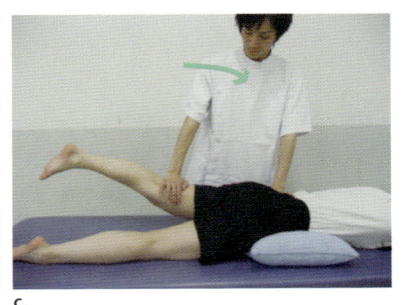

図16-4　徒手抵抗による大殿筋の筋力増強訓練
(a) 理学療法士は，股関節伸展の運動面にあわせて抵抗を加えるため，やや前かがみになる．(b) 代償を防ぐため，体幹や骨盤はしっかり固定する．(c) 理学療法士は，大腿骨に対し常に垂直方向に抵抗を加えるため，股関節伸展運動にあわせて，体幹を傾ける．

② 等張性運動による筋力増強訓練の実習

- 徒手抵抗および一般的に広く用いられる器具を使用した筋力増強訓練について実習する．
- 負荷量，回数は漸増抵抗運動などを参考に（第15章「筋力増強訓練」，p.153参照），対象者に適した条件を選択する．
- 最大関節運動範囲を得た肢位で，一度保持するように指示して等尺性運動を取り入れるのもよい．
- 最大関節運動範囲を得た後，開始肢位に戻す際，徒手による訓練時には抵抗に抗し続け，器具を用いた訓練時にはゆっくりと戻すように指示して遠心性運動を取り入れるのもよい．
- 等張性運動は関節運動を伴うため，運動時痛や訓練を重ねることによる疼痛，腫脹，熱感が出現するようなら，関節へのストレスが過剰であることが懸念される．負荷量を少なくするか，等尺性運動への変更などを考える．

［実習］

- 大殿筋の筋力低下を有する対象者に対して徒手抵抗による筋力増強訓練を行う（**図16-4**）．

①肢　位

- ベッド上での腹臥位とする．
- 股関節の伸展制限を有する場合や腹部圧迫による不快感を示す場合，過度の腰椎前彎を避けるために腹部とベッドの間に枕などを入れるとよい．

②等張性運動による筋力増強訓練の実施

- 理学療法士は，一方の手で骨盤を固定してもう一方の手で大腿骨遠位部に抵抗をかける．
- 理学療法士の位置取りは，抵抗をかける上肢の長軸方向と股関節伸展運動の運動面を一致させるため，体幹をやや前傾して対象者の体の上に位置する．
- 股関節伸展のレバーアームである大腿骨に対して，常に直角に抵抗を加えるため，理学療法士は股関節伸展運動にあわせて，体を傾斜しながら訓練を行う．
- 抵抗の位置を下腿遠位部にすると，股関節伸展のレバーアームが長くなり，股

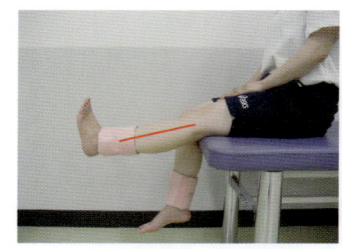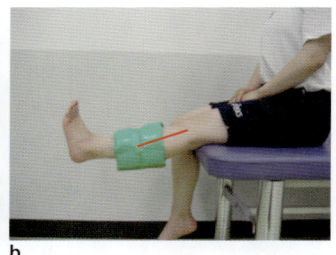

a.　　　b.

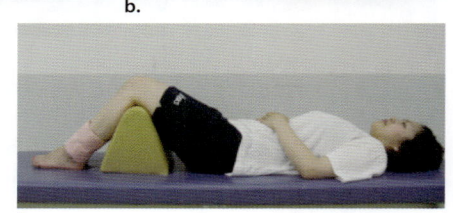

c.

図16-5　**重錘ベルトによる大腿四頭筋の筋力増強訓練**
(a) 一般的な下腿遠位部への装着．(b) 下腿遠位部や足関節の障害により，重錘ベルトを下腿遠位部に巻くのを回避した場合，膝伸展のレバーアーム（赤線）は短くなるため，負荷量の選択に注意する．(c) 端座位がとれない場合の背臥位での肢位．

関節伸展運動に対する負荷は増えるが，ハムストリングの収縮も加わることに配慮する．
- 膝関節に障害を有する，あるいはそのおそれがある場合は，大腿遠位部への抵抗を選択する．

③注意事項（リスク管理，代償運動）
- 股関節の伸展とともに脊柱を伸展し**腰椎の前彎が増強**すると，**腰痛の原因になる**ので注意する．
- 体幹の回旋や骨盤の挙上・回旋がみられると，体幹や反対側下肢の筋が代償を起こしているので，骨盤はしっかり固定する．

［実習］
- 変形性膝関節症患者に対して重錘ベルトを使用して大腿四頭筋の筋力増強訓練を行う（**図16-5**）．

①肢　位
- 端座位とする．
- 端座位を保持するのが困難な場合は，背臥位で膝関節の下に三角枕などを入れて，膝関節屈曲位を確保する．

②等張性運動による筋力増強訓練の実施
- 下腿の遠位部に重錘ベルトを巻く．
- 下腿の遠位部にも外傷や障害を有して重錘ベルトを巻けない場合，下腿の中央や近位部に巻いてもよい．その際，関節中心から重錘までの距離（レバーアーム）が短くなる．下腿遠位部への装着時に比べて負荷量が小さくなることを考慮して，重錘ベルトの重量を決定する．
- ゆっくりと膝関節を伸展，屈曲するよう指示する．

③注意事項（代償運動）
- 股関節の屈曲筋による下肢の挙上運動にならないようにする．

［実習］
- 股関節術後などにより，側臥位のとれない対象者に対してゴムバンドを使用し

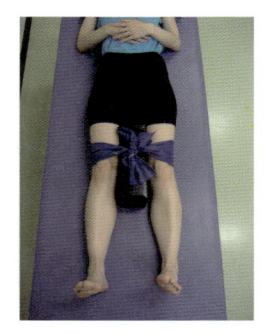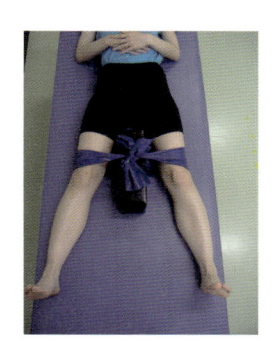

図16-6　**ゴムバンドによる中殿筋の筋力増強訓練**
過内転防止には，枕などを両下肢の間に入れておく．

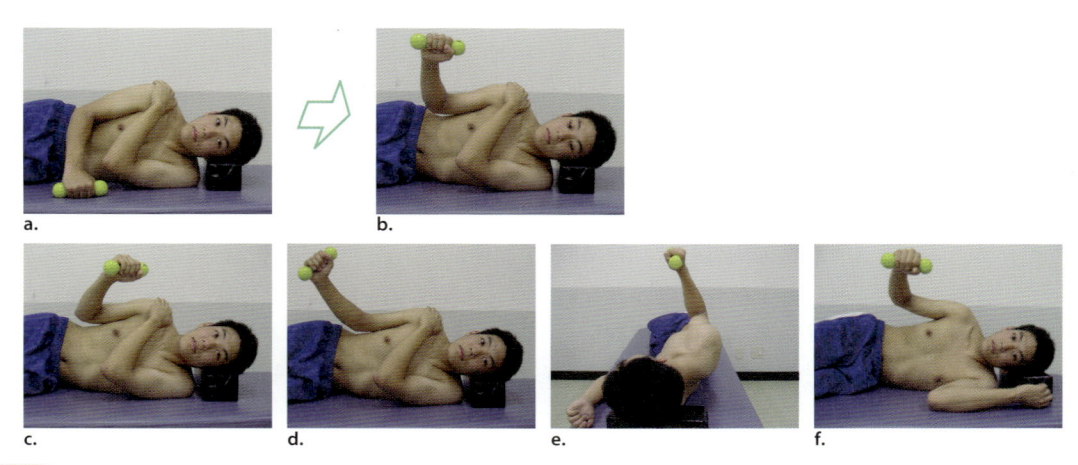

図16-7　**鉄アレイによる棘下筋の筋力増強訓練**
（a→b）正しい運動．（c～f）代償運動．（c）肘の屈曲（上腕二頭筋），（d）肘の伸展（上腕三頭筋），（e）体幹の回旋，（f）肩の外転（三角筋）．

て股関節外転筋の筋力増強訓練を行う（**図16-6**）．

①肢　位

■ 背臥位とする．

■ ゴムバンドは下腿の遠位部に巻くと，股関節外転のレバーアームが最大となり
負荷が大きい．しかし，膝関節に何らかの障害を有する，もしくは有するおそ
れがある場合は，大腿骨遠位部に巻くとよい．

②等張性運動による筋力増強訓練の実施

■ 膝を屈曲せずに両下肢もしくは，一方の下肢を，ベッドに這わすよう股関節の
外転，内転運動を行わせる．

③注意事項（代償運動，リスク管理）

■ 股関節が屈曲するときは，大腿筋膜張筋の代償運動が起こっている．

■ **人工股関節や大腿骨の骨切り術**などの術後で，**股関節の内転や内旋方向への動
きが禁忌**の場合，あらかじめ両下肢の間に枕やタオルを入れて予防するとよい．

［実習］

■ 投球障害肩により，棘下筋の筋力低下を有する対象者に対して鉄アレイを使用
して筋力増強訓練を行う（**図16-7**）．

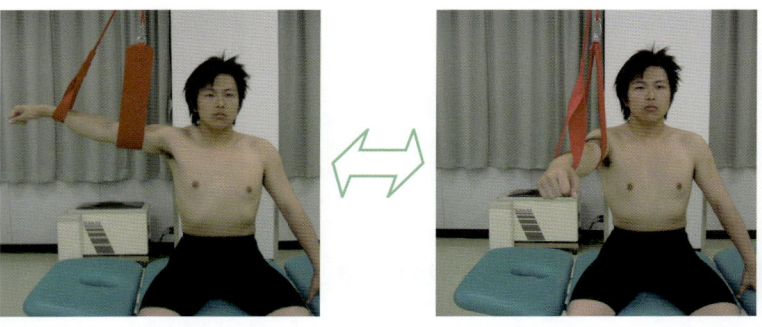

図16-8　スリング機器を使用した大胸筋，三角筋後部線維の筋力増強訓練（自動介助運動）
肩関節術後で肩関節の内転を禁じられている場合や，三角筋中部線維の筋力低下により肩関節の外転位保持が不可能な場合，スリング機器で上肢を介助することができる．

①肢　位
■訓練側を上にした側臥位とする
②等張性運動による筋力増強訓練の実施
■肩関節内外転0°，肘関節90°屈曲位で，鉄アレイを把持させる．
■肘と上腕骨は動かさないよう，上腕骨軸を軸にした外旋，内旋運動を行わせる．
③注意事項（**代償運動**）
■肘関節の屈曲や伸展がみられるときは，上腕二頭筋や上腕三頭筋の代償運動が起こっている．
■体幹の回旋による見かけ上の肩外旋運動に注意する．
■上腕骨が外転や伸展をすると outer muscle の代償運動が起こっている．反対側の手で三角筋の筋収縮がないことや棘下筋の筋収縮が得られていることをチェックしながら訓練を行わせるとよい．

［**実習**］
■腱板損傷に対する腱板縫合術の術後で，肩関節外転90°以下は禁忌，三角筋の筋力がMMT3以下の対象者に対してスリング（牽引）機器を使用して肩関節水平内転，外転の筋力増強訓練（自動介助運動）を行う（**図16-8**）．
①肢　位
■スリング（牽引）機器の下での端座位とする．
■上腕と前腕を牽引して肩関節が外転90°以下にならないようにする．
②等張性運動による筋力増強訓練の実施
■肘関節伸展位で，肩関節の水平内転，水平外転を行う．
③注意事項（リスク管理，代償運動）
■対象者が立ち上がると，肩関節の外転角度が90°以下になるので，立ち上がらないよう十分なオリエンテーションが必要である．
■牽引部分の圧迫による疼痛や阻血に注意する．
■肘関節の屈曲，伸展運動が起こらないようにする．

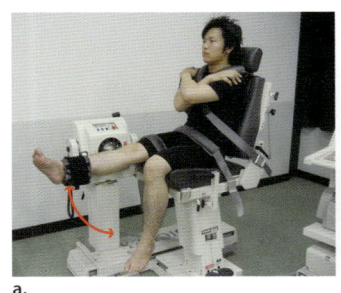
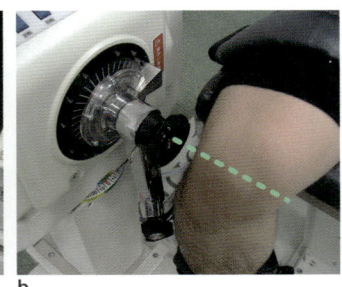
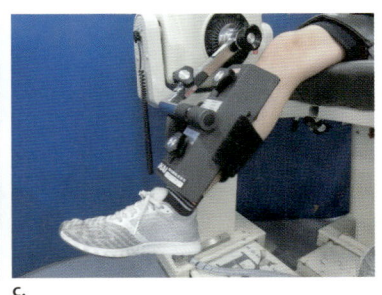

a.　　　　　　　　　　　b.　　　　　　　　　　　c.

図16-9　大腿四頭筋の等速性筋力増強訓練
（a）等速性運動評価・訓練機器を使用し膝関節を可能な限り素早く運動させる．（b）ダイナモメーターの回転軸と膝関節の運動軸を必ず一致させる．（c）脛骨の前方引き出しへの配慮が必要な症例には，脛骨の近位部にもパッドを有するデバイスを使用する．

③ 等速性運動による筋力増強訓練の実習

- 一般的に広く用いられる機器を使用した訓練について実習する．
- 角速度は，筋力増強を意図するなら低速域，高速運動での筋力発揮や筋持久力の増大を意図するなら高速域と目的に応じて選択する（第15章「筋力増強訓練」，p.153参照）．

［実習］
- 膝前十字靱帯再建術後4ヵ月を経過したサッカー選手に対して膝関節伸展筋，屈曲筋の筋力増強訓練を行う（**図16-9**）．
①肢　位
- 等速性運動評価・訓練機器のシートでの端座位
②等速性運動による筋力増強訓練の実施
- ダイナモメーターの回転軸と膝関節の運動軸をあわせる．
- 回転レバーのパッドを下腿遠位部に装着する．
- 角速度の条件を低速（例；60°/秒），中速（例；180°/秒），高速（例；240°/秒）に設定する．
- 回数は，低速域が1セット5回，中速域が1セット10回，高速域が1セット15回など，低速域では低回数，高速域では高回数とする．
- 各速度の運動とも，可能な限り速く膝関節の伸展，屈曲運動を行う．
③注意事項（代償運動）
- 確実に膝関節の単関節運動を起こすために大腿部の固定や体幹をしっかり固定する．

④ 閉鎖性運動連鎖（CKC）による筋力増強訓練の実習

- 単関節運動である**開放性運動連鎖**（**OKC**）に比べ，スクワット（**図16-10**）に代表されるようなCKCでの筋力増強訓練は，実際に獲得したい動作に類似していることや主動作筋と拮抗筋の同時収縮が得られることが利点である．
- スクワットは自己の体重が負荷となり，下肢関節に大きな圧縮力を発生させるため，適応条件としては，座位からの起立および着座が可能な筋力を有するこ

CKC：closed kinetic chain

OKC：open kinetic chain

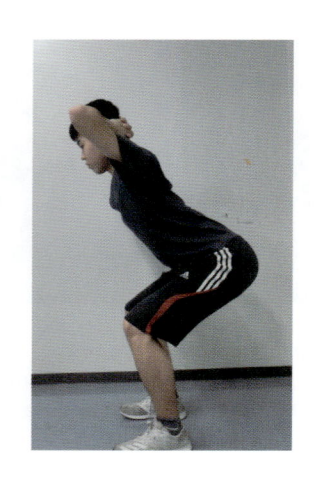

図16-10　スクワット
下肢の複数の筋のトレーニングが可能．脊柱は屈曲せず，骨盤は前傾，膝は足尖より前に出ないように行うのが基本とされる．

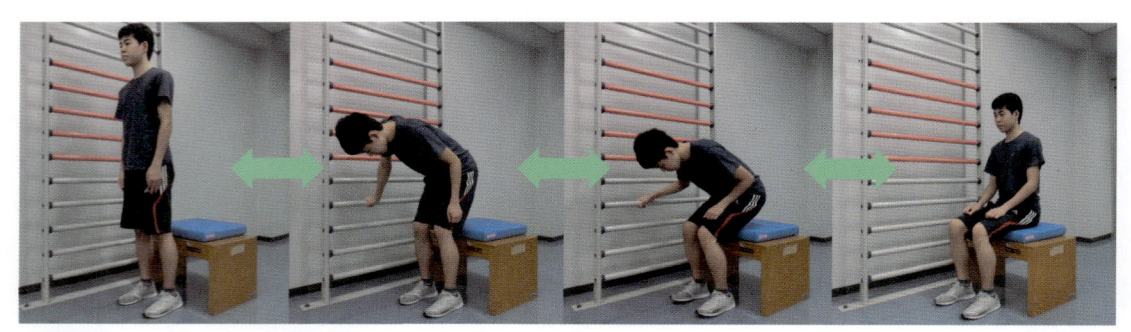

図16-11　CKCによる下肢の筋力増強訓練

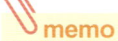

memo

OKCとCKC

工学分野における運動連鎖の概念を応用したOKCとCKCは，運動時に肢の末端が自由に動くか（＝OKC），固定されているか（＝CKC）が，定義の違いであるが，「OKC＝非荷重位での運動」「CKC＝荷重位での運動」と考えると理解しやすい．

と，下肢関節に変性のおそれがないことがあげられる．

■筋力が不十分な対象者に対するCKC訓練は，手すりやいすなどを補助的に使用して実施する．

［実習］

■いすやベッドからの立ち座りが困難な対象者に対してはCKCによる下肢の筋力増強訓練として起立着座訓練を行う（**図16-11**）．

①肢　位

■肋木や平行棒など，上肢の支持が得られる場所に起立可能な高さの台（座面）を用意する．

■足の位置は，肩幅とする．

②起立着座訓練の実施（**図16-11**）

■対象者は手すりをつかみ，膝関節が内反や外反をしないように，膝関節と股関節をゆっくりと屈曲させる．その際，必要に応じてクッションなどで座面の高さの調整を行う．

■股関節の屈曲は，骨盤の前傾を十分に意識させて体幹のみの前傾にならないよう指示する．

■立ち上がる際には，上肢を使って身体を引き上げるのではなく，股関節屈曲に

伴う両下肢への荷重（重心移動）を十分に意識させて下肢の力を中心に離殿させる.

③注意事項（リスク管理）

■座面の高さなど，対象者にとって安全かつ起立着座可能な環境を整えることが必要条件となる.

■上肢の支持は転倒予防目的として必要以上に力を入れないよう指示する.

■体重を受けての関節運動となるために運動時痛や運動後の疼痛，関節周囲の熱感の出現には注意する.

運動の局所的影響と運動療法 ■筋力・筋持久力訓練

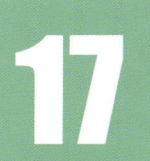

17 筋持久力増強訓練

一般目標

1. リハビリテーション分野における筋持久力増強訓練について理解する.
2. 持久力と瞬発力, 筋持久力と全身持久力の違いについて理解する.
3. 筋持久力を決定する要因と影響を与える因子について理解する.
4. 筋持久力に対する評価および増強訓練を理解する.

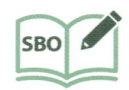

行動目標

1. 筋持久力を決定する要因を生理学的に説明できる.
2. 臨床場面において筋持久力の評価を実施できる.
3. 筋持久力増強訓練に適した負荷の量, 時間, 頻度を設定できる.
4. 臨床場面において, 具体的な筋持久力増強訓練の方法を提案・指導できる.

調べておこう

1. 筋持久力と疲労の関係について調べよう.
2. 筋持久力増強訓練によって起こる骨格筋の変化について調べよう.

A　筋持久力とは

① 持久力と瞬発力

- 筋力に時間的要素が加わった能力を**持久力**, 速度的要素が加わった能力を**瞬発力**という.
- 瞬発力は, 筋力を主体とするもの（重量挙げなど）と, 筋力と速度を必要とするもの（短距離走など）に分類される.
- 猪飼らは持久力と瞬発力の両者が含まれる能力（力の持久性）を**スタミナstamina**と定義している.

② 筋持久力と全身持久力

- ある筋に限定した持久性を**筋持久力**（全身の骨格筋の1/7〜1/6以下の筋量）, 多くの筋群の活動に基づく呼吸・循環系の持久性を**全身持久力**（全身の骨格筋の1/7〜1/6以上の筋量）という.
- 筋持久力は, 筋の活動が疲労により低下するまでの能力を指し, 疲労に対する

抵抗力と置き換えることができる.

■ 筋持久力は，筋の持続収縮を保つ能力（**静的筋持久力**）と反復収縮を行う能力（**動的筋持久力**）に分類される.

■ 筋持久力は，全身持久力と相関が高いといわれている.

③ リハビリテーションにおける筋持久力

■ 単に筋力低下に対して筋力増強訓練を実施しても日常生活活動（ADL）の向上に直接結びつくとは限らない.

■ 多くのADLは，筋力のみで発揮されることはなく，そこには持久力と瞬発力の要素が含まれる.

■ 筋力低下・筋持久力の低下は，ADLの低下をもたらすと同時に，うつ傾向を助長する.

■ 安定したADLを獲得するためには，その動作を反復することが重要であり，筋持久力が必要不可欠である.

■ 動作の安定は，エネルギー効率を向上させるため，結果として筋疲労を軽減させる.

■ 筋持久力の適切な評価と訓練は，ADLの向上や社会復帰を目指すにあたり非常に重要である.

ADL：activities of daily living

B　筋持久力を決定する要因

■ 一般的に，筋持久力を決定する要因には，以下の4つがあげられる.

① 筋内の貯蔵エネルギー源

■ 筋は，収縮するためのエネルギー源に**アデノシン三リン酸（ATP）**を必要とする．これはATPが分解されることによりエネルギーを産出するためである.

ATP：adenosine triphosphate

■ しかし，筋内のATP量だけでは，運動開始時の数秒しか運動を維持できないため，貯蔵された**クレアチンリン酸（CP）**と筋内にあるグリコーゲンの解糖エネルギーによりATPの再合成が行われる．よって，筋内にあるグリコーゲン量は，筋持久力に大きく関与する.

CP：creatine phosphate

■ 長期の運動は，グルコース蓄積に関与する**グルコース輸送胆体（GULT4）**の合成を促進させることから，骨格筋の平均グリコーゲン貯蔵量の増加につながるとされる.

GULT：glucose transporter

② 筋への酸素運搬能力，筋酸素消費量

■ ATPが長時間にわたって供給されるためには，**TCA回路**への酸素供給が不可欠となる.

TCA回路：tricarboxylic acid cycle

■ 筋内のミトコンドリアまでの酸素輸送は，筋まではヘモグロビン，筋内をミオグロビンが担っている．そのためヘモグロビンを運搬する全身血流量は，筋持

久力に大きく影響する.

■ 筋の酸素摂取量は, 主に筋血流量に反映する.

■ 筋への血流量は, 30%MVC*までは直線的に増加するが, それ以上の負荷量になると筋内圧の上昇により血管が圧迫され減少するといわれている.

■ 長期の運動は, 筋肥大とともに筋内の毛細血管新生や筋線維の発達に関与する. それに伴い血管の距離が短縮し, 筋内の酸素運搬能力は向上すると考えられている.

＊MVC　　最大筋力に対する発揮筋力の割合　%
MVC : maximum voluntary contraction

③ 筋の酸化系代謝能力

■ 筋内のミトコンドリアは, 遅筋（タイプⅠ）線維に多く分布していることから, 持久性の運動に関与している.

■ 筋内のミトコンドリアは酸素を取り込み, 糖質や脂肪細胞からの遊離脂肪酸を酸化させることでATP合成を行っている.

■ 長期の運動は, TCA回路を活性化してさらにミトコンドリアDNAの複製によるミトコンドリア数の増加やミトコンドリア容量を増大させると考えられている.

④ 神経系の機能

■ Bigland-Ritchieの分類によると疲労*は, **中枢性疲労**と**末梢性疲労**に分けられ, 現象としては両者が混在したものとして現れる.

■ 中枢性疲労は高次運動中枢から運動ニューロンまでの疲労を指し, 末梢性疲労は筋鞘から横細管（T細管）での電位の発現から筋収縮が起こるまでの神経の疲労を指す. これらの神経系の疲労は, 一般的に筋持久力に対して影響を与えるとされる.

＊疲労 fatigue　　疲労とは, 身体への高強度の運動や継続した負荷がかかることによってその機能やパフォーマンスが一過性に低下した状態を指す. そのなかで, 継続した運動による筋機能の低下は筋疲労 muscle fatigue と呼ばれ, 筋収縮性（最大張力や最大短縮速度）の低下や代償的な筋活動の亢進が生じる. その原因は中枢性（神経）と末梢性（筋）に分けられ, 両者が混在して現れる.

C　筋持久力に影響を与える因子

■ 筋持久力にはさまざまな因子が影響を与えるといわれており, 一般的には, 年齢, 運動経験, 栄養状態, 性差などがあげられる.

■ 年齢の影響では, 高齢者では速筋（タイプⅡ）線維を支配する運動ニューロンが選択的に脱落するといった報告から, 遅筋（タイプⅠ）線維が主となる筋持久力は比較的維持されるといわれている.

■ 運動経験では, 当然, 運動習慣がある者のほうが習慣の少ない者より筋持久力は高い.

■ 栄養状態に関しては, 炭水化物の摂取が重要であるが, そのほかでは, 十分な研究がなされているとはいえない.

■ また性差に関しては, 男性よりも女性のほうが遅筋線維の割合が多いため, 女性のほうが筋持久力が高いといわれているが, その報告はさまざまである.

■ その一方で, トレーニングや栄養などの環境要因だけでなく, 速筋と遅筋の割

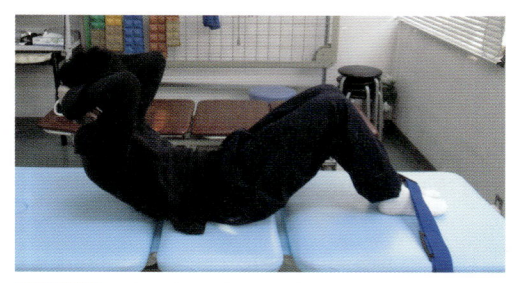

図17-1　クラウス-ウェーバーテスト

合などに代表される遺伝子要因により筋タイプの20〜80%が決定されるともいわれている.

D　筋持久力の評価

■ 全身持久力の評価には，最大酸素摂取量（$\dot{V}O_2$ max），乳酸性作業閾値（LT）などが一般的であるが，筋持久力は，運動課題を持続することが可能な時間や回数，仕事量の変化，筋電図等で評価する.

■ 臨床的には，慢性腰痛患者の体幹筋群や，むち打ち患者の頸部屈筋群で筋持久力の低下が報告されている.

■ 簡便な評価法として，連続的に局所的な筋の最大収縮を行わせ，その回数や疲労度を指標とすることができる. ここでは臨床場面において一般的に用いられる評価の一部を紹介する.

1 パフォーマンスを用いる方法

a. 静的筋持久力

■ 筋収縮の形態は**等尺性収縮**isometric contractionであり，その最大持続時間を求めるものである.

■ 具体的には，体幹筋群を評価するクラウス-ウェーバー（Kraus-Weber）テスト（**図17-1**）やソレンセン（Sorensen）テスト（**図18-1**参照），サイドブリッジ持久力テスト（**図18-2**参照），プランクテスト（**図18-3**参照），下肢筋群の評価であるハーフスクワット位の保持，また重錘などの負荷下での姿勢保持を行わせる方法などがある.

■ これらは特別な機器を使用しないため，臨床場面で容易に行えるという長所をもつ.

■ 静的筋持久力の評価の詳細については第18章B項（p.190）参照.

b. 動的筋持久力

■ 筋収縮の形態は**等張性収縮**isotonic contractionであり，一定のリズムにおいて最大反復回数を求めるものと，リズムを規定せず一定の時間内の最大反復回数を求めるものがある.

$\dot{V}O_2$ max：volume oxygen maximal

LT：lactate threshold

- 具体的には，腕立て伏せ（**図18-4**参照），スクワット（**図18-10**参照），クランチ（腹筋），カーフレイズ（踵上げ）（**図18-5**参照）といったさまざまな動作で測定を実施する．これらの方法は体重が考慮されておらず，体重の軽い人に有利になるといった欠点をあわせもつ．
- 動的筋持久力の評価の詳細については第18章B項（p.190）参照．

2 測定機器を用いる方法

- KIN/COM®やサイベックスノルム®など施設内に固定されたものと，ハンドヘルド式ダイナモメーターなどコンパクトな測定機器がある（**図18-7**参照）．
- 前者は等尺性，等張性，等速性収縮での測定が可能であり，後者は等尺性収縮のみの測定ではあるが，もち運びが容易で臨床的な測定機器である．
- 測定は，膝の伸展に代表される単関節の等速性運動を継続させて，1回目と50回目，100回目などの筋出力の値を比較して，その減少率から疲労度を比較する方法が一般的である．
- また近年，筋電図評価によって量的要素（筋活動量），時間的要素（筋活動時間・パターン），さらに周波数解析*によって筋疲労や筋線維タイプの変化に対する評価が行われている．

> ***周波数解析**　　高速フーリエ変換を用いた周波数解析によって中間周波数や平均周波数を算出し，筋疲労の評価が可能である．筋は高周波を示す速筋線維から疲労するため，平均（中間）周波数は低周波帯へと移行することが知られている．

E　筋持久力増強訓練の基本原則

- 筋持久力増強訓練は，**過負荷の原則**，**個別性（特異性）の原則**，**継続性の原則**に基づき決定される．

1 過負荷の原則

- トレーニングにおいてその効果を期待するためには，筋に対して一定の負荷を生体に与える必要がある．
- 負荷は，訓練初期より徐々に増加していかなければならない．

2 個別性（特異性）の原則

- 一定の能力を増強させるためには，それと同種のトレーニングを行う必要がある．
- 一般的に，**筋力増強訓練には，高負荷・低頻度の運動，筋持久力増強訓練には低負荷・高頻度の運動**が適しているとされる．

3 継続性の原則

- トレーニング効果は，器官の適応や機能の強化によって現れる．そして即効的に現れるものではなく長期にわたって行うことにより生まれてくる．

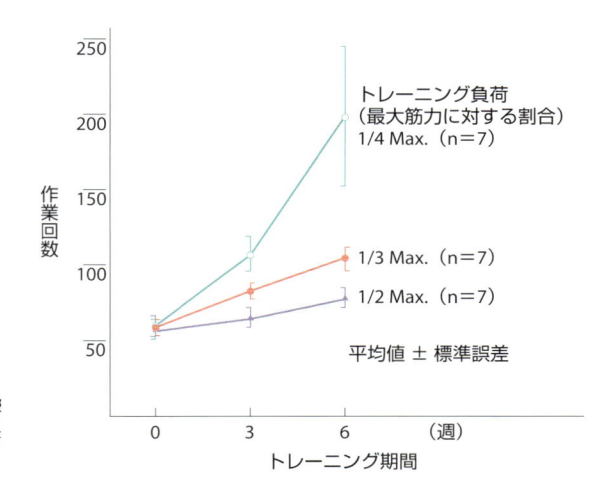

図17-2 **筋持久力のトレーニングにおける負荷条件の影響**
[加賀谷凞彦，加賀谷淳子：運動処方—その生理学的基礎．杏林書院，p.64，1983より引用]

F 筋持久力増強訓練のプログラム作成

■ 筋持久力増強訓練のプログラム作成には，負荷の大きさ，負荷時間，負荷頻度を明確にしていくことが重要である．

① 負荷の大きさ

■ 最も科学的な負荷の決定方法は，ダイナモメーターなどを用いて最大筋力を測定し，それに対して負荷のパーセンテージを決定することであるが，臨床場面においては困難であることはいうまでもない．

■ 臨床では，そのトレーニングにおいて1回だけ全力で実施可能とされる負荷（1RM）に対する割合で決定される（第18章B項，p.190参照）．

RM：repetition maximum

■ 筋持久力増強のためには，**最大筋力の60％以下でのトレーニングを行うことが望ましい**とされる．これは60％以上の負荷では筋への血流遮断が起こるためであり，**最も効果的な負荷は20〜30％**で得られるといわれている．

▷**エビデンス**

■ **図17-2**は，筋持久力のトレーニングにおける負荷条件の影響を検討したものである．握力のトレーニングを6週間，最大握力の1/2，1/3，1/4の負荷群で行い，最大作業回数の変化をみると，最大握力の1/4群が大きく作業回数が増加しており，筋持久力には低負荷の訓練が有効であることが示されている．[加賀谷凞彦，加賀谷淳子：運動処方—その生理学的基礎．杏林書院，p.64，1983]

② 負荷時間

■ トレーニングの負荷時間を決定する場合，頻度とセット数を考える必要がある．
■ 一般的に筋持久力改善のためには，運動頻度を増やし，セット数は少なくする．
■ セット間の休息時間は，疲労回復を考慮して1〜5分程度とする．

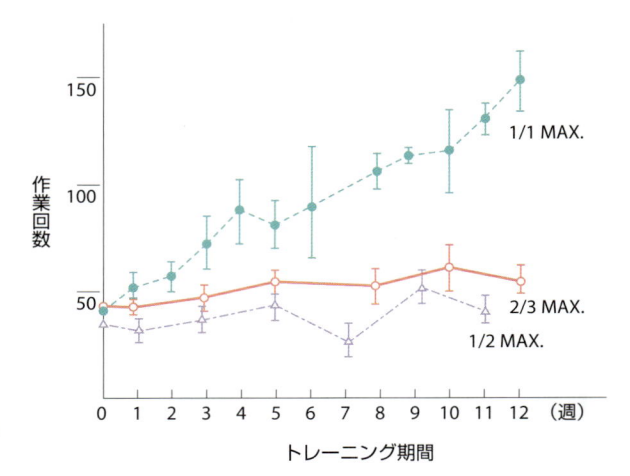

図17-3　持続時間によって3群に分けたトレーニング効果

[石河利寛（編）：持久力の科学．杏林書院，p.140，1997より引用]

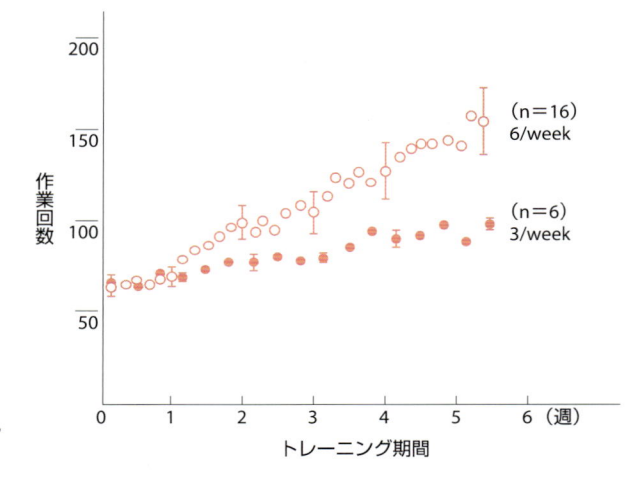

図17-4　週6セットと週3セットのトレーニングの比較

[石河利寛（編）：持久力の科学．杏林書院，p.140，1997より引用]

▷エビデンス

■**図17-3**は，最大筋力の1/3 MAXの運動強度を最大疲労困憊までの反復を行う1/1 MAXとその回数の1/2 MAXと2/3 MAXの作業回数群に分け，12週のトレーニングを行ったものである．結果，1/1 MAXの作業回数が最も大きく増加し，筋持久力増強にはできるだけ運動回数を増やして行うことが有効であることが示される．［石河利寛（編）：持久力の科学．杏林書院，p.140，1997］

3 負荷頻度

■筋力増強は週2〜4回の頻度，筋持久力増強では基本的に毎日行うほうが効果的である．

▷エビデンス

■**図17-4**は，1日1セットのトレーニングを週6セットと週3セットの群で行い比較したものである．結果，週6回群は作業回数の増加率が約60%，週3回群は

表17-1　筋持久力訓練によって起こる骨格筋の変化
①ミトコンドリアの大きさと数の増加
②ピルビン酸，脂肪酸，ケトン体などの好気的代謝に関する酵素活性の上昇
③グリコーゲン貯蔵量の増加
④酸素運搬能力の向上（毛細血管密度の上昇，ミオグロビン濃度の増加）
⑤筋線維のタイプ変換

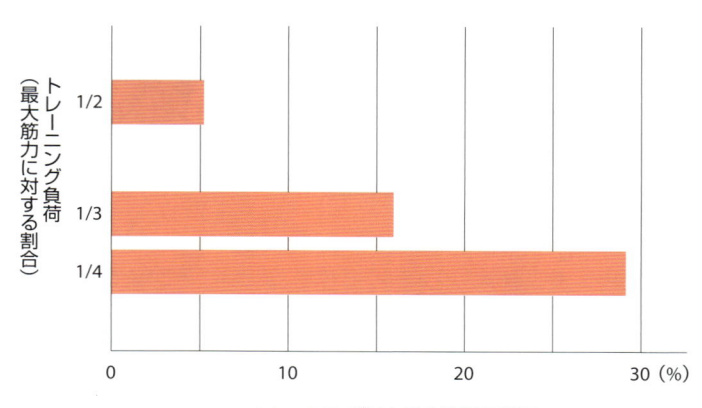

図17-5　筋持久力のトレーニングにおける前腕血流量の変化
［加賀谷熙彦，加賀谷淳子：運動処方—その生理学的基礎．杏林書院，p.67，1983より引用］

40％となり，週6回のトレーニングが有用であることが示されている．［石河利寛（編）：持久力の科学．杏林書院，p.140，1997］

G　筋持久力増強訓練によって起こる骨格筋の変化

■筋持久力増強訓練によって起こる骨格筋の変化は**表17-1**に示すとおりである．
▷エビデンス

①6週間の自転車エルゴメータでのトレーニングによって，筋線維あたりのミトコンドリアの容量は男女とも30〜40％増大したと報告している．［芳賀脩光（編）：トレーニングの生理学．杏林書院，p.29，2003］

②筋血流量の変化についての検討では，最大筋力の1/4群が前腕の筋血流量が大きく増加していることから，作業回数の増加は，筋への血流量が大きく増加したことがあげられる（**図17-5**）．［加賀谷熙彦，加賀谷淳子：運動処方—その生理学的基礎．杏林書院，p.67，1983］

③筋線維組成（筋線維タイプの割合）からの検討では，筋持久力増強訓練において速筋線維が遅筋線維に変化することが示唆されているが，現段階では確定的ではない．［芳賀脩光（編）：トレーニングの生理学．杏林書院，p.9，2003］

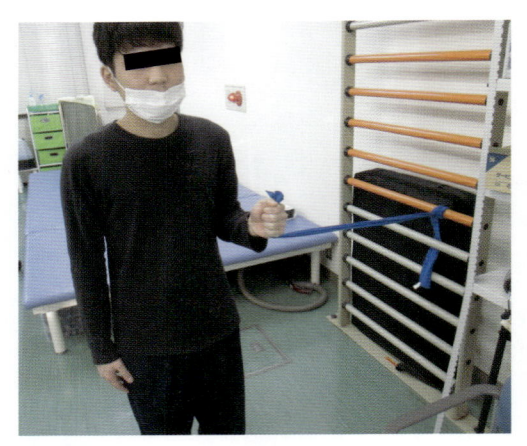

図17-6　チューブを用いる方法

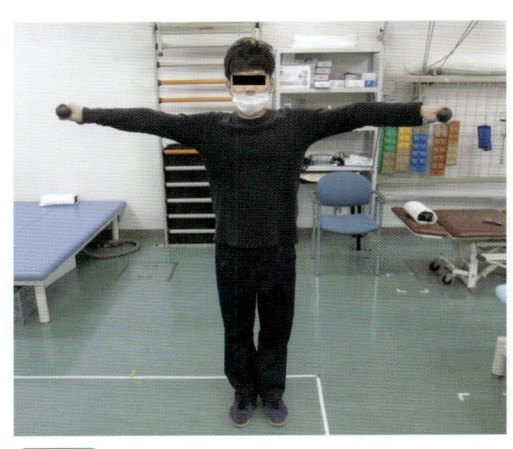

図17-7　ダンベルを用いる方法

H　病院や施設での筋持久力増強訓練

　A〜Gのなかで，筋持久力とそのトレーニングの原則について述べた．ここでは，臨床において行われる訓練法についてその一部を紹介する．

a.　ダンベル・重錘バンド・ゴムベルトなど運動療法器具を用いる訓練（**図17-6，17-7**）

■重錘バンドを下腿に取りつけ膝関節を伸展させることによる大腿四頭筋の強化や，肩関節（主に腱板機能）などに対してチューブを用いて筋を強化する方法などさまざまな場面で用いられる．

■運動の種類においては，動的運動のほうがエネルギー消費率が高いため静的運動より優位とされている．

■特別な機器などを使用せず場所も選ばないため，臨床において多く用いられるが，負荷の設定が難しいという短所もあわせもつ．

b.　カーフレイズやスクワットなどの動作を用いる訓練（**図18-5，18-10参照**）

■aと同じく容易に行うことができるため臨床場面で多く指導する方法である．

■負荷の設定が難しいという短所があり，高齢者においては関節痛などの痛みを惹起してしまう場合もあるので注意が必要である．

c.　トレーニングマシンを用いる訓練

■近年，パワーリハビリテーションの普及により，病院だけでなく多くの施設においてトレーニングマシンを使用できる環境が整備されている．これらの機器は，負荷設定が詳細かつ容易に行えるため筋持久力増強訓練には非常に適している．

■その反面，機器が高額であること，訓練を行う部位が限定されること，機器のセッティングに第三者の手が必要であることなど短所も多い．

d.　有酸素運動を用いた全身持久力と並行して行う訓練

■長期臥床を強いられている対象者などに対しては，筋力，持久力だけでなく，

表17-2　トレーニングガイドライン

	サーキットトレーニング	インターバルトレーニング
トレーニングの特徴	10〜16種類のレジスタンストレーニングを連続で行う	2分未満の強度の高い運動を休息をとりながら行う
負荷の大きさ	15〜20回施行可能な強度（50〜70%/1RM）	強い運動強度
負荷時間	各レジスタンストレーニング15〜20回を1セットとし，2〜3セット行う（運動と運動の間は15〜30秒）	0.5〜2分間を1セットとし，5〜15セット行う（休息は運動時間の2〜4.5倍）
負荷頻度	週に3〜5回	週に2〜3回
運動種目（例）	スクワット，カーフレイズ，腕立て伏せ，バービーなど	スクワットやダンベルなどのウエイトトレーニングやランニング，自転車エルゴメータなど

心肺機能などの全身持久力訓練も必要となる．そのため**有酸素運動**を用いることで複合的に筋持久力を増加させるものである．

Ｉ　スポーツ選手や競技者などにおける筋持久力増強訓練

■ 健常者の筋持久力増強訓練には，サーキットトレーニング，インターバルトレーニングが用いられる（**表17-2**）．
① サーキットトレーニング：いくつかの異なったレジスタンストレーニングを組み合わせてほぼ休憩なしで繰り返し行う方法
② インターバルトレーニング：適当な休憩を入れながら，短い時間で強い負荷の運動を繰り返し行わせる方法
■ また末梢（局所）に負荷をかける方法として，近年，加圧トレーニングやスロートレーニングなどといった方法が注目されている（第15章「筋力増強訓練」，p.153参照）．
① 加圧トレーニング：特殊なバンドを使用して四肢に圧力を加えて血液循環を阻害した状態で行うトレーニング方法
② スロートレーニング：ゆっくりと動作を行わせることや持続的な筋収縮によって筋内圧を高い状態に維持して加圧トレーニング同様に血液循環を阻害した状態で行うトレーニング方法

Ｊ　筋持久力訓練と筋疲労回復

■ 運動強度が無酸素性代謝閾値をこえることで，乳酸は大量に蓄積され筋は疲労状態となる．
■ 筋疲労の回復には，十分な休息が必要である．

- 軽運動やウォーキングなどのクールダウンは，乳酸などの疲労物質の除去に有効である．
- ストレッチやマッサージなどは血液の酸素飽和度を高めることから筋疲労の回復に有効である．また神経性の疲労回復に対しても有効といわれている．
- スロートレーニングは，関節や心肺機能に強い負荷をかけることなくトレーニングが可能である．まだ研究報告は少ないものの，これらの方法によって筋持久力のスコアが上がったことが報告されている．

学習到達度自己評価問題

1. 筋持久力と全身持久力の違いを説明しなさい．
2. 筋持久力を決定する要因にはどのようなものがあるか説明しなさい．
3. 筋持久力に影響を与える因子について説明しなさい．
4. 筋持久力の評価方法について説明しなさい．
5. 筋持久力増強訓練によって起こる骨格筋の変化について説明しなさい．

運動の局所的影響と運動療法 ■ 筋力・筋持久力訓練

18 実習6：運動療法による筋持久力の増強

一般目標

1. 対象者（患者）のリスクを把握して効果的な筋持久力増強訓練を安全に実施できる.
2. 評価をもとに適正な負荷で筋持久力増強訓練を実施できる.

行動目標

1. 筋持久力増強訓練の準備（負荷設定，使用機器・器具，リスクや痛みの把握）ができる.
2. 筋持久力の評価ができる.
3. 対象者に筋持久力増強訓練を指導できる.

調べておこう

1. 筋持久力と全身持久力や筋力の違い，これらの関連性を調べよう.
2. 疲労（筋疲労）について調べよう.

A 準 備

1 基礎知識の確認

- ■ 筋持久力は，厚生労働省の定義では「筋肉が繰り返し収縮し続ける能力」とされ，瞬発的な筋力や全身持久力とは区別される.
- ■ 筋疲労は中枢性疲労と末梢性疲労に分けられ，筋持久力に影響を与える.
- ■ 筋持久力には静的筋持久力と動的筋持久力の2種類がある.
- ■ 全身持久力とともに，筋持久力の低下は日常生活活動（ADL）の低下につながる.

ADL：activities of daily living

- ■ 筋持久力を維持・向上させるためには，筋に酸素や栄養素を供給する循環系や呼吸系の機能が十分に働かなければならない.
- ■ 筋持久力は，運動の反復回数，持続時間，筋力の低下度合い（疲労度）などで評価する.
- ■ 筋持久力を向上させるためには最大筋力の60％以下の負荷が適切で，最も効果的なのは最大筋力の20～30％の負荷である.

② リスク管理

- 効率的な筋持久力増強訓練を安全に行うためにはリスク管理が重要であり，対象者の疾患や障害，運動耐容能や中止基準，禁忌などを調べておく必要がある．
- 評価や訓練では循環系や呼吸系の機能も関与するため，バイタルサインや疲労度に注意を配り，対象者の観察を怠らない．
- 評価や訓練の実施時には，対象者の痛みの有無や表情を確認しながら行う．

> **memo**
>
> 　筋力を単発で発揮できるだけでは活動や動作の持続的な遂行にはつながらない．たとえば，下肢筋力が向上して単発では大きな筋力を発揮できるようになったとしても，徒歩で10分かかるスーパーまで買い物に行くことができるとは限らない．つまり，ADLにおいては筋張力は必要不可欠であるが，筋持久力も重要な要素となる．

B　評　価

① 訓練の負荷を決めるための評価

RM：repetition maximum

- 筋持久力増強訓練を実施する際は，負荷を最大筋力の20〜30%とすることが望ましい．1RM（1回動かすことのできる最大負荷）の測定を行い最大筋力を把握してその数値から適切な負荷を算出する．

MMT：manual muscle test

② 徒手筋力検査法（MMT）による評価

- 理学療法評価における最大筋力の検査によく用いられているダニエル（Daniels）らの徒手筋力検査法にも筋持久力を評価することができるテストがいくつかある．

a. 静的筋持久力テスト

①ソレンセン（Sorensen）テスト

- 体幹伸展筋の筋持久力をみるテストである．

【肢位】

- 腹臥位となり，上前腸骨棘と臍の間レベルで上半身を検査台から出し屈曲位をとる．両上肢は胸の前で組む．骨盤，両下肢を検査者が固定する．

【方法】

- 対象者は体幹を水平位までもち上げてその姿勢をできるだけ長く維持する（図18-1）．検査者はストップウォッチなどで持続時間を測定する．対象者が姿勢を維持できなくなったら終了する．

②サイドブリッジ持久力テスト

- 腰方形筋，腹斜筋，腹横筋の筋持久力をみるテストである．

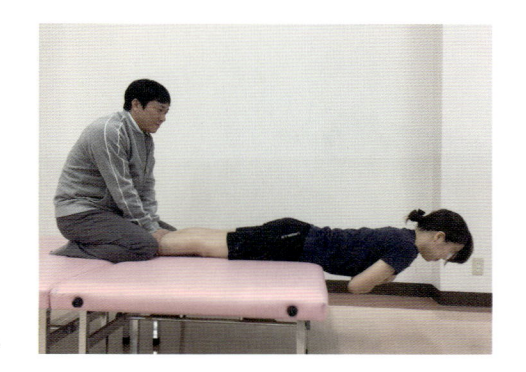

図18-1 ソレンセンテスト

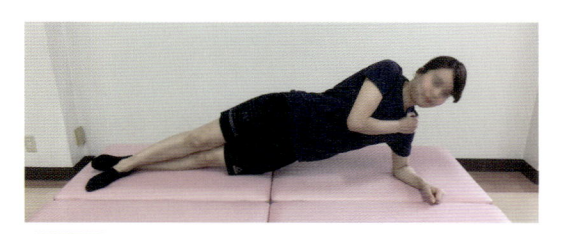

図18-2 サイドブリッジ持久力テスト

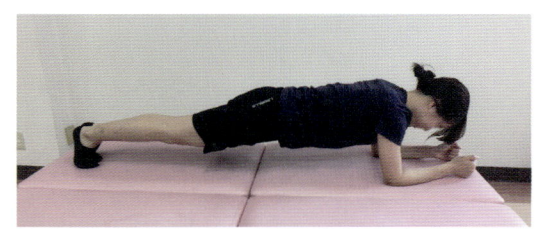

図18-3 プランクテスト

【肢位】
■ 下肢を伸展した側臥位で，肘を90°屈曲した下側の前腕で身体を支える．上側の上肢は胸の前でクロスする．

【方法】
■ 対象者は下肢と体幹が一直線になるように骨盤を検査台から浮かせる（図18-2）．検査者はストップウォッチなどで持続時間を測定する．対象者が姿勢を維持できなくなったら終了する．

③プランクテスト
■ 腹筋群，大・小胸筋，前鋸筋，三角筋，棘上筋，棘下筋の筋持久力をみるテストである．

【肢位】
■ 腹臥位から肘を90°屈曲し両前腕で身体を支える．下肢は伸展位とし両足趾で支える．

【方法】
■ 対象者は両前腕と両足趾で身体を支えて体幹と下肢が一直線になるように身体をもち上げる（図18-3）．腰が反ったり，背中が丸まったりしないようにする．検査者はストップウォッチなどで持続時間を測定する．対象者が姿勢を維持できなくなったら終了する（60秒以上できれば問題なし）．
■ 筋力の低下などで上記の肢位を完全にとれない場合は，両前腕と両膝で支持する方法で実施してもよい．

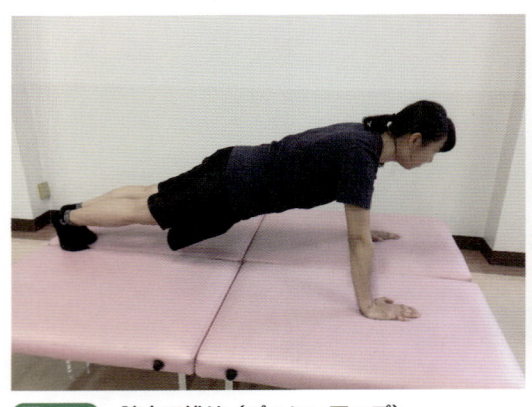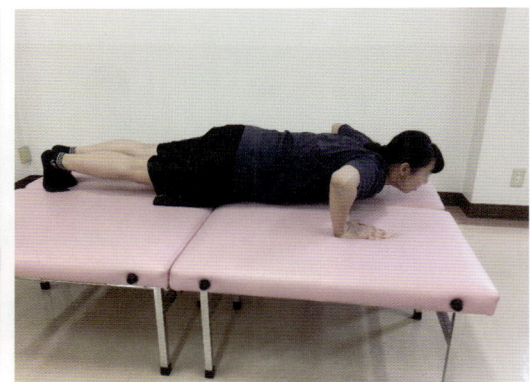

図18-4　腕立て伏せ（プッシュアップ）

b. 動的筋持久力テスト

■自重（自分の身体の重さ）を負荷とした最大反復回数を測定する．体重や身体部位の重さは人によって違うため，負荷の大きさについては考慮する必要がある．

①腕立て伏せ（プッシュアップ）

■大胸筋，三角筋，前鋸筋，上腕三頭筋の筋持久力をみるテストである．

【肢位】

■両手を肩幅に開き，背中をまっすぐにして顔を上げ，両手掌と両足趾で支える．肘を伸展したアップの位置から開始する．

【方法】

■対象者はあごが床に触れる程度まで身体を下げる．体幹や下肢は常に一直線として肘が完全に伸展するまでアップする（**図18-4**）．検査者は最大反復回数を測定する．対象者が一定のリズムにあわせて身体の上下を繰り返せなくなったり，肢位がくずれたりしたら終了とする．

②カーフレイズ（踵上げ）

■下腿三頭筋の筋持久力をみるテストである．

【肢位】

■測定したい側の脚の膝を伸展して片脚立位をとる．軽い上肢支持はしてもよい．

【方法】

■対象者は踵を床から上げる．上げる高さは最大可能な可動域とし，2秒に1回の速さで連続的に繰り返す（**図18-5**）．検査者は最大反復回数を測定する．対象者の踵の上がる可動域が最初の可動域の50%を下回ったり，リズムにあわせて踵の上下を繰り返せなくなったりしたら終了とする（MMTでは25回以上できれば問題なしとされる）．

③チェアスタンドテスト

■体幹筋と下肢筋の筋持久力をみるテストである．

■30秒版（30秒間で何回できるか）と5回繰り返し時間版（5回の繰り返しを完全に行うのにどれくらい時間がかかるか）がある．

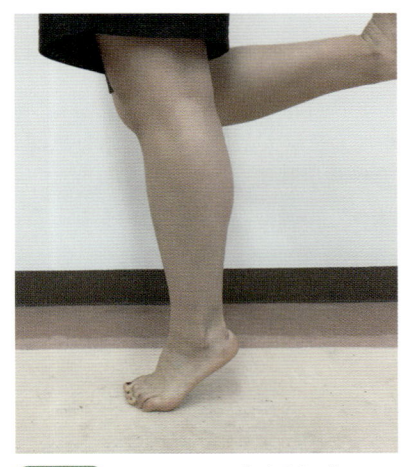

図18-5 カーフレイズ（踵上げ）

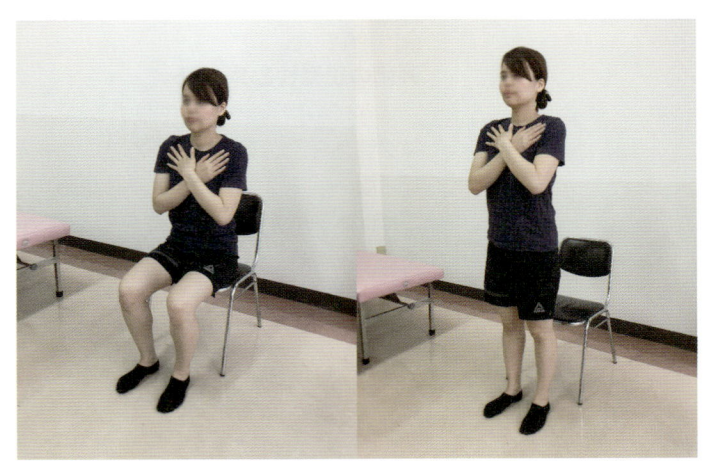

図18-6 チェアスタンドテスト

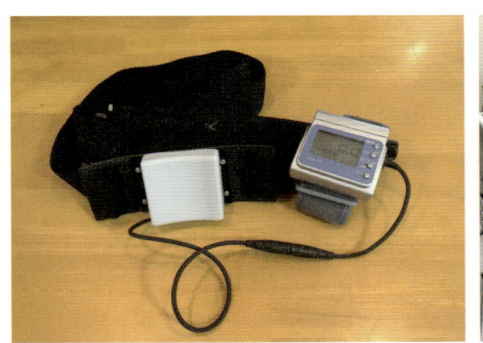

図18-7 筋力測定機器　　a. ハンドヘルドダイナモメーター

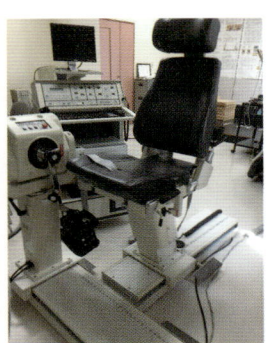

b. 等速性運動評価・訓練機器

【肢位】
■ 標準的な肘掛けのない高さ42 cm程度のいすに座る．反動を含め，上肢を使用しないように胸の前でクロスする．足の位置は対象者が選択した位置でよい．

【方法】
■ 対象者は腕を使用することなく完全に立ち上がり立位姿勢になる．立位姿勢から再度座る．これを繰り返す（図18-6）．検査者は30秒版であれば，30秒で何回立ち座りを繰り返したか，5回繰り返し時間版であれば，ストップウォッチで5回立ち座りをした時間を測定する．

③ 機器による評価

■ 筋持久力を測定できる機器には，設置型の等速性運動評価・訓練機器から，ハンドヘルド式ダイナモメーターのようにコンパクトでもち運びが可能なものもある（図18-7）．
■ 機器を用いた評価の詳細については第17章D項（p.181）参照．

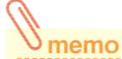

memo

評価の正確性とポイント

　すべての検査測定に共通することではあるが，対象者の検査測定を行う際にはリスク管理を十分に行ったうえで，対象者の機能や能力を最大限に発揮させなければならない．そうしなければ，対象者の機能や能力を過小評価してしまうことになる．これは本来ないはずの機能障害や能力低下を誤まって認識してしまうことにもなるので注意してほしい．

C　訓　練

1 単関節運動での訓練

- 単関節運動で個別の筋に対して筋持久力を高める．訓練を実施するために適正負荷を設定する．ダンベルや重錘などの適正負荷は以下のように算出する．
　[例] ダンベルを使用してサイドレイズ（肩関節外転運動）で筋持久力を訓練したい．1RMは左右とも5.0kgであった．1RMの30%で負荷を設定し，反復できる最大反復回数まで運動させる（**図18-8**）.
$$5.0kg（1RM）×0.3（30\%）= 1.5kg（適正負荷）$$
- 運動回数は，最大筋力の何パーセントに負荷を設定するかによって決定する．
　[例] 最大筋力（1RM）の60%　→　15〜20回程度
　　　　最大筋力（1RM）の30%　→　50〜60回程度
　※評価・訓練を実施した後の疲労度も考慮して運動回数を考慮する．

2 複合関節運動での訓練

- 前項の評価で記載した各種テストは，測定した機能や能力をもとに負荷（持続時間や反復回数）を設定することで，訓練として使うことができる．

3 閉鎖性運動連鎖（CKC）による訓練

CKC：closed kinetic chain

- CKCでの動作を用いて，複数の筋に対して訓練ができる．
- 負荷は持続時間や反復回数で設定する．

①ヒップレイズ
- 腹筋群，殿筋群，ハムストリングスの筋持久力を向上させる．

【肢位】
- 背臥位で膝を立てた状態で，両手は頭の後ろで組む．

【方法】
- 肩甲骨が浮く程度まで体を起こして殿部をもち上げる．腹筋を収縮させ骨盤を固定した状態で，殿部は肩と膝が一直線になる程度まで上げる（**図18-9**）.両膝が触れたりしないように足先と膝蓋骨を正面に向ける．対象者は一定のリズムで殿部の上下を繰り返す．一定のリズムで繰り返せなくなったり，肢位がく

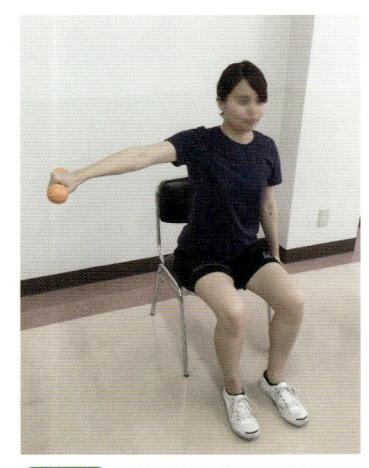

図18-8 単関節運動での訓練
ダンベルを使用したサイドレイズ.

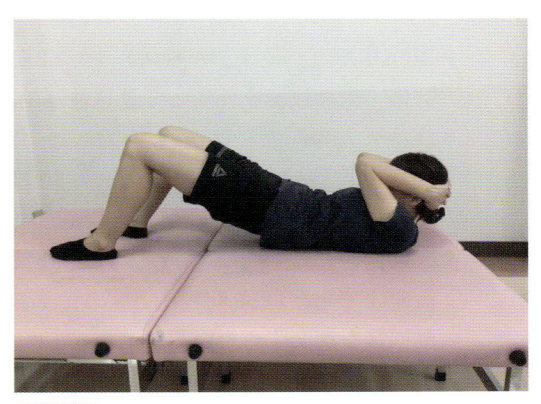

図18-9 ヒップレイズ

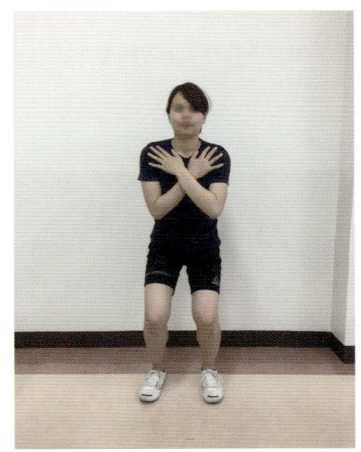

a. 前額面

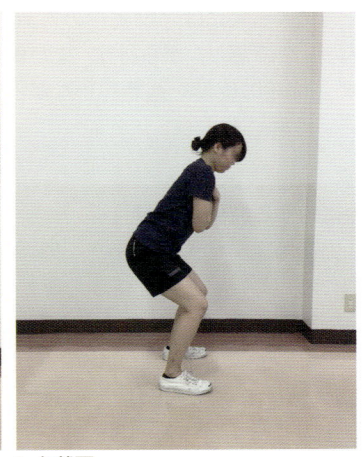

b. 矢状面

図18-10 スクワット

ずれたら終了とする.

②スクワット

■殿筋群，ハムストリングス，大腿四頭筋，下腿三頭筋の筋持久力を向上させる.

【肢位】

■足を肩幅に開き，足先と膝蓋骨を正面に向けて立つ．腹筋を収縮させ体幹，骨盤帯を固定した状態とする.

【方法】

■膝関節が90°になるまで沈み，もとの肢位に戻ることを繰り返す．膝の内側に壁をつくる意識で膝が内側に入らないようにまっすぐ出す．しっかりと下腿前傾や股関節屈曲を行う（**図18-10**）．対象者は一定のリズムで下肢の屈曲伸展を繰り返す．一定のリズムで繰り返せなくなったり，肢位がくずれたら終了と

する.

④ 等速性運動評価・訓練機器を用いた訓練

- BIODEX®（バイオデックス）やCYBEX®（サイベックス）といった等速性運動評価・訓練機器を使用して等速性運動により訓練することができる.
- 筋持久力の向上をはかるためには，角速度を中速度（60〜180°/秒）から高速度（180°/秒以上）に設定する．角速度が大きくなるほど負荷としては小さく感じる.
- 運動回数については，角速度を中速度に設定する場合は15〜20回，高速度に設定する場合は30回程度とする．訓練では筋の疲労度を確認して角速度や運動回数を調節する.

memo

疲労度や痛みの確認

　訓練を実施する際には，訓練中の対象者の表情や皮膚の血行，しぐさをよく観察して，疲労度を確認しながら行う．また負荷が強すぎたりすると痛みを生じる可能性もあるため，痛みの確認を適時行いながら訓練する.

memo

筋持久力に対する疲労の影響

　筋持久力には疲労の影響があり，循環や呼吸系といった全身持久力の関与もある．先行研究においても，下肢を使った運動（ランニングなど）を持続的に行った場合に下肢筋の筋力や動作能力が低下することが明らかになっている．よって筋持久力の向上をはかるときにも全身持久力の課題と組み合わせて行うなどの工夫が必要である．［熊崎大輔ほか：持続的なランニングが身体機能や動作能力に及ぼす影響．近畿理学療法学術大会誌**37**：159-160，2007］

スポーツ選手への訓練

　スポーツ選手に対して訓練を行う場合には，その選手が行っている競技のプレー時間（サッカーなら45分）を参考にして，運動時間（持続時間）を決めることもできる.

　［例］スクワットを30分間やり続ける.

　※回数に換算すると：1秒に1回のスピードで行えば，1,800回実施することになる.

運動の局所的影響と運動療法 ■呼吸訓練

19 呼吸の機能と障害

一般目標

1. 呼吸機能障害の原因とそれらの症状を理解する.
2. 呼吸機能障害に対する人工呼吸療法の特徴について理解する.

行動目標

1. 換気と呼吸の違いを説明できる.
2. 換気によりガス交換する仕組みを説明できる.
3. 呼吸パターンについて説明できる.
4. 呼吸機能の障害について説明できる.
5. 人工呼吸療法について説明できる.

調べておこう

1. 胸郭を形成する骨格の構造と筋の働きはどのようになっているのか調べよう.
2. 呼吸器疾患の症例ではどのような障害が生ずるのか調べよう.
3. 人工呼吸器は,どのようなときに使用するのか調べよう.

A 換気と呼吸

- 呼吸器系の機能と障害を理解するうえで,その解剖学および生理学は非常に重要である.
- 本章では,それらの基本的事項は理解されていることを前提に,呼吸障害の理解に必要な事項について概説する.
- 一般的に用いられる「呼吸」という言葉は,2つの意味をもつ.1つ目は肺内の空気の入れ換えであり,正しくは**換気**ventilationで,2つ目は換気された空気からの**ガス交換**respirationである(**図19-1, 19-2**).
- 呼吸器系と循環器系が正常な状態であれば換気に伴って適切にガス交換も行われるため,これらの言葉を区別して用いる必要はない.
- 換気は吸気相と呼気相に分けられる.
- 吸気相は主動作筋である横隔膜や外肋間筋,努力性呼吸の場合には体幹周囲の呼吸補助筋を用いて胸腔を拡張して,低下した胸腔内圧により肺を拡張させて吸気を行う.
- 呼気相は,肺の弾性力による収縮で呼気を行うが,強く息を吐き出す努力性呼

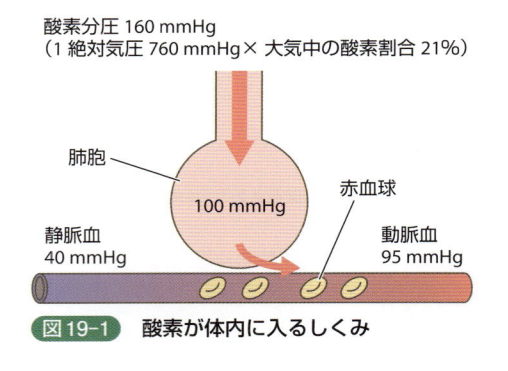

酸素分圧 160 mmHg
（1 絶対気圧 760 mmHg× 大気中の酸素割合 21%）

肺胞

赤血球

100 mmHg

静脈血
40 mmHg

動脈血
95 mmHg

図19-1　酸素が体内に入るしくみ

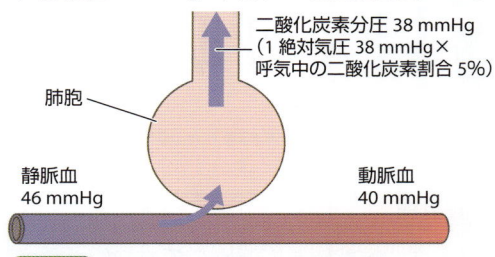

二酸化炭素分圧 0.30 mmHg
（1 絶対気圧 760 mmHg× 大気中の二酸化炭素割合 0.04%）

二酸化炭素分圧 38 mmHg
（1 絶対気圧 38 mmHg×
呼気中の二酸化炭素割合 5%）

肺胞

静脈血
46 mmHg

動脈血
40 mmHg

図19-2　二酸化炭素を排出するしくみ

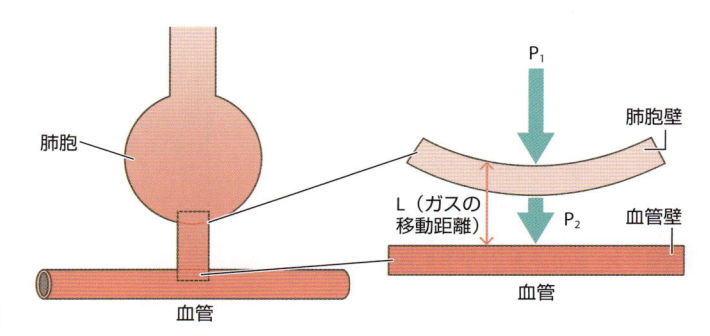

肺胞

P_1

肺胞壁

L（ガスの
移動距離）

P_2

血管壁

血管

血管

図19-3　ガス交換

気では，内肋間筋や腹筋群による腹圧上昇も加わり胸腔の収縮が行われる.

- 換気された空気からのガス交換は，**フィックの拡散法則**に則って肺内の毛細血管を流れる血液と肺胞内に流入した空気に含まれるガス分圧の差による拡散反応により行われる.

$$拡散 = \frac{ka \times (P_1 - P_2)}{L}$$

　　k：ガス定数，a：肺胞の面積，P：ガス分圧，L：移動距離

- 肺胞が十分に拡張（a）して十分な分圧差をもつことでガス交換の効率は高まる.
- 酸素療法などで高い濃度の酸素を吸入することでガス分圧差（$P_1 - P_2$）がより大きくなりガス交換の効率がさらに高まる.
- 反対に肺炎などで肺胞壁の肥厚が生じてガスの移動距離（L）が増加するとガス交換の効率が低下してしまう（**図19-3**）.
- 呼吸器疾患によりガス交換の機能が低下してしまった場合，十分な換気量が得られていても十分なガス交換ができず，呼吸不全となってしまうことがあるため，換気能力とガス交換能力を区別して考える必要がある.

B　呼吸パターン

- 呼吸パターンとは換気様式のことであるが，大きくは腹式呼吸と胸式呼吸の2つに分けられる.

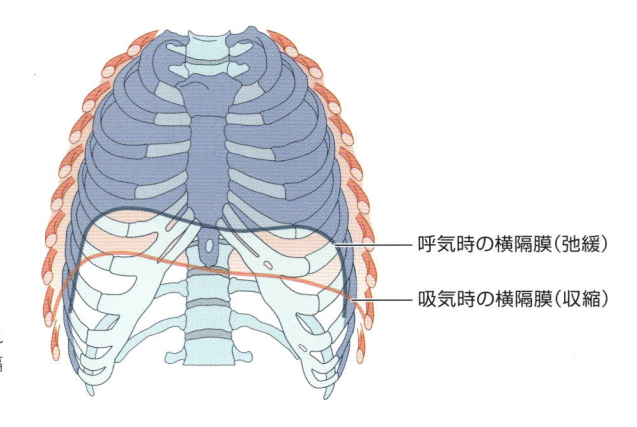

呼気時の横隔膜（弛緩）

吸気時の横隔膜（収縮）

図19-4　横隔膜の運動
横隔膜がピストンとして機能する実用面積は，およそ350cm^{2}とされており，安静呼吸では，換気量の80〜90%を横隔膜が担う．横隔膜が約1.5cm移動すると，300〜500mLの換気が可能．

- **腹式呼吸**とは横隔膜による腹部方向への胸腔拡張が優先的に行われる換気様式のことである．
- 横隔膜が活動する際の**有効面積は約300〜350 cm^2**であり，1〜1.5cm移動することで300〜500mLの換気を行うことができる（**図19-4**）．
- **胸式呼吸**は胸郭の拡張による換気が中心となる換気様式であり，さらに上部胸郭が優位に活動する上部胸式呼吸と下部胸郭が優位に活動する下部胸式呼吸とに分けられる．
- 上部胸郭の運動では，肋骨が肋椎関節を軸として前後に動くポンプハンドルモーションが観察される．
- 下部胸郭の運動では，肋骨が肋椎関節と胸骨に軸をもったバケットハンドルモーションが観察される．
- 正常の安静呼吸では，**80〜90%の割合**で横隔膜による腹式呼吸が行われて胸郭による胸式呼吸は補助的に加わるのみである．
- 呼吸活動に問題が生じた場合には，徐々に胸式呼吸の割合が増加していく．
- さらに呼吸困難感が増加すると，上部胸郭が大きく動く上部胸式優位の換気へと移行して呼吸補助筋群が多数参加する換気様式となる．
- 腹式呼吸の場合，1日の換気活動に要するエネルギーは80kcal前後であるのに対して慢性閉塞性肺疾患（COPD）の患者ではおよそ10倍のエネルギーが必要といわれている．換気活動に常に呼吸補助筋群が参加する場合は，上部体幹や頸部の筋緊張が高まり，上肢の運動を含む日常生活活動にも大きな影響を与えてしまうことが多い．

COPD：chronic obstructive pulmonary disease

C　呼吸機能障害と人工呼吸療法

1 換気機能障害とガス交換能の障害

- 呼吸器疾患の患者では，換気量が十分であってもガス交換能力が著しく低下するために結果として呼吸機能が低下することがある．

- 逆にガス交換能力には全く問題がないにもかかわらず，換気量が不十分なため，呼吸機能が低下している場合も存在する．
- 大切なことは，呼吸機能障害が換気量の低下によるものか，ガス交換機能の低下によるものかをしっかりと区別して考えることである．そのため呼吸機能障害の患者に対する評価や治療を行う場合には，その原因をしっかりと区別し対応する．
- 多くの呼吸機能障害は，①**換気機能**が低下している場合，②**ガス交換機能**が低下している場合，③換気機能とガス交換機能の両方が低下している場合のいずれかの3条件で区別されることが多い．
- それらの問題点を不明瞭にしたままでは問題点の解決には結びつかず，結果として呼吸機能障害の改善には結びつかない．まず重要なことは，評価した結果から対象となる呼吸機能障害の原因を十分に考察して問題点を明確にすることである．

a. 換気機能が低下している場合

- 換気機能が低下している場合には，肺の拡張性や容量に問題が存在するのか，胸郭の可動性に問題があるのか十分に検討する必要がある．
- 肺線維症などのように肺の拡張性に問題がある場合や，肺内にブラなどの気腫病変や悪性新生物が存在し，肺の容量が損なわれている場合には，換気機能が向上する可能性は低い．
- 胸郭の可動性に問題がある場合は，その原因を明確にすることが重要である．まず大きくは侵襲的治療による原因がある場合，骨格に原因がある場合，筋活動に原因がある場合に分けられる．
- 肋骨の骨折をはじめとする胸郭損傷や，手術などの侵襲的治療が胸郭に対して行われた後には，痛みなどにより胸郭運動が早期に抑制されてしまうことも多い．
- 慢性呼吸器疾患の患者では，長い経過をたどるなかで胸郭の可動性が著しく低下して十分な胸郭運動を行うことが困難な場合が少なくない．
- 肺気腫患者では，胸郭が全体的に拡張したビア樽状胸郭と表現される状態と横隔膜が低位で平定化した状態が加わり，残気量が増加し胸郭の拡張差が減少している場合が多い．
- 筋活動が原因となる場合では，脳血管障害による片麻痺症例など，左右の筋緊張のアンバランスが原因となり，十分な胸郭の運動が得られない場合がある．
- 脊髄損傷や神経筋疾患では，横隔膜や肋間筋の筋力が低下して十分な胸郭運動が得られず換気量が低下する．
- とくに脊髄損傷の場合は，吸気を行う横隔膜の運動は残存しつつも，呼気を行う腹筋群や内肋間筋の働きが低下することにより，結果として胸郭の可動性が低下し残気量が増大してしまうことが多い．
- 神経筋疾患の場合，疾患の進行とともに胸郭の変形が生じ胸郭運動が制限されてしまうことがある．

b. ガス交換機能が低下している場合

- 十分な換気量が確保されているにもかかわらず，肺のガス交換能力の低下がみられる場合には，それが可逆的な症状であるのか，不可逆的な症状であるのか

を区別する必要がある.

■長期臥床に伴う荷重側肺障害の場合や肺内の換気血流比に問題がある場合は，それらの問題を取り除き肺のガス交換能力を向上させることが重要となる.

■誤嚥性肺炎など，肺胞内粘膜が炎症を起こしている場合には，炎症の改善とともに気道内分泌物の排出を中心としたガス交換能力を改善させるための治療を進めていく.

■肺におけるガス交換能力が不可逆的な場合，換気機能を向上させても呼吸機能そのものを高めることは難しく，酸素療法や労作時の換気方法など，その他の治療方法を検討することが必要となる.

■間質性肺炎や肺線維症などのように肺胞外間質腔の炎症および線維化では，肺のガス交換能力の大きな改善は期待できず，運動療法を中心とするその他の治療方針を検討する必要がある.

c. 換気機能とガス交換機能の両方が低下している場合

■換気機能とガス交換機能の両方が低下していると考えられる場合には，上記の原因を考慮しつつ，まず十分な換気容量が得られるようにアプローチすることが重要となる.

■加えてガス交換能力の低下が可逆的であるのか不可逆的であるのかを検討して可逆的であると判断されれば，それらに対しても同時にアプローチする必要がある.

② 呼吸機能障害に対する人工呼吸療法

■換気機能および呼吸機能の障害が対象者自身の能力で改善されない場合には，機械的に換気機能を補う必要がある. その際用いられるのが**人工呼吸器**である.

■ヒトが自然に行う呼吸は胸腔内圧を低下させて行う陰圧換気が基本であるが，一般的に現在用いられている人工呼吸器の換気方法は密閉した送気回路に陽圧をかけて送気する**陽圧換気**である.

■人工呼吸器を用いて換気を補う際は，回路内の気圧をもとに対象者の自発呼吸を感知し対象者の呼吸サイクルを利用して送気する.

■この自発呼吸を感知するしくみをトリガと呼び，人工呼吸器と対象者の呼吸が同調するにはトリガ感度の設定が重要になる.

■人工呼吸器の送気モードには，空気量つまり換気量で補う場合と，空気を送る圧力つまり送気圧で補う方法がある.

■前者は頸髄損傷や神経筋疾患などの肺実質に大きな病変がなく肺損傷のおそれがない場合に適応となり，特定の送気量で換気を補助する人工呼吸であり**従量式補助換気**（VSV）とされる.

VSV：volume support ventilation

■後者は慢性の肺疾患や気胸の既往など肺損傷のおそれがある場合に適応となり，特定の送気圧をもとに換気を補助する人工呼吸であり従圧式補助換気（PSV）とされる.

PSV：pressure support ventilation

■自発呼吸が著しく弱いかほぼない場合には，人工呼吸自体で呼吸のリズムと深さを補う調整換気を用いる.

VCV : volume controlled ventilation

PCV : pressure controlled ventilation

■調整換気を行う際にも送気量を指標に呼吸を制御する**従量式調整換気（VCV）**と送気する圧力をもとに換気を制御する**従圧式調整換気（PCV）**に分類される.

■従量式の補助換気（VSV）と調整換気（VCV），従圧式の補助換気（PSV）と調整換気（PCV）の4つの換気補助の方法が人工呼吸の基本的な送気モードになる.

■これらの基本的な送気モードに加えて，呼吸相に伴う補助換気設定がある.

■よく用いられる換気モードに呼気終末陽圧，持続的気道陽圧，間欠的強制換気がある.

PEEP : positive end expiratory pressure

■**呼気終末陽圧（PEEP）**とは，呼気相の終末にある程度の陽圧を保ちながら呼気を行うものである.

■気道内圧を維持することで，急激な気道内圧低下に伴う気道閉塞や肺胞虚脱を防止して酸素化能を改善することが可能となる.

CPAP : continuous positive airway pressure

■**持続的気道陽圧（CPAP）**とは，気道が閉塞しないように呼気相全体を通じて持続的に一定の陽圧を維持するものである.

■睡眠時に下顎が下制して気道が閉塞することで呼吸障害が生じる睡眠時無呼吸症候群で適応となる.

IMV : intermittent mandatory ventilation

■**間欠的強制換気（IMV）**は，自発呼吸では換気回数が不足する場合に強制的に換気を補う人工呼吸である.

■対象者の換気状況に伴って換気補助を行わなければ，対象者の自発呼吸と人工呼吸器の換気補助が同調せず対象者の呼気と人工呼吸器の送気がぶつかり合うファイティングと呼ばれる状態となる．そのためIMVをさらに対象者の自発呼吸に同調させる**同調型IMV（SIMV）**が用いられる場合がほとんどである.

SIMV : synchronized intermittent mandatory ventilation

NPPV : noninvasive positive pressure ventilation

■人工呼吸管理は，経鼻または経口の挿管チューブを用いて行われることが多いが，適応によっては**非侵襲的陽圧換気（NPPV）**が用いられる．これは鼻マスクや口マスクを用いて行う人工呼吸であり，睡眠時無呼吸症候群に使用するCPAPモードの換気補助では必須となっている.

■人工呼吸器を使用した補助換気は，急性期医療から終末期医療まで幅広く使用されている．そのため人工呼吸器を使用している対象者であっても人工呼吸器からの**離脱（weaning）**を目指してリハビリテーションを実施する機会が多い.

■人工呼吸管理の対象者であっても十分なリスク管理のもと，座位または立位をとることは可能であり，人工呼吸器から離脱が可能な対象者の場合は，離脱後を考慮したリハビリテーションを実施していく必要がある.

学習到達度自己評価問題

1. 換気と呼吸の違いは何か説明しなさい.
2. ガス交換を行う際の拡散反応について簡潔に説明しなさい.
3. 呼吸パターンについて簡潔に説明しなさい.
4. 呼吸機能の障害が起こる原因について簡潔に説明しなさい.
5. 人工呼吸療法について簡潔に説明しなさい.

20 呼吸訓練

一般目標

1. 呼吸機能障害の患者（対象者）に対する運動療法の実際を理解する.
2. 呼吸に関する運動療法の手技の視点と特徴について理解する.

行動目標

1. 胸郭を十分に触診して解剖学的な構造との関連を説明できる.
2. 姿勢の変化が呼吸に与える影響を説明できる.
3. 呼吸機能障害の評価の視点を説明できる.
4. 腹式呼吸の指導方法を理解して説明できる.
5. 口すぼめ呼吸の指導方法を理解して説明できる.
6. 呼吸筋トレーニングの方法を理解して説明できる.
7. 運動負荷トレーニングの方法を理解して説明できる.

調べておこう

1. 呼吸にかかわる筋が，呼気相と吸気相にどのようにかかわるか調べよう.
2. 運動により身体にどのような影響が出現するか調べよう.

A 呼吸機能障害と必要な運動療法

- 呼吸機能障害は**換気機能が低下している**場合と**ガス交換能が低下している**場合がある.
- 換気機能が不十分の場合には，換気様式を評価して適切な換気パターンとなるようなアプローチが必要となる.
- ガス交換能が低下している場合には，日常生活活動の活動様式を改善するとともに運動耐容能を向上させるような運動療法が必要となる.
- 換気機能とガス交換能の両方が低下している場合には，その双方の改善を目的としたアプローチが必要となる.

① 換気機能が不十分な場合

- 換気機能が不十分な場合は，その原因によってアプローチが異なる.
- 原因の要素を大きく分類すると，①胸郭を形成する骨格の可動性，②胸郭を広げるための筋の筋力，③胸郭を収縮させる筋の筋力，などがあげられる.

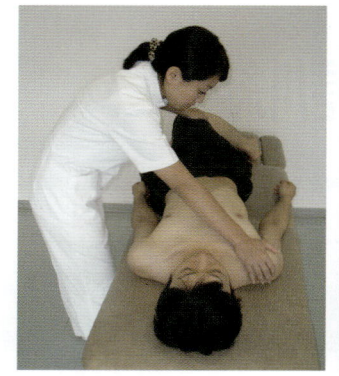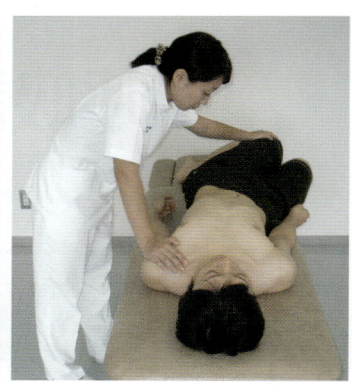

図20-1　肋間筋のストレッチングを目的とした体幹の回旋

対象者の換気にあわせながら，左右へバランスよく行う．決して過負荷とならないように注意する．

- そのため運動療法を行っていくうえでも，まずは胸郭の柔軟性を高めて吸気筋力ならびに呼気筋力を向上させることが重要となる．
- 胸郭を形成する骨格には脊柱，肋骨，胸骨などがあるが，脊柱の可動性，肋椎関節の可動性，肋骨と胸骨で構成されるケージの柔軟性などにより，胸郭の拡張性は大きく変化する．
- とくに脊柱は，抗重力位姿勢を保つためにも重要な働きをもつ骨格である．
- ヒトの換気運動は臥位のみではなく，座位や立位などの抗重力位姿勢でも行われるため，胸郭の可動性を維持するためには，抗重力位姿勢をしっかりと保持できることが重要となる．
- ①胸郭を形成する骨格の可動性と②胸郭を広げるための筋の筋力は非常に関係が深い．ただし，いずれかが改善することで問題が解決するわけではない．双方を混同して考えると問題点の明確化が困難となるので，評価や運動療法のなかでは区別する必要がある．
- 胸郭を形成する骨格の可動性に関しては，まず脊柱の屈曲運動と伸展運動を十分に確保することが重要である．
- 脊椎が十分に伸展可能であれば胸郭の拡張が補助される．一方，伸展が困難な場合には胸郭を十分に拡張させることが困難である．
- 胸郭全体の柔軟性を高めるためには，個々の肋骨間の柔軟性も重要であり，体幹全体の回旋運動とともに**肋間筋のストレッチング**なども行い，胸郭全体の柔軟性を高めることが重要である（図20-1，20-2）．
- 胸郭を拡張するために必要な筋力は姿勢によって大きく異なる．
- 臥位では胸郭の拡張に大きな筋力を要しない一方，抗重力位姿勢で胸郭を拡張させるためには，脊柱を十分に伸展させる筋力に加えて，胸郭を上方に挙上するための筋力が必要となる．
- そのため換気運動のトレーニングを行う際には，**背臥位やセミファウラー肢位**のような，抗重力筋の筋力に左右されない姿勢から開始することが望ましい（図20-3）．
- 臥位やファウラー肢位での換気運動が向上するに従い，端座位や立位などの抗重力位へと変化させる．

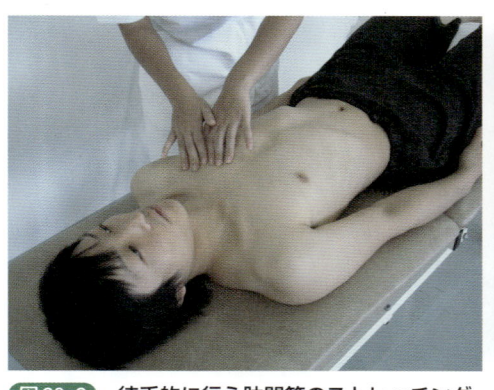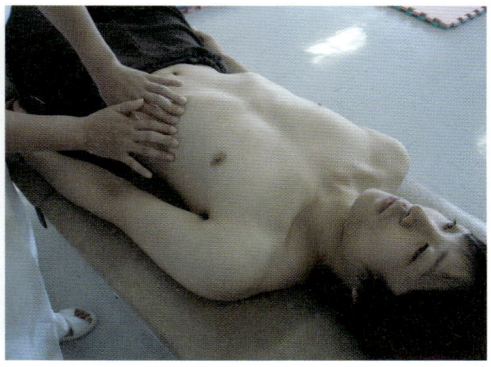

図20-2 徒手的に行う肋間筋のストレッチング
理学療法士の指を肋骨の上縁にかけて対象者の換気にあわせながら肋骨を引き下げて肋間筋のストレッチングを行う。痛みが生じないように，局所的に力がかからないように注意して行う。

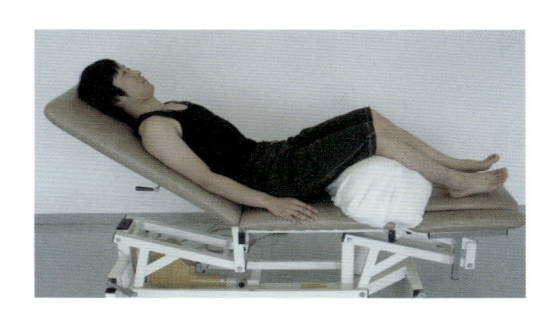

図20-3 セミファウラー肢位

- 換気運動を行う際に呼吸相にあわせた上肢の運動を加えて，脊柱の伸展と胸郭の拡張を補助する**シルベスター法**を導入することも可能である。
- これは他動または自動運動による上肢挙上運動を吸気相で行うことで，脊柱を伸展させるとともに上肢帯から胸郭に付着する大胸筋や小胸筋などによって胸郭を頭側に引き上げて，胸郭拡張を補助する換気方法である。
- とくに可動性が低下して拘束性換気障害を呈している場合や，左右の胸郭の動きにアンバランスがある場合，他動的補正を行う方法として有効である（**図20-4**）。

> ✏️ **memo**
>
> 　換気は，胸腔の容積を変化させて胸腔内の圧力を変化させることで行われている。この容積の変化を起こしているのが胸郭と横隔膜の運動であるが，姿勢によって胸郭と横隔膜が受ける影響は大きく異なる。
> 　横隔膜は薄い膜状の筋であり，収縮することによってドームを引き下げて胸郭を拡張するが，呼気時は腹筋群によってつくられる頭側方向への腹腔内圧によって挙上する（**図19-4**参照）。そのため，腹腔内に位置する内臓器が運動に大きな影響を与える。

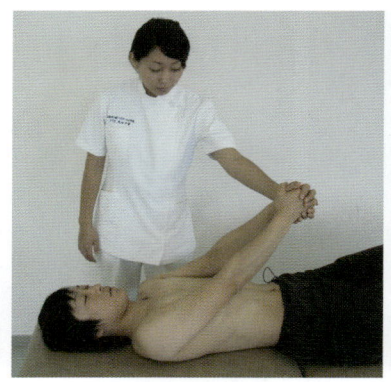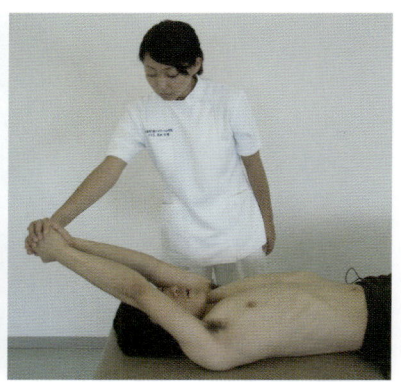

図20-4　シルベスター法
対象者の換気の相にあわせて上肢の挙上運動を行う．上肢の挙上によって胸郭の拡張が補助され，吸気が補助される．

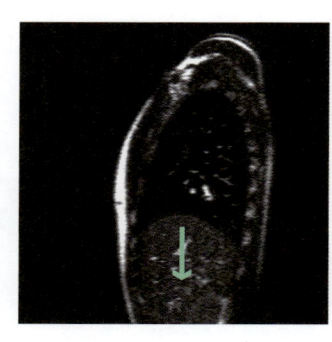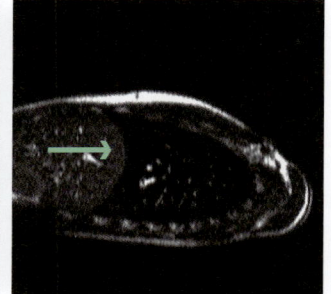

図20-5　姿勢による横隔膜への影響
抗重力位姿勢（左）では内臓器が下制し，横隔膜が引き下がりやすく吸気時に働きやすい．背臥位（右）では，内臓器が胸腔側へ移動し横隔膜の挙上が補助され呼気時に働きやすい．

- 背臥位では腹腔に位置する内臓器が重力の影響で頭側へ広がろうとして横隔膜を頭側に押し上げ，呼気を補助するように働く．逆に座位や立位などの抗重力位姿勢では，腹腔内臓器が骨盤方向へ移動しようとして横隔膜を下方に引き下げ，吸気を補助するように働く（**図20-5**）．
- そのため姿勢によって横隔膜が受ける影響は，胸郭運動と逆になり，背臥位では呼気に，座位や立位では吸気に補助的にかかわることとなる．
- 結果として，胸郭の換気に対しては「臥位で吸気がしやすく，座位・立位では呼気がしやすい」状態となり，横隔膜を用いた腹部の換気に対しては「臥位で呼気がしやすく，座位・立位では吸気がしやすい」状態となる．
- 以上の要因から，換気運動にアプローチする場合には，**姿勢によって変化する胸郭や横隔膜への影響も考慮**しながら行う必要がある．
- 運動療法の進め方としては胸郭の可動性を高める場合も，横隔膜の動きを高める場合も，対象者が行いやすい姿勢から開始し，換気機能向上に伴い補助運動から段階を追って抵抗運動へと増強していくことが重要である．

② ガス交換機能が不十分な場合

- ガス交換は第19章「呼吸の機能と障害」でも述べているように，拡散反応によって行われている．
- 吸気された空気が分圧の差によって交換されるため，吸気した空気が肺胞内に

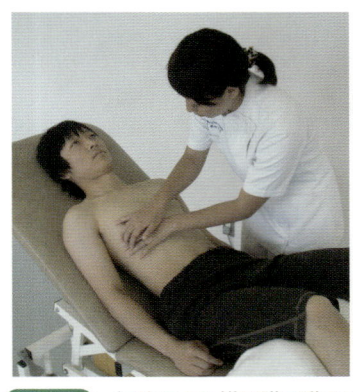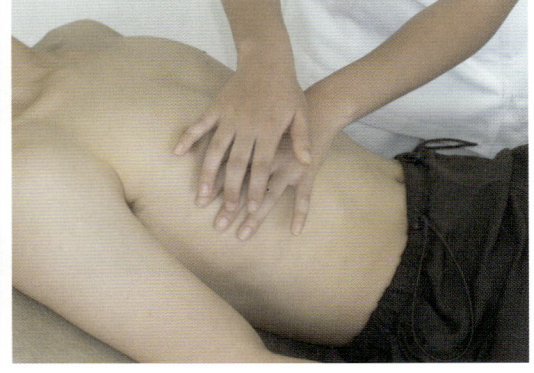

図20-6 打診による横隔膜の動きの確認

肋間に手指を密着させて，密着させた指の背側をもう一方の手指で叩打する．安静呼吸時の第5〜6肋間の音の響き方を確認し，次に深呼吸時の第4〜7肋間の音の響き方を確認して横隔膜が動く範囲を確認する．

とどまる量と時間に比例して，ガス交換の効率が高まる．

■ ガス交換の効率を高めるための方法としてよく用いられる呼吸法の1つが**口すぼめ呼吸**である．この呼吸方法は，末梢気道閉塞に伴う換気障害を改善するための呼吸方法でもあるが，呼気時間の延長に伴って拡散反応を助ける効果もあり用いられている．

B　評価の視点

■ 呼吸に関する評価を行う場合にはいくつかの視点に分けて観察する必要がある．

■ 全身状態の観察では，対象者の形態的な状況を評価するとともに安静姿勢での無意識の呼吸状態を観察する．

■ それを基本として，姿勢が変化した場合や運動負荷を加えた場合の呼吸状態がどのように変化するかを確認して評価を進めていく．

1 安静姿勢での呼吸評価

■ 対象者が安静姿勢で無意識に行う呼吸の状態の観察は，座位や立位などの抗重力位姿勢ではなく，両膝を立てた背臥位やファウラー肢位などの姿勢保持の努力が不要な姿勢で行う（図20-3参照）．

■ ただし，呼吸は意識的な行動性調節が可能な活動であるため，対象者には呼吸状態の評価を行っていることを意識されないようにすることが重要である．場合によっては対象者の視界から外れるなどの工夫も必要である．

■ 安静姿勢での評価は，①**呼吸の回数**，②**呼吸の深さ**，③**胸郭と腹部の動き**，④**補助筋群の収縮の有無**，⑤**胸郭拡張差**などを確認する．

■ 打診などを行って横隔膜の位置や運動範囲を確認することも重要である．

■ 打診を行う際は，呼気相と吸気相の両方で同一の肋間の音を確認して，換気運動に伴って横隔膜がどの程度の運動を行っているかを確認していく（図20-6）．

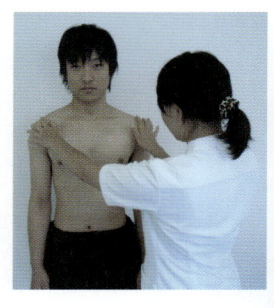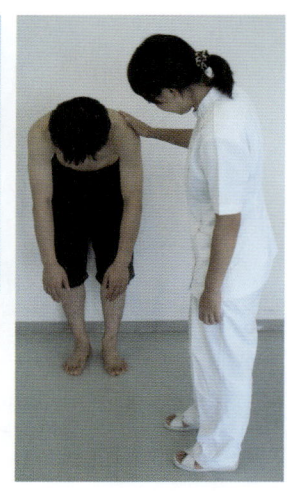

図20-7 体幹の対称性の確認
自然な座位や立位の際は，肩峰や鎖骨の位置を確認して左右の対称性
を確認する．また，前屈により脊柱の側彎変形がないか確認する．

- それらの評価を行った後に，座位または立位の抗重力位姿勢での呼吸状態を評価して，安楽な姿勢との比較を行う．

② 姿勢変化に伴う呼吸評価

- 姿勢を変えた場合に，呼吸の状態が大きく変化する場合は，その原因を考察しなければならない．
- 抗重力位姿勢の保持が困難な場合には，胸郭運動を行うための筋活動が絶対的に不十分となることが予想されるため対応が必要となる．
- 打診によって，姿勢を変える前と後での横隔膜の運動範囲の変化を確認することも重要である．
- 抗重力位姿勢になった際には，胸郭の変形などがないかを確認することも重要である．
- 安静姿勢での胸郭変形はもちろん，抗重力位姿勢での胸郭変形がないかを確認する．
- ごく軽度の側彎症などは，座位や立位だけでは判別しにくいので，座位の状態で肩甲骨の高さに左右差がないか，体幹をゆっくりと前傾位にして脊柱の捻れなどがないかを確認する（図20-7）．
- 評価を行う際は，視診によって対象者の様子を観察するのみでなく，理学療法士が姿勢の管理や換気補助を行い，その試行の結果をもとに問題点を考察していくことも必要となる．
  ［例］臥位では換気状態に問題のない対象者が，端座位に姿勢を変化した後に換気状態が悪化する場合，対象者の体幹を支えたり腹部圧迫や腹式呼吸への誘導を理学療法士が行ったりすることで対象者の呼吸状態が好転するのであれば，抗重力位姿勢の維持と換気運動を両立するための十分な体幹活動が得られていないこととなり，換気不全の一因として腹筋群の筋力低下が考えられる（図20-8）．

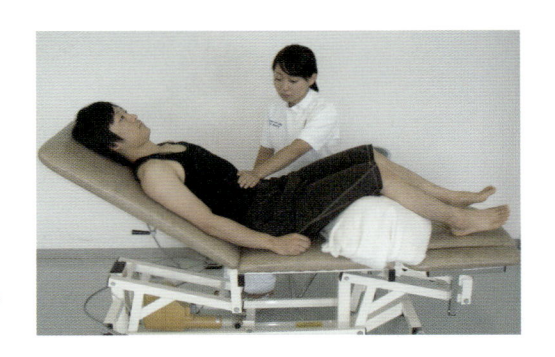

図20-8 腹部を圧迫した換気補助
換気量が少ない場合には、換気運動に補助を行った場合や、抵抗をかけた場合の換気状態の変化を確認する.

［例］逆に腹式呼吸へ誘導するよりも呼吸相にあわせた上肢の挙上運動補助や体幹の伸展補助によって呼吸状態が好転するようであれば、抗重力位姿勢のなかで胸郭を拡張する筋力が不足していることが考えられる.

■ その他の運動器疾患の評価と同様、条件を変化させたなかでの評価結果を横断的に検討し、問題点の一因を考察することが重要である.

③ 運動耐容能の評価

■ **運動耐容能**の評価は、症例の状況によって評価の方法を検討する必要がある.

■ MRC息切れスケールで2〜3以下であり、運動負荷が可能な対象者であれば、エルゴメータやトレッドミルなどの機器を用いたプロトコールにそった検査を行うことが可能である.

MRC：Medical Research Council

■ 歩行可能な対象者には**シャトルウォーキングテスト（SWT）**や**6分間歩行テスト（6MWT）**を行うことも可能である.

SWT：shuttle walking test
6MWT：6 minutes walking distance test

■ これらの運動耐容能評価を行う際に、必ずしも何か定まった評価の方法を用いなければならないわけではない.

■ 運動耐容能の評価に関しては、一般的なテスト方法や、プロトコールを使用した標準値との比較も有効であるが、最も重要なのは対象者の経時的な変化をしっかりと確認することである.

■ 運動負荷試験にはさまざまな評価方法があるが、運動耐容能が低い場合には、それらの評価方法を適用できない場合も多い.

■ そのような場合には、対象者が可能な運動負荷での運動による評価を行い、その運動様式の変化の比較やバイタルサインの変化を比較する方法が有効である.

■ 歩行が困難な対象者であれば車いすによる6分間の移動距離試験を実施することも有効である.

■ 車いすの駆動が困難な場合でも、座位での単位時間あたりの足踏み運動などを行い、ステップ数やバイタルサインの経時的変化を確認することも有効である.

■ 運動負荷試験後に対象者のバイタルサインが定常状態に戻るまでに要する時間（**リカバリータイム**）を計測することも重要である.

■ 呼吸機能障害の対象者のADLの特徴は、動作を継続できないことである. 歩行などは短時間は可能であるが長時間持続することが困難である. つまり

ADL：activities of daily living

ADLを阻害する要因の1つは休息に要する時間であり，評価の際は常に確認する必要がある．

■最も重要なことは，疾病の進行に伴って運動耐容能が低下していないか，治療アプローチによって運動耐容能がどの程度向上しているのか，呼吸困難感がどの程度軽減しているかを確認し，その後の治療アプローチやADLの改善へと反映させていくことである．

C　呼吸機能障害の患者に対する運動療法

■呼吸機能障害の患者（対象者）に対する運動療法で大切なことは，対象者に対する口頭指示に頼るのではなく，自然な誘導を心がけることである．

■たとえば，呼吸困難感があり胸式呼吸が優位となって全身的に緊張度が高い対象者に対して「お腹で呼吸をしてください」と指示をしても効果的ではない．まずは対象者自身がどのような換気方法を行っているかを確認してもらい，横隔膜が働きやすいような換気様式に誘導していくことが重要である．

1 腹式呼吸

■ここではいくつかある**腹式呼吸トレーニング**の誘導方法を述べる．

■腹式呼吸を指導する際には，横隔膜のみを用いた呼吸にこだわらず下部胸郭の動きも含め，対象者が楽に呼吸できる状態へと誘導することが重要である．

■腹式呼吸トレーニングでは，まずは対象者を十分にリラックスさせる．

■開始時の姿勢としては，股関節と膝関節を屈曲させた背臥位またはファウラー肢位で，ゆっくりと無意識に呼吸をさせる．

■つぎに，一方の手を胸骨柄の上に，もう一方の手を腹部の上に乗せる．

■ゆっくりと呼吸をしながら胸郭と腹部の動きを実際に確認させる（感じ取ってもらう）（図20-9）．

■十分に腹式呼吸ができているようであれば，そのまま胸骨上の手を外し，腹部の手のみで対象者自身の呼吸方法を確認させる（図20-10）．

■十分に腹式呼吸ができておらず，対象者自身では胸部と腹部の動きがわかりにくい場合は，対象者の腹部に置かれた手の上に理学療法士の手を重ねる．

■与える誘導は，呼気相で少しだけ呼気を延長させるような感覚で呼気相の補助を行い，その後の吸気相では解放して腹部の膨らみを確認する．

■対象者の手の上からの圧迫では換気の状態を十分に確認できない場合には，対象者の腹部に理学療法士が手を直接置いて換気の様子を確認して，十分に腹式呼吸ができているかを確認する（図20-11）．

■ここまでの誘導で腹式呼吸が十分にできるようであれば，そのまま「お腹に空気を入れる感覚」を会得させる．

■十分に腹式呼吸が会得できたところで，理学療法士の手と対象者自身の手を入れ替えて対象者自身の手で腹部の動きを確認させる．

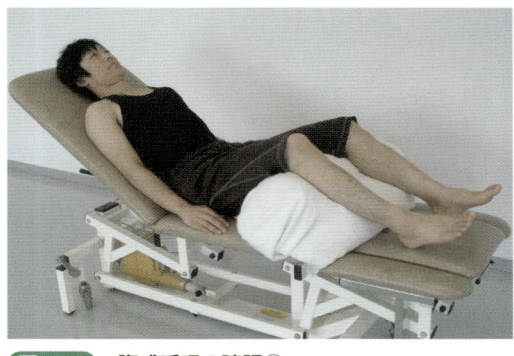 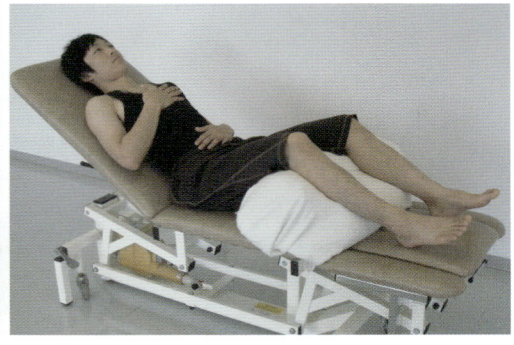

図20-9　腹式呼吸の確認①
まずは，あまり腹式呼吸を意識させずに，自然な換気を行ってもらい，換気様式を確認する．努力的な腹式呼吸を意識させないように注意する．

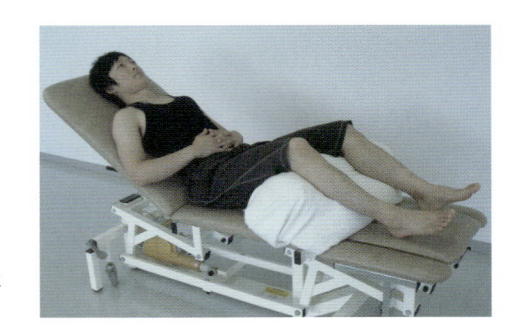

図20-10　腹式呼吸の確認②
十分に自然な腹式呼吸ができているようであれば，対象者自身に確認してもらう．

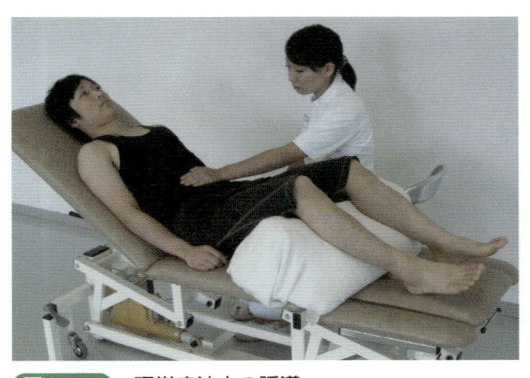 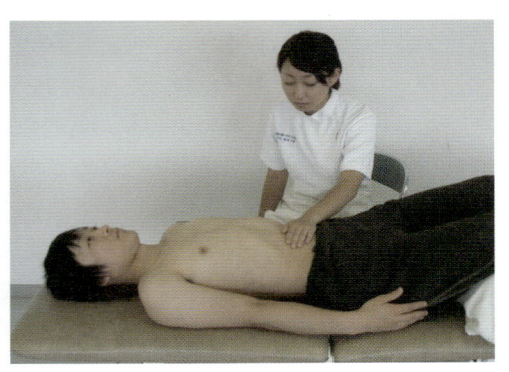

図20-11　理学療法士の誘導
過負荷とならないように，腹部に対する呼気の補助を行い換気を誘導する．

- 対象者自身が会得して，自分で再現できるようにしっかりとトレーニングを繰り返す．
- 背臥位やファウラー肢位で十分に腹式呼吸ができてきたら，座位や立位の姿勢でも十分に腹式呼吸ができるようにトレーニングを行う．

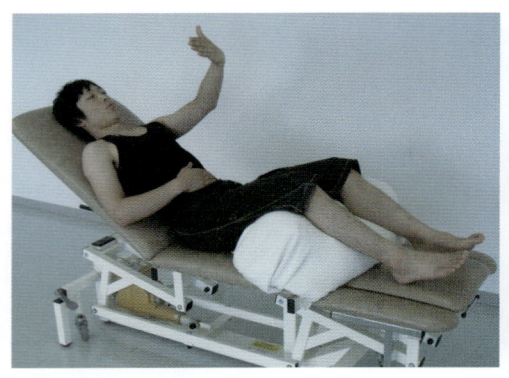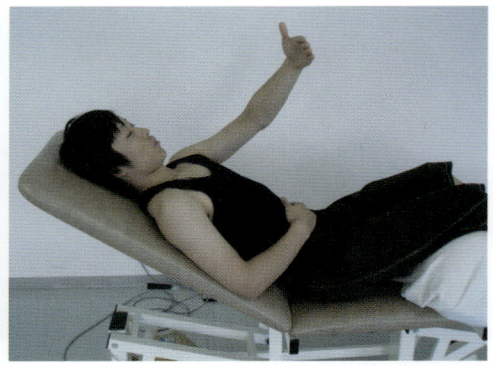

図20-12　口すぼめ呼吸
顔の前に「手のひら」をかざしてもらい，そこに向けて呼気を出す練習を行う．最初はごく近くから行い，徐々に離して行う．

② 口すぼめ呼吸

- 口すぼめ呼吸は，ゆっくりとした深い呼吸を行いながら，呼気相では口を細めて口腔内圧を高めながらゆっくりと息を吐き出す呼吸方法である．
- 大きく膨らんだ肺胞表面でガス交換する時間が十分に確保されてガス交換効率を高めることも可能となる．
- 呼気相では気道内圧も高まるために末梢気道が拡張されて換気も行いやすくなり，残気量を減少させることが可能となる．
- このトレーニングを行う際は，十分に腹式呼吸ができていることを確認する．
- 口すぼめ呼吸の指導方法も，口頭による指示よりも実際に呼気を出してもらいながら行うほうが理解しやすいことが多い．
- 十分に吸気を行った後に口をすぼめて，頬をふくらませるように口腔内圧を上げ，吸気時の2〜3倍の時間をかけてゆっくりと呼気を行う．
- 呼気時に気道内圧を高めてエアートラッピングを減少させて吸気をゆっくりと排出することで肺胞換気量や拡散の効率を高め酸素化能を向上させる．
- そのほかにも，さまざまな効果があるが，呼気相で細く遠くへ息を吐き出すことばかりに意識が向いて，不要な努力性呼吸にならないように注意する必要がある．
- 呼気相で自分の顔の前に対象者自身の手を出してもらい，その手のひらをめがけて口をすぼめながら息を呼出してもらう方法がよく用いられる．
- 最初から手を遠くに設定するのが困難であれば，最初はすぐ近くに手を出して行う（図20-12）．
- コツをつかんでくるとともに顔の前に出した手を徐々に離していき，肘が伸展した状態で手に息を吹きかけられるようにする．
- 息を吹き出して小さな玉を浮かせる玩具や小さな風車などを用いて，トレーニングを行うことも効果的である．
- 肺線維症などのような拘束性の換気障害では，換気機能が著しく低下することがあるが，末梢気道が閉塞する閉塞性換気障害とは異なり，末梢の気道内圧を

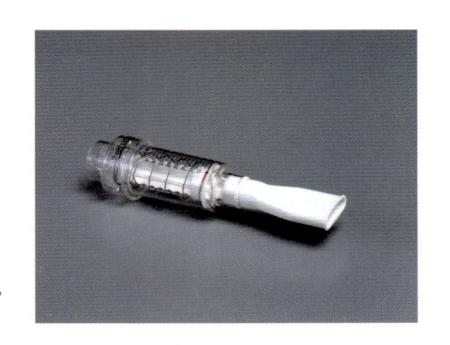

図20-13 スレショルドIMT
吸気時に抵抗弁を調整することによって一定の負荷を与え，
訓練強度を定量的に調整することが可能．

高めても換気機能が大幅に改善することは難しく，口すぼめ呼吸は適用外となる．換気方法によって呼吸機能の改善が認められない場合は，酸素療法の併用も視野に入れて運動療法を含む呼吸リハビリテーションの方法を主治医と確認する必要がある．

③ 呼吸筋トレーニング

■ 呼吸筋のトレーニングを行う際は，呼気相と吸気相が対象者にわかりやすいように行うことが重要である．
■ 換気量が不十分であるからといって，呼気と吸気の区別をせずに換気運動のトレーニングを行うと，腹部の動きと胸部の動きを区別しにくくなり，かえって呼吸パターンを悪化させてしまう場合があるので注意する．
■ 機器を用いる場合には，導入時に十分な説明を行わないと過度な負荷により呼吸パターンを悪化させてしまう場合もあり，十分なトレーニング効果が発揮されない．
■ ゆっくりと換気様式を確認して換気に伴う呼吸筋の動きを確認しながら，適切な負荷で行うことが重要である．

a. 吸気筋のトレーニング

■ 腹部に重錘などの錘を乗せて負荷として吸気トレーニングを行う方法と，スレショルドIMTなどのトレーニング器具などを用いて吸気に気流抵抗をかけて行う方法とがある（**図20-13**）．
■ 前者は**アブドミナルパッド法**，後者は**吸気抵抗負荷法**といわれる．
■ アブドミナルパッド法は，腹式呼吸のトレーニングを行う要領とほぼ同様に腹部への負荷をかけていくが，理学療法士の手を重錘に置き換えた方法である．元々は残気量を減少させるために腹圧を高める方法であるが，腹式呼吸が可能となった対象者への吸気筋トレーニングとしても用いられている．
■ 腹式呼吸パターンがスムーズに行えるようになったら，腹部に重錘を置いて同様に腹式呼吸を行う．
■ 最初はごく軽量の重錘から開始して上達して吸気が十分に可能になったら負荷量を徐々に増加させていく．最終的には500g前後で行うことを目標に負荷を増加していく．

- 吸気抵抗負荷法を行う際は気流抵抗の値や吸気量に十分に配慮しなければならない.
- トレーニング効果を求めすぎて気流抵抗を高くしすぎると，横隔膜を用いた腹式での呼吸方法よりも，胸部を拡張して吸気する胸式での呼吸方法に移行しやすく，呼吸パターンが悪化しやすい.
- 目標とする吸気量が多すぎる場合にも，横隔膜による吸気では補いきれない吸気量を吸おうとするため努力性の胸郭運動が高まり胸式呼吸へと移行しやすい.
- 抵抗を設定する際には，腹式呼吸の呼吸パターンを悪化させないように配慮する必要がある.
- 可能であれば吸気圧測定装置などを用いて吸気筋力を測定したうえで負荷量を定めるのが望ましい. しかし，吸気筋力の測定ができない場合には，対象者の呼吸パターンが過剰努力によって胸式呼吸に移行しないように，軽度の負荷量から開始する.
- 近年では，周術期に過度の吸気筋トレーニングを行うことで，呼吸パターンが不良となり，リハビリテーションの効果を下げてしまうとの報告も散見され，注意が必要である.
- アブドミナルパッド法，吸気抵抗負荷法のいずれにおいても，不良な呼吸パターンとならないように確認しながら実施する必要がある.

b. 呼気筋のトレーニング

- 呼気筋のトレーニングには，**呼気陽圧訓練器**を用いることが一般的である.
- 呼気の力を高めて気道内の気流速を高めて気道内分泌物の排出能力を高めることが主な目的となる.
- 呼気陽圧訓練の際は，口すぼめ呼吸のときと同様に，小さな球を浮かせる玩具など，息を吹き出す玩具を用いてトレーニングを行うことも効果的である.
- 咳をする際には，腹筋が十分に収縮して腹圧を高めることが重要である. そのため過負荷とならない程度の腹筋運動も呼気筋力の向上には有効である.

４ シルベスター法

- 肘を伸展して両手を組み，吸気相では肩関節を屈曲させて上肢を挙上し，呼気相では肩関節を伸展して上肢をもとの位置に戻す.
- 吸気相で上肢を挙上することにより，脊柱が伸展し肋骨が挙上しやすくなる.
- 胸郭から上腕骨や肩甲骨に付着する大胸筋や小胸筋が緊張して，胸郭が挙上されて胸腔が広げられる結果，換気量が増大する.
- 円背などの姿勢不良を原因とする換気量の減少で，呼吸機能障害を生じている場合には，とくに換気量向上による直接的な効果が期待できる.

ROM：range of motion

- 上肢の関節可動域（ROM）に障害があり，両手を組んでの挙上が困難な場合には，片手の挙上や上肢を外転した挙上でも効果が期待できる.
- シルベスター法を行う際も，「同章C ③ 呼吸筋トレーニング」の項と同様に，適切な呼吸パターンのなかで過負荷にならないように行うことが重要である.
- とくに上部胸郭が拡張され胸郭優位となりやすく，胸郭のみの換気パターンに

ならないように配慮する必要がある.

⑤ 運動負荷トレーニング

- ガイドライン等で示されている，呼吸困難を改善させる最も有効な方法は，歩行をはじめとする全身運動である.
- 運動量が低下すると，低い運動強度でも骨格筋での乳酸産生が亢進して過剰に産生された乳酸が血液のpHを低下させ換気ドライブを亢進させてしまう.
- 全身性の持久運動により耐えられる最大負荷量が増大すると，同じ負荷量でも乳酸産生が減少し換気ドライブへの刺激が低下して呼吸困難が減少する.
- 運動を処方する際は，運動の**頻度**（frequency）・**強度**（intensity）・**時間**（time）・**種類**（type）の4項目に注意しプログラムを作成する．これらは，その頭文字をとって**FITT**と呼ばれる.
- 運動の頻度は3回/週から5回/週を目指す.
- 強度は20〜30%負荷から開始して様子をみて漸増する.
- 1回の運動時間は15〜20分が目安であり，様子をみて漸増する.
- 運動の種類については歩行や自転車エルゴメータなど連続的な運動を選択する．対象者の運動機能によっては座位での足踏みや上肢運動など，無理のない運動種目を選択する必要がある.
- 運動の種類はもちろん，強度・時間・頻度を適切に設定することは難しい.
- 運動強度を高めることで効果も高まるが，対象者の負担が増大しリスクも増大する.
- 1回あたりの運動時間についても増加させることでトレーニング効果は高まるが，対象者の運動意欲が低下してしまう場合もある.
- 運動の処方では，対象者の機能にあわせて適切にプログラムを作成することが重要である.
- 1回あたりの運動時間を適正にして低負荷かつ高頻度で対象者が行いやすい運動から開始して運動耐容能の向上とともに運動強度や時間を漸増していくことが重要である.
- 在宅の対象者では，毎日の歩行が運動として取り入れられることがあるが，万歩計などを用いて運動量を確認することが重要である.
- 運動負荷量のコントロールについては，医療従事者が定期的に評価を行い適切な調整を行う必要がある.

学習到達度自己評価問題

1. 呼吸機能障害の原因にはどのようなものがあるか説明しなさい.
2. 換気が不十分な場合に行う運動療法の方法を説明しなさい.
3. 横隔膜の働きと姿勢との関係について説明しなさい.
4. 呼吸障害の評価を行う際の流れを簡潔に説明しなさい.
5. 運動負荷トレーニングの方法について簡潔に説明しなさい.

運動の局所的影響と運動療法　■協調性訓練

21 神経系の機能と障害

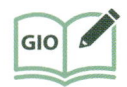

一般目標

- 協調性運動と協調性運動障害を理解する.

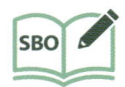

行動目標

1. 協調性運動にかかわる神経系の機能を説明できる.
2. 協調性運動障害の症状を説明できる.

調べておこう

1. 協調性運動にかかわる器官と神経の働きを調べよう.
2. 協調性運動障害を生じる疾患と症状を調べよう.

A　協調性運動障害の概念

- 神経系の代表的な働きの1つに,協調性を保って運動することがある.協調性とは,ある課題を遂行するときに,課題の遂行に必要な複数の要素を適切に制御することで課題を効率よく実行することである.
- 協調性運動とは,運動に関与する筋群の収縮や弛緩が,適切なタイミングや強さ,筋の組み合わせによって制御され,円滑で効率的な運動が遂行できることであり,協調性運動障害とは,円滑で効率的な運動が障害された状態である.
- 広義の協調性運動障害は,脳,神経,筋など運動にかかわる経路が一部でも障害された場合に生じ,運動失調ataxiaだけでなく,運動麻痺や筋力低下,不随意運動などさまざまな機能低下による協調性運動障害を含めた概念である.

B　協調性運動に関与する神経機構

1 随意運動

- 広義の協調性運動障害を理解するためには,まず随意運動のメカニズムを理解することが必要である.
- 正常な随意運動は,視覚や聴覚,体性感覚など受容器から外界の情報を受け取り,感覚神経を通じて大脳皮質の後頭葉（視覚）,側頭葉（聴覚）,頭頂葉（体

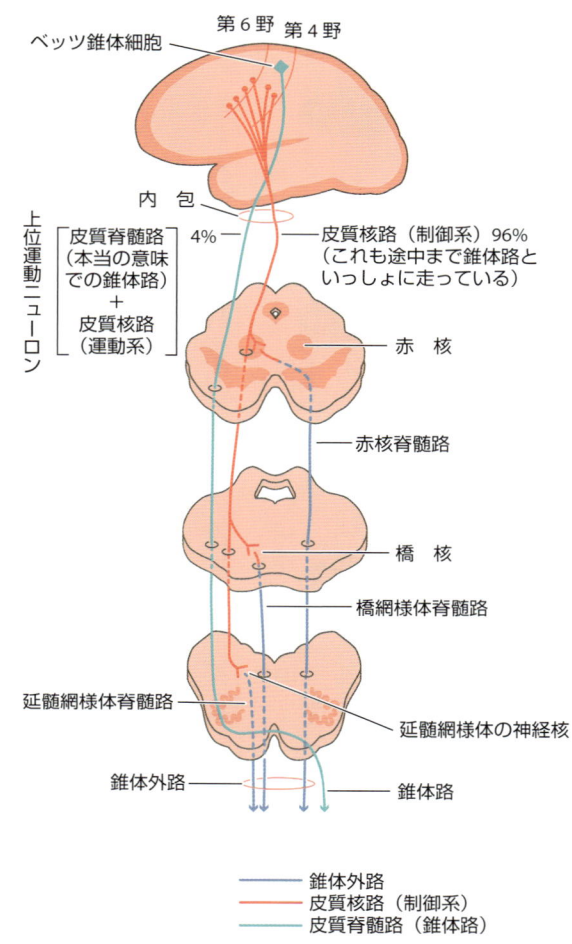

図21-1 錐体路と錐体外路の走行

性感覚）などに感覚情報が送られた後に，頭頂連合野で情報を1つに統合・認識することで物体の認識や自分と周囲の環境との空間を認識することから始まる（身体図式の形成）.

■ つぎに，頭頂連合野で統合・認識された情報は，どのように行動すればよいのか行動の意思決定を前頭前野で行い（運動プランの形成），小脳や大脳基底核＊からの情報をふまえて，運動の手順や方法など詳細なプログラムの立案を補足運動野や運動前野で行った後，一次運動野に運動プログラムが送られる.

■ 運動指令は，放線冠，内包後脚，中脳大脳脚を通過して延髄下部の錐体で交叉した後に脊髄側索を下行する外側皮質脊髄路と，延髄下部で交叉しないまま，大脳皮質と同側の脊髄前索を下行する前皮質脊髄路によって末梢につたえられる.

> ＊大脳基底核　大脳基底核は大脳皮質とループを形成し，視床を介して運動関連領野の活動を抑制する.

② 錐体路の働き

■ 錐体路 pyramidal tract（皮質脊髄路 corticospinal tract，図21-1）には外側皮質

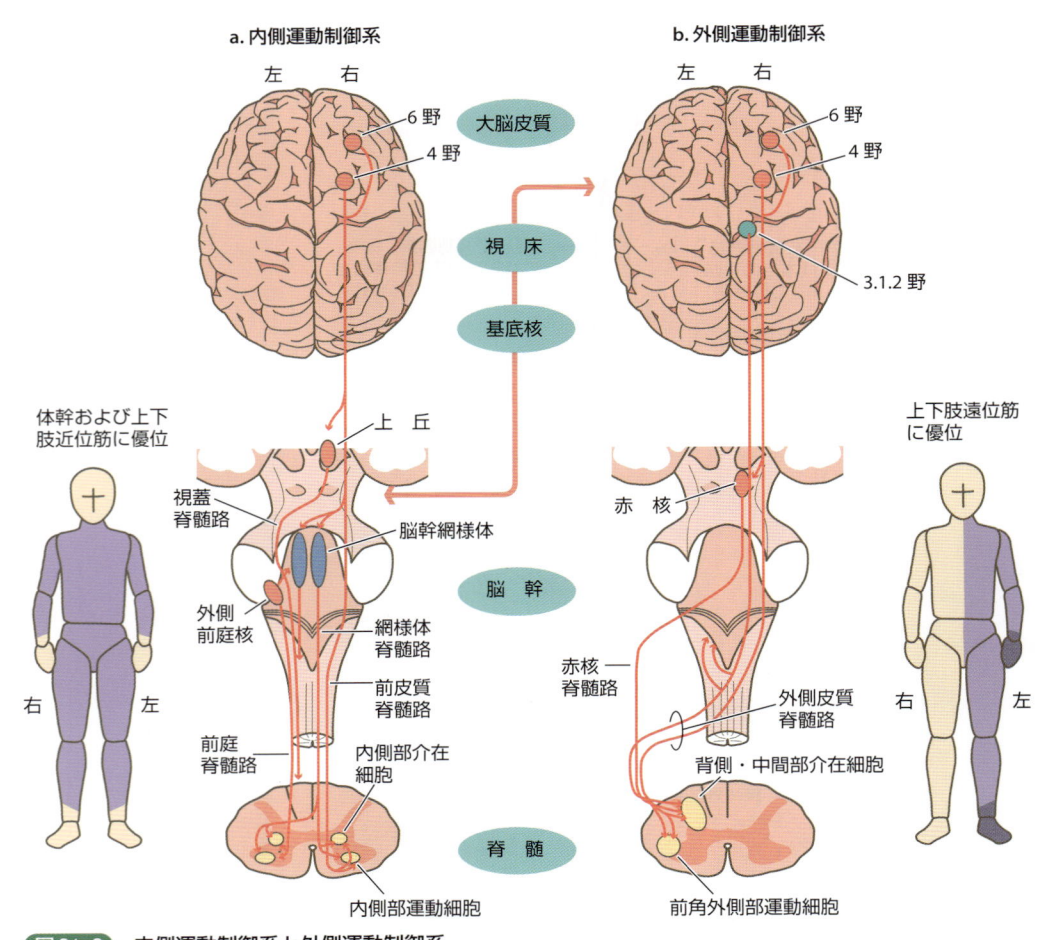

図21-2　内側運動制御系と外側運動制御系

　脊髄路と前皮質脊髄路がある.

■錐体路の働きは，四肢・体幹の随意運動を司ることである.

■外側皮質脊髄路は，錐体路の90〜95%を占め，指の筋など遠位筋と屈筋を支配する.

■前皮質脊髄路は，錐体路の5〜10%を占め，体幹筋など近位筋と伸筋を支配する.

■錐体路は，脊髄の前角細胞とシナプス結合して脊髄の前角細胞が興奮することで，末梢神経，神経筋接合部，筋に情報が送られ最終的に骨格筋の収縮が起こるが，錐体路の働きだけでは，単純な随意運動は生じても動きは拙劣でぎこちなくなる.

■正常な協調性運動は，単に筋が収縮すればよいのではなく，脊髄の前角細胞の興奮を調整し適度な筋収縮を促すことが必要であり，錐体路の働きに加えて，錐体外路の働きが重要になる.

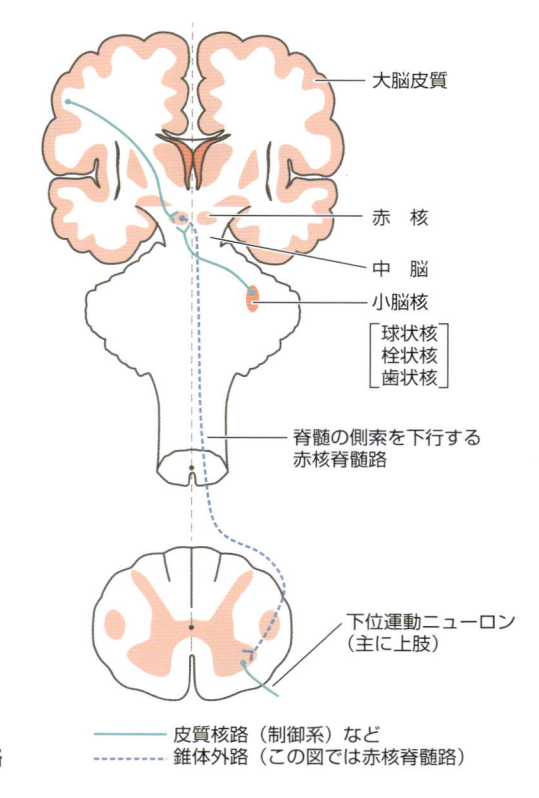

大脳皮質

赤核

中脳

小脳核

［球状核
栓状核
歯状核］

脊髄の側索を下行する
赤核脊髄路

下位運動ニューロン
（主に上肢）

皮質核路（制御系）など
錐体外路（この図では赤核脊髄路）

図21-3 赤核脊髄路

③ 錐体外路の働き

a. 錐体外路

- 錐体外路 extrapyramidal tract（**図21-1**）とは，円滑な運動が行えるよう脊髄前角細胞に連絡して，興奮の程度を微調整する神経線維の総称であり，赤核脊髄路，網様体脊髄路，前庭脊髄路などが含まれる．

- 錐体外路の働きは，四肢の運動調節に加えて，四肢の随意運動より先に体幹・四肢近位部の姿勢を保つことで安定した土台を形成することであり，予測的に姿勢を制御している．

- 協調性運動の役割を分類すると，姿勢制御に必要な要素は内側運動制御系で，随意運動に必要な要素は外側運動制御系で行われ，前者は前皮質脊髄路，網様体脊髄路，前庭脊髄路によって，後者は外側皮質脊髄路，赤核脊髄路によって行われる（**図21-2**）．

- 赤核脊髄路は，中脳赤核からすぐに対側に交叉して皮質脊髄路と絡み合うように脊髄側索を下行し，前腕の屈筋を中心とした上肢の筋群の収縮を促す（**図21-3**）．

- 網様体脊髄路は，橋の網様体から始まる橋網様体脊髄路と，延髄の網様体から始まる延髄網様体脊髄路に分類され，ほとんどは対側に交叉せずに同側の体幹筋や近位四肢筋の収縮を促して姿勢調整に関係するが，主に前者は伸筋群を，

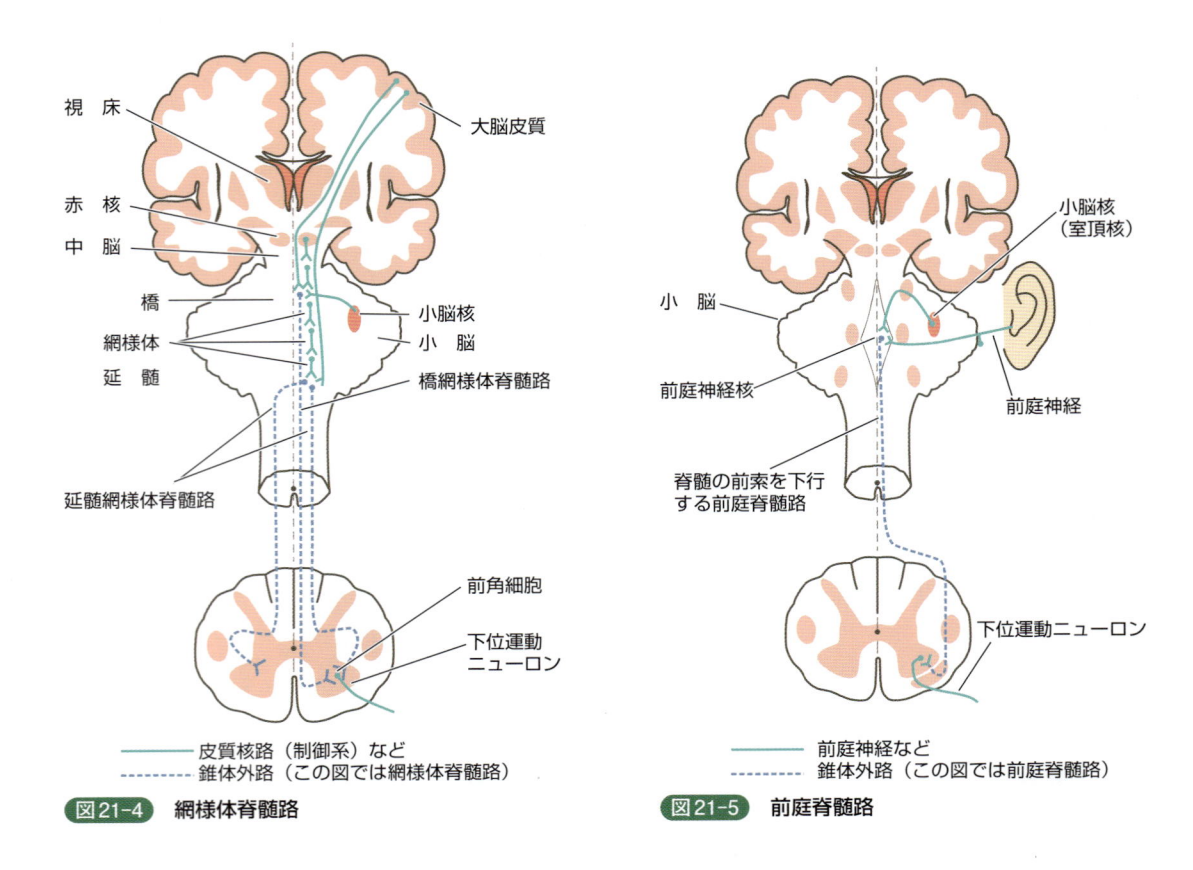

図21-4　網様体脊髄路

図21-5　前庭脊髄路

後者は屈筋群を支配する（**図21-4**）.

- 前庭脊髄路は，前庭神経核からの下行路で，上肢より下肢に優位に，同側四肢の伸筋の収縮を促して姿勢調整に働く（**図21-5**）.

b. 皮質核路

- 錐体外路は，それぞれの神経核（赤核や網様体核など）よりさらに上位の大脳皮質や小脳によって調節されている.

- 皮質核路（制御系）は，大脳皮質からそれぞれの神経核までの経路であり，錐体外路の働きを制御する.

- 皮質核路（制御系）には，皮質赤核路，皮質網様体路，皮質前庭路などがある.

- 皮質核路（制御系）は，錐体路が始まる一次運動野のベッツ（Betz）錐体細胞以外の神経細胞や運動前野から神経線維が始まり，錐体路と類似した走行を認めるものの，途中で中脳の赤核や網様体核に分岐して神経細胞とシナプス結合する（**図21-1参照**）.

- 皮質核路は，さらに別の神経線維によって制御を受けているが，別の神経線維と連絡している器官が小脳や大脳基底核である.

④ 小脳の機能と大脳小脳連関

a. 小脳

- 小脳は，入力系統の分類により大脳小脳（小脳半球：新小脳），脊髄小脳（小

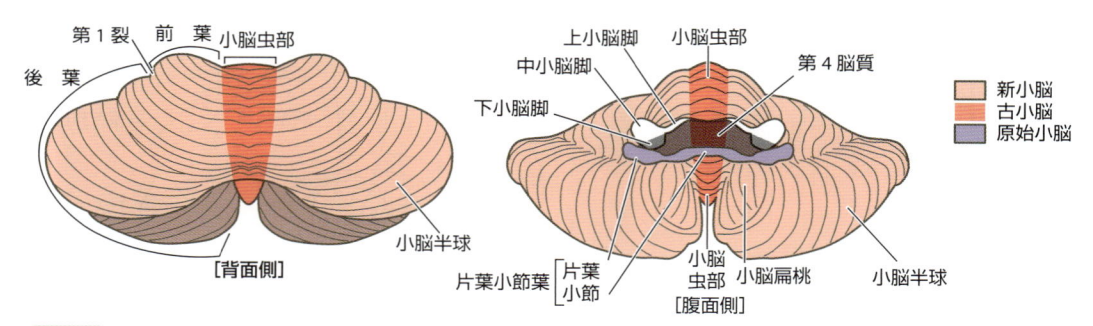

図21-6　小脳の構造

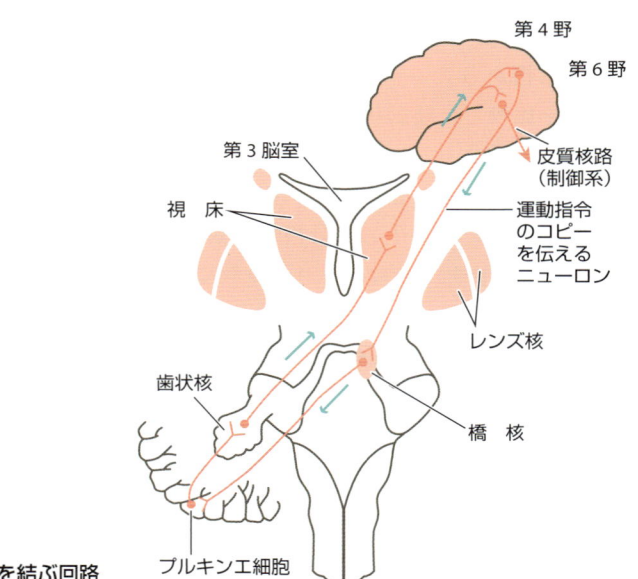

図21-7　小脳-大脳皮質を結ぶ回路

脳虫部：古小脳），前庭小脳（片葉小節葉：原始小脳）の3つに分けられる（**図21-6**）．

■ 小脳半球の働きは四肢の運動の協調性と運動学習，小脳虫部の働きは体幹機能を中心とした姿勢や歩行の調節，片葉小節葉の働きは体幹の筋緊張の調整や平衡機能，眼球運動の調節である．

b. 大脳小脳連関

■ 小脳と大脳の情報の連絡に働く回路を大脳小脳連関と呼ぶ．

■ 補足運動野や運動前野で作成された運動プログラムが一次運動野に送られ，運動指令として末梢に出力されるが，皮質脊髄路とは別に，運動指令のコピー（遠心性コピー）が皮質橋小脳路を介して小脳皮質の平行線維に入り，プルキンエ細胞に伝えられる（**図21-7**）．

■ 皮質橋小脳路は，放線冠，内包，橋核を通り，中小脳脚*を介して，反対側の小脳半球へ到達する．

■ 小脳は運動指令のコピーと，オリーブ核や前庭状核，栓状核，球状核，室器官

＊中小脳脚　　小脳脚は，上小脳脚・中小脳脚・下小脳脚によって，それぞれ中脳・橋・延髄と連絡している．

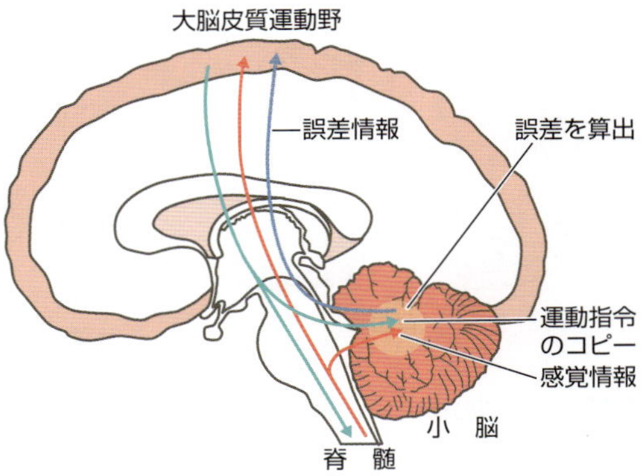

図21-8　小脳による運動調節

など末梢からフィードバックされた感覚情報（実際の運動によって生じた結果）を比較し，運動指令と実際に身体が運動した結果の誤差を算出する（**図21-8**）.

■感覚情報を伝達する経路の1つに脊髄オリーブ路・オリーブ小脳路がある.

■運動を行った結果生じる骨格筋の緊張の感覚情報は，脊髄知覚神経・脊髄オリーブ路を介して延髄のオリーブ核に伝達され，オリーブ小脳路を介して小脳に送られる.

■小脳で比較された誤差信号は，小脳視床路と視床皮質路を介して反対側の運動野や運動前野など大脳皮質に伝えられることで誤差が補正される.

■小脳視床路は，小脳核*から上小脳脚を通り，反対側の視床に到達する. 視床皮質路は，視床から大脳皮質の運動関連領野に到達する.

■運動指令のコピーと感覚情報を比較して，誤差を修正する作業を繰り返すことで運動の修正が行われ，徐々に円滑な運動が可能になる.

■慣れていないスポーツを始めた当初は，ボールに触るのもぎこちなく，上肢や下肢に過剰な力が入るため，運動を開始してすぐに疲れる. しかし，運動を繰り返すうちに，ボールに触るときの過剰な力が抜けて動きが滑らかになり，長時間運動しても疲れにくくなる.

■ボールの扱いが滑らかになるのは，ボールを上手く制御できなかった結果が感覚情報として小脳へフィードバックされ，運動指令のコピーと比較されて，誤差が補正されたためである（フィードバック制御）.

■小脳は，誤差の検出時に活動して誤差信号を大脳皮質に伝達する教師の役割を果たしている（教師あり学習）.

■小脳のプルキンエ細胞は，誤差信号を生み出す平行線維を長期的に抑圧して最適化されたもののみを残している（長期抑圧）.

■教師あり学習と長期抑圧の一連の過程を通じて生まれた運動記憶を小脳核に蓄積して固定化することで運動の内部モデル*が形成される.

■内部モデルが形成されることで，運動意識を顕在化しなくても運動の制御ができるようになる（フィードフォワード制御）（**図21-9**）.

■内部モデルには順モデルと逆モデルがある. 順モデルは「運動指令によってど

＊小脳核　小脳核は，歯状核，栓状核，球状核，室頂核で構成され，室頂核は下小脳脚が，それ以外の核は上小脳脚が通る.

＊内部モデル　フィードバック誤差学習の繰り返しによって小脳に蓄積される運動モデル.

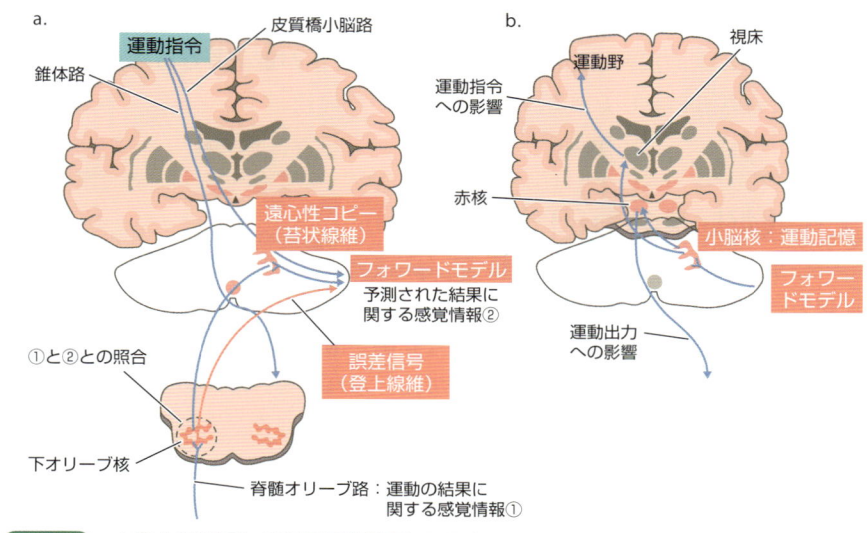

図21-9 大脳小脳連関における運動学習システム

のような運動を引き起こしてどのような感覚のフィードバック情報が得られるか」，逆モデルは「ある動作を行う際に得られる感覚のフィードバック情報を予測して予測のもとにどのような運動指令を出力させるか」というシステムである．

■ 運動を行う前から，どのような感覚のフィードバック情報が得られるかを予測できれば，感覚のフィードバックがなくても，フィードフォワード制御によって素早く，円滑な動きができる．

■ 馴れない運動を行った当初は，フィードバックの回路が重要な役割を果たすが，運動学習が進むにつれて，フィードフォワードの回路が主たる制御を行う（**図22-4**参照）．

■ 正常な協調性運動は，運動学習によって運動の内部モデルが形成されることで，学習した運動の情報が小脳から運動関連領野に送られて錐体路の制御や皮質核路を介した錐体外路の制御が行われる．

■ たとえば，健常学生でも実施可能な実技としてバスケットボールのフリースローがある．フリースローを成功させるようにイメージして動作を行ったときの運動指令に対して，運動後の結果，どのような感覚情報が得られたのか，その感覚情報と運動指令を比較して，2回目以降のフリースローはどのように修正されるのか，情報がどのような経路を伝わってくるのかをふまえて考察いただきたい．

■ 脊髄小脳変性症や脳血管障害などに生じる小脳性運動失調 cerebellar ataxia は，小脳そのものはもちろんのこと，小脳の働きを他の器官につたえる神経が障害を受けるとフィードフォワードが破状して円滑で効率的な運動が障害される協調性運動障害を認める．

■ たとえば，障害側の上肢を用いて箸の操作を行うと，測定障害 dysmetria に

よって箸を目的の位置に止めることができず，目的の位置で努力的に止めようとするために企図振戦intention tremorが生じて手が震えるために食べ物をつかむことがさらに難しくなる．

C 運動失調の原因分類

- 運動失調とは，筋力低下や麻痺，不随意運動などの症状を認めていないにもかかわらず，四肢や体幹の円滑で効率的な運動が困難になった状態であり，臨床的には狭義の協調性運動障害と同義語で用いられる場合が多い．
- 運動失調は，小脳性運動失調のほかに，感覚性，前庭性，大脳性に大別される．
- 感覚性運動失調は，体性感覚の受容器から感覚神経を通り，脊髄を上行して大脳皮質に至る経路が障害される場合に生じて主に脊髄後索を走行する深部感覚の障害により，運動制御に必要な体性感覚情報が得られずにフィードバック制御が障害された状態である．
- 感覚性運動失調は，体性感覚を利用した運動調整が困難になることから，視覚による代償が強くなる．
- 歩行時の特徴は，遊脚期で足を高く上げて踵接地に続いて足底を地面にたたきつけるように立脚期へ移行する（踵打ち歩行）．
- 感覚性運動失調の原因には，末梢神経障害や頸髄症，視床や体性感覚野を病変とする大脳半球の病変などがあり，第三期梅毒で生じる脊髄癆はまれである．
- 前庭性運動失調は，身体運動の方向や移動の緩急の情報を感知して小脳系に連絡する前庭迷路系の機能障害による運動失調である．深部感覚は正常であるが，感覚性運動失調と同様にフィードバック制御の障害により発現する．
- 前庭性運動失調の原因には，メニエール病や突発性難聴，薬物による前庭神経障害などがある．
- 大脳性運動失調は，大脳皮質のなかでも前頭葉の障害によって起こり，大脳が損傷を受けて橋核から小脳への入力に障害が起こることで生じ，小脳性運動失調様の症状を認める．
- 大脳性運動失調の原因には，前頭葉を中心とする脳血管障害や脳腫瘍，硬膜下血腫，ピック病などにより生じる．

D 協調性運動障害の症状

① 小脳正中領域の障害

- 小脳虫部の室頂核から視床・尾状核を経由して大脳皮質の運動関連領域に到達する経路（上行路）と，網様体脊髄路（下行路）によって姿勢制御が行われるため，小脳虫部の障害で姿勢制御が障害される．

- 小脳虫部や片葉小節葉など小脳正中領域の障害は脊髄小脳変性症患者に多く，体幹の運動失調による平衡機能障害や失調性歩行を認めるが，四肢の協調性運動障害は比較的軽度である．
- 体幹の運動失調は，座位や立位，歩行中の体幹動揺により姿勢保持や動作が困難になる症状であり，座位よりも立位，開眼よりも閉眼など不安定な姿勢で動揺が増大する．とくに，足底が床についていない状態での座位で症状は顕著に認められる．
- 小脳は，歩行リズムやパターン調整，外部環境や身体内部情報に応じた運動調整を行っている．小脳が障害されると失調性歩行を呈するが，体幹を前後左右に不規則に動揺させ，歩幅やリズムが一定しない歩行障害，変化する環境に対して関節運動や筋活動を調整できない歩行障害が出現する．
- 失調性歩行では，体幹の動揺による姿勢の崩れやバランス障害を代償するように上肢の左右への挙上および歩隔の拡大を認める（ワイドベース wide base）．

② 小脳外側領域の障害

- 小脳半球など小脳外側領域の障害は脳血管障害患者に多く，損傷と同側の四肢の協調性運動障害が中心であるが，筋緊張の低下，企図振戦，運動学習能力の低下，構音障害など多彩な症状を示す．小脳正中領域の障害と比較して平衡機能障害は軽度である．
- 小脳半球の核は歯状核であり，歯状核や核に連絡する経路が障害されると，運動の方向や程度が変わる協調性運動障害が出現する．
- 四肢の協調性運動障害には，身体を目標位置で静止できない測定障害や，運動方向が定まらず，運動の軌跡が拙劣になる運動の分解（共同運動不能），運動の開始・停止の遅延，反復拮抗運動不能などがある．
- 小脳は視覚誘導型運動に関連する運動前野・橋核と連結していることから，小脳歯状核が障害されると視覚性の測定障害が出現する．
- 運動の分解は，多関節が共同して運動することが困難になり，起き上がりや立ち上がりなど身体全体に及ぶ動作を実行するときに，動作に必要な筋群が共同して，順序よく活動することが困難になる．
- 反復拮抗運動不能は，主動作筋と拮抗筋の協調性が低下して，変換運動の遅延やリズムの乱れなどが認められる．予測的な筋活動の障害であり，拮抗筋の先行的な筋収縮の低下がみられないことが原因である．
- 筋緊張の低下は，関節の他動運動に対する抵抗感が減少した状態で，歩行中の支持脚の不意な脱力や運動開始の遅れなどを認める．
- 企図振戦は，目標物の位置で静止するために必要な主動作筋と拮抗筋の同時収縮が困難になり，手や足などを目標に近づけようとしたときに不規則で速い振戦が起こる．
- 運動学習能力の低下は，内部モデルの形成に時間がかかる．

③ 小脳以外の領域の障害

- 橋核は，大脳皮質からの小脳に送られる遠心性コピーの中継点であることから，橋核の病変により協調性運動が障害される．
- 視床は，小脳と視床の前腹側核（VA核）・外側腹側核（VL核）と連絡していることから，VA核とVL核の障害により小脳性運動失調が生じる．また，視床の後外側腹側核（VPL核）は体性感覚の中継点であり，VPL核の障害により感覚性運動失調が生じる．
- 大脳小脳連関により，大脳皮質や皮質下の障害でも運動失調が生じる場合があるが，片麻痺を合併する場合が多い．

VA：nucleus ventralis anterior
VL：nucleus ventralis laterior

VPL：nucleus ventralis posterolateralis

学習到達度自己評価問題

1. 錐体路の構成と働きについて説明しなさい．
2. 錐体外路の構成と働きについて説明しなさい．
3. 小脳の構造と働きについて説明しなさい．
4. 協調性運動障害の症状について説明しなさい．

22 協調性訓練

一般目標

1. 運動の協調性の神経基盤を理解する.
2. 協調性運動障害に対し効果的な運動療法を行うために，関与する神経機構を理解する.
3. 協調性運動の改善のための一般的な運動療法について理解し，実施する.

行動目標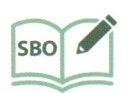

1. 協調性運動を可能にしている神経機構について説明できる.
2. さまざまな協調性運動の障害の成因について説明できる.
3. 各種治療法の長所，短所を列挙できる.

調べておこう

1. フィードバック制御とフィードフォワード制御について調べよう.
2. 遠心性コピー（前庭動眼反射の神経生理学的機構）とは何かを調べよう.
3. 長期抑圧とは何か調べよう.
4. 運動失調のタイプと原因疾患の関係を調べよう.
5. 協調性運動障害の各種症状について調べよう.

A 協調性運動とは

- **協調性** coordination とは動作に参加する多くの筋群が調和して働き，意図した運動を円滑にかつ効率よく行う能力である.
- 身体各部の協調した運動が可能になることで，動作や行為の巧緻性 skill が獲得される.
- 人の協調性は以下の3つの要因に分けることができる.
  ①各筋群における時間的なかかわりを調節する時間配列 timing
  ②意図する正確な方向へと空間的な調節をする空間配列 spacing
  ③適切な運動単位の動員とインパルス発射頻度による筋出力の調節を行う強さ
  　配列 grading
- これらの要因が複合的に関与することで，円滑な動作の連続性を保障している.

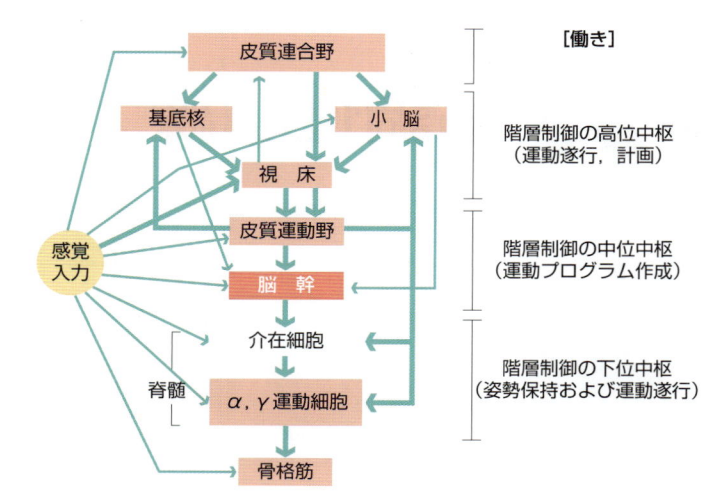

図22-1　運動の調節にかかわる神経機構
［森　茂美ほか（監）：運動制御と運動学習　セラピストのための基礎研究論文集（I）．協同医書出版社，pp.23-47，1997を参考に著者作成］

memo

　コップに手を伸ばす単純な動作であっても，その軌道は無数にあり，その軌道を生成する各関節の角度や参加する筋などの組み合わせは時間的・空間的に無限大となる．
　このように脳が筋骨格系を制御する際，実に多くの変数を含んでおり，解が1つに決まらないという点で難しい問題であり，ベルンシュタイン問題と呼ばれている．

B　協調性運動にかかわる各器官の機能と役割

- 協調性運動を遂行するためには外部環境もしくは自己身体からのさまざまな感覚情報（視覚，聴覚，体性感覚）に基づいて中枢神経系が組織化（処理・統合）され，脊髄の調節機能により適切な筋出力が行われるまでの全過程において滞りなく機能することが必要となる（**図22-1**）．
- 以下に協調性運動を実現するために必要な神経基盤について概説する．

１ 感覚入力

- 運動を制御するうえで，入力としての感覚系は自己身体を認識するための情報を得るためにとくに重要である．
- 中枢神経系は前庭，視覚，固有感覚からの情報に基づいて頭部や身体各部の位置や動きそして重力の方向を認知して，身体における平衡の維持や運動制御に深く関与している．

２ 運動出力と調節

- 運動の制御を行っている脳の領域は，前頭葉皮質に分布する運動関連領野（一次運動野，運動前野，補足運動野，帯状回運動野）と，その活動を支えている大脳基底核と小脳である．
- 小脳と大脳基底核は視床を経て大脳皮質に出力するループ構造をもつ（**図22-2**）．

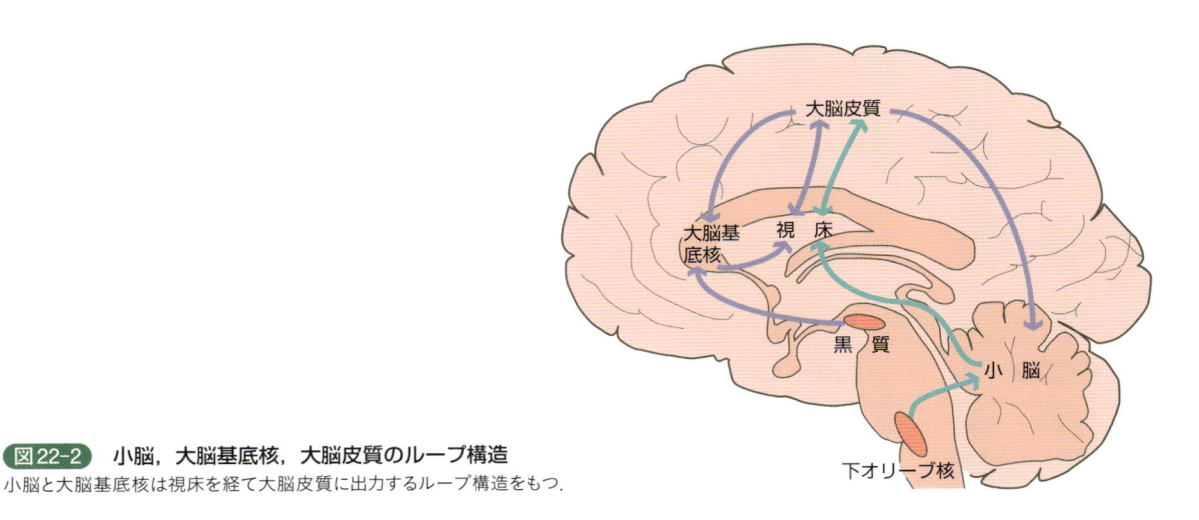

図 22-2　小脳，大脳基底核，大脳皮質のループ構造
小脳と大脳基底核は視床を経て大脳皮質に出力するループ構造をもつ.

C　運動制御・学習における神経生理学的メカニズム

■運動を制御してそれを学習するために必要な機構について概説する.

1 小脳における知覚−運動学習

■小脳皮質の唯一の出力細胞であるプルキンエ細胞には，登上線維と平行線維からの2つの興奮性入力が入る.

■平行線維入力は「意図した軌道（動作）」，登上線維入力は「意図した軌道と実現した軌道のずれ（誤差信号）」を伝達する教師の役割を果たし，プルキンエ細胞からの出力は「運動指令」を表現していると考えられる.

■運動が未熟な場合は「誤り」が頻繁に起こり，平行線維は小脳に対し「誤り」である情報をつたえ，登上線維が誤っていること（誤差）を小脳にフィードバックする.

■この2つの入力が時間的に一致して，かつ反復して起きたとき，平行線維とプルキンエ細胞の間のシナプスに伝達効率の持続的な低下，すなわち**長期抑圧（LTD）**と呼ばれる可塑的変化が生じる（**図 22-3**）.

■これを何回も繰り返すうちに「誤り」を伝達するシナプスはLTDによって弱められ，「正しい」働きをするシナプスのみが残り，小脳皮質の入出力特性が変化して小脳内に「正しい」運動指令を伝達するような神経回路を形成する.

■このように誤差信号を通じて改変された小脳からの出力は，運動プログラムを精緻化させる目的で皮質および赤核にフィードバックされて運動指令が精密に調整されて運動が上達するものと考えられている.

2 小脳によるフィードフォワード制御

■協調的な運動を学習することは運動指令と運動結果との関係の情報を蓄えて目的とする運動にとって適切な運動プログラムを小脳が獲得することである.

LTD：long-term depression

〄memo
長期抑圧のモデルは前庭動眼反射などの眼球運動に対してよく成立することが示されている. 四肢運動に関しては不明な点も多いが，おおむね同様の働きをしていることが示唆されている.

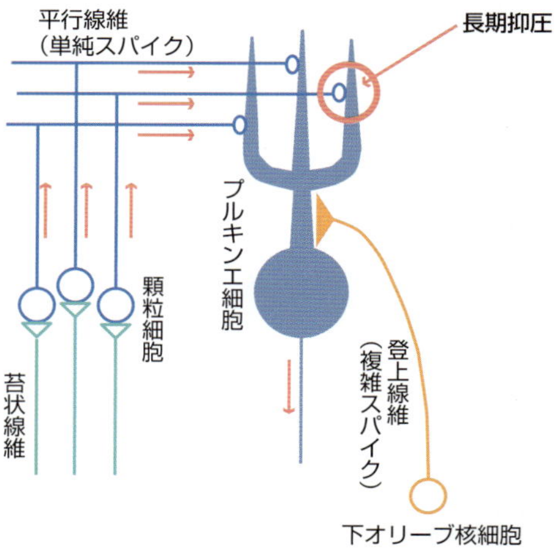

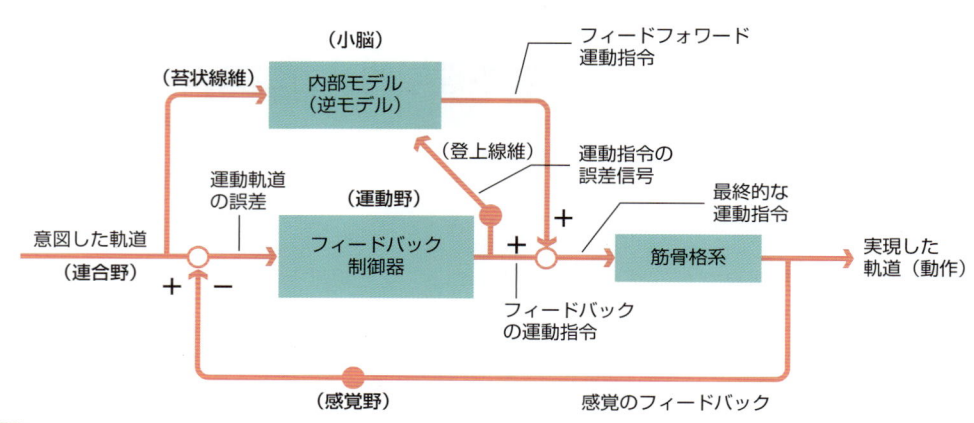

図22-3　小脳プルキンエ細胞への興奮性入力

平行線維と登上線維を組み合わせて同時に刺激すると，平行線維とプルキンエ細胞のグルタミン酸作動性興奮性シナプスに長期抑圧が生じる.
[狩野方伸，橋本浩一：小脳の運動学習とシナプス可塑性. 神経精神薬理 **19**：1137-1143, 1997を参考に著者作成]

図22-4　内部モデルを学習するしくみ（フィードバック誤差学習のスキーマ）
[川人光男：脳の計算理論. 産業図書, pp.192-233, 1996を参考に著者作成]

memo

小脳の主たる機能は，運動プログラム（運動指令信号）を筋および関節からの固有受容器フィードバック（感覚信号）と比較することにより，運動の意図と実行の間に生じた違いを修正するように働くことである. こうして，協調性運動を実現させている. また素早い運動に対しては，すでに学習された運動順序プログラムを実行することにより協調が保たれている.

- このような運動プログラムが獲得されることにより，意図した運動を達成するのに必要な身体の動きを，予測に基づいて制御することが可能になる（フィードフォワード制御）.
- この運動プログラムは**内部モデル**と呼ばれており，筋骨格系や操作対象物の入出力特性を内的にシミュレートできる神経機構のことである.
- このような神経機構は運動指令から軌道を出力する神経回路を順モデル，逆に目標軌道に見合った運動指令を出力する神経回路を逆モデルといい，それぞれ運動指令がどのような体の動きを引き起こすか，あるいは動作を行いたいときにどのような運動指令を出せばよいかを予測するために用いられる（**図22-4**）.
- 運動を開始する以前に，このような関係性がわかっていれば，制御に時間のかかる感覚フィードバックを必要とせずに速く正確なフィードフォワード制御が可能になる.
- このように脳による運動制御には適応，学習が重要であり，それは練習を繰り返すことによって内部モデルの獲得，修正が行われることによると考えられて

いる.

- したがって，運動学習には「反復」が必要な条件となるが，繰り返しの学習において重要なのは誤差を感知する知覚システムが正常に駆動していることである.
- 障害のある対象者の場合，単純に訓練回数を増やせばそれ相応の結果が得られるとは限らず，指導内容の質に関して吟味していく必要がある.

▷エビデンス

①計算論的神経科学と神経生理学において提案された小脳の学習スキーマは，非侵襲計測において検証されている．また小脳は筋骨格系の入出力特性を反映する内部モデルの学習に関与するだけでなく，外部世界の操作対象を反映する内部モデルの学習にも関与していることが明らかにされている．［今水　寛：小脳と運動学習　fMRIによる研究．脳の科学 **22**：1087-1093, 2000］

②反復によるエングラムの形成：Kottke らは自動化した協調的な動作や行為の獲得に必要な訓練回数を報告している．たとえば葉巻つくりには300万本，編みものでは150万針，歩行には300万歩が必要であると述べている．これより動作の習熟には膨大な動作の繰り返し（訓練回数）が必要であることがわかる．［Kottke FJ, Halperson D & Easton KM et al：The training of coordination. *Arch Phys Med Rehabili* **59**：567-572, 1978］

D　臨床でみられる障害像の分類とその特徴

- 臨床において協調性運動障害とは中枢神経障害による**運動失調**ataxiaのことを指すことが多い.
- しかし，円滑な運動の発現にはさまざまな身体器官が関与しているためにいずれの機構に問題が生じても**協調性運動障害**が観察されることとなる（**図22-1参照**）.
- 姿勢を保持する平衡機能においては，運動に伴う感覚情報をもとに中枢神経系で調節（修正・プログラミング）して運動出力を制御している（**図22-5**）.

①　各障害部位における協調性障害

a.　中枢神経障害

- 中枢神経障害による運動失調は，障害の機序によって小脳性，脊髄（後索）性，前庭迷路性に大別される.

①小脳性運動失調

- 代表的な疾患には脊髄小脳変性症，小脳腫瘍，小脳梗塞（出血）などがあげられる.
- 小脳性運動失調は小脳半球性と小脳虫部性に分けられ，前者では同側四肢，後者では体幹の運動失調が顕著に認められる.
- 立位における姿勢保持は，足幅を広げて支持基底面を広くとるといった典型的

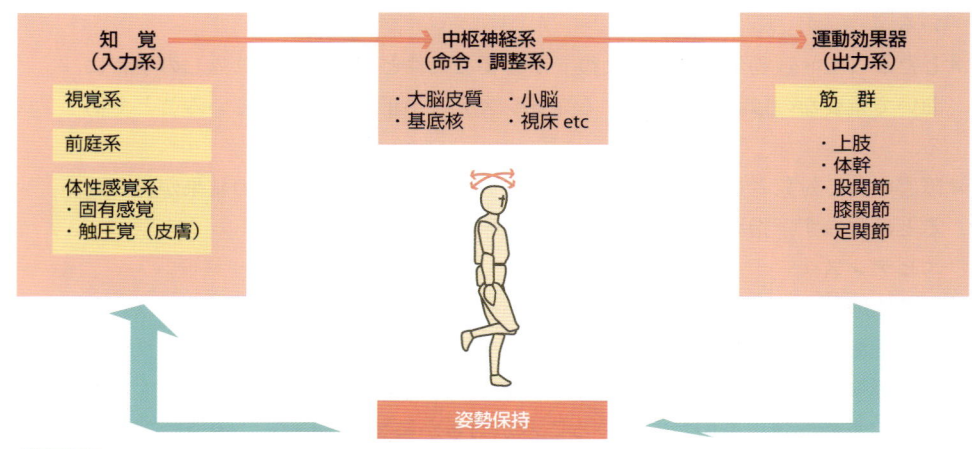

図22-5　姿勢制御機構（平衡機能）

な立位姿勢となる.

- 歩行においても歩幅を広げた歩行（ワイドベース wide base）を呈するために体幹の左右への動揺が大きく，下肢の振り出しのリズムが乱れ，前後左右に大きくランダムに動揺する酩酊歩行が出現する.

- 歩行障害が軽度である場合には，継ぎ足歩行を行わせることによって障害が明確になりやすい.

- 小脳性運動失調では，開眼，閉眼にかかわらず身体が動揺しているためにロンベルグ（Romberg）徴候は陰性となる.

- 小脳性運動失調の臨床症状として協調性運動障害（運動分解［解体］，測定障害，変換運動障害），筋トーヌスの低下，企図振戦，構音障害，眼球運動障害などが現れる. 以下に代表的な臨床症状について説明する.

- 上肢伸展位から示指で同側の耳を触るなど多関節を使用した運動を行う際，運動が過度に分離した状態となり正確性，円滑性が失われることを運動分解（解体）という.

- 運動分解の1つに共同運動障害があり，動作に必要な複数の関節運動が協調して行えず運動が拙劣となる. 例として背臥位から腕を組んで起き上がる際，筋収縮のタイミングがあわず下肢が拳上し起き上がることが困難になることが観察できる.

- 目標に向かって手を伸ばすなどの運動の際，目標まで到達しない（測定過小），目標よりも行きすぎる（測定過大）といった意図した軌道からずれてしまうことを測定障害 dysmetria という.

- 変換運動障害 dysdiadochokinesis は，主動筋と拮抗筋を交互に素早く切り替えることが拙劣になっている状態である.

- γ運動ニューロンの活動が低下して，これに伴い筋紡錘の発射が低下して筋トーヌスが低下する.

- 安静時には振戦がみられないが，目標物に指を近づけるなどの動作を行った場合，目標に近づくにつれ振戦が著明になる企図振戦 intention tremor がみられる.

- 小脳性の構音障害として，発語が不明瞭で各音の間隔が不規則となる断綴性言語，さらに声の大きさも一定ではなく，最初の一音が大きくなる爆発性言語もみられる．
- 外眼筋の協調性が低下するために追視も滑らかさを失い衝動性となり，注視眼振がみられる．

②脊髄（後索）性運動失調

- 脊髄後索の病変により深部感覚が障害されて体性感覚フィードバックによる運動遂行が困難となった状態であり，感覚性運動失調ともいわれる．
- 代表的な疾患には脊髄癆，脊髄腫瘍，脊椎症性脊髄症などがあげられる．
- この失調の特徴は深部感覚の低下を視覚で代償することができる点である．
- 開眼時に運動失調が目立たなくても，閉眼することにより身体の動揺は著しく増大して転倒しそうになる（ロンベルグ徴候陽性）．

③前庭迷路性運動失調

- 前庭迷路性運動失調の原因疾患としては，メニエール病，前庭神経炎，聴神経鞘腫などがある．
- 小脳性，脊髄性運動失調とは異なり四肢の運動失調はなく，回転性めまい，眼振が強く出現して起立・歩行時における平衡機能障害が主症状である．
- 開眼時ではゆっくりとした振幅の大きな身体動揺を示して閉眼により身体の動揺性は増加する（前庭迷路性ロンベルグ徴候）．

b. 末梢神経障害（表在・深部感覚障害，運動麻痺）

- 神経根および末梢神経の損傷により，求心路の障害では表在・深部感覚に障害が生じ，遠心路の障害では運動麻痺が生じる．
- 末梢神経障害による感覚性運動失調は，糖尿病・アルコール・がん性ニューロパチーなどで生じる．
- 感覚障害（とくに深部感覚障害）により中枢神経系にフィードバックされる感覚情報が不足または欠如して協調的な運動遂行を妨げる原因となる．
- 歩行においては支持基底面が拡大（ワイドベース）して動揺性歩行となる．
- 関節位置覚や振動覚の障害を呈する場合は，深部感覚障害を主症状とする脊髄性運動失調と同様の症状に至る．
- これら感覚障害による失調症状については視覚による代償が可能であるためロンベルグ徴候は陰性となる．
- 運動麻痺では筋出力の不足や欠如により，運動が円滑に行われず不安定な運動となる．

c. 運動効果器の機能低下

- 出力系における協調性運動障害の原因として，筋疲労による効果器の機能低下，ギプス固定後や術後に生じる二次的な障害，心理的緊張によるものがある．
- 健常者においても過度の筋疲労により筋紡錘の感度が低下して関節位置覚の精度が悪化することや生理的振戦が生じることから運動の滑らかさに影響を及ぼす．
- 靱帯損傷や人工関節形成術後など下肢の運動器障害による歩行中の膝折れ現象や，閉眼時に身体の動揺が大きくなりバランスが崩れやすくなることは，関節

> **memo**
> 運動や姿勢保持などの協調性運動の障害として現れる運動失調はフィードフォワード制御，フィードバック制御の中枢制御機構や末梢から中枢へ送られる情報伝達の障害によって生じると考えられる．

	重心の高さ	支持基底面の広さ	重心移動の有無	運動速度	支持基底面の変化	視覚条件	同時に遂行する課題数	地面の状態
易	臥位	開脚	なし	ゆっくり	一定	開眼	単一課題	平坦
	端座位	閉脚						
	四つ這い位		小さく		連続的変化			
	膝立ち位	タンデム						
	立位							
難	片脚立位	片脚	大きく	速く	不連続的変化	閉眼	重複課題	凸凹

図22-6　課題の難易度に影響する要因

包や靱帯組織に広く分布する機械刺激受容器mechanoreceptorからの情報が組織の損傷によって減少していることが原因と考えられている.

■ 四肢における筋力の著明な低下や筋緊張異常による拮抗筋との不均衡により動作の不安定性が増大することがある.

■ また四肢に筋力低下が存在しなくても体幹など近位部の固定性が不十分であると遠位部での協調性運動障害の一因となることが考えられる.

■ 痛み自体, あるいは予測的な痛みが存在する場合, 筋出力や関節運動が制限され, 協調性のある運動が損なわれてぎこちない運動が出現することがある.

■ スポーツ競技状況においても心理的緊張や不安感情の増加, 注意の変化などにより交感神経系が優位となり筋緊張が亢進して円滑な運動を阻害することが知られている.

② 協調性運動障害に対する原則的対応

■ 協調性運動障害に対する運動療法は, 個々の症例の状態により異なるので, すべてをパターン化することはできない.

■ 協調性運動の学習においては課題の難易度の設定が重要であり, 支持基底面の広さと重心の高さを基本として課題を決定する.

■ 姿勢としては背臥位→端座位→立位の順で, 動作としては姿勢保持→一定の支持基底面における重心移動→変化する支持基底面にあわせた重心の移動の順で難易度が高くなる.

■ バランスに関与する要因を調整して対象者にとってやや難しい程度の動作課題を用いて対象者が成功の報酬を得られるように適切な難易度を段階的に設定する (図22-6).

■ 対象者の身体機能に比べて難易度の高すぎる課題を行うと, 転倒への恐怖感が生じたり, 筋緊張が亢進するなど, かえって動作の学習を阻害することがある.

■ 上記のことを考慮したうえで課題を設定して視覚・体性感覚フィードバックを有効に利用した反復練習を行うことが重要である.

E　協調性訓練：理学療法による介入

■ 運動療法によって協調性の改善をはかるためには，これにかかわる神経機構を
よく理解したうえで，運動療法を計画して，その効果を確認しながら治療を進
めていく必要がある．

■ また，その治療進行の大原則は各段階での**最小負荷の最大反復**であることも理
解しておく必要がある．

■ 以下に協調性の改善のために適用されている各種協調性訓練について紹介する．

1 視覚代償による訓練

a. フレンケル体操

■ フレンケル体操は1889年にスイスの医師フレンケル（Frenkel）が脊髄癆によ
る感覚性運動失調の治療法として考案したものである．

■ 残存する固有感覚あるいは固有感覚の代償として視覚，聴覚などを利用した運
動制御を繰り返し行わせて中枢神経システムの再学習を基本とした運動療法で
ある（**図22-7**，第23章「障害別の治療体操」参照）．

■ フレンケル体操は理解しやすく簡単に適用できるが反復運動により訓練した運

臥位における下肢の運動

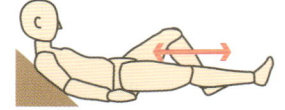

①一側股関節，膝関節の屈曲と
伸展および股関節内・外転

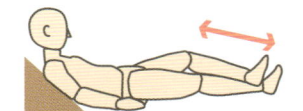

②踵を対側の膝蓋骨より，下腿脛骨稜を
滑らせて移動し，再び膝蓋骨に戻す

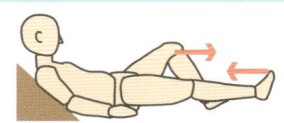

③一側下肢の屈曲と対側伸展
の交互運動

座位における下肢の運動

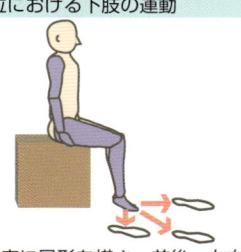

①床に足形を描き，前後，左右，斜めに
一側ずつ交互に足形まで踵を滑らせる

②同様に下肢をもち上げて
ステップの練習をする

立位・歩行の運動

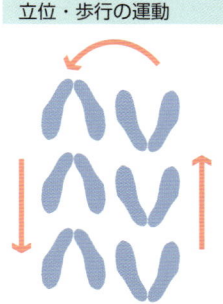

①床に描いた足形にあわ
せて歩行訓練

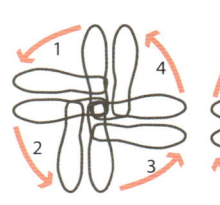 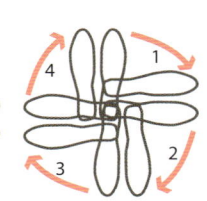

左回転　　　　　　右回転

②1ヵ所で足を踏みかえながら
方向転換の訓練

[体操の手順と実施上の注意点]
・身体の位置や動きを視覚的にて確認できるように肢位を調整する．
・理学療法士の監視のもと，「1，2，3，…」と号令を与え数えながら行う．
・開眼での運動から閉眼での運動へと進める．
・ゆっくりとした単純な運動から速い複雑な運動へ1つの動作が習得されてから
　次の段階に移行する．
・背臥位，座位から開始し立位，歩行へと進め，症状の程度に応じ難易度を変更する．

図22-7　フレンケル体操

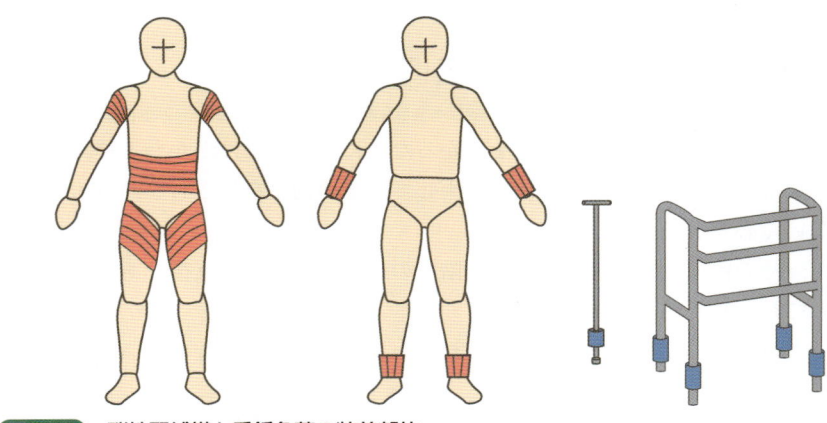

図22-8　弾性緊縛帯と重錘負荷の装着部位

動そのものには改善が認められる一方で，他の動作に対する転移が起こりにくいことも報告されている．
- また視覚代償効果の認められない小脳性運動失調に対しては適用に限界がある．

2 固有受容器を刺激する訓練

a. 弾性緊縛帯

- 小脳性運動失調を呈する対象者に対して弾性包帯などを巻くことで運動失調が軽減することが報告されている．
- 装着する部位は四肢近位関節部，とくに筋腹上が一般的である（図22-8）．
- 緊縛する強さは適度な圧迫感が得られる程度で十分であり，駆血するほど緊縛すると循環障害が生じるので注意し，症例ごとに運動や動作を観察して適切な強度に設定する．
- 持続的に筋紡錘を軽度，伸張することにより筋紡錘からの求心性発射を増加させて中枢への入力が増加することや，皮膚受容器からの情報の増加が効果の一因と考えられる．
- また臨床的には，筋腹に対し装着するといった緊縛帯本来の使用方法だけでなく，関節部の物理的な制動効果を期待して関節部をまたいで装着することで関節における安定性の獲得を目的に用いられることも多い．
- この方法は小脳性運動失調を呈する対象者に限らず，関節の制御が適切に行えない整形外科疾患の症例においても適用となる．

▷エビデンス
- 弾性緊縛帯の効果に関する神経生理学的根拠：この効果の神経生理学的背景として筋紡錘から小脳へのⅠa求心性インパルスの発射が増加することが確認されており，中枢への固有感覚入力を増大させる効果に関する機序として推測されている．［真野行生，安藤一也：多発性硬化症の運動失調．リハ医 **18**：12-16, 1981］

b. 重錘負荷

■ 小脳性運動失調に対して重錘を負荷すると運動が正常に近づき，協調性運動が改善されるとしてホルメス（Holmes）により報告されたものである．

■ とくに企図振戦を示す症例に効果がある．

■ 通常，装着部位は四肢の遠位部であり，上肢（前腕の遠位）では200〜400g，下肢（足関節あるいは足部）では300〜600g程度の負荷量が適当といわれている．

■ しかし個々の対象者により最適な部位や重量がさまざまであるため，装着時の変化をとらえながら個別に判断する必要がある．

■ 基本的には重錘負荷は身体に直接装着するものであるが，歩行器，杖，靴底などに付与することで歩行の安定性が増加することも報告されている（図22-8）．

■ 生理学的作用機序としては重錘負荷により筋活動量が増すために筋紡錘からのフィードバックが多くなり，中枢への固有感覚入力を増大させることのほか，大脳の覚醒レベルの喚起，慣性力による制動作用や障害部位に対する集中力を高めるなどが考えられている．

■ しかし重錘負荷を取り外した後の効果の持続時間が短く，長期的な効果については期待できない．そのため運動そのものの改善に結びつかない難点がある．

c. 固有受容性神経筋促通法（PNF）

PNF：proprioceptive neuro-muscular facilitation

■ 20世紀半ばに神経科医師であるカバット（Kabat）がシェリントン（Sherrington）らの生理学的事実を理論化して開発した治療体系である．麻痺筋の随意的な収縮を回復させる．

■ 基本技術による促通要素としては触覚刺激，伸張刺激，関節への刺激（牽引・圧縮），抵抗による刺激，パターンによる刺激などがある．

■ 末梢から筋，関節，迷路などにある固有感覚受容器に刺激を与え，神経-筋の機能を促通することを目的としている．

■ その促通効果として筋力不均衡の是正や覚醒レベルの喚起により協調性の改善を期待する．

■ 協調性運動障害の改善に用いられる代表的なテクニックには，主動筋と拮抗筋を交互に収縮させるスローリバーサル（求心性収縮），律動的な細かい反対方向からの交互的な外乱を与え，それに対して上肢・下肢を一定の関節肢位に保持するように促すリズミック・スタビリゼーション（等尺性収縮）などがある．

■ また立位姿勢安定のためには，立位で対象者の両側の腸骨稜に手を置き，リズミカルに下方に圧を加えるジョイント・アプロキシメーション（関節圧縮）の手技が有効である．

■ この手技により一過性のα運動ニューロンの興奮性が増加することが確認されており，立位保持訓練や歩行動作訓練の直前に行うと効果的である（p.267参照）．

d. 動的関節制動訓練（DYJOC）

DYJOC：dynamic joint control exercise

■ 運動器の障害による協調性運動障害を改善するために用いられる方法である．

■ 足底や関節周囲組織などからの感覚情報により身体の外・内的状況変化に即座に対応できる筋機能促通および神経-筋協調能力向上を目的とした訓練である．

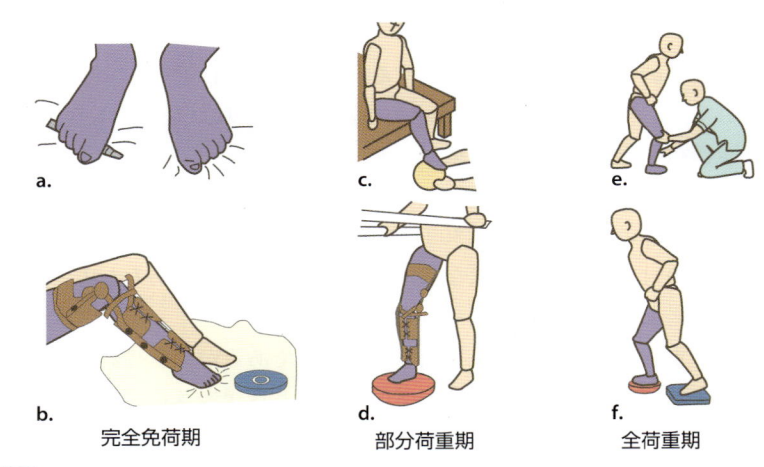

a.

b.
完全免荷期

c.

d.
部分荷重期

e.

f.
全荷重期

図22-9　動的関節制動訓練

(a, b) 足指にてタオル，ペンなどを把持させたり，タオルをたぐり寄せることを行う．(c) 座位で足をボールに乗せ，転がすようにする．さらにボールや下肢に外乱を加え不安定な足を素早く制動させる．(d) 平行棒内で不安定板の上に足を乗せ，水平を保つ．さらに不安定板の軸中心から足の位置をずらした状態においても水平位を保つ訓練や外乱に対する制動の訓練を行う．(e, f) 肩，骨盤，膝部に外乱を加えたり，各種不安定板を組み合わせた状態でバランスを保つ訓練を行う．

■ ボールや各種不安定板（バランスボード）などの機器を用いて下肢，体幹の多関節連鎖下で完全免荷，部分荷重期，全荷重期と漸増的に進めていくものである（図22-9）．

■ 外傷，術侵襲や使用頻度の低下により関節の固有受容器は機能低下に陥り，情報の量的，質的低下をもたらし，周囲筋による効果的な制御機能が障害されてくる．

■ それは筋の制御による反応時間の遅れとして現れ，それだけ関節構成体に与えるストレスは増加することが考えられている．

■ そのため動的姿勢変化に伴い固有受容器を介した，迅速な神経・筋反応の協調により，動的下肢関節の制動機能を高めることが重要である．

■ 具体的にはタオルをたぐり寄せる足指，足底把握の訓練や，各種の不安定板の上に対象者を乗せ，不安定板もしくは対象者の身体に加えられた不意な外力に抗して姿勢を保持させる方法が実施されている．

■ これにより下肢関節周囲筋群の筋力増強のみならず，俊敏な筋収縮反応の獲得が促され，下肢の協調性を改善するための運動療法として報告されている．

③ 基本動作の反復（バランス訓練）

■ フレンケル体操と共通するところがあるが，運動の繰り返しにより**フィードバック誤差学習***を行い，小脳内の内部モデルを再構築しフィードフォワード制御を再学習させ協調性運動の改善をはかろうとする方法である．

■ 以下に，バランス訓練の基本的な進め方について説明する．

■ まず対象者に安定性のある姿勢をとらせて姿勢鏡や体重計を用いた視覚的なフィードバックを与えながら，その姿勢での姿勢保持能力を高める練習を行う

*フィードバック誤差学習
内部モデルにおける「逆モデル」を獲得する枠組みとしてフィードバック誤差学習が提案されている．フィードバック誤差を減少させるように教師あり学習が行われることで，学習後には制御対象の逆モデルが形成され，目標入力から制御対象出力までの変換が可能になると考えられている．

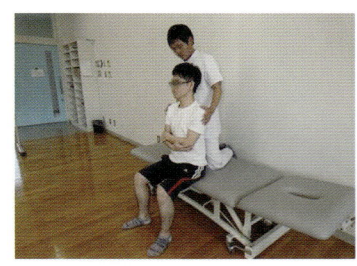

a. 座位保持訓練

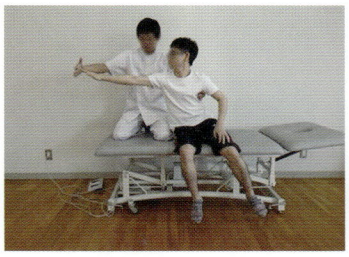

b. 座位での側方へのリーチ（足底非接地）

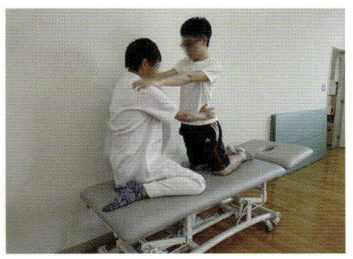

c. 膝立ち位保持からの側方への重心移動

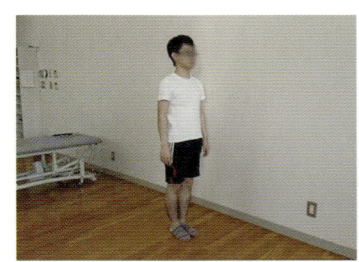

d. 閉脚立位保持

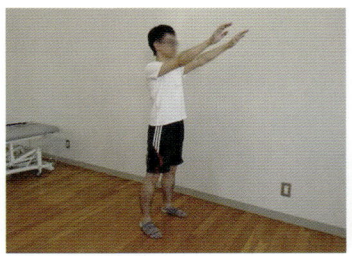

e. 開脚立位での両上肢挙上

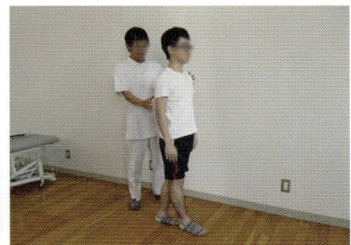

f. タンデム肢位

図22-10　バランス訓練の進め方の例

理学療法士は対象者に適切な運動を実行しているときの感覚を学習させるようにする．支持基底面のどのあたりに重心があると感じているか，対象者の内省を聴取することも参考になる．

（図22-10a，d）．

- 対象者には，接触している支持基底面内で最も圧が高く感じられる身体部位（重心の位置）がどこであるかを意識させてどのような姿勢や動作の際に安定性が向上するかを体験させるようにする．
- 理学療法士は，支持基底面と重心との関係（アライメント），動作のタイミングなどに注意して対象者に適切な運動感覚が生じるように誘導を行う．
- 反復練習を行っていくなかで，対象者が適切な動作ができているときの運動感覚を知覚させて運動学習を促していく．
- つぎに姿勢が保てるようになったら，上肢リーチ動作や下肢の運動など自らの四肢の運動（内的外乱）も併用しながら，支持基底面内での狭い重心移動の運動から開始し，徐々に運動範囲を拡大して大きな重心移動を伴う運動課題へと進める（図22-10b，c，e）．
- 支持基底面を段階的に狭くしていく，あるいは支持基底面外に重心を移動したり，戻したりするなど姿勢変換，移動動作の練習を進めていく（図22-10f）．
- 不安定板やバランスマットを用いて不安定な状況をつくり難易度を調整することや視覚情報を遮断して体性感覚による運動コントロールを学習することも，より協調性を高める練習方法である（図22-11）．

4 近年における脊髄小脳変性症に対する包括的介入の効果

- 進行性の変性疾患では運動療法により機能改善が得られたとしても，その効果がどのくらい持続するのか不明であったが，2009年にイルク（Ilg）らは，脊髄小脳変性症に対する運動療法効果の観察研究を初めて報告した．

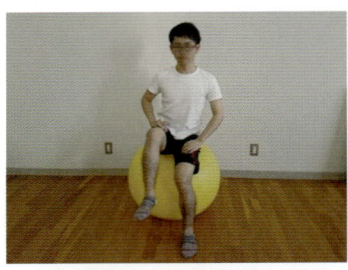
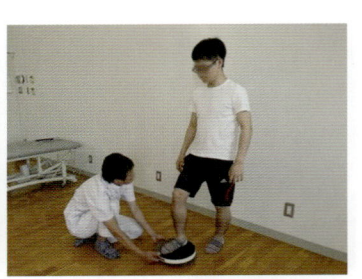

a. バランスボールを用いた座位バランス訓練

b. バランスディスクを用いた立位バランス訓練

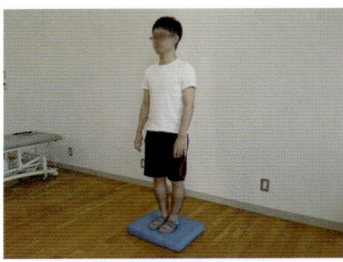
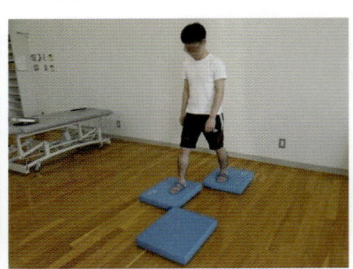

c. 柔らかいマット上での立位保持訓練

d. 柔らかいマット上での移動訓練

図22-11 接地面が不安定な状況下でのバランス訓練

- バランス訓練，体幹と四肢の協調運動訓練などで構成された包括的な運動療法を4週間施行したところ，機能が向上し介入後8週間まで効果が保持されたと報告している．[Ilg W, Synofzik M, & Brötz D, et al.：Intensive coordinative training improves motor performance in degenerative cerebellar disease. *Neurology* **73**：1823-1830, 2009]
- 加えて，家庭での自主訓練が有効であることも報告されている．[Ilg W, Brötz D, Burkard S, et al.：Long-term effects of coordinative training in degenerative cerebellar disease. *Mov Disord* **25**：2239-2246, 2010]
- 日本でも，毎日，バランス訓練，歩行訓練，ADL訓練など4週間にわたり施行し，退院時には自主訓練を作成して継続を勧めた結果，機能が改善して介入後12週間まで保たれ，歩行速度は24週後でも改善が認められたことが報告されている．[Miyai I, Ito M, Hattori N, et al：Cerebellar ataxia rehabilitation trial in degenerative cerebellar diseases. *Neurorehabil Neural Repair* **26**：515-522, 2012]
- しかし，運動学習の首座である小脳自体に病変がある症例あるいは進行性の変性疾患では運動機能回復が得られにくく，トレーニングの限界も存在することを理解しておく必要がある．

学習到達度自己評価問題

1. 協調性運動を成立させている神経機構について説明しなさい．
2. フィードバック誤差学習とは何か説明しなさい．
3. フィードフォワード制御の神経回路について説明しなさい．
4. 協調性に影響を与える要因について説明しなさい．
5. 各種治療法の方法論について説明しなさい．

第Ⅲ部

特殊訓練

特殊訓練

23 障害別の治療体操

一般目標

1. 治療体操の歴史的背景や理論的背景を理解する.
2. 各治療体操が対象となる疾患を理解する.
3. 治療体操の有効性について理解する.

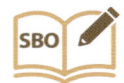

行動目標

1. 疾患が理解でき, 適する治療体操を選択できる.
2. 目的とする治療体操が実施できる.
3. 治療体操の適応と限界が判断できる.

調べておこう

1. 対象疾患の特徴を調べよう.
2. なぜ, このような治療体操が派生したか調べよう.
3. 現在行われている運動療法と異なる場合, その理論的な違いを調べよう.

■治療体操が確立した時代の背景にも注目しておく必要がある. 現在使用されている治療体操は少なくなっているが, その理論的な背景を理解することで, 現在でも使用可能なものがある. 疾患の特徴や治療体操の理論を理解することが大切である.

A 体幹機能障害に対する体操

① ウィリアムス体操（腰痛）

a. 概 念

■ウィリアムス（Williams）は, 腰痛を訴える対象者の腰仙椎の前後, 側面, 骨盤の前後のX線撮像を行い, 107名の坐骨神経痛患者のうち, **腰仙椎部の狭小と前彎増大, および椎間関節の硬化像が74%にみられた**ことを確認した.

■このような対象者に対して, 腰仙椎の前彎を減少させ, 体重心を前方に移して, **腰仙椎後方への圧迫を軽減させる**ことが有効とし, 腰仙椎屈曲筋の筋力強化と伸筋のストレッチングを行う運動プログラムを考えた.

■1937年, 亜急性期の運動プログラムである姿勢矯正運動プログラム "Postural

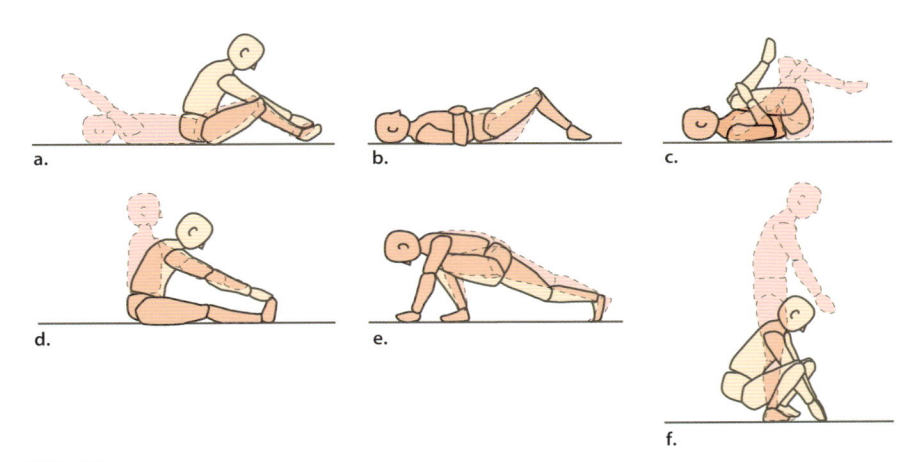

図23-1　ウィリアムスの姿勢体操

Exercises（以下，姿勢体操）"を発表した（図23-1）.

b. 目　的

- 姿勢体操の目的は，全体としては**筋力増強と可動域改善および腰椎の前彎減少**である．個々の体操の目的は，以下のとおりである.
  - ①椎間孔や椎間関節を開大することで神経根圧迫を減少する.
  - ②緊張した股屈筋と脊柱起立筋を伸張することで腰椎前彎を減少する.
  - ③腹筋と殿筋を強化することで腰椎前彎を減少させる.
  - ④腰仙関節の拘縮をとる.

c. ウィリアムスの姿勢体操

▷亜急性期の運動プログラム

- 以下の運動は，床にパッドを敷き1日2回，各10〜40回，高齢者は各運動を少なくとも6〜8回，平均15〜20回行う.

①腹筋の運動（図23-1a）

- 起き上がって座る．両足は固定しないほうがよい．体重が重くて下肢が浮き上がるような対象者は両足の固定が必要.
- 通常は殿部から踵までの距離を変えることで固定せずに運動が可能.
- **急性，亜急性期で下肢痛を伴う場合は禁忌.**

②大殿筋の筋力増強訓練（図23-1b）

- 両踵は腹筋の運動時より殿部に近づける.
- 大殿筋などの短縮で骨盤が前方回転しているので，両手は腹部の臍の上に置き，腰仙椎のみで屈曲が起こるように，両手で上腹部を下方へしっかり押さえる.
- 殿部を床から持ち上げるが，ウエストライン以上まで脊柱を上げてはいけない.

③**腰仙椎の後方要素である，脊柱起立筋や短縮した筋膜，靱帯の受動的伸張運動**（図23-1c）

- 腰仙椎の屈曲方向への運動を促して亜脱臼した椎間関節を整復する.
- 両膝を両手で抱え，腋窩のほうへ広げるようにもってきて前後に動かす.

④**腰仙椎の屈曲可動性の回復と脊柱起立筋や筋膜の伸張運動**（図23-1d）
- 腰仙部を屈曲して脊柱起立筋や筋膜を伸張させる.
- 硬くなったハムストリングスと坐骨神経を伸張させる.
- 腰仙部を屈曲させた際に下肢に放散する痛みを経験するなら，痛みが軽減するまで行わない.

⑤**股関節伸展を制限する大腿前部組織の伸張運動**（図23-1e）
- これらには，大腿筋膜張筋と腸骨大腿靱帯が含まれる.
- 実施の際は，腰仙椎が伸展するために**疼痛の評価をしてから行う**.
- 屈曲した脚の足部は床に平らに置き，伸展した脚の足部は背屈して母指球部で荷重を支える.
- 前方の膝を屈曲することによって骨盤は上下に動き，下方への動きによって組織の伸張に作用する.

⑥**しゃがむ運動**（図23-1f）
- 腰椎の筋のバランスを維持して伸展拘縮の予防と大腿四頭筋の筋力増強を行う.
- 両足を約12インチ（≒30cm）広げて約30°外旋する. 両踵は床に平らにつけておく.
- 踵が浮き上がってくる対象者（とくに女性）は，踵に体重が負荷されるよう靴を履いて行う必要がある.
- 両腕を床の足の前方8インチ（≒20cm）に向けてしゃがむ.
- しゃがみが十分できない者は，高さ8インチ（≒20cm）のいすに座った位置から始める.

▷**急性期**
- ③の運動から始め，①，②の運動へと進める.
- 急性期は牽引などを利用した体幹屈曲位での安静を勧める. **発症後1～2週間後から運動を開始**する.

▷**日常生活関連動作での注意点**（図23-2）
①立位，歩行時，腹筋を意識させる.
②胸郭より骨盤を前方へ移動させるため，殿筋収縮の強調を避ける.
③歩行時に体幹を前方へ傾斜させる. ハイヒールは避ける.
④座位では膝関節を股関節より高い位置に置く.
⑤睡眠時では膝関節部をもち上げ腰仙椎部を屈曲位に保持する.

d. その他

- 腰痛に対する運動療法は，ウィリアムスの報告以来，**屈曲運動が主体**であった. しかし，腰痛疾患は種々あり，屈曲運動のみで腰痛の治療ができるわけではない.
- ウィリアムスは**腰椎椎間板ヘルニアの急性期には姿勢体操を禁忌**として慢性期の腰痛体操として推奨している.
- 腰椎椎間板ヘルニアに屈曲運動である姿勢体操を行った場合，ナッケムソン（Nachemson）らの椎間板内圧の研究から，椎間板内圧は立位の2倍に高まり，背臥位の約8倍となるため症状増悪の危険性がある.
- 腹筋筋力増強の目的は，腹腔内圧を高めて腰椎にかかる過度の荷重を減少させ，

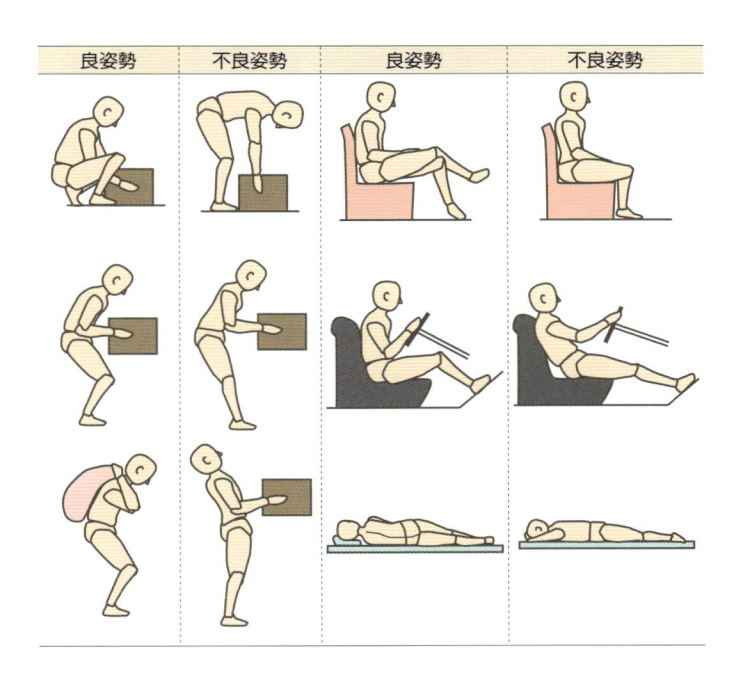

| 良姿勢 | 不良姿勢 | 良姿勢 | 不良姿勢 |

図23-2　良姿勢，不良姿勢の指導

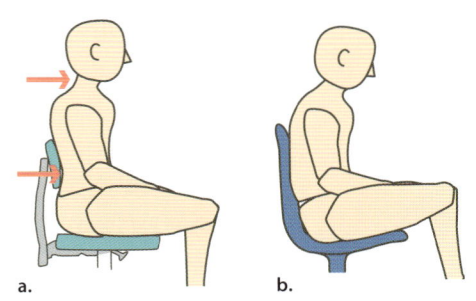

図23-3　座位姿勢の矯正
ウィリアムスは（a）を非矯正座位姿勢とし（b）を矯正座位姿勢とした.　　a.　　　　b.

腰椎を保護することである．しかし，**重量物挙上時の腹腔内圧の上昇は横隔膜によるものが主**となり，腹筋の強化で腹腔内圧が高くなるという証明はない.

- 日常の矯正姿勢については，生理的な腰椎の前彎を維持することが必要であり，ウィリアムスの不良姿勢にあげている**座位姿勢（図23-2）は，現在はむしろ矯正姿勢**とされ，図23-3は頸部の形態に問題はあるものの，腰椎の生理的な前彎を保持して膝が股関節よりも下がる姿勢が推奨される.

- 椎間板の栄養から考えると，椎間板は拡散によって栄養の取り入れを行っている．**拡散は最大屈曲によって最も増加**するため，状態が落ち着いたら屈曲運動も必要となる.

- 腰椎屈曲運動が適応となる疾患には，脊柱管狭窄症，脊椎分離症，脊椎すべり症，腰椎椎間関節症，腰椎前彎増強による腰痛症などがあげられる.

▷**エビデンス**

- **腰痛に対する運動療法**について：白井らは，①急性腰痛に運動療法が有効か否かは明らかではない，どの運動療法がどの対象者に有効かも明らかではない，②マッケンジー運動は，急性腰痛を短期間で若干改善することがある，と腰痛

に対する運動療法のエビデンスをまとめている．また，腰椎椎間板ヘルニアの診療ガイドラインでは，腰椎椎間板ヘルニアに対して，マニピュレーションの効果は科学的な根拠がないとされている．以上のように腰痛に対する運動療法のエビデンスを求めるなら，対象となる腰痛疾患と用いる運動療法（屈曲体操，伸展体操，ストレッチング，筋力増強など）について考えなければエビデンスを求めることは難しい．［白井康正ほか：厚生科学研究費補助金（21世紀型医療開拓推進研究事業）；科学的根拠（Evidence Based Medicine；EBM）に基づいた腰痛診療のガイドラインの策定に関する研究．http://minds.jcqhc.or.jp/stc/0021/1/0021_G0000052_0001.html（2008年7月）］［日本整形外科学会診療ガイドライン作成委員会　腰椎椎間板ヘルニアガイドライン策定委員会，厚生労働省医療技術評価総合研究事業「腰椎椎間板ヘルニアのガイドライン作成」班（編）：腰椎椎間板ヘルニアの診療ガイドライン．南江堂，pp.56-57, 2005］

２ ベーラー体操（脊椎圧迫骨折）

a. 概　念
- ■ベーラー（Böhler）は1930年に脊椎圧迫骨折に対する体幹過伸展位でのギプスコルセットを用いた固定整復法を報告した．
- ■ギプスコルセット装着期間は骨折角度が10°以下は12週，10〜15°は4ヵ月，20°以上は5ヵ月としている．
- ■ギプスコルセット装着により良好な整復改善を得ていたが，脊柱を非生理的過伸展に長期間保つことは，筋の萎縮，骨の脱灰，関節拘縮を招くと非難され，その対策としてギプスコルセット装着後に積極的な四肢や体幹の体操を行った．

b. 目　的
- ■長期間のギプスコルセット装着による**背筋筋力低下予防**を目的としている．

c. ベーラー体操（図23-4）
- ■ギプスコルセット装着後1〜2日後より開始

　①10回腕を上へ突き上げる．
　②10回腕を前へ突き出す．
　③10回腕を下へ突き下げる．
　④10回腕を側方へ突き出す．
　⑤10回膝を深く曲げる．
　⑥10回右の下腿を前に蹴り出す．
　⑦10回左の下腿を前に蹴り出す．
　⑧10回右の下腿を側方へ蹴り出す．
　⑨10回左の下腿を側方へ蹴り出す．
　⑩20回両腕を後方へ振り出す．
　⑪10回立位で体幹を曲げる．
　⑫腹臥位で体幹を10回上げる（図23-4b）．
　⑬背臥位から両下腿を10回上げる（図23-4d）．
　⑭リングあるいはバーを用いて身体を10回もち上げる（懸垂すること）．

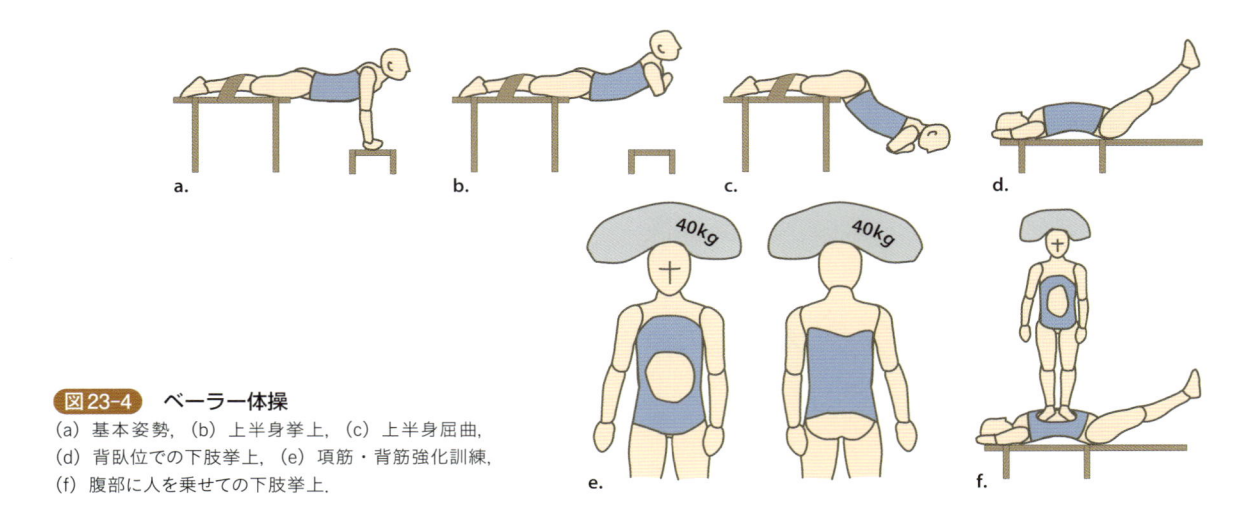

図 23-4　ベーラー体操
(a) 基本姿勢，(b) 上半身挙上，(c) 上半身屈曲，
(d) 背臥位での下肢挙上，(e) 項筋・背筋強化訓練，
(f) 腹部に人を乗せての下肢挙上.

⑮頭に砂嚢を乗せて15〜20分間運ぶ（**図23-4e**）. 最初は1kgから徐々に増やして20kgあるいは40kgまでとする.

■最初の2〜3日はそれぞれ2〜3回とする. ⑬においては最初は片側だけでもよい. ⑭についても最初は1〜2回のみしかできない. ただし，この**運動中に痛みを起こすなら中止する**.

■慣れてきたら，砂嚢を頭に載せて部屋の中や屋外も歩くようにする. この運動は頭からの軸圧により前彎を引き起こすことになる. また，リングやボールを使ってのゲーム感覚での体操や，回旋運動を加えた四肢の運動も加えていく. 若者であれば，背臥位で下腿の挙上を行うときに腹部に誰かを乗せて行ってもよい（**図23-4f**）.

■体操は腹部の筋を強化することに主眼が置かれている. その理由として，重労働者は荷を挙上する際，腹部内の圧を高めるために息を止める. しかし，腹部筋が弱いと息が止められず，力を発揮できないとの考えからである. 腹部に人を乗せての下肢の挙上は，これが達成されると対象者はこの行為を誇りに思い精神的な効果を発揮するとしている.

■国内でその手技を記したものには赤津が示したものがある（**図23-5**）.

d. その他

■ベーラーが対象とした患者の多くは，抗内作業を中心とする強壮な者であり，そうでない対象者には困難な体操が含まれている.

■近年では高齢者の脊椎圧迫骨折が増加しており，長期のギプス固定は生活行動の狭小化，家庭内復帰への遅延などを生じるため，装具を併用しての固定期間短縮が望まれている.

▷**エビデンス**

■**脊椎圧迫骨折**について：ベーラーは骨折治療についての先駆者であり，現在の骨折治療は「THE TREATMENT OF FRACTURES」に負うところが大きい. 現在でも脊椎の圧迫骨折に対する治療としては第一に固定である. 疼痛改善まで安静が必要であるとの考え方もあるが，現在の**圧迫骨折は骨粗鬆症に伴うも**

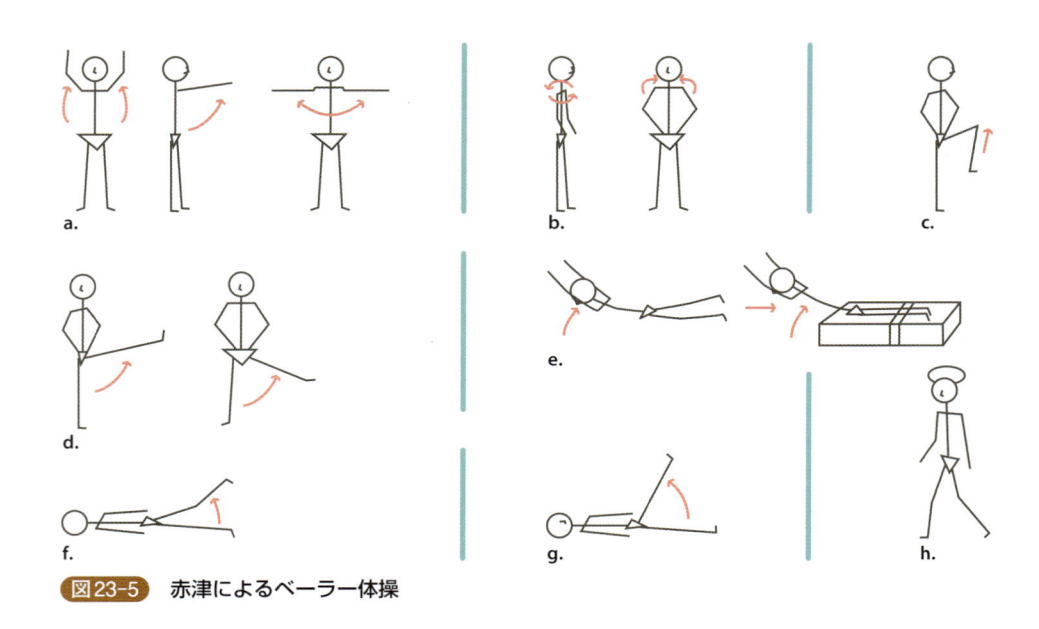

図23-5　赤津によるベーラー体操

のが多く，安静を強いることは廃用性の低下を招く．また，メイヨクリニックのシナキ（Sinaki）らは，1984年来の研究報告から，骨粗鬆症患者への脊椎圧迫骨折予防には背筋強化が有効であることを報告している．［Böhler L：The treatment of fractures Vol.1 5th ed, pp.334-377. Grune & Stratton, New York, 1956］［赤坂清和ほか（監訳）：理学療法のクリティカルパス，症例から学ぶグローバルスタンダード　上巻（全2巻）上肢・脊椎；David C et al：CRITICAL PATHWAYS in Therapeutic Intervention. エルゼビア・ジャパン，pp.449-454, 2004］［Sinaki M et al：Postmenopausal Spinal Osteoporosis：Flexion versus Extension Exercises. *Arch Phys Med Rehabil* **65**：593-596, 1984］［Sinaki M et al：Stronger back muscles reduce the incidence of vertebral fractures：A prospective 10 year follow-up of postmenopausal women. *Bone* **30**：836-841, 2002］

③ クラップ体操（脊柱側彎症）

a. 概　念
- ■ドイツの整形外科医クラップ（Klapp）が1904年にcreeping exerciseとして報告した．
- ■クラップが匍匐運動を考案する以前は，側彎症は拘縮と考え，機械または徒手の力による牽引や圧迫を暴力的に行うものであった．
- ■脊柱側彎症に対して匍匐運動を選んだのは，**四足獣の歩行から導き出したため**で，四足獣の歩行運動は脊柱の運動の因子となっていると推論した．
- ■具体的には，側彎凸側を中心にした四つ這いでの円運動により**矯正姿勢と筋力強化を同時に行うもの**である．
- ▷**側彎症について**
- ■脊柱側彎症は小児期や成長期に発症して，進行性に慢性の経過をたどる．

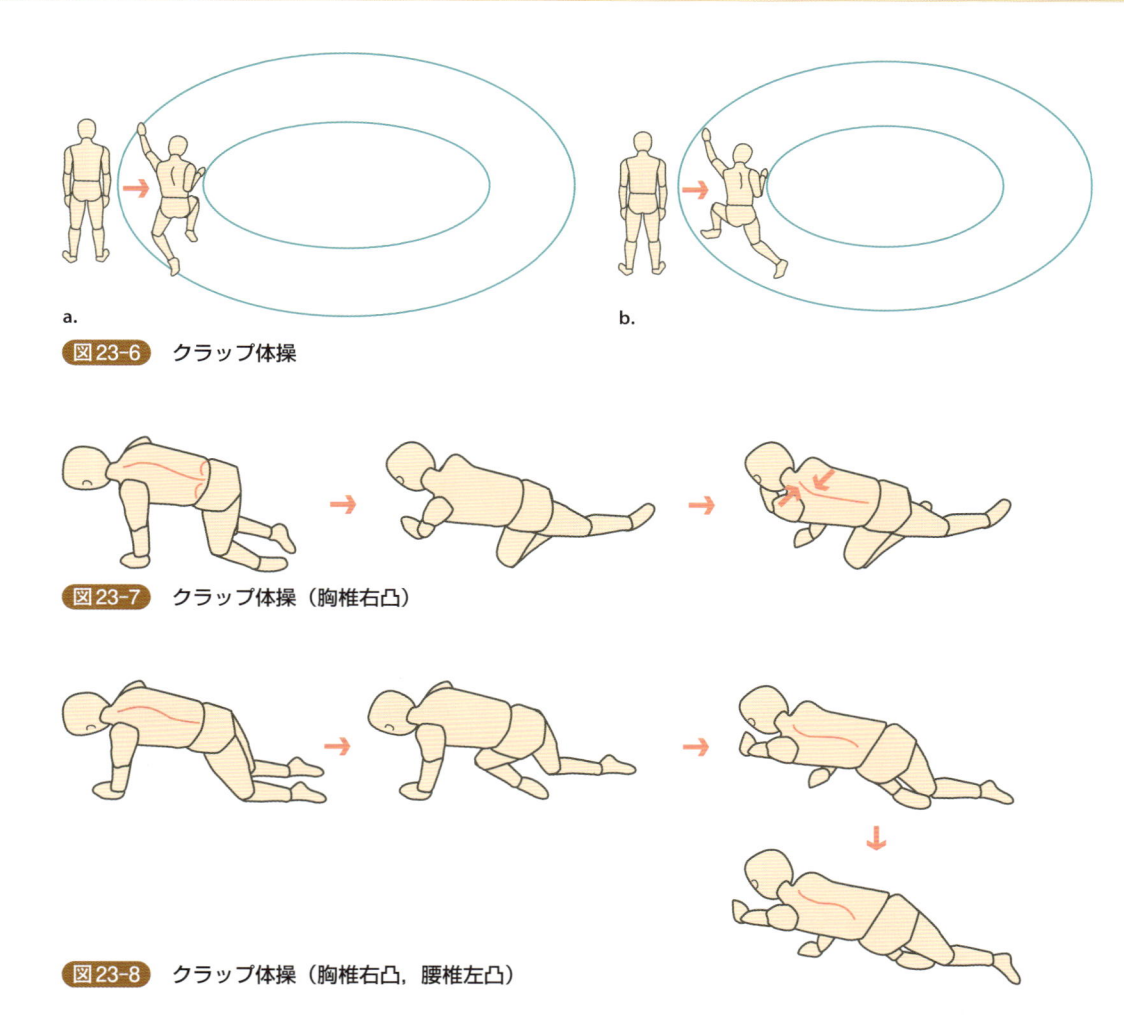

a.　**b.**

図23-6　クラップ体操

図23-7　クラップ体操（胸椎右凸）

図23-8　クラップ体操（胸椎右凸，腰椎左凸）

- 原疾患を有する場合もあるが多くは特発性側彎症である.
- 脊柱の変形は，矢状面における側方への彎曲に加え，前額面の彎曲と捻れを伴う.
- 側彎には，1ヵ所に発生する単弓性側彎（Cカーブ型）と上下（上が最初に生じ，下が代償で生じる）とも反対に凸の多弓性側彎（Sカーブ型）がある.

b. 目　的

- **最大の目的は進行予防**であるが，脊柱変形の矯正と周囲筋群の筋力強化を目的として行う.

c. クラップ体操

- 単弓性側彎（Cカーブ型）の場合，側彎の凸側が円の内側となるように円弧を四つ這いで移動する（**図23-6a，23-7**）．図は右凸側彎を示しており，右側が移動する円の内側となり，右上下肢（同側手足交叉四つ這い）を同時に屈曲する.
- 多弓性側彎（Sカーブ型）の場合は，対側手足伸展四つ這い（同側の上下肢を同時に前に，対側の上下肢が伸展するように出す）で移動する（**図23-6b，23-8**）.

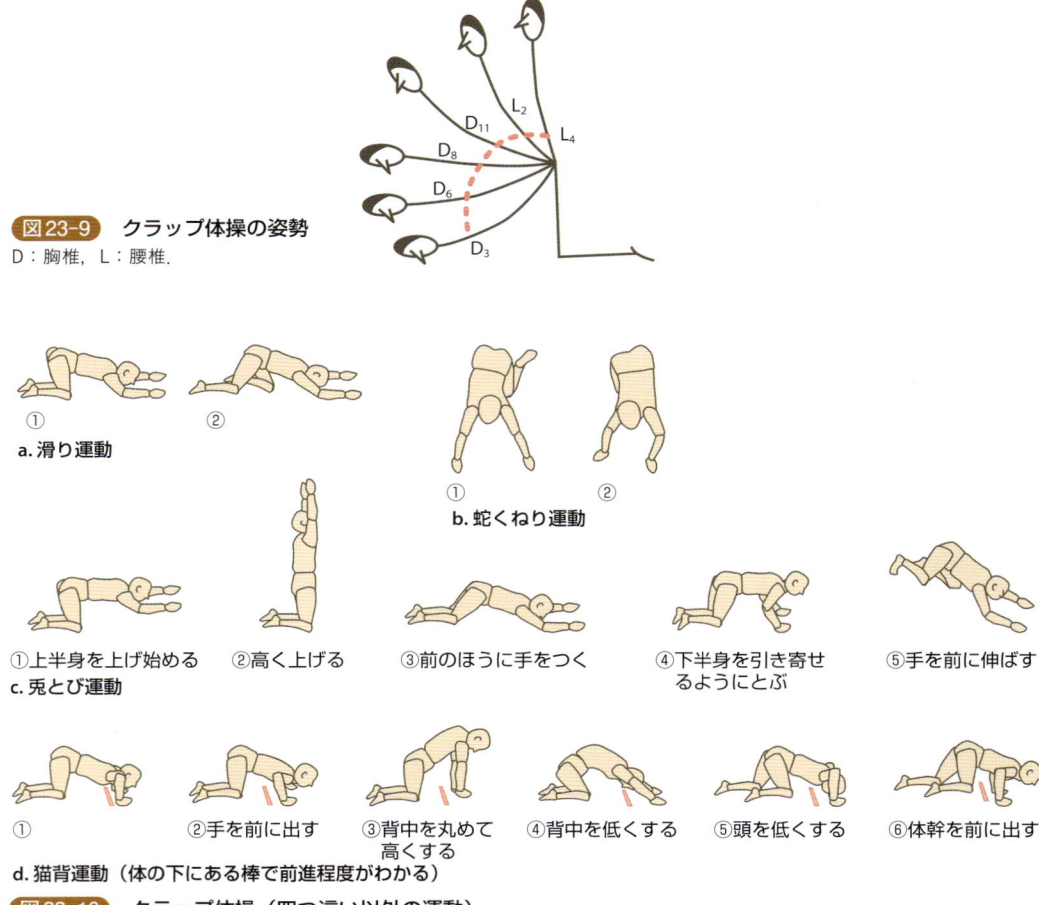

図23-9　**クラップ体操の姿勢**
D：胸椎，L：腰椎．

a. 滑り運動　①　②

b. 蛇くねり運動　①　②

c. 兎とび運動
①上半身を上げ始める　②高く上げる　③前のほうに手をつく　④下半身を引き寄せるようにとぶ　⑤手を前に伸ばす

d. 猫背運動（体の下にある棒で前進程度がわかる）
①　②手を前に出す　③背中を丸めて高くする　④背中を低くする　⑤頭を低くする　⑥体幹を前に出す

図23-10　**クラップ体操（四つ這い以外の運動）**

- ■胸椎が右凸で腰椎が左凸の場合，右側を円の内側，左上肢を前方に右下肢を後方に同時に伸展する．
- ■側彎変形の存在する椎骨の高さによって，床面に対する背面の傾斜角度をコントロールすることで，矯正の頂点を決定できる（**図23-9**）．たとえば，
  ①側彎凸の頂点が第8胸椎（Th8：D_8とも表記する．**図23-9**）の高さの場合，運動開始肢位は体幹が床面と平行な四つ這い位をとる．
  ②凸の位置が高位の場合は四つ這いのまま頭部をより低く下げた姿勢をとる．
  ③凸の位置が下位の場合は頭部を起こした肢位をとる．
- ■応用運動として，滑り運動，蛇くねり運動，兎とび運動，猫背運動などがある（**図23-10**）．

d. その他

- ■一般に特発性側彎の治療は，進行の停止する**骨成長期の終了時期まで長期に**わたる．
- ■脊柱の一部が側彎症による運動制限を生じた場合，その他の部位による代償運動が生じることもある．

- 側彎症は広義の呼称であり，影響している因子や経過は個人差が大きい．それゆえ，治療においては常に的確に評価して，経過や症例にあったプログラム，生活指導を柔軟に設定していかなければならない．

▷エビデンス

- **特発性側彎症の運動療法**について：特発性側彎症は学童期に発症するため，保存的療法は**悪化防止のための装具療法が中心**となり，運動療法での予防，改善は困難とされている．しかし，矯正のみならず可動域の維持や筋力強化を目的とする運動療法も必要であり，運動療法の効果を示す文献もみられるが，エビデンスとして耐えうるだけの文献が出されていないのが現状である．［岡西哲夫，岡田　誠（編）：骨・関節系理学療法　クイックリファレンス．文光堂，pp.217-231, 2003］［Negrini S et al：Specific exercises reduce brace prescription in adolescent idiopathic scoliosis：a prospective controlled cohort study with worst-case analysis. *J Rehabil Med* **40**：451-455, 2008］［Weiss HR et al：The treatment of adolescent idiopathic scoliosis（AIS）according to present evidence. A systematic review. *Eur J Phys Rehabil Med* **44**：177-193, 2008］

B　協調性運動障害に対する体操

① フレンケル体操（失調症）

a. 概　念

- 1887年フレンケル（Frenkel）は，**脊髄癆***患者を検査している際に，指-鼻テストが不良であることに気づいた．しかし，1ヵ月後の再検査でその患者の協調性は著明に改善していた．
- 患者はテストに合格するために訓練しており，フレンケルはその訓練内容を問い，その意味づけをした．脊髄癆の患者は**ロンベルグ試験**Romberg test*陽性で，下肢の深部知覚障害のため，股を開き，高いステップで歩く特有の失調歩行を呈する．
- 歩行に関してフレンケルは精巧な機器に頼ることなく，平行棒の間を手で支えながら歩く患者に床上にチョークで描いた靴型の印に足を連続して置いて歩くことを強調した（**図22-7**，p.235参照）．
- 1889年，これら運動の成果を「脊髄癆による下肢の固有感覚障害性協調障害の治療法」として報告した．
- この体操は，障害部位の代償のため感覚系の残存部位の利用，とくに視覚，聴覚，触覚の利用によって運動を随意的にコントロールしようというもので，**本質は注意の集中，正確，反復学習にある**．

b. 目　的

- 筋力強化ではなく繰り返し運動による協調性改善のための運動療法である．

***脊髄癆**　梅毒感染後，数年から十数年後に発生する脊髄の変性梅毒．脊髄の後根と後索が侵され，漸次進行して，運動失調・下肢筋麻痺を起こす．

***ロンベルグ試験Romberg test**　開眼させて両足をそろえてつま先を閉じて立たせ，身体が安定しているかどうかをみる．ついで閉眼させて，身体の動揺をみると，大きくゆれて倒れることがある．これをロンベルグ徴候といい，ロンベルグ試験陽性という．

c. フレンケル体操

▷**体操の種類**

■上肢に対する体操

■体幹，下肢に対する体操（臥位，座位，立位，歩行，重量付加による歩行）

▷**順　序**

①系統的順序で行う．

■軽症例でも臥位より始めて習熟してから座位での体操を行う．

■1つの動作を十分に習熟してから難しい動作へ移る．

②やさしい動作より始める

■単純な動作より始めて複雑な動作へ移る．

■一側運動→両側同時運動→両側同時異種運動

③運動の範囲と速度

■広い範囲の運動は狭い範囲の運動よりやさしい．

■速い運動は緩徐な運動よりやさしい．

■広い範囲・速いもの→狭い範囲・ゆっくりしたもの．

■ゆっくりのときの号令は単調，滑らかにかける．「いーち」「にーい」というように．

④開眼から閉眼へ

■最初は動作を開眼にて行い，習熟後に閉眼の動作を徐々に加え最終的に閉眼のみで行う．

■最初の臥位での動作では下肢がよくみえるようにバックレストを上半身に置く．

⑤障害の軽い側より始める

■**障害に左右差がある場合は軽いほうから始める**．

■両側同程度の障害の場合は右より始める．

⑥回　数

■1つの動作を約3〜4回行う．

⑦休　息

■1つの運動が終わったら，その運動に要した時間分を休む．

▷**注意点**

①正常可動域範囲内で運動を行う．

■**深部感覚のみの低下が多く，筋力は低下しない場合が多い**．

ROM：range of motion

■激しい運動で関節可動域（ROM）の範囲をこえる場合があるため．

②転倒予防

■下肢に失調がある患者には十分注意する．

■立位歩行訓練を平行棒外で行う際には理学療法士が必ず横につく．

③装　具

■重錘負荷，弾性緊縛帯を利用する．

▷**臥　位**

■表面が滑らかで，足の滑りやすい治療台に上半身をバックレストまたは高い枕で十分もち上げて背臥位をとる．

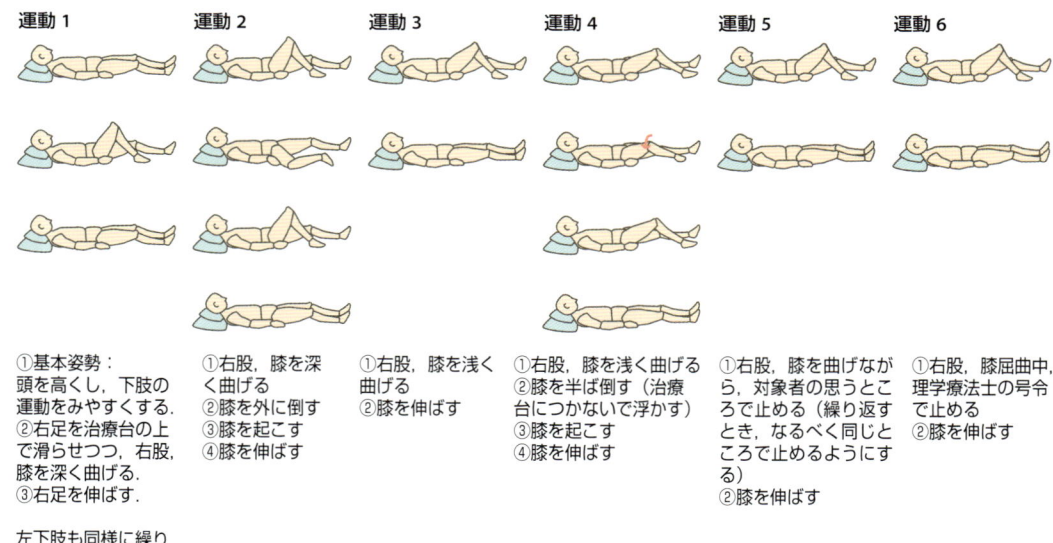

運動1　運動2　運動3　運動4　運動5　運動6

①基本姿勢：
頭を高くし，下肢の
運動をみやすくする.
②右足を治療台の上
で滑らせつつ，右股，
膝を深く曲げる.
③右足を伸ばす.

①右股，膝を深
く曲げる
②膝を外に倒す
③膝を起こす
④膝を伸ばす

①右股，膝を浅く
曲げる
②膝を伸ばす

①右股，膝を浅く曲げる
②膝を半ば倒す（治療
台につかないで浮かす）
③膝を起こす
④膝を伸ばす

①右股，膝を曲げなが
ら，対象者の思うとこ
ろで止める（繰り返す
とき，なるべく同じと
ころで止めるようにす
る）
②膝を伸ばす

①右股，膝屈曲中，
理学療法士の号令
で止める
②膝を伸ばす

左下肢も同様に繰り
返す.

図23-11　フレンケル体操（背臥位　初級）

- 比較的やさしい初級運動，運動1〜6（**図23-11**）から始めて複雑な中級運動で
終わる.
- 運動中の足関節は背屈位とする.

▷**座　位**
- 肋木または平行棒などの確実に握れるものを使う.
- 運動1〜4（**図23-12**）と臥位の運動より種類が少ないが，起立動作が主体とな
る.

▷**立　位**
- 最初は平行棒内で行い，その後平行棒外で行う．運動1〜5（**図23-13**）よりなる.

▷**歩　行**
- 運動1〜11（**図23-14**）よりなる．理学療法士は転倒しないよう注意する.
- ゆっくりした号令で歩幅を大きくゆっくり出させると，片足での支持期が長く
なり，不安定になるので，最初は比較的速い号令で行う.

▷**上　肢**
- 上肢では可塑性が少ないため実用的ADLができるまで回復する見込みは少ない.　ADL：activities of daily living
- 軽症を対象とすることが多く，かなり複雑な動作から始める.

d. その他
- フレンケル体操のオリジナルでは，120以上の運動項目があり，それをすべて
教えるという報告は皆無である.
- 協調性訓練の原理を説明するために，フレンケル体操の一部を教示することが
多い.
- 運動には「**繰り返し**」と「**正確さ**」が必要であり，遮断された深部感覚受容器
からの信号に対して「**視覚情報が代償**」として必要である.

運動 1

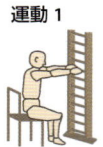 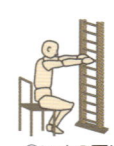 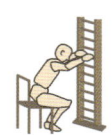 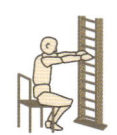 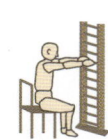

基本姿勢　　①いすの下に　②体を前屈し，足　③股・膝を伸展　④上体を前屈　⑤股・膝を屈曲　⑥上体を起こす　⑦足を前に出す
いすに腰をかけ，　両足をひく　　へ重心をかける　して立ち上がる　する　　　　　していすに座る
両手で肋木を握る

運動 2

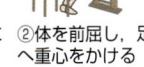

基本姿勢：いすに腰かける．以下は運動 1 の①〜⑦同様

運動 3

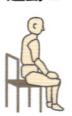 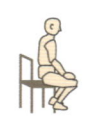 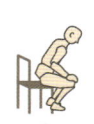 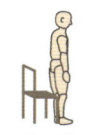 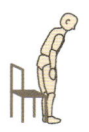 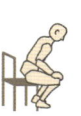 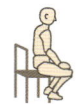 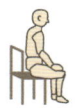

①右大腿をもち　②そのまま膝を　③足を台の上に　④足を上へ上げる　⑤股・膝を屈曲　⑥足を床の上に　左下肢について同様のこと
上げる　　　　伸ばす　　　　おろす　　　　　　　　　　する　　　　おろす　　　　を繰り返す

運動 4

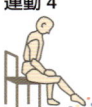

床の上に描かれた点を右足先で次々に指す
左下肢について同様のことを繰り返す

図23-12　フレンケル体操（座位）

運動 1

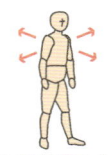 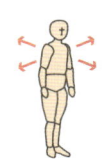

①スタンスを広くとって立　②だんだんスタンスを狭
ち，体を前後左右に振り，　くし，最後に両足をつけ
バランスをとる　　　　　てバランスをとる

運動 2

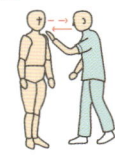

両足をつけて立ち，理学療法士
は前後左右より押して倒れない
ようにバランスをとらせる

運動 3

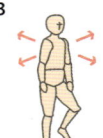

片足で立ち，バランス
をとらせる

図23-13　フレンケル体操（立位）

運動 4

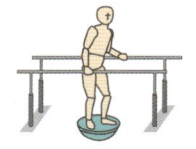 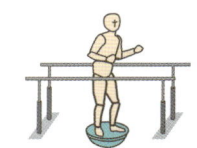

①平衡円盤に乗り，平行　②平行棒につかまらず，
棒につかまってバランス　平衡円盤に乗って，バラ
をとらせる　　　　　　ンスをとらせる

運動 5

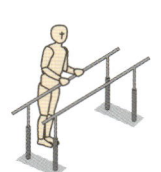 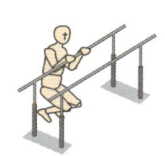 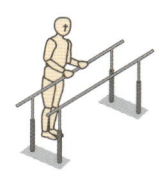

かがむ動作を，最初平行棒を握って行う．つぎは手掌を乗せただけで
行い，つぎには指 1 本触れただけにする．最後に何も触れないでする

運動 1
横歩き

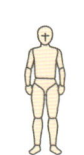 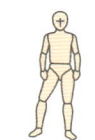 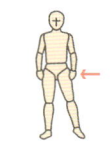 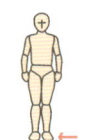

基本姿勢
少し足を開いて立つ

①右足を 1 歩横へ出す．しかし右足に体重をかけない

②左踵を浮かしつつ，左足から右足へ体重を移す

③左足を右足の横へ引きつけ，両足をそろえて立つ

運動 1-1：歩幅を 1/2 歩横へ出して運動 1 と同様に横歩きする
運動 1-2：歩幅を 1/4 歩横へ出して行う
運動 1-3：1 歩目に歩幅を 3/4 歩，2 歩目は 1/4 歩，3 歩目は 1/2 歩，4 歩目は 1 歩というふうに種々歩幅を変える
注：運動 1〜1-3 は床に書かれた横歩き歩幅線を利用する

運動 2
前　進

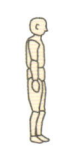 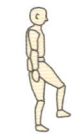 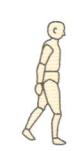 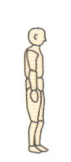

基本姿勢

①右足を 1 歩前へ出す．しかし右足には体重をかけない

②左踵を浮かしつつ，右足に体重を移す

③左足を右足の横へ引きつけ両足をそろえる

以下左足で行い，左右交互に繰り返して行う

運動 2-1：歩幅を 1/2 歩前に出して行う
運動 2-2：歩幅を 1/4 歩前に出して行う

運動 3
後　退

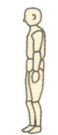 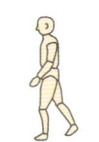 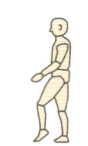 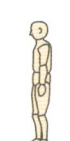

基本姿勢

①右足を 1 歩後ろへ出す．しかし右足へは体重をかけない

②右踵をおろしながら，右足へ体重を移す

③左足を右足の横に引きつけ両足をそろえる

運動 3-1：歩幅を 1/2 歩後ろへ出して行う
運動 3-2：歩幅を 1/4 歩後ろへ出して行う

運動 4（つま先歩行）：運動 2（前進）をつま先でさせる
運動 5：歩行足型を利用して歩かせる

運動 6

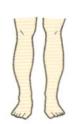 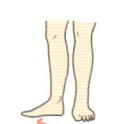 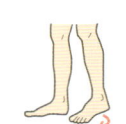 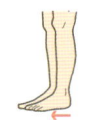

基本姿勢

①右足の踵を中心にして外にまわす

②左踵を持ち上げ体とともに右にまわし，体重を右に移す

③足をそろえる

左下肢について，同様のことを繰り返す．

運動 7（スラローム歩行）：床面の差し込み棒を利用して，棒の間をぬって歩く
運動 8（平均台・平均板・線上歩行）：軽い失調には平均板，ごく軽いものには平均台，中等度失調には歩行線
運動 9（障害物またぎ）：障害物をまたぐ．低く幅の狭いものから，広く高いものに移る
運動 10（階段昇降）：階段昇降をさせる．まず 1 段ごとに足をそろえる昇降から，足を交互に出して上下する昇降をする
運動 11（物体把持歩行）：手に物をもって歩く．コップに水を入れたり，ピンポンの玉を盆の上に置き，落とさないようにして歩かせる．注意をほかにそらせて，意識しない歩行の訓練をさせる

図23-14　フレンケル体操（歩行）

▷エビデンス
■ **フレンケル体操について**：服部は，「リハビリテーション技術全書」のフレンケル体操の冒頭で「フレンケル体操を1954年にTidy（Tidy's Physiotherapy）の本で知ったが，それ以来，原著を探し求めたが入手できず，……今日まで原著を見出すに至っていない．……したがってフレンケル体操と称するには若干の躊躇を感じるが，一応創始者の名を冠することにする」と記述している．また，PubMedで「Frenkel's exercise」で検索すると3件，Frenkel HSで検索すると18件検出されるが，Frenkelは1860-1931年であることを考えるとこの18件で一番古いものは1945年であることから，フレンケル体操のFrenkelではないことがわかる．神経リハビリテーションの創始者として名をはせた博士ではあるが，エビデンスとなるものは残念ながら見当たらない．しかし，協調性改善の運動療法を行ううえでの基本はFrenkel's exerciseにあるといえる．［服部一郎：協調性回復訓練（運動失調）；リハビリテーション技術全書．医学書院，pp.558-571, 1984］［武富由雄：理学療法のルーツ　その継承と新たな創造のために．メディカルプレス，pp.144-145, 1997］［Danek A：On the vestiges of Heinrich Frenkel（1860-1931）—Pioneer of neurorehabilitation. Annotation to the cover picture. *Nervenarzt* **75**：411-413, 2004］［星　文彦：フレンケル体操の再考．理学療法 **18**：694-699, 2001］［Frenkel HS：Tabetic Ataxia by means of systematic exercise：Freyberger L, Second revised and enlarged English edition. P BLAKISTON'S SON & CO, pp.104-195, 1917］

C　末梢循環障害に対する体操

1 バージャー体操（下肢末梢循環障害）

a. 概　念
■ 米国の内科医バージャー（Buerger）により，末梢循環障害に対する運動療法の一方法として考案された．
■ 末梢血管の閉塞をきたすものとして，末梢動脈疾患（PAD）があげられる．PADは，動脈硬化が原因である閉塞性動脈硬化症（ASO）と喫煙に深く関与している閉塞性血栓性血管炎（TAO），すなわちバージャー病（Buerger's disease）の両者を含む．
■ 下肢の挙上と下垂を繰り返して**反射性充血**を促す体操である．

PAD：peripheral arterial disease
ASO：arteriosclerosis obliterans
TAO：thromboangitis obliterans

b. 目　的
■ とくに動脈疾患に対して**側副血行路形成**を目的に行われる．

c. バージャー体操（図23-15）
①背臥位で下肢を1～3分間，60～90°の高さに挙上させ静脈血を下降させる．障害が重度なら足部が蒼白となる場合が多い．
②つぎに座位で下肢を下垂して3～5分間，反射的充血・発赤が十分に生じるま

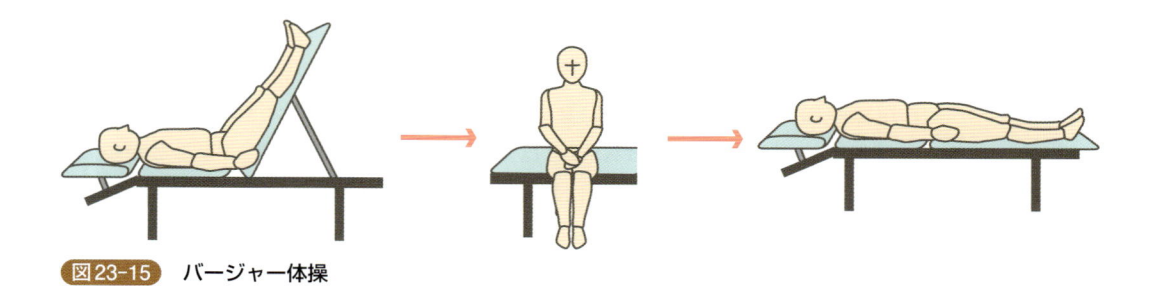

図23-15　バージャー体操

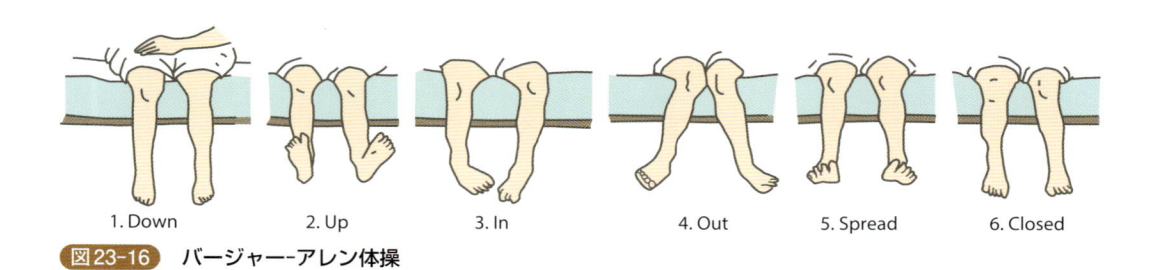

1. Down　　2. Up　　3. In　　4. Out　　5. Spread　　6. Closed

図23-16　バージャー-アレン体操

で待つ．足関節の底背屈および足位置の屈伸運動を加えてもよい（変法：バージャー-アレン［Buerger-Allen］体操）（**図23-16**）．

③背臥位（水平位）で3〜5分間保持する．その際，電気あるいは湯タンポで暖める．

④①〜③を1セットとして，これを1回に10セット程度，1日数回行う．1日約6〜7時間行う．

▷**エビデンス**

①末梢循環改善因子

■1884年にトーマ（Thoma）が側副血行路の形成とその発達，成熟の存在を証明した．

■エイブラムソン（Abramson）らは，健常者の場合には自動運動，抵抗運動は使用筋の血流を増加させ，運動後もしばらく増加し続けていると報告している．［Abramson DI：Circulation in the extremities. Academic press, 1967］

■ウィシャム（Wisham）らは，抵抗運動が最も改善を強くもたらすと報告している．［Wisham LH, Abramson AS, Ebel A：Value of exercise in peripheral arterial desiease. *JAMA* **153**：10-12, 1953］

②バージャー体操の効果

■ウィシャムらは，健常者でも末梢循環障害のある対象者でも，バージャー体操を行っている間および運動後の筋血流の増大は認められなかったと報告している．

■対象者によっては，一連の肢位の違いによる血流の違いが血管反応性を高めるため，バージャー体操が有効であるとの報告もある．

③バージャー体操について

■バージャー体操の効果としてあげている「側副血行の形成」についての**明確な作用機序については確定していない**．また，近年ではASOが激増しバージャー病が著減したため，PADはASOとほぼ同義語として扱われていることが多い．そのためか，バージャー体操は現在あまり用いられていない．[矢野幸彦：バージャー体操の再考．理学療法**18**：680-685, 2001]［千野直一（編）：現代リハビリテーション医学．金原出版，pp.231, 463-469, 2005]

D　肩関節障害に対する体操

1 コッドマン体操（肩関節周囲炎）

■ボストンの外科医コッドマン（Codman）は，1934年，著書「The Shoulder」のなかの棘上筋腱の石灰沈着の項で「stooping exercise（前かがみ運動）」を紹介した．

■棘上筋腱に問題のある対象者は身を切るような痛みが肩で生じて腕を使わないように自然に防御した肩内転・内旋位をとる．

■腰を曲げた姿勢では髪に容易にブラシをかけることができ，シャツを着やすいことなどから，肩関節に障害のある対象者を検査する際，腰を曲げた姿勢をみることに気がついた．

■この肢位なら痛みを起こさせずに肩の運動をみることができるため，運動療法の体位に取り入れるようになった．

■stooping positionは大きな筋の努力なしにpendulum（振り子）様の動きで肩を外側，前後方向どちらの動きもできる．

a.　概　念

①**stooping exercise（図23-17）の基本的考え方**

■重力（腕の自重）を利用することで，上肢挙上に必要とされる関節での支点がなくとも外転位が得られる．

■立位においては上肢を挙上する場合には**上腕骨と関節窩，上腕骨と肩峰のいずれかまたは両方で支点をつくる必要がある．**

■前かがみの姿勢では支点をつくる必要がない．

■立位では棘上筋が大結節をしっかりと引き上げ，後方にある肩峰に近づけている．

■前かがみ姿勢では，棘上筋の緊張を緩和する．

②**むやみに上肢を使わない**

■肩痛の多くは大結節部に集中し，上肢挙上時の肩峰と支点をつくる部位と一致する．

■棘上筋に損傷がある症例はむやみな上肢挙上による回復の遅れを生じさせないことが非常に重要である．

■痛みという愁訴は上肢をむやみに使ってはいけないという**警告**である．

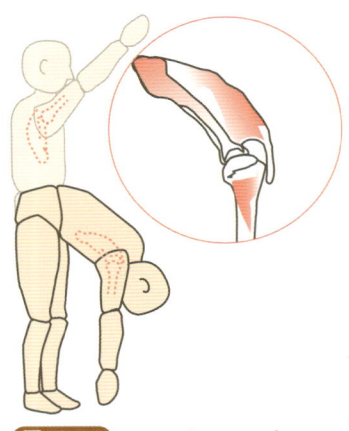

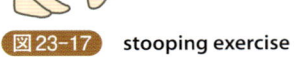
図 23-17　stooping exercise

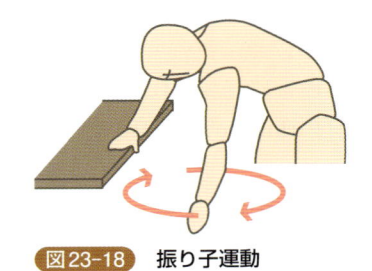
図 23-18　振り子運動

③日常の動作とほぼ同じ
■ 前かがみ姿勢は，髪をとかす，首の後ろのボタンをはめるなどいろいろな動作を簡単に行うことができる．

④筋収縮に考慮
■ 前かがみ姿勢により大きな筋収縮を引き起こさず前後方向や内外方向へ振り子様に動かせる．
■ 上腕骨が支点となることを防止して，上肢の重さが関節のこわばった軟部組織へのストレッチングともなる．

b. その他
■ 近年，stooping exercise の形態だけを模倣して体幹の傾斜角度を画一的に規定したり，上肢を前後左右へ動かす範囲を大きくしたり，本来の原理からずれているものも多い．
■ 振り子運動 pendulum exercise（図 23-18）に重錘をもたせてアイロン体操といわれて使用されるようになったが，stooping exercise は**自重を利用した前かがみの姿勢が基本**である．
■ 下垂した腕を意図的に振る運動では，肩甲上腕関節の動きを止めてしまうように働き，肩甲骨の代償運動を生じかねず，体幹を動かすことにより肩の運動を誘導することが望ましいとの報告もある．
■ 基本概念を理解して対象者個々にあわせて応用することが重要である．

▷エビデンス

■ **いわゆる五十肩に対する stooping exercise について**：五十肩の保存的療法として，関節拘縮を主体とする前の時期で疼痛を主体とするときにコッドマンの stooping exercise や振り子運動が用いられる．しかし，三笠は stooping exercise は回旋運動としての要素がないため，ストレッチング運動としても不足気味であるが，家庭でできるという意味では貴重な方法であるとしている．［杉岡洋一（監）：神中整形外科学　下巻．南山堂，pp.375-379, 2004］［三笠元彦：五十肩の保存的治療．整・災外 **30**：19-24, 1987］

E　パーキンソン病に対する体操

① パーキンソン体操

■1817年にパーキンソン（Parkinson）により "An Essay on the shaking palsy" の書に記載され，1888年シャルコー（Charcot）が再評価し，彼の提唱により Parkinson's disease（パーキンソン病）と呼ばれ，独立した疾患と考えられるに至った．ところが，CO（一酸化炭素）中毒をはじめ，種々の原因でパーキンソン病に類似した状態を呈する疾患があるため，これを一括してパーキンソニズム parkinsonism（Parkinson's syndrome）と呼ぶようになった．パーキンソニズムは安静時振戦，筋固縮（筋強剛），無動・寡動からなる臨床的な症候群をいう．

a. 概　念

■パーキンソン病は安静時振戦，筋固縮（筋強剛），無動，姿勢反射障害を四大徴候とし，仮面様顔貌や小字症（上肢の運動緩慢），あるいは運動機能障害以外にも自律神経症状，精神症状，睡眠障害など多様な症候・障害像を呈する．対象者は立位で前屈姿勢をとり，歩行の開始にあたっては第一歩を出すことが困難で足が床に膠着したようになる（すくみ足 frozen gait）．このすくみ足歩行は，いったん歩き出すと歩幅は狭く小きざみ歩行となる．歩行中，急に左右に曲がるのは困難となり（突進現象），また立位で検者が体を左右前後に押すと支えが必要になる．

■パーキンソン病の初発症状は，一側性の安静時振戦あるいは小字症といった片側の上肢から始まり，次第に同側の下肢に及び，時間を経るごとに筋固縮および運動緩慢が両側性にみられ，その後姿勢異常が起こり始める．これは頸部，体幹，股関節の屈曲の増強で始まり，立ち直りおよび平衡反応の低下を伴い，結果としてバランス能力が減退する．

■パーキンソン病の帰結評価指標として最も頻繁に使用され，信頼性，妥当性も高いのは，UPDRS である．重症度分類として最も頻繁に使用されているのは，ホーエン-ヤールの重症度分類（Hoehn-Yahr stage）**（表23-1）**であるが，信頼性や妥当性に関する検証はあまりなされていない．また，すくみ足の評価については，Giladi らの FOGQ がある．

UPDRS : Unified Parkinson's disease rating scale

FOGQ : Freezing of Gait Questionnaire

b. 目　的

■パーキンソン病の機能障害は，安静時振戦，筋固縮，無動，姿勢反射障害といった主要症状や自律神経障害，精神障害といった一次的機能障害，筋力低下，筋萎縮，関節可動域制限などといった二次的機能障害（廃用症候群），さらには一次的・二次的機能障害が相まった複合的生活機能障害（歩行障害，転倒，姿勢異常，摂食・嚥下障害，呼吸機能障害など）である．どの機能障害にどのような運動療法が適するかを考えて行わなければならない．

表23-1　パーキンソン病の重症度分類

ホーエン-ヤールの重症度分類		生活機能障害度	
Stage Ⅰ	片側のみの障害で機能低下はあっても軽微	Ⅰ度	日常生活にほとんど介助を必要としない
Stage Ⅱ	両側性または体幹の障害，平衡障害はない		
Stage Ⅲ	姿勢反射障害の初期徴候がみられ，方向転換とか閉脚，開眼起立時に押された際に不安定となる．身体機能は軽度から中等度に低減するが，仕事によっては労働可能で，日常生活動作は介助を必要としない	Ⅱ度	日常生活，通院に介助を必要とする
Stage Ⅳ	症候は進行して，重症な機能障害を呈する．歩行と起立保持には介助を必要としないが，日常生活動作の障害は高度である		
Stage Ⅴ	全面的な介助を必要とし，臥床状態	Ⅲ度	起立や歩行が不能で，日常生活に全面的な介助が必要

［中西亮二，山永裕明ほか：パーキンソン病の障害評価とリハビリテーション．*Jpn J Rehabil Med* **50**：658-670, 2013より引用］

c.　パーキンソン体操

▷実施時期

■ 理学療法の介入には，重症度や症状に応じた対応が必要となる（**表23-1**）．Stage Ⅰ～Ⅱでは，教育，健康増進，拘縮や姿勢障害の予防が主体となる．規則正しい生活リズムを保って，従来の生活を継続するように指導し，パーキンソン体操（**図23-19**）を日常生活のなかに定着させる．Stage Ⅲ～Ⅳでは，理学療法が最も投入されるべき時期となる．排泄，食事，入浴など生理的に必要な基本活動の維持に努め，関節可動域運動，姿勢矯正運動，バランス訓練，ADL指導，IADL指導など，継続的にかかわって日常生活を維持し歩行可能な期間の延長に努める．Stage Ⅴでは，介護が中心となるので廃用症候群の予防に努め，とくに，家族の食事介助に関する負担の軽減をはかる．

▷体　操

■ パーキンソン体操は，症状の進行を遅らせるためにも，日々のADLのなかに取り入れる運動として行うことが必要である．体操はリラクセーションをしてから始める．体力面や立位・座位バランスを考慮してケースにあったものを指導する．バランス面を考慮すると臥位は安全なポジションではあるが，筋緊張を考えると座位が最もリラックスできるポジションである．ポイントとしては，①リラクセーションを行う，②末梢から中枢へ，③座位から臥位・立位へ，④対称性の運動から対角回旋性へ，⑤音楽やかけ声と一緒に行う，⑥薬が効いているときに行うことである．運動内容は，リラクセーション，顔面の体操，頸部の体操，上肢の体操，下肢の体操があり，体幹の体操は座位，臥位，立位で行うものがある．それぞれは目的をもって構成されている（**図23-19**）．［山永裕明，野尻晋一：図解パーキンソン病の理解とリハビリテーション．三輪書店，pp.68-71, 2010］

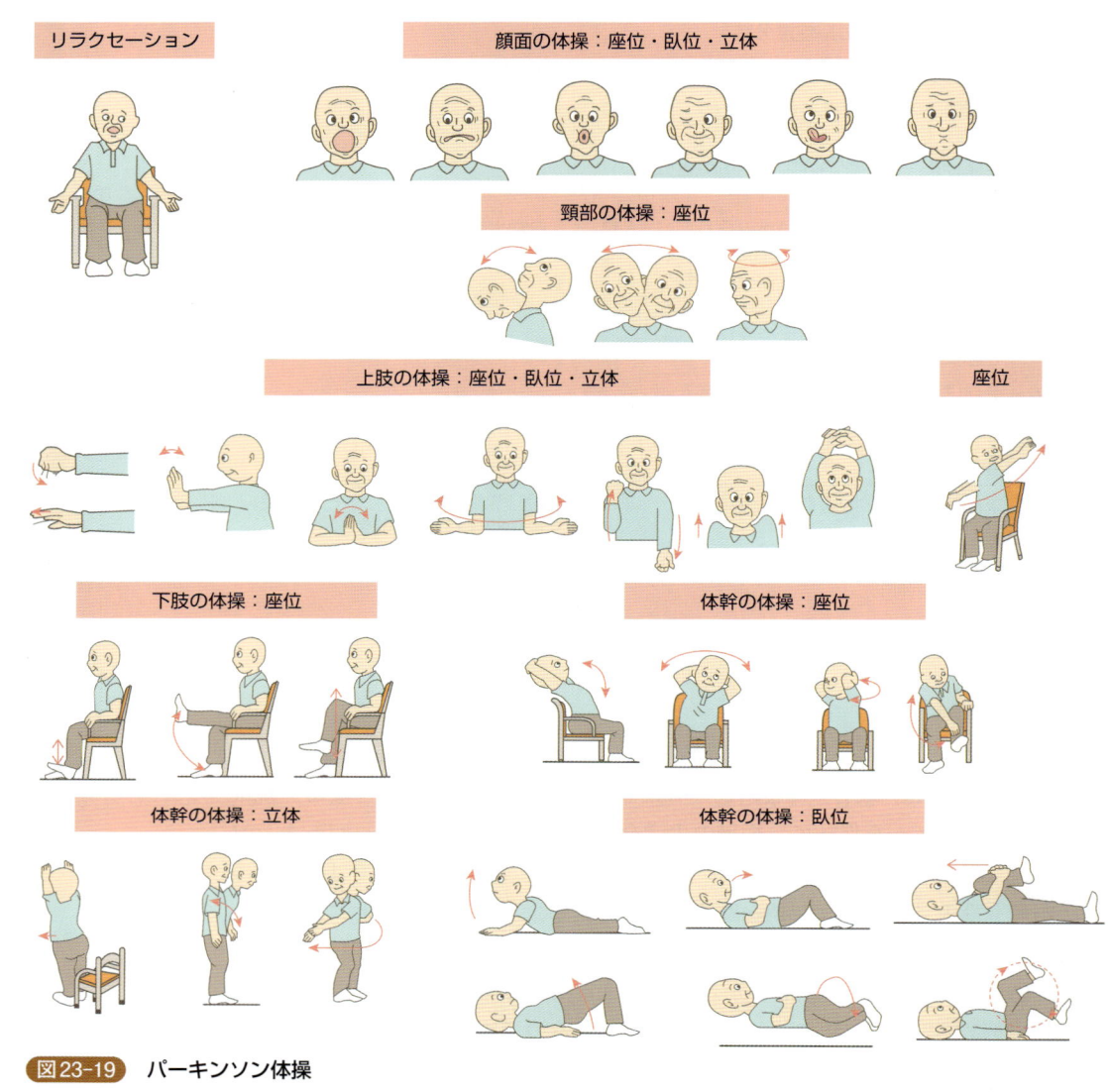

図23-19　パーキンソン体操

▷**エビデンス**

■パーキンソン病の運動障害には一次的な機能障害とこれらによる低活動性のために，進行に伴い出現する廃用症候群を中心とした二次的障害がある．理学療法のエビデンスとしては，パーキンソン病の進行は抑えることはできないとの報告や，一次的機能障害を改善する訓練方法はないとのレビューも存在するが，これはリハビリテーションの有効性を否定するものではない．二次的な，あるいは複合的な機能障害に対するエビデンスは多数みられる．それゆえ，Stageの軽いうちから自身で体操することは有意義であると考えられている．

■「パーキンソン病治療ガイドライン2011」では，運動療法が身体機能，健康関連QOL，筋力，バランス，歩行速度の改善に有効であることが示されている．2010年以降でのエビデンスでは，エクササイズで少数ではあるが患者の血清

中の脳由来神経栄養因子 brain-derived neurotrophic factor（BDNF）が有意に上昇することも報告され，動物実験と同様に患者でも神経保護作用の可能性が指摘されている．トレッドミル歩行訓練やストレッチでの歩行や筋力増強への有効性も報告されており，また，多くの報告は3ヵ月の期間であるのに対して，2年間という長期での有効性の報告もある．高強度の筋力訓練の方が低強度訓練よりも2年後においても効果があり，L-ドパ投与量が抑制されたとの報告がある．［日本神経学会（監）：パーキンソン病診療ガイドライン2018，医学書院，pp.87-88, 2018］

■ 日常の臨床で行われている標準的な方法や，経験的に有用と思われる方法については，複合的な運動療法の介入として行われている．よって，ストレッチング単独でのエビデンスは少ないが，複合的理学療法介入では効果を認めている．体幹の伸展，体軸の回旋要素を盛り込んだものが多い．バランスの訓練においても，不安定姿勢での身体重心を動かす方法，外乱刺激に対して身体の応答を引き出していく方法などが用いられるが，バランス訓練単独での介入効果ではなく，複合的理学療法の1つとして用いられる．トレッドミルを用いた歩行訓練では，体力改善を目的として行われるが，歩行能力やバランス能力の改善がみられた報告もある．［日本神経学会（監）：第Ⅱ編　クリニカル・クエスチョン，第3章　運動症状の非薬物治療．パーキンソン病治療ガイドライン2011，http://www.neurology-jp.org/guidelinem/parkinson.html（2019年4月11日参照）］［長澤　弘：4.パーキンソン病．実戦的なQ＆Aによるエビデンスに基づく理学療法 第2版—評価と治療指標を総まとめ（内山　靖編）．医歯薬出版，pp.88-97, 2015］

学習到達度自己評価問題

1. 腰痛とは何か説明しなさい．
2. ウィリアムスの姿勢体操とは何か説明しなさい．
3. 脊椎圧迫骨折とは何か説明しなさい．
4. ベーラー体操とは何か説明しなさい．
5. 側彎症とは何か説明しなさい．
6. クラップ体操とは何か説明しなさい．
7. 失調症とは何か説明しなさい．
8. フレンケル体操とは何か説明しなさい．
9. 末梢循環障害とは何か説明しなさい．
10. バージャー体操とは何か説明しなさい．
11. 肩関節周囲炎とは何か説明しなさい．
12. コッドマン体操とは何か説明しなさい．
13. パーキンソン病の症候・障害像とは何か説明しなさい．
14. 日常生活のなかで行えるパーキンソン体操とは何か説明しなさい．

特殊訓練

24 神経筋再教育

一般目標

■ 神経筋再教育，神経生理学的アプローチの理論的背景を理解する．

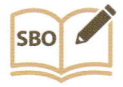

行動目標

1. 神経筋再教育の目的を説明できる．
2. 神経筋再教育の原理および方法を段階に応じて説明できる．
3. 神経生理学的アプローチの目的を説明できる．
4. 固有受容性神経筋促通法（PNF）の原理を説明できる．
5. ボバース（Bobath）概念の原理を説明できる．

調べておこう

■ 運動制御理論，とくに反射階層性理論，階層性理論，システム理論について，それぞれの特徴と限界について調べよう．

A　神経筋再教育 neuromuscular reeducation とは

■ 第一・第二次世界大戦および1950年代初頭にかけて流行したポリオに罹患した患者のために開発された運動療法の1つである．
■ 1950年代以前は，筋再教育と呼ばれていたが，意味論的には神経筋再教育と同じものである．
■ 解剖学的に神経系の連絡があるものの，随意的な運動が障害されているものに対して行う．

1 定　義

■ 骨格筋の随意運動の発達，または回復を目的とした運動療法の方法

2 治療の主眼

■ 個別の筋ごとの筋活動に注目する．
■ 代償運動パターンを避ける．
■ 残存する運動単位，筋力を最大限に強化する．

③ 原理および方法

■ 神経筋再教育は，以下の手順で行われる．
　①筋収縮を得るための随意運動活性化：焦点の集中（他動運動，皮膚刺激，電気刺激，筋電計の利用）および固有受容器刺激（筋の伸張，姿勢反射などの活用）を運動単位の活動性増大・刺激のために行う．
　②筋力増強
　③協調性の改善
　④持久力増強

④ 神経筋再教育に必要な基本的条件

■ 神経筋再教育に必要な基本的な条件としては，①対象者（患者）の協力，②対象者の理解力に問題がない，③神経系の運動路，知覚路の連続性が保たれている，④骨格筋に構築学的異常がない，⑤治療に必要な関節可動域（ROM）を有する，⑥疼痛がない，などがあげられる．

ROM：range of motion

B　神経生理学的アプローチ

■ 脳血管障害，脳性麻痺などによる中枢神経障害は，上位中枢からのコントロール不全による協調性運動障害が主である．
■ 従来の神経筋再教育は脳血管障害，脳性麻痺などの中枢神経障害の痙性麻痺への適応困難，中枢神経機能の可塑性への考慮がない，などにより治療効果が少ないと考えられた．
■ 1940年代の後半より，幅広い疾患への適用が可能であり，神経生理学的，発達学的な要素を含んだ治療モデルがいくつか体系化された．これらを総じて，神経生理学的アプローチ（NPA）と呼ぶ．
■ 多くの理論的背景は，シェリントン（Sherrington），マグヌス（Magnus），ジャクソン（Jackson）など20世紀初期から始まっている．

NPA：neurophysiological approach

① 定　義

■ 神経生理学的あるいは発達学の理論を基礎にした神経再教育の特殊な方法

② 神経生理学的アプローチの共通性

■ 神経生理学的アプローチは，体系により独自性をもつが，以下のいくつかの共通要素を見出すことができる．
①アプローチを通じ，中枢神経系に促通または抑制による協調性を働きかける．
②運動行動に対して，感覚刺激を重要なものとし，感覚入力によって中枢神経系へ影響を与える．
③アプローチおよびその効果は部分的ではなく，全体に注目する．

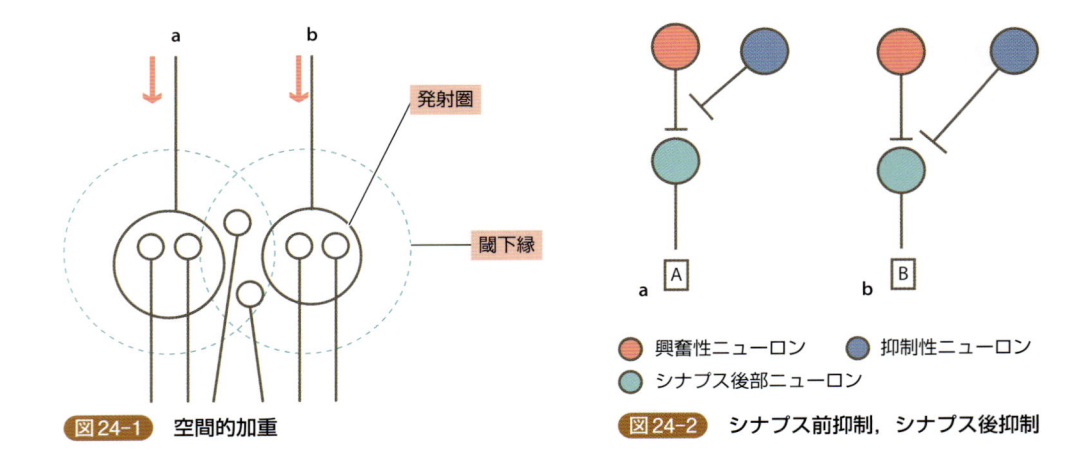

図24-1　空間的加重

図24-2　シナプス前抑制，シナプス後抑制

④神経発達学的概念および学習理論を応用する．

③ 促通と抑制

a. 促　通
■促通には空間的加重と時間的加重がある．

①空間的加重 spatial summation（図24-1）
■1つのニューロンプールにaとbの入力があるとき，aまたはbからの刺激では，閾下縁にあるニューロンはインパルスを発射しない．
■aおよびbを同時に刺激した際には，閾下縁の重複する部分にあるニューロンがインパルスを発射する．

②時間的加重 temporal summation
■神経刺激が小さく，1回ではニューロンの興奮を引き起こす閾値以下であっても，刺激間隔を短くすることによってシナプス後電位が加算され大きくなって，ニューロンの興奮閾値をこえ，インパルスの発射が起こる．
■臨床的には，上記の空間的加重と時間的加重は同時に起こっており，興奮するニューロンは相当数となり，特定の筋群を収縮させるまでになる．

b. 抑　制
■中枢神経系には多数の抑制細胞が存在しており，シナプスの興奮伝達を阻害する．
■抑制性細胞はシナプス前抑制またはシナプス後抑制を引き起こす．

①シナプス前抑制（図24-2a）
■標的細胞にシナプス結合するシナプス前線維の末端に働きかけることにより，シナプス前線維末端からの神経伝達物質の放出量を減少させる．

②シナプス後抑制（図24-2b）
■標的細胞にシナプス結合して過分極性のシナプス後電位を発生させることによって，標的細胞の興奮を抑制する．

4 諸家の理論

■ 代表的なものとして，以下のものがあげられる．
　①フェイ（Fay）：神経筋反射療法（系統発生的運動パターンによる促通）
　②カバット（Kabat）とノット（Knott）とボス（Voss）：固有受容性神経筋促通法（固有受容器の刺激による神経筋の促通）
　③ボバース（Bobath）夫妻：ボバース概念（神経発達学的側面，正常反射/姿勢制御機構の促通）
　④ルード（Rood）：ルード法（個体発生学的運動パターンと感覚刺激を利用）
　⑤ボイタ（Vojta）：ボイタ法（発達運動学を基礎とし反射性移動運動を利用）
■ このなかの固有受容性神経筋促通法とボバース概念についてC，D項で概説する．

C　固有受容性神経筋促通法

1 基本的な考え方

■ 1940年代後半に，医師であるカバットが生理学的理論を構築し，理学療法士であるノットとボスとともに開発した運動療法である．
■ 固有受容性神経筋促通法（PNF）の定義は，「主に固有受容器を刺激することによって，神経筋機構の反応を促通する方法」である．

PNF：proprioceptive neuro-muscular facilitation

2 固有受容器とは

①筋紡錘：他動的伸張による筋緊張の検出
②腱紡錘：他動的伸張，収縮による筋緊張の検出
③関節受容器：運動の方向，速度，加速度の検出
④皮膚の動きの受容器：運動の方向，速度，加速度の検出　などを指す．
■ これらの受容器によって位置の感覚，動きの感覚，力の感覚が検出される．
■ 固有受容器を刺激する方法として，さまざまな促通要素を用いる．
■ また，実際には，皮膚感覚器や視覚，聴覚などの外受容器への刺激も積極的に行う．
■ 機能障害に対するアプローチのみでなく，基本動作，歩行など活動制限に関してもアプローチを行う．
■ また，目的とする筋群などへ直接的にアプローチを行うのみでなく，強い要素に働きかけ，そこからのあふれ出しによって弱い要素を高めようとする間接的なアプローチも行う．

3 治療手技

■ 治療に用いられる主な方法と意義を以下に述べる．

a. PNF運動パターン

- PNFでは，一定の特異的な運動パターンを有する特徴がある．
- このPNF運動パターンは，対角線かつらせん（回旋）的な運動であり，複合面上で行われる．これは人の動きにおいて多くのものが前額面などの単一平面で行われず，複合的であることに由来している．
- 運動パターンは，上肢，下肢，頭頸部，顔面などに数種類のパターンがあり，これらを単独または組み合わせることで治療を行う．

b. PNF運動開始肢位

- PNFの運動開始肢位は，実施する運動パターンと逆方向となる．
- PNF肢位を保持することによって，運動筋の反応時間の短縮，発生張力の増強，覚醒レベルの上昇などが生じる．

c. 筋の伸張

- 他動的な筋の伸張は固有受容器の興奮性を高めるとともに，筋収縮を容易にする．
- また，伸張反射刺激を加えることによって筋収縮をより増強することができる．

d. 抵抗と用手接触

- 抵抗および用手接触は皮膚，筋などの受容器を刺激する．
- 対象者の正しい反応と治療の目的とする活動を導くために抵抗を与える．
- 抵抗量を増大させることによって，刺激に対する反応が拡大する発散が生じ，弱化している筋の収縮を強化することができる．抵抗量は最大または最適な量とする．
- 用手接触は，手内在筋を主に用いた虫様筋握りで行い，望ましい運動方向を教えるもので，手は運動の反対方向に抵抗をかけることができるような場所に置く．

e. 関節の牽引と圧縮

- 関節の牽引は，関節内の受容器を刺激して随意収縮力を増大する効果がある．
- また，筋電図反応時間を短縮することにより，上位中枢に対する促通効果が示唆されている．
- 関節の圧縮は，牽引操作と同様に，関節内の受容器を刺激することで，筋収縮力を高め関節の安定性を増大させる効果が期待される．

f. 正常なタイミング

- 多くの協調性のある効率的な運動では，一連の筋収縮の時間的経過が遠位部から近位部の運動へと進む．
- 正常なタイミングを再構築することで運動の協調性の改善をはかる．

g. 口頭指示と視覚刺激

- 口頭指示では，対象者にいつ，何を行うべきかを指示する．
- そのため容易に理解できるように簡単，明瞭なものとする．
- 対象者の反応を調整するために，用手接触や抵抗とともにタイミングよく行うことが大切である．
- 声の大きさを変化させることによって，筋収縮に影響が及ぶ．大きな強い声で

は筋収縮の増大を，痛みの軽減，リラックスが目的の際にはやさしく静かな声で口頭指示を与える．

■ 視覚刺激では，運動の方向を目で追わせ，視覚的フィードバックによって運動の制御，修正をすることができる．

h. 特殊テクニック

①リズミックイニシエーション

■ 初期運動，協調したリズミカルな運動や運動パターンの理解が困難な対象者に対して行う．

■ 対角らせん運動を，他動運動，自動介助運動，自動運動，抵抗運動の順でおのおの数回リズミカルに行う．

②リプリケーション

■ PNF運動パターンの方向が理解しにくいときに適用する．

■ 運動パターンの最終域で静止性収縮を行う．

■ やや力を抜かせ，逆方向に他動的に少し動かして，再度，最終域まで戻すように指示する．これを繰り返して次第に可動範囲を広げ，運動の開始肢位からのPNFパターンを行う．

③反復ストレッチング

■ 筋力増強，協調性の改善を目的とする．

■ 運動可動域の一部で筋収縮力低下を感じた場合に，筋を伸張して収縮させたり，他動的に戻した後に収縮させて反復する．

■ 初期可動域での反復ストレッチング，中間可動域での反復ストレッチング，終了可動域での反復ストレッチングの3通りがある．

④リズミックスタビリゼーション

■ 静止性収縮で拮抗する方向に，交互性の抵抗を加える手技である．

■ 対象者には，抵抗に対して押し返すのではなくその位置にとどまるように指示をする．

■ 拮抗筋パターンの静止性収縮で始まり，動筋パターンの静止性収縮で終了する．

■ 関節を動かさずに筋力増強をしたい際や協調性を改善する際に用いる．

⑤スタビライジングリバーサル

■ 等張性収縮で拮抗する方向に，交互性の抵抗を加える手技である．

■ 対象者には，抵抗に対して押し返すように指示をする．

■ 理学療法士は対象者にわずかな動きしか許さないようにする．

■ 安定性の向上や協調性を改善する際に用いる．

⑥ホールドリラックス

■ 痛みが原因で関節可動域制限がある場合に筋弛緩と関節可動域増大を得るために用いる．

■ 痛みが起こる手前またはその近くで，最大等尺性収縮を2～3秒間行う．

■ 理学療法士は対象者に動きや痛みを伴わないように等尺性の抵抗を加える．

■ その後，対象者はゆっくりと力を抜き，自動介助または自動運動で新しく得た痛みのない範囲まで動かす．

- ■ これらを複数回行う.
- ■ 新しく得た可動域での運動により，その可動域における筋収縮を再教育する.

⑦コントラクトリラックス

- ■ 筋短縮と軟部組織の硬結が関節可動域制限である場合にリラクゼーションの獲得と関節可動域増大を目的とする.
- ■ 治療部位を可動域の最終域またはその近くで，最大等張性収縮を5〜10秒間行う.
- ■ 理学療法士は対象者の動きが起こらないように等張性の抵抗を十分に加える.
- ■ その後，対象者は力を抜き他動的または自動的に新しく得た可動域まで動かす.
- ■ 最終可動域獲得まで繰り返す.
- ■ 新しく得た可動域での運動により，その可動域における筋収縮を再教育する.
- ■ ホールドリラックスおよびコントラクトリラックスは基本的にPNFパターンのなかで使用される.

D　ボバース概念

1 基本的な考え方

- ■ 医師であるカレル・ボバース（Karel Bobath）と理学療法士であるベルタ・ボバース（Berta Bobath）によって考案された.
- ■ ベルタは，体位変換などによって対象者がリラックスし，自発運動を発揮するようになったなどの自らの臨床経験をもとに「中枢神経系の障害のある対象者は過緊張や痙性によって自発的な運動機能を阻害されており，阻害因子である過緊張や痙性を除去または軽減することで，潜在する運動機能を引き出せる」という仮説を立てた．これに対し，カレルにより治療に対する理論考察が行われた.
- ■ 時代の流れとともに，基本的概念に大きな変化はないものの障害のとらえ方やアプローチが神経生理学をはじめとするさまざまな知見を取り入れることで変化している.
- ■ 1940年代当初，中枢神経機能を正常姿勢反射機構と称して説明していた．そのため，中枢神経機能の正常・異常を，正常姿勢筋緊張，多様な相反神経支配，正常姿勢パターン，によって確認できるとした.
- ■ 治療理論は，以下に基づく.
  - ①異常性は緊張性反射活動の解放現象として解釈して，その活動を減少または停止させるのが治療
  - ②大脳皮質を最上位として，中枢神経系は階層的な機能をもつ
  - ③運動の感覚を学習するための感覚フィードバック
  - ④転換の法則
  - ⑤空間加重/時間加重と漸増員がある.

■ 治療テクニックとして，反射抑制姿勢（RIP）が考案された．

RIP：reflex inhibition posture

■ その後，静的なRIPよりも機能に結びつきやすい運動性に注目した反射抑制パターン（RIPs）へと変遷しながら，発達の順序性，姿勢反応の促通などを取り入れていった．

RIPs：reflex inhibition patterns

■ また，当初の中枢神経系機能を反射の塊であるとしている正常姿勢反射機構に対する修正をも行っている．

■ このような変遷はボバース夫妻の没した1991年以降にも継承者たちによって続いている．

■ 現在では，中枢神経機能を正常中枢性姿勢制御機構として説明し，中枢神経系の機能の正常・異常を，可動性を伴った安定性/安定性を伴った可動性（正常姿勢緊張），遠位部の自由性を保障する近位部の安定性など（正常相反神経支配），自律運動を主体にした多種多様な正常運動モデル，固有受容感覚コントロールによって確認する．

■ 治療理論は，姿勢緊張の変化を神経学的および非神経学的要因の両面から考察，中枢神経の動的な相互作用，近代の運動制御・学習理論，中枢メカニズムおよび末梢メカニズムの相互関係，臨床像変化と画像診断情報がある．

■ 治療テクニックは，トーン調整パターン（TIPs）を用いる．

TIPs：tone influency patterns

■ そして，異常活動の抑制と正常な活動の促通を同時に行うための身体のポイントをキーポイントkeypointと呼び，そこから望ましい反応を引き出す操作であるキーポインツ・オブ・コントロールkeypoints of controlを行う．

■ キーポイントは，近位のキーポイント（頭部，肩甲帯，骨盤帯），遠位のキーポイント（手・足部，上腕，前腕，大腿，下腿），セントラルキーポイント（第8胸椎と剣状突起を結ぶ面）がある．

■ キーポインツ・オブ・コントロールを行いながら，過剰な活動の抑制やそれらによって抑えられている運動および異常な低緊張による支持性を高めていくために圧迫，体重負荷，滞空などの手技を使用する．これらを利用し，刺激を段階的，組織的に与えながら促通効果をはかり，中枢神経系を組織化しようとしている．

② 治療原則

① 評価と治療は一体である

■ 治療刺激に対して反応した対象者の表出を中枢神経系機能として評価し，つぎに与える治療刺激を考えながら行っていく．

② 痙性への対処

■ TIPsにて異常姿勢反射活動を抑制するのみでなく，同時に自発的自律運動と随意運動を促通する．

③ 姿勢トーンの増大（選択的支持性）

■ 弛緩または低緊張がみられる対象者では姿勢維持能力が低下しているため，接触している支持面からの入力などを表在感覚，固有感覚を利用して中枢神経系を活性化させる．

④全身性パターンの解離（選択的可動性）

- 粗大な全身パターンや病的な共同運動パターンは機能的で選択的である運動を獲得するためにその出現を未然に予防するか，早期に解離させる.

⑤連合反応を避ける.

- 痙縮が存在している場合，過度な随意的努力や精神的緊張を伴うような課題を与えてはならない.

⑥促通と治療刺激

- 立ち直りや平衡反応の促通は理学療法士の操作から開始して，正常な反応が出現したら，対象者に気づいてもらい反応が良好になるように導く.

⑦覚醒，意識レベル

- 理学療法士が与える刺激が無意味なものとならないように，また治療場面や刺激が単調または拒否感を示すものとならないようにする.
- 同時に，学習効果を高めるために臨界領域の刺激も与える.

⑧治療テクニックの選択

- 中枢神経障害は感覚–運動統合の障害が本質である.
- 治療では，より好ましい感覚–運動体験によって上位中枢による感覚統合がなされるように行う.
- 誘導で得られた運動のコントロールを徐々に対象者に求めながら，運動とあらゆる感覚系とを統合させ，運動と感覚，感覚間の相互作用を高めていく.

⑨理学療法士と対象者間のフィードバック

- 理学療法士は操作中に感じたことや観察したことに関連づけて，変化にあわせた操作刺激を途切れることなく加える.

⑩対象者の学習を援助する

- 対象者のモチベーションを上げるような環境設定への配慮や，対象者の運動パターンに対して即時的にフィードバックするなど，感覚–運動学習が効率的に運ぶように心がける.

E　神経生理学的アプローチの理論と課題について

　神経生理学的アプローチについては科学的根拠がないことが指摘されている（例：脳卒中治療ガイドライン）. したがって**実施するにあたり，その適応を十分に吟味する必要がある.**

- 各種の神経生理学的アプローチは，運動制御理論における反射理論と階層理論を基盤としている.
- そのため，反射を運動制御の基本と考え，正常な運動は組織化され，階層性をもった中枢神経系が反射連鎖を起こすことによって得られるとしている.
- また，正常な運動は中枢神経系の最高位である大脳皮質が脳幹や脊髄といった下位のものを制御しなければならない.
- 治療は，感覚刺激によって中枢神経系に働きかけ，正常な運動パターンの回復

を促通することになる.

■ そのため，鍵となっている仮説は，異常運動パターンが抑制され正常運動パターンが促通されれば，機能的なスキルが自動的に戻る．および，正常運動パターンの反復が機能的な運動課題に自動的に移行する.

■ しかしながら，異常な反射の抑制だけで，より正常な運動パターンをつくり出すことができるのか，また，これによって機能改善に結びつくのか，中枢神経障害者にみられる非定型的運動パターンは異常による結果なのか，あるいは障害に対する代償なのかなど疑問がある.

■ また，神経の可塑性に対する感覚刺激の影響に関して，受動的感覚の体験によるものと能動的な感覚の体験によるものでは，必ずしも同じ経過をたどらないという点や，中枢神経系に焦点を置きすぎるがあまりに筋骨格系・呼吸循環代謝系における廃用症候群を考慮していない点，治療場面で獲得した運動パターンや反応が必ずしも実生活の動作に思うように反映できていない点，などがある.

■ 各種の神経生理学的アプローチが体系化された後に，生理学や心理学，脳科学が急速に発展し，運動制御や運動学習理論が大幅に変化した．また，機能的な改善のみならず能力向上や社会参加へ目を向けて治療を実施することが求められている．そのため，多くの理論が一部の考え方のみを残して，現在では行われなくなっている．また，実施されているものも時代の流れに則してその内容を変化させているが，無作為抽出試験での有意な効果判定はなされておらず科学的根拠に乏しく，内容の変化により他のモデルと境界が不明瞭化してきている.

■ また，上記の科学理論の変化によって，中枢神経系障害の病態像の理解・治療方法が変化しており，理学療法のパラダイムシフトを理解していく必要がある.

学習到達度自己評価問題

1. 神経筋再教育と神経生理学的アプローチの特徴について説明しなさい.
2. PNF の特徴について説明しなさい.
3. ボバース概念の特徴について説明しなさい.
4. 神経生理学的アプローチの課題について説明しなさい.

特殊訓練

25 水中運動療法

一般目標

1. 水中環境での運動は陸上での運動とは異なる．水中運動をより効果的に行うために，水の特性や水中での運動生理，運動制御を理解する．
2. 水中と陸上での運動特性の違いを知ることにより，水中運動療法の適応，効果を理解する．
3. 水中運動療法を行う際の注意点やリスクを理解する．

行動目標

1. 水の特性を説明できる．
2. 水中環境での運動が，効果的な場合，不利に働く場合を説明できる．
3. 水中運動療法の適応，目的を説明できる．
4. 水中運動中の生理学的変化を説明できる．
5. 水中での身体的負荷の調節方法を説明できる．
6. 水中での運動感覚の変化を説明できる．

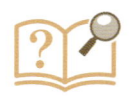

調べておこう

1. 水の物理的特性について調べよう．
2. 水中環境での身体変化について調べよう．
3. 水中運動療法の効果を調べよう．
4. 水中運動療法に適した環境条件（水温，室温，水位など）を調べよう．
5. 水中運動療法のリスクを調べよう．

A　水の特性

1 浮　力

- ■「水中の物体は押しのけた水の重さだけ軽くなる」（**アルキメデスの原理**）．これが**浮力**である．つまり，水中にある物体には，重力とは逆方向の力が作用し，身体にかかる荷重量が変化する．
- ■水位により足底負荷（下肢にかかる荷重）の割合が変化する（**図25-1**）．これを利用して整形外科疾患患者の免荷時の荷重訓練や歩行訓練などが可能である．
- ■浮力を増大させるには，ウエットスーツの着用や浮輪を利用する．

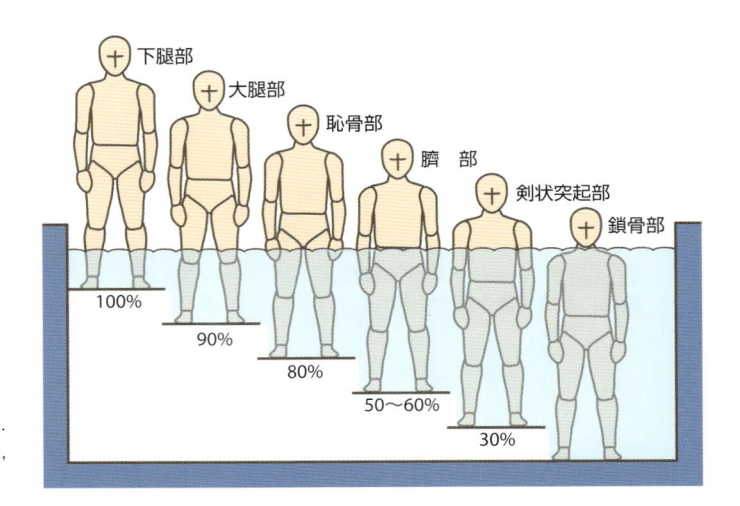

図25-1　水位の違いによる荷重負荷の変化
[Samuel PJ et al：Reeducation de la coxartrose. Expansion Scientifique Francaise, Paris, pp.125-132, 1980より引用]

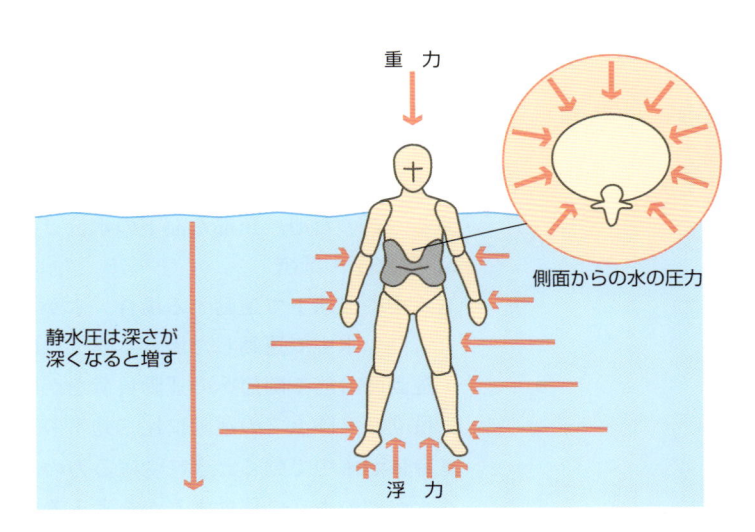

図25-2　水中で身体にかかる静水圧

② 水　圧

a. 静水圧

■ 静止した水のなかで体表面に働く力で，水の重さによって生じる圧力のことである．

■ これは，水深により変わる（**図25-2**）．水深1mで0.1気圧受ける．深くなるほど大きくなるが，同じ深さではどこでも同じ圧の強さである（**パスカルの原理**）．

■ 水位により心肺機能に及ぼす影響が異なる．

①循環器への影響

■ 第11胸椎（Th11）レベルでの水位では，心血管系に負荷される静水圧は0になり，動静脈拡張による静脈貯留の増加もなくなる．頸部の水準の水位では，腹部内臓部への水圧が高まり，腹部大静脈そして中心静脈圧が高まり，静脈還流量はさらに増加する．

■ 静脈還流量が増加した場合，心室容積が増大して心筋の長さが伸びるため，心

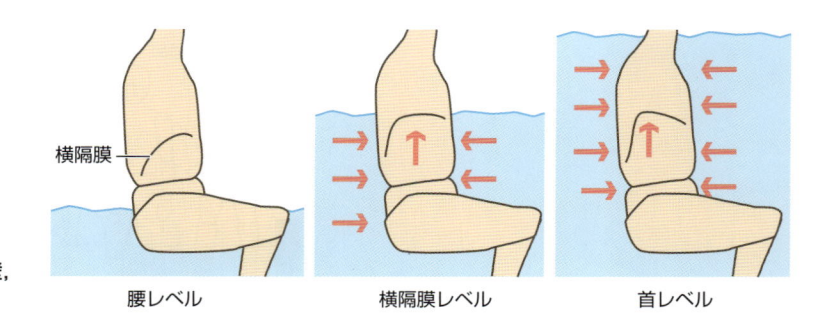

横隔膜

腰レベル　　　横隔膜レベル　　　首レベル

図25-3　各水位における腹壁，胸郭に及ぼす静水圧の影響

室の収縮力が増強して1回拍出量が増大する（スターリングの法則）がみられるため，心拍数は減少する．下肢の浮腫の改善や心血管系への血流増進に役立つ反面，陸上より心臓への負担が大きくなるという考え方もできる．そのため，循環器障害の患者には注意が必要である．

②呼吸器への影響

■ 静水圧により腹部内圧の上昇で横隔膜がもち上げられ，胸郭も水圧で圧縮されるので，肺の拡張制限により呼吸数の増加と1回換気量の減少が認められる．また，静脈還流量の増加により肺内の血流量が増して気道の空気抵抗が増大する．このため，頸部水面下の水位では，肺活量が8〜10%減少する（図25-3）．

b. 動水圧・抵抗

■ 水中や流水下で運動する場合，水から圧力（動水圧・抵抗）を受ける．これにより，水中で運動した場合，陸上とは違った運動感覚が生じる．このことは，運動時の筋や関節への運動負荷をかけられるだけでなく，逆に運動の補助にも役立つ．陸上での運動に比べ効率のよい運動負荷が期待できる．

■ 身体が水中で動くときに受ける力の大きさを考慮する場合には，身体の周囲を水がどのように移動するかを考える．

①粘性抵抗

■ 水中で運動する際に生じる抵抗力は，流体分子間の摩擦によって起こるもので，粘性抵抗と呼ばれる．

②造波抵抗

■ 物体が水面を進行すると，その物体は水に圧力を与えて押しのける．このときにできる抵抗を造波抵抗と呼ぶ．

■ 前方に移動する人の前で水の動きをつくれば移動の介助，後方で動きをつくれば抵抗を与えることができる．

③渦流抵抗

■ 水の動きは，流線形か，乱流かである．

■ 流線形の場合，水の動きは連続的で安定している．水流は身体の周囲を流れるために一度は分岐するが，身体の後方で滑らかに再合流するためほとんど摩擦を生じない．

■ これに対して乱流では，水流の不規則な動きが生じる．不規則な動きにより，身体と水との間の摩擦が増大する．

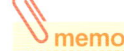

memo

水中での運動強度の調節方法
- 浮力の影響と水の抵抗とのバランスを考慮しながら運動強度を処方していくことが必要である.

運動速度による影響
- 水中運動による抵抗は, 等速性運動であり, 身体を動かすスピードにより可変抵抗となる. 個人の筋力に応じた抵抗量を与えることが可能である.
- 水の抵抗はスピードの2乗に比例する.
- 同じ運動を行う場合でも, 速く運動を行えば抵抗力が高まり, 負荷は増大する. ゆっくり行えば, 抵抗力は少なくなり, 負荷が少なく運動が行えるなど運動を加減できる.

体表面積による影響
- パドルなどの道具を利用して表面積を大きくすると抵抗も大きくなる.
- 水中で移動する場合, 前後に動く場合は, 体幹部分の体表面積が大きいため負荷は大きくなる. 左右に動くほうが身体の体表面積が少なくなり, 負荷も少なくなる.

水深による影響
- 水深が深いほど, 水圧がかかり抵抗が増す. 負荷を少なくしたい場合は, 水深の浅いところ, または水面近くで運動を行う.

B　水中運動の運動生理学

1 安静時の身体変化

- 水中では安静時心拍数は減少して水深が深いほど, また水温が低いほど, 心拍数の低下の度合いは増加する. この現象は**ダイビング反射**として知られている.
- これは, 静水圧により下肢静脈が圧迫され, 静脈還流量が増えて中心静脈圧が増した結果, 血液駆出量および心拍出量が増加することによる. 一方, 末梢血管抵抗は低下するために全体としての心仕事量は変わらない. また, 水圧により肺活量は減少するが, 酸素摂取量には影響しない.

2 運動時の身体変化

- エネルギー消費を考えると, エネルギー量を減らす要因は浮力であり, 増大させる要因は水の抵抗である.
- 同一の運動強度（最大下運動強度）では, 水中運動は陸上運動と比べ, 10〜20拍/分少ない.
- 流水装置を用いた水中歩行と陸上トレッドミル歩行における酸素摂取量の比較では, 遅いスピード（24m/分）では陸上と同程度であるが, 平均的なスピード（36m/分）, 速いスピード（48m/分）では陸上よりも多くなる.

C　水中での姿勢・運動制御

- 水中では，浮力が働き，陸上では経験できない身体感覚が生じる.

1 姿勢制御

- 水位の状態により身体のコントロールする部位が異なる.
  ［例］第2仙椎（S2；恥骨結合）レベルまでの水位であれば，股関節の動きで身体コントロールを行う．第11胸椎（Th11；剣状突起）レベルの水位では，頭部の動きで身体コントロールを行う（**図25-4**）.
- そのため，理学療法士は，目的とする身体コントロールで可能になるように水位を選択する必要がある.
- 水中運動療法を理学療法士と一緒に行う場合，浮力は対象者自身だけでなく，理学療法士にも及ぶことにも注意する必要がある．水位が高すぎると理学療法士による対象者のコントロールが難しくなる場合がある.
- 浮力の作用点を**浮心**（押しのけられた液体の重力の中心）という．重力と浮いている身体の重量と，その身体が押しのけた水の重量が等しい場合，浮心と重力の中心は垂直線上に並ぶことになる（**図25-5a**）.
- しかし，水中部分の身体の重量が押しのけた水の重量と等しくない場合は，浮心と重力の中心は，同じ垂直線上には存在しなくなる．この場合，浮力が力のモーメント（ある点を軸に物体を回転させる力）となり，水中での姿勢制御が必要となる（**図25-5b**）.
- 水位が第11胸椎までであれば，重力が浮力を上回り足底が床についている．それ以上の水位になれば，胸腔内空気の上方移動により胸部が水上へともち上げられることによる体軸の後方移動が生じる．足底が床から離れ，直立姿勢が困難になる.
- 陸上での立位姿勢は，重力環境に適応している．その姿勢保持には抗重力筋の

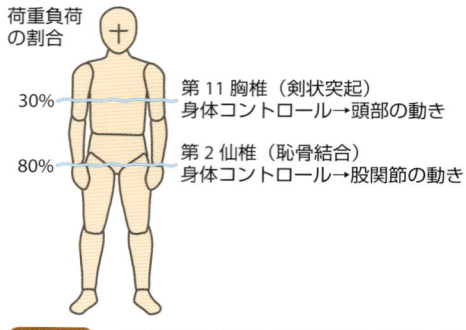

図25-4　水位の違いによる身体コントロール部位の変化

荷重負荷の割合

30%　第11胸椎（剣状突起）身体コントロール→頭部の動き

80%　第2仙椎（恥骨結合）身体コントロール→股関節の動き

［細田多穂，柳澤　健（編）：理学療法ハンドブック，改訂3版，第2巻　治療アプローチ．協同医書出版社，pp.751-788，2000より引用］

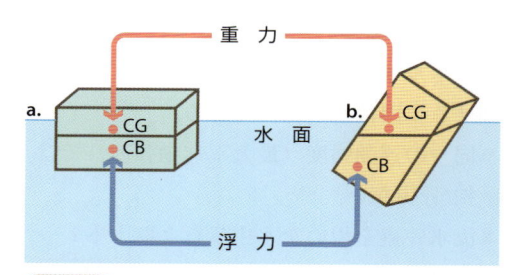

図25-5　浮心と重心の関係

（a）均衡にある浮いた物体に働く力.（b）浮力が力のモーメントとなり，姿勢保持が困難になる場合．CB：浮心，GC：重心.

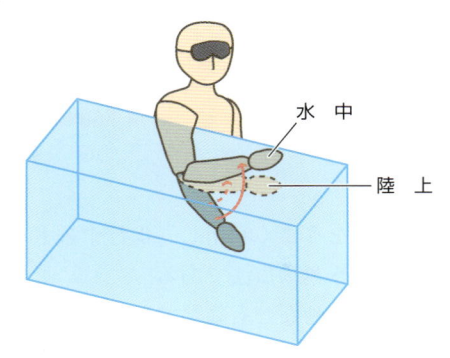

図25-6 陸上と水中での関節位置覚の比較
視覚情報のない条件で一定角度の肘関節屈曲を陸上と水中で行った場合，陸上に比べ，水中では過屈曲する．

持続的な筋収縮が必要であり，筋の伸張反射が関与している．水中では，水位の上昇に伴い，陸上で活発に活動していた下腿三頭筋の活動は著明に減少して，前脛骨筋の活動が増大する．

■ また，水中では無重力に近い状態となり，陸上で姿勢制御に関与する単関節筋群の働きが少なくなり，推進力に働く多関節筋群の働きが多くなる．

■ 姿勢制御に関する筋群の活動が少ないことは，安定筋の強化ができなくなるのではない．陸上では困難な姿勢を水中では保持でき，安定筋への適切な負荷を与えることが可能で，身体のスタビリゼーションなど再学習が行いやすい状態と考えることができる．

② 運動制御

a. 運動感覚への影響

■ 通常，適切な運動制御には，筋，腱，関節などの固有感覚受容器の関与が重要である．これらは，筋長の変化や重量や関節の位置などを感知する．

■ 水中ではこれらの受容器は弛緩して働きにくい状態となり，陸上に比べ効果的な運動制御が困難になる．

■ 視覚情報のない条件での肘関節屈曲の位置感覚の検査では，陸上に比べ水中運動では過屈曲する．これは，水中で固有感覚受容器からの情報が減少しているためであると考えられる（**図25-6**）．

■ また，重量感覚に関しては，10分間の水泳をした前後で同じ重量の識別能力を検査した場合，水泳前に比べ，水泳後に重量識別能力が低下したとする報告もある．

■ これらのことは，水中での運動制御を困難にする要因となる．しかし，水中環境への順応により，固有感覚受容器の感度が高まる．

b. 運動単位の活動様式への影響

■ 水中ではサイズの原理（p.155参照）はみられず，遅筋（タイプⅠ）線維の活動抑制，速筋（タイプⅡ）線維の活動促進がみられる．

D　水中運動療法の目的と効果

1　水中運動療法とは

- 水中運動療法は，水の特性をうまく利用し，歩行やストレッチング，アクアエクササイズなどを水中で行う運動療法である．
- 全身運動のみならず部分的運動なども調節できる．
- 水中運動は，急激な力の変化が起こりにくいことなどから，対象者の機能にあわせた環境を設定できる利点がある．

2　水中運動療法の効果

ROM : range of motion

- 温水により生じる種々の生理学的変化に加え，水の物理的特性により陸上運動では得られない運動療法と物理療法とをあわせたさまざまな効果が期待できる．
- リラクセーション，関節可動域（ROM）の拡大，筋力強化，体力・持久力改善，バランス機能の改善，痙性の軽減，減量などさまざまな効果が得られる．

▷**エビデンス：水中運動療法の効果**

① 有酸素能力や筋力に関しては，多くの研究で効果があるとされている．柔軟性や敏捷性などの他の身体機能に対する効果もある．

② 中川は，腰痛患者に対して1時間の水中運動療法を週2回，6ヵ月間行った結果，体脂肪率減少，肺活量の増加，体幹筋および下肢筋の筋力増強に伴う腰痛の改善が得られたとしている．［中川雅裕：腰痛患者に対する水中運動療法．リハ医 **35**：230-235, 1998］

3　適した環境

a.　設　備

- 基本的にはプールで行われる．しかし，整備されている施設が少なく，環境が整っていないのが現状である．ハバードタンクや渦流浴のなかで行う場合もある．近年では，流水装置のある機器なども開発されている．
- 水質管理，水温，水位，室温，流水などの管理ができることが望ましい．

b.　水の温度，室温

- 適切な水温を決定するには，水の比熱や熱伝導率による影響と運動の負荷量などを考慮する必要がある．
- 熱くも感じず，冷たくも感じない温度を**不感温度**といい，35〜36℃程度である．この温度では，各組織の緊張が下がり，疼痛閾値が上がり，リラクセーション効果や関節可動域の拡大などが得られる．
- **水の比熱とは，水1gの水温を1℃上昇させるために必要なエネルギーのこと**である．水の比熱は空気の比熱の何千倍にもなり，温度が一定の場合，水の熱損失は空気の熱損失の25倍である．熱損失は伝導（温かいものから冷たいものへ熱エネルギーが移動すること），対流（体に対する水の動きにより失われ

る熱，体温と水温が等しくても起こる）により起こる．

- 水は空気に比べ，**熱伝導率**が高いため，低い温度（24℃以下）では，体温などへの影響が大きくなる．
- 一般的に水中運動療法での水温は，運動による体温変化や循環器系の影響を考慮して29〜32℃（水中で静止していても，体熱が放散されにくい最低温度）である．体温より低い温度の水中に入るため，体温低下を防ぐために熱をつくり出して新陳代謝が亢進する．水温の適温を決める場合には，水温と体内で産生される熱量の双方を考慮に入れる必要がある．
- 室温は水中環境から出たとき気化熱で体温を奪われ寒く感じるため，水温より少し高めに設定する場合が多い（通常，30℃程度）．

4 運動時間と頻度

- 運動の目的や対象者の年齢，疾患などにより決定する．
- 1回の運動時間は5〜45分程度である．運動の頻度は，週2〜3回程度行う．

5 適 応

- 水中運動療法は，疾病の回復期から慢性期まで，自動運動，他動運動から抵抗運動まですべて実施できるため小児，スポーツ選手から高齢者まで幅広く適用できる．
- とくに陸上ではスムーズな運動ができない高齢者，妊婦，上下肢・体幹に骨関節疾患のある者にとってはよい適応となる．
- 生活習慣病予防や介護予防など健康増進の分野でもその効果が注目され，定着しつつある．

6 運動処方時の注意，リスク管理

- 水中は陸上とは環境が異なり，溺れてしまうなどの水への恐怖心がある場合もあるので注意する．
- 運動前後には，ストレッチングや体操を行い，ウォームアップ，クールダウンは必ず行う．
- 運動療法開始前，遂行中，終了後には，血圧，脈拍，体温などのバイタルサインのチェックを行う．
- 静水圧の影響に注意する．呼吸・循環器疾患を有する対象者には注意が必要である．
- 運動強度の把握を行う．水中での酸素摂取量，心拍数が陸上よりも低いことは，陸上よりも相対的に負荷強度が高くなる可能性に注意する．運動強度を知る手段としての心拍数より10%程度少ない値を目安にする．

E 水中運動療法の具体的方法論

① 筋力トレーニング

- 運動速度が遅い場合，浮力により水面に向かっての運動は補助として働くため，自動介助運動が可能である．

MMT：manual muscle test

- 水平面の運動方向では，自動運動となる．しかし，MMT2レベルの対象者では，水の抵抗により運動が困難になる．
- 水面から下に向かっての運動や運動速度を速くすることにより抵抗運動が行える．
- 水中運動では，等速性運動に近くなる．動作速度を変化させる運動範囲を考慮することにより，全可動域にわたり負荷をかけたり，初動負荷・終動負荷を意識して行うことができる（図25-7）．
- 大きく速く動くと負荷量は増大する．そのため，推進筋ばかりの強化となってしまい，安定筋と推進筋のアンバランスを助長してしまう可能性もあるので注意する．

② 水中歩行・走行

- 水中歩行の方法は，プール内歩行，水中トレッドミル，流水トレーニング装置（図25-8）での歩行などがある．
- 水中歩行での下肢筋活動量は，ヒラメ筋を除き，速いスピードになると陸上に比べ増加する．各筋とも速度の増加に対して筋活動も増加する．これは，速度の増加とともに水の抵抗が増大するためである．
- 水位の影響は，各筋ともに陸上より筋活動は大きいが，下腿筋では膝位をピークに，大腿筋では臍部ピークに漸減傾向がみられる．これは浮力による下肢への荷重の影響である．
- 水中歩行では，遊脚時に足背部の粘性抵抗により前脛骨筋が活動して，推進力を増大させるために体幹を前傾するので脊柱起立筋群の活動が増大する（図25-9）．

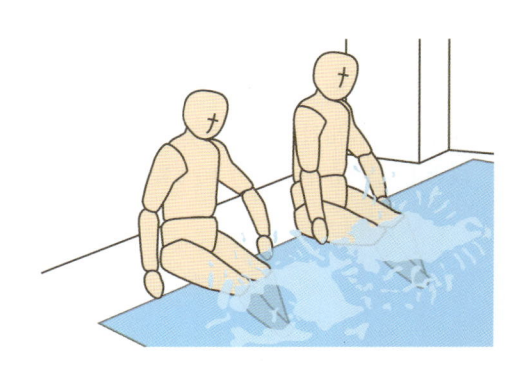

図25-7 水の抵抗を利用した膝伸展・屈曲運動

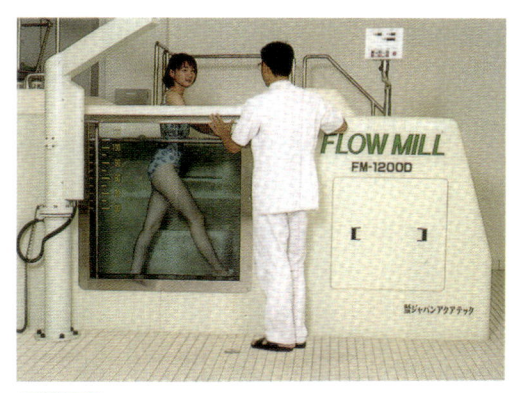

図25-8 流水トレーニング装置
［株式会社ジャパンアクアテックHPより許諾を得て転載，2019年9月閲覧］

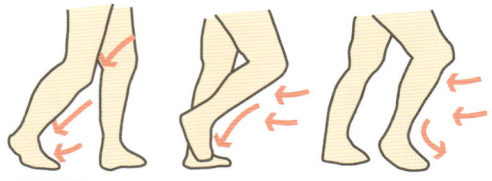

図25-9 水中歩行における水抵抗のイメージ図

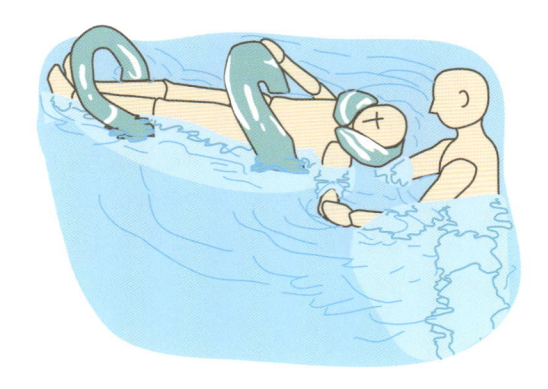

図25-10 バード-ラガツ法（水中PNF）

③ ハリヴィック法 Halliwick method

- 1949年，英国でマクミラン（Macmillan）らにより脳性麻痺患者を対象に行われた発達援助のための水泳指導法である．
- プログラムは，10段階からなる．水中での姿勢反応や身体のコントロールの改善を目的に中枢神経疾患など広く活用されている．

④ バード-ラガツ法 Bad-Ragaz ring method（水中PNF）

- 水中運動の利点と姿勢反応をPNFパターンと結びつけて治療に応用したものである．
- 目的は，筋力強化，関節可動域拡大，随意運動の促進，リラクセーションなどである．
- 対象者の姿勢は水面の背臥位が基本であり，水面に体を浮かせるため浮き具を用いる（**図25-10**）．
- 下肢13種，体幹10種，上肢2種の基本的運動パターンがある．

PNF：proprioceptive neuro-muscular facilitation

WATSU：water shiatsu

5 ワッツ法（WATSU法）

WABA：Worldwide Aquatic Bodywork Association

- WATSUとは，米国のハロルド・ダール（Harold Dull）により紹介されたWater Shiatsu（水中指圧）がもとになった言葉で，米国に本部を置くWABAが国際標準を作成し世界数十ヵ国に普及・向上しているプログラムである．
- 水の特性を活かして小さい動きから大きな動きへと移行して，効果的にストレッチングを行い，リラクセーションを得ることが目的である．

学習到達度自己評価問題

1. 水の特性について説明しなさい．
2. 不感温度について説明しなさい．
3. 水中運動時にはどのような抵抗を受けるか説明しなさい．
4. 水中での姿勢制御について説明しなさい．
5. 水中運動での運動制御について説明しなさい．
6. 陸上と水中でのバイタルサインの変化について説明しなさい．
7. 水中運動療法の身体への効果について説明しなさい．
8. 水中運動で負荷量を調節する方法について説明しなさい．
9. 水中運動療法のリスク管理について説明しなさい．
10. 水中運動療法に適した環境（水温，室温など）を説明しなさい．

第Ⅳ部

機能統合訓練

機能統合訓練

26 機能統合訓練の位置づけ

一般目標

■ 機能統合訓練を理解する.

行動目標

1. 運動療法における機能統合訓練の位置づけが理解できる.
2. 機能統合訓練とは何か, その原則を含めて説明できる.
3. 機能統合訓練の実際を羅列できる.
4. 機能統合訓練と日常生活活動 (ADL) との関連性を説明できる.

調べておこう

■ 理学療法, 運動療法, 物理療法, 義肢装具療法, 日常生活活動について, 定義と相互関係を調べよう.

A 運動療法

1 運動療法の機能別分類 (図26-1)

ADL : activities of daily living

■ 運動療法は, 治療訓練 (機能個別訓練) と機能統合訓練に大別される.

a. 治療訓練 therapeutic exercise

■ 治療訓練は, 各障害impairmentに応じて行う訓練であり, 個々の機能別訓練である.

■ したがって, 機能個別訓練と呼ばれている.

ROM : range of motion

■ 関節可動域 (ROM) 訓練, 筋力増強訓練, 筋持久力増強訓練, 全身調整訓練がこれにあたる.

b. 機能統合訓練 functional training

■ 機能統合訓練は, 全体としての統合された機能の回復をはかる訓練である.

■ したがって, 複合基本動作訓練や機能統合訓練と呼ばれている [以下, 機能統合訓練].

■ 機能統合訓練は, 上肢upper extremity (U/E), 下肢lower extremity (L/E), 体幹trunk, 全身の動作motionや活動activityを利用した, いわば仮仕上げの訓練である. この後に, 本仕上げの実生活におけるADL訓練に移る.

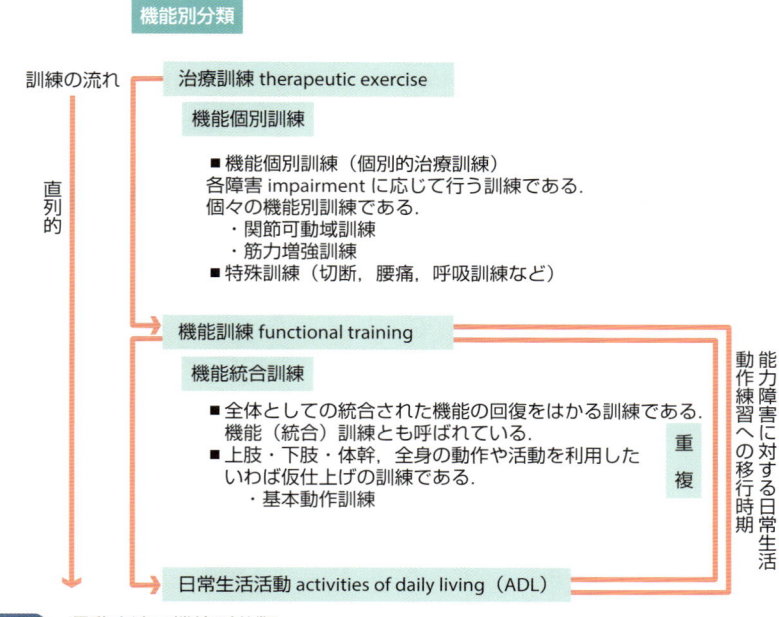

図26-1　運動療法の機能別分類

② 機能統合訓練の位置づけ

- 能力障害disabilityに対するADL獲得の練習practiceへの移行時期でもある.
- ADLと重複する場合があるが，治療者の目的で左右されるため明確に二分できないことがある.

B　機能統合訓練

① 機能統合訓練

- 身体機能の回復をはかる訓練である.
- さまざまな制約のある対象者が，そのときの個々の機能を統合して全体としての機能を円滑に発揮できるようにするための訓練である.
- 統合した機能は，上肢動作，下肢動作，体幹動作ならびに全身動作を指し，このなかには基礎的なものと応用的なものがある **(図26-2)**.
- リハビリテーション遂行過程での目標は，対象者がさまざまな制約のなかで最大限の機能を発揮することである.
- リハビリテーションの目標を達成するためには，基礎的な運動練習（運動練習項目＝動作）が重要である.
- 運動練習は，ベッド上で行われる場合，訓練室のマット上で行われる場合，平行棒や松葉杖などを用いて行われる場合がある（「B③機能統合訓練の基礎的運動練習」，p.290参照）.

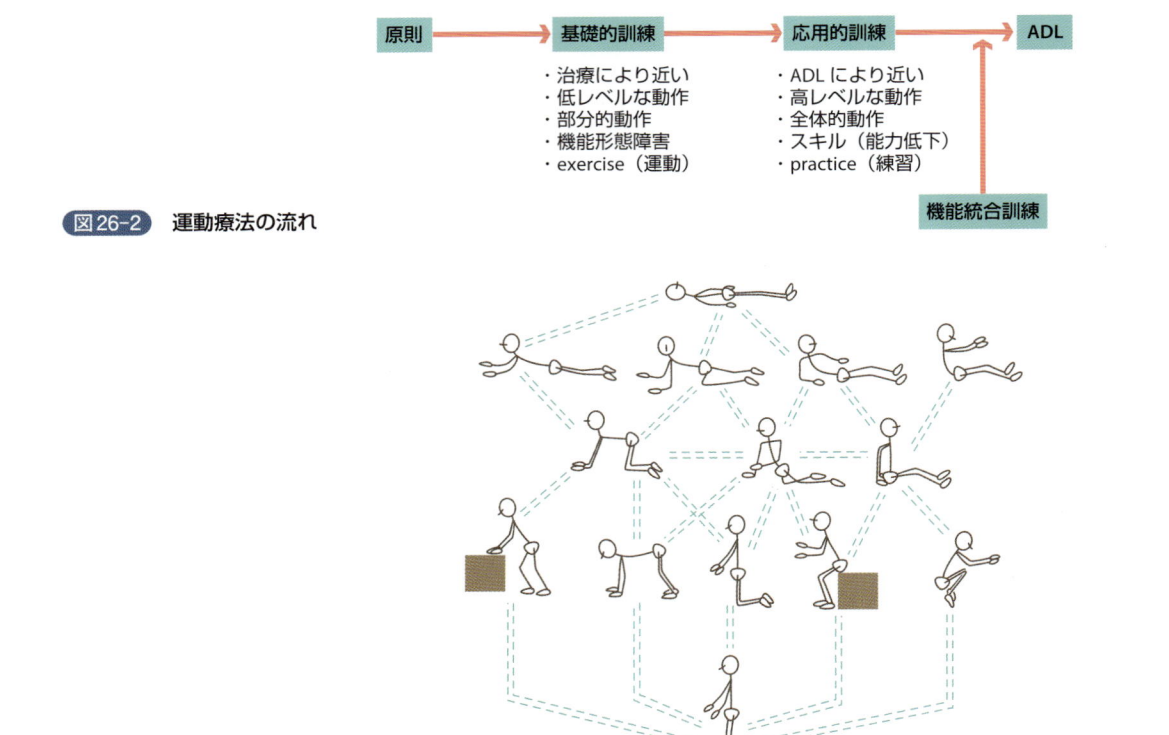

図26-2 運動療法の流れ

図26-3 基本動作における運動パターン（上）と，機能統合訓練の原則（下）

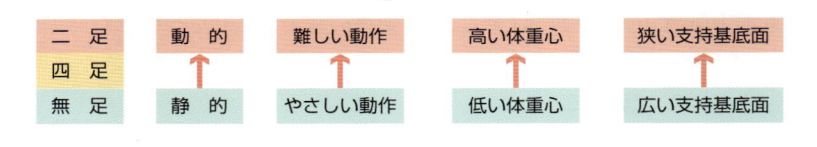

② 機能統合訓練の原則

a. 基本動作における運動パターンと機能統合訓練の原則 （図26-3）

■動きは，静的から動的へ.

■やさしい動作から難しい動作へ.

■体重心は，低い位置から高い位置へ.

■支持基底面は，広くから狭くへ.

b. 姿勢保持

■重力に抗して姿勢保持に働く反射を**姿勢反射**という.

■姿勢反射の中枢は脊髄レベルである.

■健常では消失していた陽性支持反応，**緊張性頸反射**，**緊張性迷路反射**などが，脳卒中片麻痺患者では出現することがある.

■これらの反射を抑制しながら機能統合訓練を行うことが重要である.

■対象者に非麻痺側から話しかけると，頸部は健側を向き，緊張性頸反射の影響で，麻痺側上肢の屈筋緊張を助長させることがある.

■このような対象者の機能統合訓練を行う場合，麻痺側からの声掛けが，麻痺側上肢の屈筋緊張を抑制する.

- 脳卒中片麻痺者の機能統合訓練を背臥位から行う際，緊張性迷路反射による下肢の伸展を誘発させないよう膝を軽度屈曲位にしておく．
- 正常から逸脱した姿勢を，正常の位置に戻そうとする動きを引き起こす反応を**立ち直り反応**という．
- 健常成人であれば備わっている立ち直り反応・バランス反応が，脳卒中片麻痺者では，消失または低下する．
- 立ち直り反応には，「目からの立ち直り反応」「迷路からの立ち直り反応」「頸からの立ち直り反応」「身体からの立ち直り反応」がある．
- **目からの立ち直り反応**は，目から起こり頭部に作用するもので，空間で重力に抗して頭部を真っすぐにもち上げる反応や，寝返り初期で寝返る方向に目を向けるとその方向に頭部を捻じる反応を指す．体幹の位置に関係なく，頭を常に正しく一定に保とうとする機能である．
- **迷路からの立ち直り反応**は，迷路から起こり頭部に作用するもので，目隠し等で視覚を遮断しても，空間で重力に抗して頭部を真っすぐにもち上げる反応である．
- 頭部が捻じれると，**頸からの立ち直り反応**を生じる．これは，頭部から起こり体幹に作用するもので，頭部と体幹との間に捻じれが生じた際に，頸部から肩甲骨，体幹，骨盤，下肢の順に捻じれを解消しようとする動きを生じる反応である．
- **身体からの立ち直り反応**は，体幹から起こり頭部へ向かって作用するもので，「頸からの立ち直り反応」とは，逆方向の動きを誘発させる反応である．背臥位で両側屈曲位に立てた膝を一方に倒した際に，下肢，骨盤，体幹，頸部の順に捻じれを解消しようとする同側への動きを生じる反応である．
- 性質上，「目からの立ち直り反応」「迷路からの立ち直り反応」を，「頸からの立ち直り反応」「身体からの立ち直り反応」を，それぞれセットで理解するとよい．
- 脳卒中片麻痺者の機能統合訓練では，これらの立ち直り反応を十分考慮して行うことが重要である．
- 身体重心の位置が支持基底面から逸脱しそうな変化が，外からの突然の作用によって生じた場合，無意識かつ自動的に身体を安定した状態に戻そうとする四肢などの反応をバランス反応という（**図26-4**）．
- 座位で突然水平後方への外力が加わると，床に向かって上肢，手首，手指を伸展し体重を支える反応は，防御反応に属する保護伸展反応である．

> **memo**
> - ある単一の刺激に対して，必ず生じるとは限らないが，さまざまな応答を示すものを**反応**という．
> - ある単一の刺激に対して，必ず生じる唯一の応答（反応）ならば，それは**反射**である．
> - 立ち直り反応は，身体重心位置が支持基底面内で収まっているときの反応に対し，バランス反応は，身体重心位置が支持基底面から逸脱しそうな状態で生じる反応である．

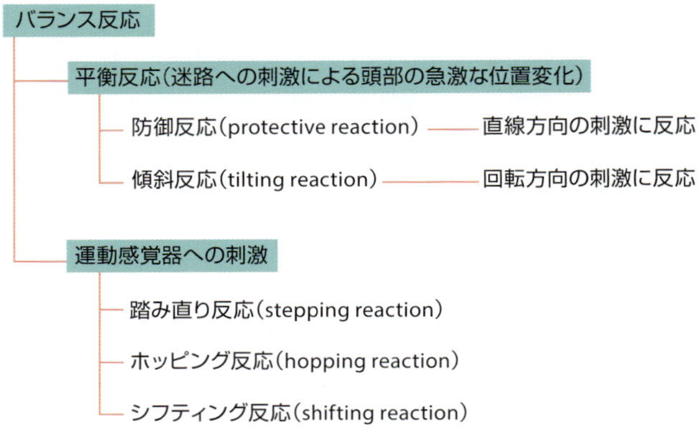

```
バランス反応
  └─ 平衡反応（迷路への刺激による頭部の急激な位置変化）
        ├─ 防御反応（protective reaction）──── 直線方向の刺激に反応
        └─ 傾斜反応（tilting reaction）──── 回転方向の刺激に反応
  └─ 運動感覚器への刺激
        ├─ 踏み直り反応（stepping reaction）
        ├─ ホッピング反応（hopping reaction）
        └─ シフティング反応（shifting reaction）
```

図26-4 バランス反応の種類

c. 代償運動
- できるだけ取り除くことが望ましく，正常動作パターンに近づけたい．
- 代償運動の原因となる個々の機能低下に対して動作を通じてアプローチを行う．
- ただし，障害の予後やADLの実用性などから判断すべきであり，ときには代償運動も認め，包含した統合機能の向上をはかり，ADL獲得につなげる．

③ 機能統合訓練の基礎的運動練習

- 下肢，体幹，上肢別に機能統合訓練の種類を**表26-1**にまとめる．
- どこで行われるかによりつぎのように分けられる．

a. マット上での運動練習 mat exercise
- 背臥位（supine）から腹臥位（prone）へ，腹臥位から背臥位へ，背臥位から座位へと，寝返りや起き上がりをイメージしながら姿勢を変化させていく．
- 足部接地での静止座位をとる．
- 上肢，下肢，体幹を動かしながらの動的座位バランスを保持させる．
- 平らな面に座ったままでスムーズに上下左右，回旋を行わせる．
- マット上で可能な方法により筋力を強化する．
- 協調性，巧緻性改善のための運動を行う．
- 自動的・他動的伸張運動（ストレッチングstretching）を行う．
- 麻痺側肢を意識的，または無意識的にケアする．
- 平行棒での立位訓練，歩行訓練，ベッドでの動作，車いす操作，更衣動作，トイレ動作などのADLの準備段階と解釈できる．

b. 車いす（あるいは車いす駆動）運動練習
- 車いす座位でのプッシュアップ動作や，上肢，体幹，下肢の筋力を強化する．
- 移乗動作を練習する．

c. 歩 行
①平行棒での運動練習
- 装具装着者，非装着者いずれにも適用される．
- 平行棒につかまりながら座位から立位へ，立位から座位へ移行する．
- 立位姿勢および体重負荷の耐久性を強化する．

表26-1　機能統合訓練の種類

a. 体幹，下肢

1. 臥位基本動作
    1）立膝骨盤ひねりと骨盤挙上（ブリッジング）
    2）横向き
    3）寝返り
    4）横移動
    5）縦移動

2. 起座位基本動作（臥位から座位への移行動作）
    1）介助起座
        a）バックレストによる他動的起座
        b）器具による起座
    2）自動的起座

3. 座位，四つ這い保持基本動作
    1）座位バランスとり
    2）座り方
    3）座位体幹前屈運動
    4）四つ這いバランスとり

4. 座位，四つ這い移動基本動作
    1）座位移動動作
    2）四つ這い移動動作

5. 起立基本動作
    1）介助起立
        a）ティルトテーブルによる他動的起立
        b）平行棒間起立
        c）対面起立（平行棒，手すり，テーブル）
    2）手すり，ベッドサイド起立
        a）手すりによる起立
        b）ベッドサイド半起立
    3）自動的起立

6. 立位保持基本動作
    1）平行棒間立位バランスとり
    2）ベッドサイドステップふみこし
    3）階段ステップふみこし
    4）階段昇降

7. 歩行基本動作
    1）平行棒歩行
    2）松葉杖歩行準備訓練
    3）平行棒間杖・松葉杖歩行
    4）平行棒外立位バランスとり
    5）松葉杖歩行
    6）杖歩行
    7）応用歩行

b. 上肢

1. 手指を含めた上肢完全麻痺時の基本動作
2. 手指完全麻痺，肩・肘運動出現時の基本動作
3. 指屈曲出現時の基本動作
4. 母指屈曲・対立出現時の基本動作
5. 指屈曲・伸展出現時の基本動作
6. 指折りかぞえ運動出現時の基本動作

■ 腕立て運動（プッシュアップ）による上肢把持および支持筋力を強化する．
■ 上肢，下肢，体幹を動かしながらの動的立位バランスを保持する．
■ 同じリズムでの基本的な歩行パターンを学習する．
■ 椅座位，立位で装具を脱着する．
■ 松葉杖でのバランス訓練，歩行訓練への準備段階と解釈できる．

②松葉杖でのバランス訓練 crutch balancing
■ 装具装着者，非装着者いずれにも適用される．
■ 松葉杖の高さ，もち方，操作を学習する．
■ 松葉杖での前後側方の立位バランスを学習する．
■ 松葉杖を各方向に出す方法を学習する．
■ 段差を昇降する．
■ 転倒訓練を行う．
■ 松葉杖歩行，階段昇降，車いす・ベッド・使器・その他からの立ち上がりと座り動作のADLの準備段階と解釈できる．

③独立歩行訓練
■ 装具，義肢，松葉杖，杖，他の補助具の装着者，非装着者いずれにも適用される．
■ 最適の歩行速度と，それに即した安全な歩行パターンを選択学習する．

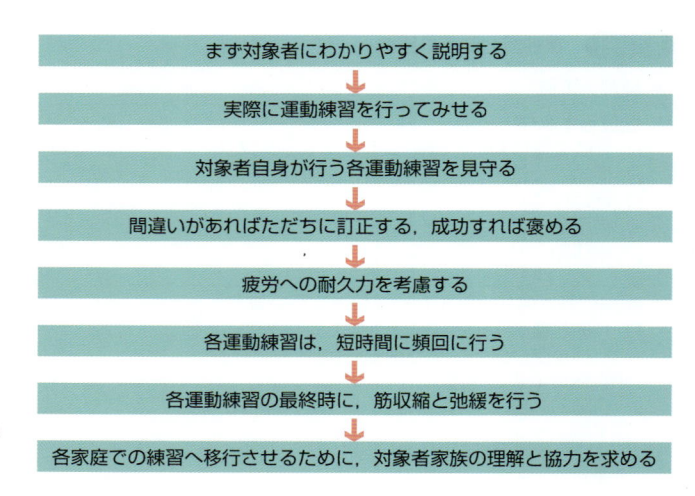

まず対象者にわかりやすく説明する

実際に運動練習を行ってみせる

対象者自身が行う各運動練習を見守る

間違いがあればただちに訂正する，成功すれば褒める

疲労への耐久力を考慮する

各運動練習は，短時間に頻回に行う

各運動練習の最終時に，筋収縮と弛緩を行う

各家庭での練習へ移行させるために，対象者家族の理解と協力を求める

図26-5 プログラム実施にあたっての重要な基礎事項

- 歩幅，歩隔，旋回を学習する．
- 屋内から屋外へ，平面から凹凸面（砂利道，コンクリート道，草土の上）へと，各場面で独立した歩行を行う．
- 距離，休息を考慮し，耐久性を身につける．

④**昇降練習**

- 装具，義肢，松葉杖，杖，他の補助具の装着者，非装着者いずれにも適用される．
- 2.54 cm（1インチ）から始めて20.32 cm（8インチ）の高さまでの，斜面の独立昇降と階段の昇降を練習する．
- 手すりつきの階段では30.48 cm（12インチ）から35.56 cm（14インチ）（バスステップ）までの高さを練習する．
- 床への転倒と床からの起き上がりを練習する．

d. 機能統合訓練の各相と ADL

- 「テーブルに移動して食事をとる」ADLを例にあげると，それ自体は，マット上，車いす，歩行での機能回復（訓練効果）の総計である．

📎**memo**

- 対象者の動機づけでは，対象者自身の目標の自覚や努力と，医師，理学療法士，対象者の連携が重要である．
- 対象者も理学療法士も対象者のもつ医学的問題を理解し解釈しようとする場合，的確な処方箋が重要である．
- プログラム実施にあたっての重要な基礎事項を**図26-5**に示す．
- そして何よりも重要なことは，対象者が「できる」環境の整備，対象者の目標達成度合のフィードバックと対象者の協力への賞賛である．

④ 機能統合訓練の実際

- 機能統合訓練の運動量は，1セット10動作を1日3〜5セット実施する．

a. 臥位基本動作

- 臥位での体位変換，移動に関する基本動作である．

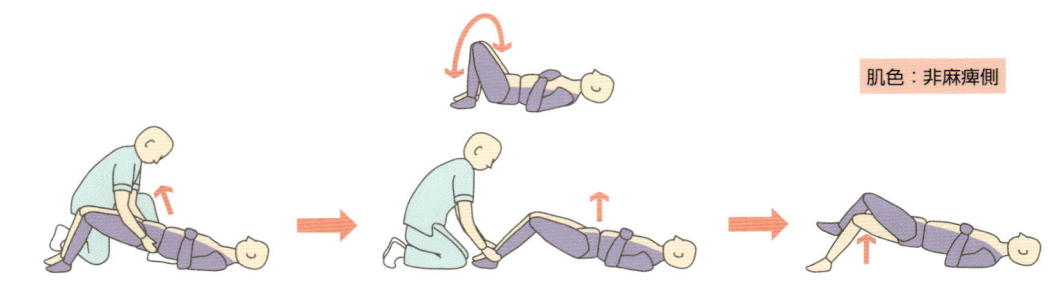

肌色：非麻痺側

図26-6 立膝骨盤ひねり（上）と骨盤挙上（下）

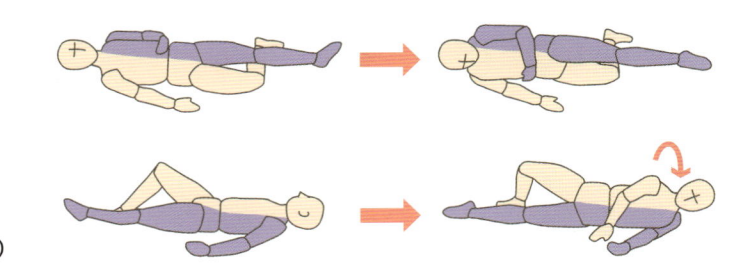

図26-7 寝返り1（横向き）

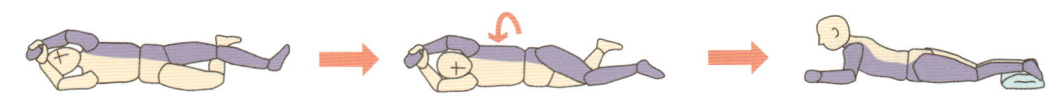

図26-8 寝返り2（腹臥位）

- 臥位での移動動作は，座位バランスや歩行ができたころに可能になることがある.

①立膝骨盤ひねりと骨盤挙上（ブリッジング）（図26-6）

- 立膝骨盤ひねりとは，立膝臥位にて両膝を合わせたまま左右に倒し体幹を回旋させる運動である.
- 立膝臥位が不可能であれば下腿下部を介助しながら行う.
- 骨盤挙上は，まず両下肢で膝を屈曲して行わせる.
- ついで下肢を組んで行う．重ねた下肢の反対側の下肢を重点的に強化できる.
- さらに膝を浅く屈曲して行う.

②寝返り1（図26-7）

- 非麻痺側下位の横向きは，まず麻痺側上肢の肩甲骨をprotraction位に保たせるために麻痺側上肢を腹部に乗せる.
- ついで，非麻痺側下肢を麻痺側下肢の下にくぐらせる.
- 可能な限り支持基底面を狭くし，頸部と非麻痺側下肢を使って横向きとなる.
- 麻痺側下位の横向きは，まず麻痺側上肢を外側へ伸ばす.
- ついで非麻痺側下肢は，膝を立て足底部で床を蹴りやすい位置をとる.
- 頸部と非麻痺側下肢を使って横向きとなる.

③寝返り2（図26-8）

- まず，非麻痺側下肢を麻痺側下肢の下にくぐらせる.

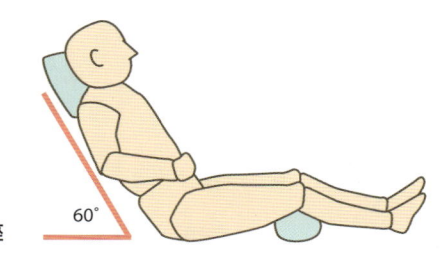

図26-9　バックレストによる他動的起座

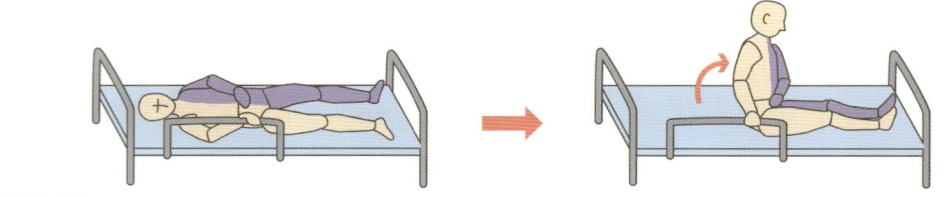

図26-10　器具による起座

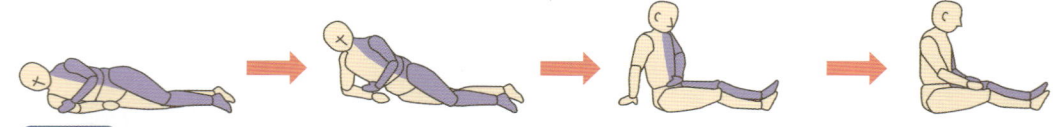

図26-11　自動的起座

- ■ついで非麻痺側の手で麻痺側の手を握り，頭の上に上げるよう肩関節を屈曲させる（肩関節屈曲制限を伴う場合，肩関節に疼痛がある場合は麻痺側上肢の肩甲骨を protraction 位に保たせるために麻痺側上肢を腹部に乗せる）．
- ■その後，非麻痺側下肢で床を押すように押さえながら頭・頸部を回旋させ，両肘を立てた腹臥位をとる．

④起き上がり（臥位から座位へ）

- ■血圧の変動に注意して座位へと進める．

b. 起座基本動作

①バックレストによる他動的起座（全介助）（図26-9）

- ■血圧を測定しながら段階的に起こす．
- ■バックレストを用いる．
- ■背もたれ座位が可能になれば，座位バランスが未完成でも車いすに乗せて，座位での耐久力をつける．

②器具による起座（介助）（図26-10）

- ■座位になっても血圧の変動がないことが確認できたら，サイドレール（物理的介助）を使用するなどして起座を行う．
- ■できない部分は理学療法士が直接介助するが，その量を減らしていく．

③自動的起座（図26-11）

- ■介助での座位が可能となった後に，片麻痺も対麻痺も器具を使わずに床に上肢をついて起きる訓練に移る．

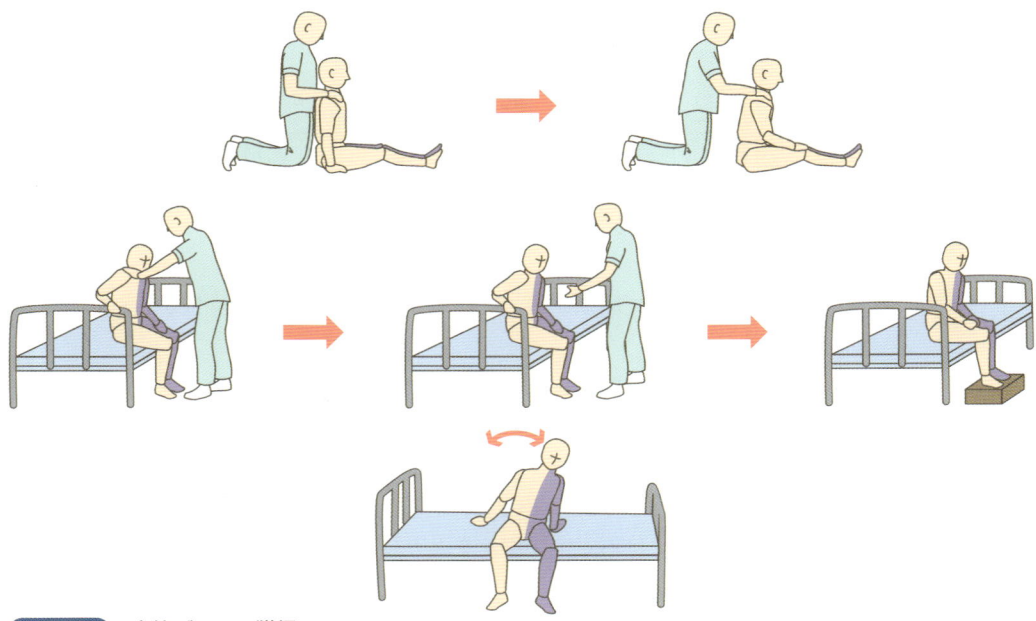

図26-12 座位バランス獲得

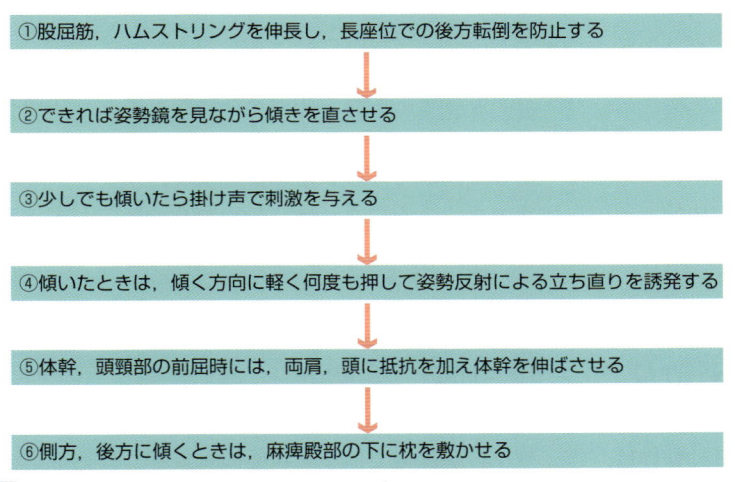

①股屈筋，ハムストリングを伸長し，長座位での後方転倒を防止する

②できれば姿勢鏡を見ながら傾きを直させる

③少しでも傾いたら掛け声で刺激を与える

④傾いたときは，傾く方向に軽く何度も押して姿勢反射による立ち直りを誘発する

⑤体幹，頭頸部の前屈時には，両肩，頭に抵抗を加え体幹を伸ばさせる

⑥側方，後方に傾くときは，麻痺殿部の下に枕を敷かせる

図26-13 座位バランス，膝立ちバランス獲得の指導要領

c. 座位，膝立ち保持基本動作

①座位バランス獲得（図26-12）

- 臥床時間の短縮を目的にベッド（マット）上での座位バランス訓練を行う．
- 初期の片麻痺者や体幹筋に麻痺のある対麻痺者では，体幹を直立位に保つことができずに倒れるため座位でバランスをとる練習をする．
- 血圧の観察を行い，対象者の表情の変化にも注意する．
- 最初は長座位で行い，腰かけ座位へと移行する（図26-13）．
- 安定した座位をとれない対象者では，適宜，背もたれや手すりを使用する．
- 臥床時間の短縮のために車いす座位を多くする．

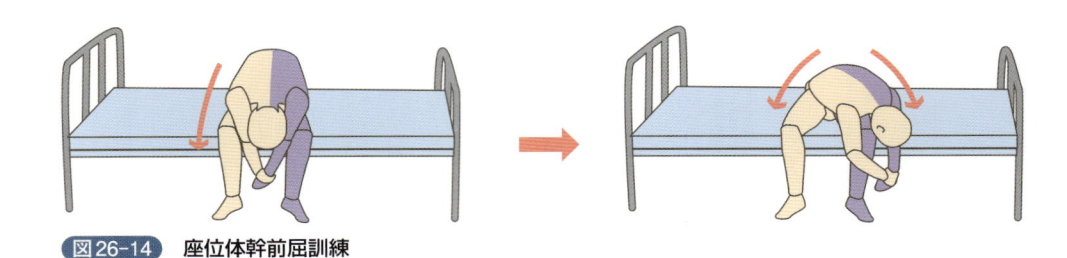

図26-14   座位体幹前屈訓練

- 座位バランスの獲得に固執することなく，安定した車いす座位がとれれば起立へと進む．
- 立ち上がり動作や起立時間を延長することにより，座位でのバランスが向上することも多い．

②**座り方**

- 長座位，片足投げ出し座位，正座，横座りなどがある．
- 基本的に，ベッド上は不安定で座位をとりにくいことに注意しておく．
- 座位バランスの不良な対象者では，車いす上で殿部を前方に位置させることにより背もたれを有効に活用する．
- 車いす上では，適宜，クッションなどを用いて坐骨部，仙骨部の褥瘡の発生に注意する．

③**座位体幹前屈訓練（図26-14）**

- 安定した座位がとれる対象者では，体幹を正面または斜め前方に屈曲させて動的なバランス訓練を行う．
- 足底が床に接地していること，前方への転落に注意する．
- 座位で体幹を前方に屈曲できるようになれば，靴や装具の脱着が容易となる．
- 座位での前方への体重移動は，体上がり動作の準備動作でもある．

C 座位移動，四つ這い移動

- 座位移動動作は，起立や歩行が確実ではない状態の対象者に教える．
- とくに，失調症などの協調性運動障害のある対象者にとって，座位移動や四つ這い移動は退院後の屋内での実用的な移動手段となる．

D 起立基本動作

1 他動的起立

- ティルトテーブル（斜面台）を用いて他動的起立を行う（p.79参照）．
- 臥床期間が長く，自力で立位がとれない対象者に対して直接的に立位をとらせる方法である．

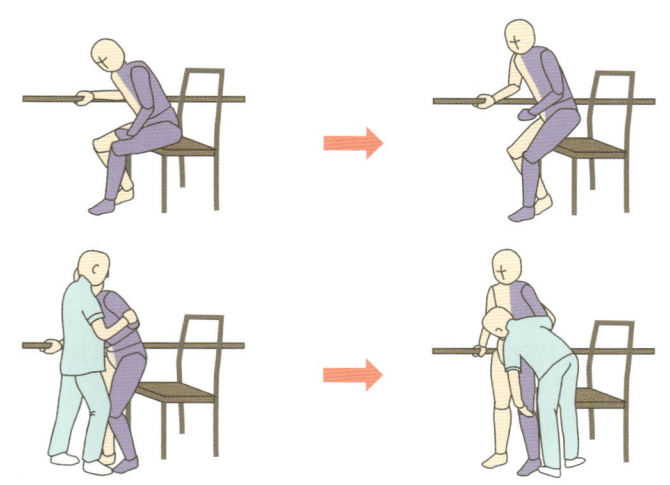

図26-15　平行棒を使用しての起立-着席訓練

- 急性期の対象者では，病棟からストレッチャー（ベッド）で移動して，ティルトテーブルを用いた起立訓練を行うこともある．
- 他動的起立に際しては，頻回に血圧をチェックして対象者の訴え，表情の変化などに注意しながら起立を行う．
- とくに下肢の筋収縮を伴わない他動的起立では，起立性低血圧を発生しやすいことに注意が必要である．

② 介助による起立（介助；図26-15）

- 車いす座位がとれる対象者には，理学療法士が介助して早期から積極的に起立を促す．
- 座位から立位への姿勢変換は，足底，大腿後面，殿部（一部の対象者では腰背部を含む）からなる支持基底面から，両足底で構成される狭い支持基底面へ体重を移動させる行為である．
- 転倒やふらつきなど，対象者に不安を感じさせないように十分に配慮して行う．
- 対象者には上肢で平行棒や手すりを把持させ，安心して起立できる環境を整える．
- 対象者によっては，体幹を前屈することなく，上肢の力だけで立ち上がろうとすることがあるので注意する．
- 離殿に際しては，対象者の体幹を十分に前屈させて足底で構成される狭い支持基底面のスムーズな体重移動を促す（介助する）．
- 場合によっては，座面を高くするなど対象者が立ち上がりやすい環境を整える．
- 下肢に支持性がなく，膝折れが起こるようであれば，膝装具，長下肢装具（KAFO）を積極的に活用する．
- 徐々に介助量を減らして対象者の随意的な筋収縮による起立動作を引き出すように努める．
- 随意的な筋収縮を伴う反復起立動作は，下肢の筋力増強，支持性向上につながる．

KAFO：knee ankle foot orthosis

表26-2 起立-着席訓練のメリットと注意

メリット	下肢に対する漸増抵抗運動法（PRE）である バランスの訓練も兼ねる 全身的な体力回復訓練 setting-up exercise または re-conditioning つぎの段階の歩行，階段歩行や移乗動作に直結している
注　意	不安がなく，失敗感を味わわせない 介助なしか，介助を最小限にするよう進める 体幹を十分に前屈させて行う

PRE：progressive resistive exercise

- そのため，立位保持時間の延長ではなく，起立動作の反復回数を増加させることを目標とする．
- 介助による起立訓練であっても，全身調整訓練としての効果は高く，動的なバランス訓練として体幹筋力の強化，座位姿勢の改善につながる．
- 可能であれば起立後に，踵を上げ，つま先立ちさせることも，立位の安定や，歩行訓練の前段階として有効である．
- 介助による反復起立動作はベッドサイドでも有効な訓練手段となる．

③ 自動的起立

- 危険防止のため，平行棒や手すりを活用する．
- 必要に応じて装具を活用する．
- 自主訓練として，反復回数を増加させることを目標とする（**表26-2**）．

E　立位保持基本動作（立位バランスの獲得）

- 歩行基本動作の前段階として，立位バランスの獲得を目標にした訓練を行う．
- 松葉杖，1本杖を用いて歩行を行う場合にも，歩行中は必ず杖を前方に運ぶ．
- 必要に応じて装具を活用し，下肢の支持性を確保する．
- 非麻痺側の手で平行棒を握って起立し，平行棒から非麻痺側の手を離す．
- 両側に松葉杖を使用する場合には，一側の松葉杖を前方，側方にもち上げる．
- 両側同時に松葉杖を前方，側方にもち上げる．
- 対象者の転倒に備え，理学療法士は対象者の前方，あるいは後方に位置する．

F　歩行基本動作

① 平行棒内歩行

- ほとんどの対象者の歩行訓練は平行棒内歩行から開始される．
- 平行棒の高さを対象者にあわせる．
- 必要に応じて，装具を活用する．

- 下肢の骨折や関節再建術などで免荷が必要な対象者の歩行は，平行棒内で十分に訓練して松葉杖歩行へと移行する．
- 部分荷重が必要なときには，平行棒内に体重計を2台設置して，下肢荷重量を確認（フィードバック）しながら行う．
- 対象者が両側上肢で平行棒を把持できる場合，最も安定した歩行は4点歩行である．
- 一側上肢→麻痺側下肢→対側上肢→同側下肢の順で歩行する．
- 対象者の習熟にあわせ，2動作へと進めることもある．
- 片麻痺者のように一側上肢でしか平行棒を把持できない場合には，常時2点支持歩行（3動作）から始める．
- 非麻痺側上肢→麻痺側下肢→非麻痺側下肢の順で歩行する．
- 対象者の習熟にあわせ2動作（非麻痺側上肢と麻痺側下肢→非麻痺側下肢）へ進めることもある．
- 麻痺側下肢の振り出しが困難な場合には，対象者の後方に位置して対象者の上体を非麻痺側へ傾ける介助をすると，麻痺側下肢を振り出しやすくなる．
- 場合によっては，対象者の後方から対象者の麻痺側下肢を押し出して振り出しを介助する．

② 平行棒外歩行

- 平行棒内歩行訓練により対象者が歩行順序，荷重量などを習得したら平行棒外歩行へと進める．
- 対象者の麻痺側に位置する．
- 対象者の安全性を優先するために，杖，松葉杖，歩行器などを用いる．

①杖歩行

- 一側上肢で杖把持可能な片麻痺者は，杖を用いて支持基底面の拡大をはかる．
- 杖には1本杖，3脚杖，4脚杖，握りの形状などがあるが，実用性の最も高い杖は1本杖である．
- 非麻痺側上肢で杖をもち，常時2点支持歩行や交互2点1点支持歩行を練習する．
- 常時2点支持歩行は，杖→麻痺側下肢→非麻痺側下肢の順で行い，常に2点で体重を支持する．
- 交互2点1点支持歩行は，杖を麻痺側下肢→非麻痺側下肢の順で行う．
- 非麻痺側下肢を振り出す位置により，前型，揃え型，後型に分けられる．
- 3動作で行われる常時2点支持歩行は，交互2点1点支持歩行に比べ，歩行速度は劣るが安定性は高い．
- 屋内歩行から屋外歩行，階段昇降など応用歩行へと進める．

②松葉杖歩行

- 下肢の骨折や関節再建術などで免荷が必要な対象者の歩行に松葉杖を用いる．
- 松葉杖歩行には両松葉杖を用いた4点歩行，3点歩行，大振り歩行，小振り歩行と，片松葉杖歩行がある．
- 片松葉杖歩行は，杖歩行に準じる．

- 軽度の失調症による立位バランスの不良や，不全脊髄損傷による両下肢の支持性の低下した対象者などが，4点歩行の適応となる．
- 4点歩行には，4動作4点歩行と2動作4点歩行がある．
- 4動作4点歩行は，一側杖→対側下肢→対側杖→同側下肢の順で行う．
- 4動作4点歩行は，常に3点が接地しているため支持基底面は広く安定性は高いが，2動作4点歩行に比べ歩行速度は遅い．
- 2動作4点歩行は，一側杖と対側下肢→対側杖と同側下肢の順で行う．
- 3点歩行は，一側下肢障害に用いられ，臨床上最も多く経験する．
- 3点歩行には，3動作3点歩行と2動作3点歩行がある．
- 3動作3点歩行は，両側杖→麻痺側下肢→非麻痺側下肢の順で行う．
- 大振り歩行，小振り歩行は両側杖→両側下肢の順に行う．
- 両下肢が，両松葉杖を結ぶ線をこえると大振り歩行，こえないで手前にあると小振り歩行である．
- 両側松葉杖歩行では，両下肢が両松葉杖を結ぶ線上に位置することを避ける．
- 対象者の習熟にあわせ，歩行距離を延長して実用的な移動手段としての松葉杖歩行獲得を目標とする．
- 屋内歩行から屋外歩行，階段昇降などの応用歩行へと進める．

③歩行器歩行

- 下肢の骨折や関節再建術などで一時的な免荷が必要な対象者や，軽度の失調症で立位バランスの不良な対象者などの歩行では，歩行器を用いる．
- とくに，一側下肢に一時的な免荷が必要な高齢者では，松葉杖歩行を習得させるよりも安全かつ効率的な歩行器歩行を習得させることも多い．
- 失調症患者では，不安定さ（自由度）をもつキャスター付歩行器を用いることで，ふらつきを上手に吸収して安定した歩行を獲得することもある．
- 高齢者では実用的な移動手段として歩行器（シルバーカー）を利用している．

③ 階段昇降

- 介助起立が可能になれば，下肢の支持性と抗重力筋の強化のために，早期から積極的に階段昇降を練習する．
- 初期に行う階段昇降の目的は，下肢の支持性と抗重力筋の強化が目的となる．
- 膝折れが起こるようであれば，膝装具，長下肢装具（KAFO）を積極的に活用する．
- 昇段の手法は，手すりを把持した非麻痺側上肢と麻痺側下肢で体重を支持して非麻痺側下肢を昇段し，ついで麻痺側下肢を昇段する．
- 非麻痺側下肢を昇段させる際の麻痺側下肢での体重支持，麻痺側下肢を昇段させる際の非麻痺側下肢での体重のもち上げで実現できる．
- 理学療法士は対象者の後方に位置して対象者の体幹を前屈させずに麻痺側下肢の支持性を確保するよう介助する．
- 降段の手法は，手すりを把持した非麻痺側上肢と非麻痺側下肢で体重を支持して麻痺側下肢を降段し，ついで非麻痺側下肢を降段する．

- 抗重力筋の強化は，麻痺側下肢を降段させる際の非麻痺側下肢の抗重力筋による遠心性収縮と，非麻痺側下肢を降段させる際の麻痺側下肢の体重支持により実現できる．
- 前向きでの降段は必須ではなく，後向きの降段は簡便で対象者の不安も軽減でき介助も少ない．
- 理学療法士は対象者の後方に位置して，対象者が体幹を前屈させずに麻痺側下肢を振り出せるように介助する．

4 応用歩行

- 杖歩行，松葉杖歩行が安定すると，応用歩行としての階段昇降を練習する．
- その際，昇段順序は，非麻痺側下肢→杖（松葉杖）→麻痺側下肢，あるいは非麻痺側下肢→杖（松葉杖）と麻痺側下肢で行う．
- 対象者の生活環境など必要に応じて，またぎ動作，杖なし歩行などを練習する．

5 機能統合訓練とADLの関係 （図26-1参照）

a. 運動 movement と動作 motion

- 姿勢とは，身体各部の位置関係や全身の形を表すものである．
- 運動とは，姿勢が連続的に変化したものである．
- 動作とは，運動によって具体的に行われる仕事や課題との関係で行動をとらえる単位である．
- 眼球の動きで，「水平方向に5°動く」が運動であり，「視線の移動」が動作にあたる．

b. 機能統合訓練の運動練習項目

- 機能統合訓練では，起き上がり，座位保持が運動練習項目（＝動作）となる．

c. 機能統合訓練とADLの関係

- 運動療法の目的は「規則的な運動を身体各部に行わせて，最終的には身体全体の均衡と機能を改善する」ことである．
- 身体各部の運動が治療訓練であり，目的をもった動作の遂行能力の改善が機能統合訓練である．
- 最終的な目的である「身体全体の均衡と機能の改善」は，ADLの各動作ととらえることができる．
- 機能統合訓練の成果をADLに活かすことが重要である．
- 起座基本動作，起立基本動作ならびに歩行基本動作訓練を理学療法室内の動作で終始させない．
- 起立基本動作訓練の成果を，ADLのベッド-車いす間の移乗へと発展させる．あるいは，病棟での介助量軽減へとつなげる．
- 理学療法室での4脚杖から1本杖の移行の前に，病棟-理学療法室間の移動を車いすから4脚杖へ切り替えておくなど，機能統合訓練の成果をADLに活かす．
- 対象者自身が介助量の軽減や新たな動作の習得を実感すれば，ADLで活用する

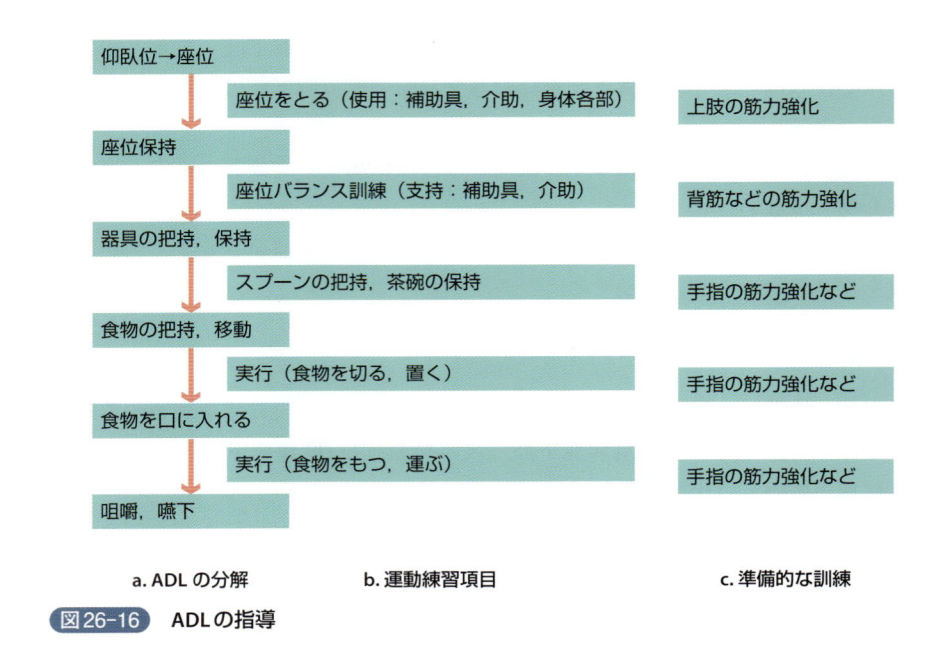

a. ADL の分解　　　　　b. 運動練習項目　　　　　　　c. 準備的な訓練

図26-16　ADLの指導

ことにつながる.
- 安全で効率的な動作や適切な自助具の支援，残存機能の最大限の活用が最も重要である.
- 病前（受傷前）の方法の正当化，固執，強要は必ずしも必要としない.

G　ADL

1 ADLプログラムの目的

- 身体障害の制約内で，家庭での日常生活や仕事や遊びなどでの固有の日常動作 daily activities を最大限に遂行できるように対象者を訓練することである.
- 職業的リハビリテーションとは異なり，ADLは日常生活を行っていくために必要な基本動作である.

2 ADLの指導

- ADLを最も単純な運動に分解する（図26-16a）.
- 特定の運動の遂行を可能にするような運動練習種目を選ぶ（図26-16b）.
- 動作のための運動練習が筋力低下などの理由でできない場合は，筋力増強などの準備的な訓練を行う→治療訓練（図26-16c）.
- 実際の生活場面で全体として練習する.
- ▷エビデンス
- 座位移動動作と歩行能力（脳卒中）（表26-3）

表26-3 座位移動動作と歩行能力（脳卒中）

		全方向可能	1〜3方向可能	不　能	和
独歩群		173（95.6）	8（4.4）	0（0）	181（100.0）
介助歩行群	監視	30（71.4）	10（23.8）	2（4.8）	42（100.0）
介助歩行群	支持	8（33.3）	7（29.2）	9（37.5）	24（100.0）
歩行不能群	平行棒-独立座位	6（21.4）	3（10.7）	19（67.9）	28（100.0）

（　）内%

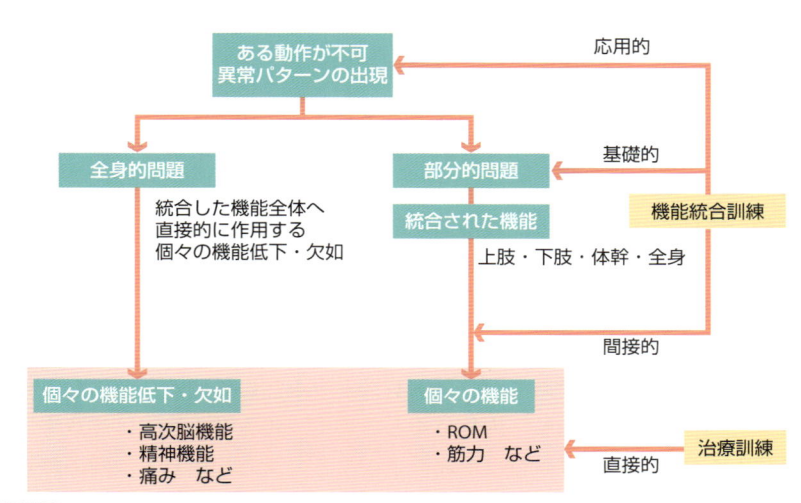

図26-17 機能統合訓練と原因究明の流れ

■膝90°屈曲いす座位の起立動作で，何にもつかまらず1回で安定した立ち上がりをするものは全員独立歩行になるとしている（高口）．

H　大腿骨頸部・転子部骨折者の機能統合訓練

1 術前訓練

■受傷後から手術までの期間，術前訓練の必要性は高い．

■骨癒合を，骨折治癒の時期ととらえるか，外仮骨形成すなわち架橋仮骨形成の時期ととらえるかでその期間は変わる．

■患肢を外旋位にとることが多く，圧迫による総腓骨神経麻痺の発生に注意する．

■深部静脈血栓症（DVT）は，受傷直後の合併症のひとつである．

DVT：deep vein thrombosis

■機能統合訓練の準備として，足関節底屈運動を実施してヒラメ筋静脈内血栓を予防する．

■患肢の術前訓練は，疼痛により不動となるなかで，大腿四頭筋の等尺性訓練や足関節の可動域訓練を行う．

■視覚からのフィードバックを目的とした鏡やEMGバイオフィードバック機器

を併用すると効果的である.

- ■術後早期にADLを獲得するための機能統合訓練の準備として, 積極的に健肢の関節可動域訓練, 筋力訓練も行う.
- ■訓練の際には, ベッドのフットボード等に固定したタオルやゴムチューブを利用するのもよい.
- ■脱臼危険肢位をとらないように説明しておく.

② 術後訓練

a. 病　棟

- ■疼痛が強い場合, 消炎鎮痛薬を処方してもらう.
- ■術後, DVTや肺塞栓を防ぐため, 引き続き, 下肢の筋力訓練や関節可動域訓練を行う.
- ■機能統合訓練を行う際には, 股関節脱臼危険肢位に注意する.
- ■脱臼危険肢位は手術進入法により異なる.
- ■術中後方に脱臼させる進入法では, 屈曲・内転・内旋位で後方に脱臼しやすい.
- ■術中前方に脱臼させる進入法では, 伸展・内転・外旋位で前方に脱臼しやすい.
- ■車いす移乗訓練の最終段階で, フットレストを上品に外側から準備しようとすると, 股関節は屈曲・内転・内旋位をとるので, 後方進入法では注意する.
- ■背臥位から健側支持の側臥位にて起き上がろうとする起座基本訓練の際も, 患肢の股関節は屈曲・内転・内旋位をとるので, 後方進入法では注意する.

b. 訓練室

- ■初期歩行訓練を平行棒内歩行より開始して介助もしくは平行棒につかまらせてまずは立位をとらせる.
- ■平行棒の高さを対象者にあわせる.
- ■常に痛みについて聴取する.
- ■痛みの軽減, 荷重量の調節等必要に応じて, 免荷装具用歩行あぶみ等の装具を活用する.
- ■機能統合訓練を行う際, 各姿勢動作時の股関節への荷重について理解しておく.
- ■股関節への荷重は, 片足立位で体重の3倍, 通常歩行中で3～4倍であり, 骨頭合力は, 側臥位での股関節外転時で体重の1.3～1.8倍, 背臥位での下肢伸展挙上時で1.0～1.5倍, 座位での膝伸展で0.2～0.25倍となる.
- ■コンポーネントの固定性不良, 関節の不安定性(術中確認された易脱臼性), 脚延長による下肢全体の支持性低下の場合, NWB→1/3PWB→1/2PWB→2/3PWB→FWBと漸増的に荷重する.
- ■大転子骨折などの合併例では, 軟部組織性の結合時期の3週間, NWBで過ごすこともある.
- ■再置換の場合も, 部分荷重から開始することもある.
- ■週1～2回X線, CT, 3DCTの検査所見を確認する.
- ■荷重量の調節は, 平行棒内に体重計を設置して行う.
- ■部分荷重が必要なときには, 体重計を2台設置する.

- 対象者自らはじめは目盛りをみながら，徐々に目盛りをみずに理学療法士の言葉と自身の荷重感覚で，下肢荷重量をあわせていく．
- 平行棒内で確認できたら，松葉杖歩行でも行う．
- 松葉杖歩行では，体重計を測定側に2個並べ，2,3歩歩きながら測定する．
- 体重計の高さとそろえるために，松葉杖と健側下肢を置く場所に体重計と同じ高さのマットを敷く．
- 1/2PWB松葉杖前型歩行で，足底や上肢からの感覚で部分荷重の維持が不可能ならば，そろえ型にする，または早期ADL獲得につなげるために松葉杖歩行から歩行器歩行に変更する．
- 下肢の骨折や関節再建術などで免荷が必要な対象者の歩行は，平行棒内で十分に訓練して松葉杖歩行へと移行する．
- 最終的に独歩可能となっても，T字杖を用いて歩行する方が多い．
- 体重の25%の力をT字杖に加えると，骨頭合力は体重の0.58倍となり，股関節にかかる負荷は軽減される．
- 杖は，免荷のほか安心等の役割を有する．
- 転倒による骨折者は，再度転倒するリスクもある．
- 杖使用は，転倒予防に効果的である．

memo

主流は，ほぼセメントレスで即全荷重である．ただし，骨の脆弱な場合は骨セメントを用いる．切り取った骨頭部分を細かく割って欠損部に補填することもある．

memo

手術ではコンポーネントを選択（メーカー・サイズ・形状等）し，術中トライアルしながら本物を挿入する．

高位脛骨骨切り術Open Wedge HTO，Closed Wedge HTOでは，疼痛自制内ならば即全荷重をとる場合もあるが，腫脹や疼痛の有無を確認しながらNWB→1週後1/2PWB，さらに1週後FWBと進める場合もある．

memo

部分荷重（PWB）の目安
1/5PWB：つま先を接地する程度
1/3PWB：足底全体を接地する程度，あるいは「休め」の姿勢
2/3PWB：片松葉杖
3/4PWB：ロフストランド杖
4/5〜5/6PWB：T字杖

PWB：partial weight bearing

学習到達度自己評価問題

ある動作を促したがスムーズな動作が困難，または動作自体が困難であった．例をあげ機能統合訓練につながる原因を追究しなさい．

機能統合訓練

27 障害別機能統合訓練① 片麻痺

一般目標
- 脳血管障害の病型，主な症状，基本的な理学療法評価とアプローチを理解する.

行動目標
1. 脳血管障害の病型と症状を説明できる.
2. 脳血管障害者の基本的な評価について説明できる.
3. 脳血管障害による片麻痺者の運動療法の基本的考え方，基本的動作訓練の進め方について説明できる.

調べておこう
1. 基本的な姿勢の名称について調べておこう.
2. 歩行周期と歩幅など関連する用語について調べよう.
3. 片麻痺者が使用する杖や装具の種類，適応と使用方法について調べよう.

A　脳血管障害の病型

1) CVD：cerebral vascular disorder
CVA：cerebral vascular accident
2) CVD：cerebral vascular disease
SAH：subarachnoid hemorrhage
AVM：arteriovenous malformation
TIA：transient ischemic attack

- 脳血管障害（CVD[1]/CVA）は脳血管疾患（CVD[2]）とも呼ばれている.
- CVDは，脳出血（脳内出血）cerebral hemorrhage，脳梗塞 cerebral infarction，クモ膜下出血（SAH），動静脈奇形（AVM）による頭蓋内出血，一過性脳虚血発作（TIA），硬膜下血腫 subdural hematoma，もやもや病（ウィリス動脈輪閉塞症），無症候性脳梗塞・血管狭窄などに分類される.
- このうち急激に発症する脳出血，脳梗塞，クモ膜下出血，動静脈奇形による頭蓋内出血は脳卒中 stroke と呼ばれる.

1 脳出血

- 脳実質内の出血で，部位は被殻 putamen や視床 thalamus に多く，原因は**高血圧性**が最も多い.

2 脳梗塞

- 発生機序は脳動脈自体のアテローム硬化を原因とした梗塞による**血栓性**（脳血栓症 cerebral thrombosis），および心房細動（Af）など脳以外に生じた血栓が脳動脈を閉塞した**塞栓性**（脳塞栓症 cerebral embolism）が多い.

> memo
> 局所神経症状が出現後，24時間以内に完全に消失するものを一過性脳虚血発作（TIA）という.

Af：atrial fibrillation

■ また，太い脳動脈から分岐した細い穿通枝が閉塞して起こる小さな梗塞を**ラクナ梗塞**lacunar infarction という．

③ クモ膜下出血

■ 脳外側でのクモ膜下腔への出血で，脳底部の**ウィリス動脈輪**（大脳動脈輪）やその付近の動脈分岐部にできた**動脈瘤の破裂**によるものが多い．
■ 頭蓋内圧上昇，脳内出血や梗塞により脳のダメージを受けることもある．

memo
症状だけでは脳出血と脳梗塞の判断はできない．CT，MRIなどによる診断が必要である．病型と病態の詳細は本シリーズ『神経筋障害理学療法学テキスト』を参照．

CT：computed tomography
MRI：magnetic resonance imaging

B　脳血管障害の主な症状

■ 損傷された脳の部位が有する機能局在に応じた各種の症状が出現する．
■ したがって，損傷された脳の部位により症状が異なる．
■ 症状だけでは脳内出血か脳梗塞かの判断ができないため，さらに，CTやMRIなどの画像診断が必要となる．

① 運動障害 movement disorder

■ 典型的な例では損傷された脳と反対側の上下肢の運動障害（片麻痺hemiplegia）を呈する．
■ 脳幹brain stem（中脳mesencephalon/midbrain，橋pons，延髄medulla oblongata）や小脳cerebellumの損傷では四肢麻痺quadriplegiaや運動失調ataxiaを呈し，クモ膜下出血では運動障害を呈しないこともある．麻痺の程度や回復は一様ではない．
■ また，個別の関節運動が困難で上肢または下肢にパターン化された運動となる共同運動synergic movementや，非麻痺側の運動に伴って麻痺側の運動が生じる，あるいは上肢の運動に伴って同側下肢の運動（下肢の運動に伴って同側上肢の運動）が生じる連合運動associated movement（連合反応associated reaction）がみられる場合がある．

memo
　皮質脊髄路は大脳皮質運動野から内包internal capsuleを通り延髄medulla oblongataに至り，延髄腹側の錐体で大部分が交叉して対側の脊髄運動ニューロンに接続するため，脳の損傷側と対側の片麻痺を呈することが多い．しかし，一部の線維は非交叉性で同側の運動ニューロンに接続する．したがって，非麻痺側の上下肢にも影響を及ぼしている場合がある．また，体幹は両側の支配であるが，障害により寝返り，起き上がりや座位も困難となる場合もある．

② 感覚障害 sensory disturbance

■ 触覚，温度覚，痛覚の表在感覚，また，関節覚（位置覚，運動覚），振動覚などの深部感覚，さらに二点識別覚，立体覚などの複合感覚が障害される．

- ■ 視床の損傷により，著しい疼痛が起こる場合があり視床痛と呼ばれる．
- ■ また，麻痺側肩の痛みと，手の痛み，腫脹，皮膚温上昇などを呈する肩手症候群を認める場合もある．

③ 意識障害 consciousness disturbance

- ■ 理学療法経過中の急性期の血腫肥大や脳室拡大による意識レベルの低下（の進行）に注意する．
- ■ 軽度の意識障害や見当識障害では，理学療法の開始により活動性が上がり転倒事故が起こりやすくなることがあるため十分な注意が必要である．

④ 筋緊張 muscle tonus の異常

- ■ 通常は力を抜いていてもある程度の緊張を筋は保っているが，急性期には緊張が低下して弛緩した状態（筋緊張低下 hypotonus/hypotonia）となり，その後，緊張が通常より高く亢進した状態（筋緊張亢進 hypertonus/hypertonia）である痙縮＊spasticity を呈することがある．
- ■ 筋緊張は安静背臥位時より座位，立位や歩行時に著明に亢進することもある．

＊痙縮 spasticity　　痙性，痙直と表現されることもある．

> **memo**
> 弛緩は「しかん」または「ちかん」と読み，英語は relaxation と（becoming）flaccid となる．flaccid は異常に筋緊張が低くぐにゃぐにゃした状態（flaccid paralysis：弛緩性麻痺）を示し，relaxation は通常より高い筋緊張から通常に引き下げリラックスするようなときに使う．

⑤ 言語障害 language disturbance

- ■ 脳の言語領域の病変により，一度獲得された言語機能が障害された状態を失語症という．
- ■ 一般的に失語症 aphasia は，言語の表出（話す，書く）と理解（読む，聞く）の4つのモダリティー（手段，様式）すべてに何らかの障害が生じる．
- ■ 失語は，4つのモダリティーとも著明に障害された全失語を除き，自発語の流暢さにより，非流暢と流暢に分類される．
- ■ 失語は，主として表出面が著明に障害される運動性失語，またはブローカ失語，主として理解面が著明に障害される感覚性失語，またはウェルニッケ失語，両者とも著明に障害される全失語に大まかに分類される場合もある．
- ■ 言語中枢は通常左脳にあるため，失語症は左脳の障害で生じることがほとんどである．
- ■ そのほか，脳血管障害で起こりうる言語障害には，発語に関する神経や器官の障害により発声が障害される運動障害性構音障害（構音障害 dysarthria）がある．

> **memo**
> 　失語で理解が低下しているからといって幼児ことばでつたえようとしても失敗するばかりか，かえって気分を害してしまい人間関係を損ねることが多い．写真，絵カード，ジェスチャーや状況の雰囲気など非言語手段を併用するのも効果が期待できる場合がある．表出面が重度に障害されているときは，「はい，いいえ（うなずき，首振り）」で回答できるような問いかけをするのもよい．言語聴覚士から有効なコミュニケーション手段について情報を収集しておく．

- 運動障害性構音障害のみであれば，表出機能のうち「話す」ことが単独で障害されているため，理解に障害はなく，筆談によるコミュニケーションも可能である．
- 構音障害は左右どちらの片麻痺でも起こりうる．
- 失語症と運動障害性構音障害を合併している場合がある．

⑥ 摂食・嚥下障害（摂食障害 eating disorder，嚥下障害 dysphasia）

- 摂食・嚥下障害とは，①食べ物を認知する，②口に入れる，③噛んで食塊をまとめる，④喉に送り込む，⑤食道へ送り込む（嚥下反射），⑥食道を通過する，のいずれかの機能が障害されることであり，嚥下障害はそのなかで④⑤⑥のいずれかの機能が障害されることである．
- 飲み込んだものが気管に入り込み誤嚥性肺炎を起こす場合もある．
- 嚥下には，頭頸部軽度屈曲位（前屈位）がよく，一側の咽頭部に麻痺がある場合は，麻痺側に頸部を回旋する，あるいは非麻痺側を下にした側臥位にするとよい．
- とくに水はむせやすく，嚥下障害がある場合は注意が必要である．この場合，ゼリー状のものやとろみのあるものにすると飲み込みやすくなる．飲水はぬるま湯より冷水のほうが飲み込みやすい．
- また，理学療法中によだれが垂れること［流涎（りゅうぜん，またはりゅうせん）］に意識が向いて理学療法に集中できなかったり，理学療法の意欲低下につながる場合もある．
- 流涎の原因としては，嚥下障害のほか，構音障害，認知障害，姿勢などがあり，言語聴覚士と連携して適切に対応することが望まれる．

⑦ 失　認 agnosia

- 失認とは，視覚，聴覚，触覚などの認知 cognition が障害されるが，原因として感覚受容器の障害や意識 consciousness・知能 intelligence などの障害ではない状態で，病態失認 anosognosia，半側空間無視（USN）（半側空間失認），身体失認 asomatognosia，物体失認，聴覚失認，触覚失認などがある．
- 脳血管障害によって歩くことができないことなどを認知できていない病態失認は，右脳の障害で認める場合がある．
- 片麻痺の状態であることや身体半側を忘れる，麻痺が軽いのに使用しない，身体半側の喪失感を認めるなどの半側身体失認は，右脳の障害で認める場合がある（左右いずれの脳障害でも起こりうるとする意見もある）．
- 目で見ている空間，または目で見ている対象物の半側を認知できない半側空間無視は左右どちらの脳障害でも起こりうるが，右脳の障害による左半側空間無視のほうが重度で予後も不良のために問題となる場合が多い．
- 転倒リスクの管理や指示，働きかけの方向など理学療法を進めるうえで考慮が必要となる．
- たとえば，半側空間無視では治療的かかわりでは失認側から働きかけるが，安

USN：unilateral spatial neglect

memo
USN では右側の空間にある対象物の左側を見落とすこともあり，これを入れ子現象という．

定して確実につたえるためには非失認側から働きかける.

8 失　行 apraxia

■ 失行とは，運動障害や感覚障害がなく，行うべき動作を理解しているにもかかわらず，指示された目的的な運動ができない状態で，観念失行 ideational apraxia，観念運動失行 ideomotor apraxia，肢節運動失行 limb-kinetic apraxia，構成失行 constructional apraxia（構成障害 constructional disability），着衣失行 dressing apraxia などがある.

■ 複雑な一連の動作からなる課題において，個々の単純な動作はスムーズにできるが，道具などを用いる複雑な手順からなる行為を行うことができない，あるいは順序が正しくできない観念失行は，左脳の障害で認めることがある.

■ 自然な動作はできるが，敬礼・バイバイなどの習慣的な動作やじゃんけんのチョキを出すなどの単純な運動，あるいは，1つの道具を使用する動作が言語命令，模倣，物品使用のいずれでもできない観念運動失行は，左脳の障害で認めることがある.

memo

　観念失行，観念運動失行の定義は統一されていない．運動・感覚障害がなく，行うべき動作を理解してるにもかかわらず，（1つの道具の使用を含めて）道具の使用ができない状態を観念失行，習慣的な動作や単純動作，あるいは，（道具を用いずに）鉄鎚（かなづち）を使うまねや歯ブラシで歯を磨くまね（パントマイム）などができない状態を観念運動失行とする考えもある.

■ 動作がぎこちなくなる，運動開始の糸口がつかめない，あるいは，運動がおおざっぱになる肢節運動失行は，左右どちらの脳障害にも起こりうる.

■ そのほか，左右どちらの脳障害にも起こりうる構成失行（構成障害）や，右脳障害に起こりうる着衣失行などがある.

■ 失語，失行，失認，記憶障害，注意障害などを高次脳機能障害 higher brain dysfunction（高次神経機能障害 higher neurological dysfunction）という.

■ 失行のある対象者は，動かせる手足がうまく使えないようにみえることが，認知症やさぼっている，ふざけていると勘違いされる場合もあり，適切な評価により病態を把握しておく必要がある.

9 排尿・排便障害 urination disorder, defecation disorder

■ 尿便意の減弱，尿失禁（失禁 incontinence），便失禁，頻尿，閉尿などの排尿・排便に関する障害である.

■ 失語症により尿便意を訴えられないことや，意識障害による失禁もありうる.

■ 尿や便を自分の意思によらず排泄してしまう（漏らしてしまう，粗相する）失禁は対象者の自尊心を傷つけ，理学療法に対する意欲低下にもつながる可能性があるが，トイレへの時間誘導や薬物療法により対応が可能となる場合がある.

C 理学療法における主な評価

- 以下は脳血管障害による片麻痺の主な評価であり，対象者の状態により実際には過不足が生じる.
- また，他の疾患を有していたり，加齢による機能低下を有している場合もあり，状況にあわせた評価を行う必要がある．各種疾患とその評価，治療の要点と，多くの評価方法が紹介されている書籍を参考にすると評価計画を立案しやすい.

> **memo**
>
> 個人情報保護の観点から知りえた対象者の情報の扱いには十分な配慮が必要である．とくに臨床実習においては，レポートなどに記載するにあたり，氏名，生年月日，年齢，住所，家族構成，職業，収入，病歴，身長や体重などは個人を特定できない表記と管理が必要であり，十分に指導を受けて進める．情報収集の際に書き込んだメモの管理にも注意する．また，姿勢や動作の観察に用いたビデオの扱いやレポートへの写真の貼り付けにも注意を要し，レポートへ写真を貼り付ける際には少なくとも目の部分を隠すようにする．実習施設の食堂や施設外での対象者に関する会話にも注意することはもちろんであり，知りえた情報の開示は学内発表や指導での必要最小限にとどめる.

1 理学療法評価前の事前情報収集

- 理学療法は医師からの処方や依頼により開始される.
- 処方後から実際の理学療法評価の前に，ある程度情報を収集できればより効率的に評価を進めることができる.

a. 処方箋から

- 氏名，生年月日，年齢，診断名と障害名，発症日，禁忌（リスク），目安となる目標など

b. 病棟カルテから

- 病棟カルテや医師，看護師はじめ他部門情報の収集にあたっては，事前に何をどの程度収集するかをメモしておき，実習では指導者に時間を含めて確認してから行う.
- 現病歴，既往歴，家族構成，住所，職業，身長と体重など基本的情報
- 入院後の治療経過，服薬状況，入院後のバイタルサイン（血圧や脈拍など）経過，各種検査結果
- 現在の日常生活活動（ADL）

ADL：activities of daily living

c. 対象者への挨拶と情報収集から

- 理学療法評価前に病室などで事前に対象者へ挨拶する機会があれば，評価計画にも有用である.
- ①意識レベル*，言語理解と表出（指示理解などコミュニケーション），表情などの第一印象，場合によっては麻痺側の随意性の有無など．意識レベルや言語

*グラスゴー昏睡尺度
Glasgow Coma Scaleや日本昏睡尺度 Japan Coma Scaleなどが用いられる.

> 📎 **memo**
>
> 　現在のADLからおおまかな姿勢動作の状況の見当をつけることができ，理学療法評価計画に有用である．たとえば，車いすで介助者1人でトイレ動作を行っているとすると，少なくとも座位は可能，移乗動作は実用的な介助量以下で可能，手すりにつかまればある程度立位可能であると想像できる．また，車いす自走可能であれば，意識レベルや注意も比較的良好であると想像できる．したがって，理学療法評価では麻痺側の随意性が比較的高ければ，歩行もある程度できる可能性が高いことを想定しながら進められる．

の問題があれば，対象者の協力が必要な評価は進めにくく，妥当な結果が得られにくいことが予想される．

②**主訴**：病気になって困っていること，問題と感じていること．主に身体に関してだが，経済面などを訴える場合もある．

③**デマンド**：対象者本人の今後に対する主観的な必要性や要望．対象者が理学療法士に対してつたえる要望はデマンドであるが，ニード（ニーズ），ホープとして表現している場合もある．デマンドと対象者が本当は思っていること（デザイア）が異なることもあり注意を要する．ニードを医師，理学療法士など専門スタッフによる評価に基づいた客観的必要性として用いる場合もある．

④**キーパーソン**：対象者に関する主たる決定者であるが，主たる介護者と異なる場合もあり，情報収集の際には注意を要する．

⑤**入院前の生活**：大まかな1日の流れや対象者の家庭での役割を把握する．趣味や娯楽も把握できればよい．職業だけでなく，復帰の検討をするために重たいものをもつ必要がある．字を書く，座ってパソコンを使うことが多いなどの情報も重要である．

> 📎 **memo**
>
> 入院（admission）・退院（discharge）：退院をENTと略することもあるが，英語のenter（入る）の略ではなく，ドイツ語のentlassenの略である（入院はaufnehmen）．

⑥**住居の所有と間取り**：必要に応じて簡単な平面図を作成する．賃貸の場合には家屋改造が困難な場合もある．坂の有無，交通量，買い物をする店，駅など利用する家の周りの環境も把握する．

⑦**転帰先**：自宅，施設，転院後自宅など転帰先（その後の落ちつき先）についての対象者と家族の考えを把握する．主治医やケースワーカーなど他部門からの情報収集となる場合が多い．

② 理学療法評価

a. バイタルサイン

■ 意識レベル，血圧と脈拍，顔色をはじめ，必要に応じて呼吸状態，体温などを測定する．とくに意識レベル，血圧と脈拍は理学療法の開始とリスク管理に必要不可欠であるため，必ず測定する．理学療法開始，中止基準は病型や損傷の程度により異なり，詳しくは本シリーズ『神経筋障害理学療法学テキスト』を参照．

SIAS：Stroke Impairment Assessment Set
JSS：Japan Stroke Scale
NIHSS：NIH Stroke Scale

b. 症状の総合的評価

■ 主な症状を総合的に簡便に評価できるテストがある．SIAS，JSS，NIHSS，Fugl-Meyer Assessment など．

memo

　総合的評価を臨床で用いていない理学療法士が多いようであるが，大まかな症状を簡便に評価でき有用である．さらに，必要に応じて補足すればよい．日本では運動機能評価としてブルンストロームステージを使用している理学療法士が多いが，項目が多く時間がかかることや下肢の中枢（体幹に近い）側と末梢（足先に近い）側の運動障害程度の個人差を反映できにくい欠点もある．SIASでは，それらの欠点にも対応でき，下肢運動機能は股・膝・足関節を個別にした3つのテストで判定できるようになっている．

c. 運動機能検査

- ブルンストロームステージBrunnstrom-recovery-stage，12段階式片麻痺機能テストなどの質的評価，および徒手筋力検査（MMT）やハンドヘルド式ダイナモメーターなど定量的測定機器を用いた定量的評価がある．

MMT：manual muscle test

memo

　運動障害の評価として質的なブルンストロームステージのみを測定していることが多いが，動作能力との関係を考察する際には質的な評価だけでは不十分である．共同運動や筋緊張の影響はあるが，ある程度の随意性があれば膝伸展力など量的な筋力評価を併用することは有用である．たとえば，ステージが同じ対象者でも歩行の可否は分かれる場合や，同一対象者での経過においてステージが不変であっても歩行が可能となることも多く経験する．そのような場合，膝伸展力は異なっていることが多く，動作との関連を考察しやすくなる．

d. 感覚検査

- 総合的評価に含まれていることが多いが，そのほかの部位やそのほかの知覚を必要に応じて検査する．それによる基本的動作や日常での諸活動への影響を検討する．

e. 関節可動域（ROM）テスト

- 総合的評価に含まれていることが多いが，必要に応じ他の部位を検査する．基本的動作や日常での諸活動への影響を検討する．

ROM：range of motion

f. 筋緊張

- 筋緊張を正常，亢進や低下（弛緩）と表現するが，亢進（痙性，痙縮）については改訂アシュワース尺度modified Ashworth scaleを用いた段階づけも利用される．

g. 四肢長，周径

- 四肢長は左右差がある場合の影響を検討する．周径は左右差と経過による変化を廃用や筋力（筋の断面積）変化と関連づけて検討する．

h. バランス

- 下肢荷重検査（図28-25参照），重心動揺検査，**機能的上肢到達検査**functional reach test，**タイムドアップアンドゴーテスト**timed "up and go" test，**機能的バランス尺度**Functional Balance Scale（バーグバランススケールBerg balance

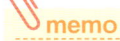

memo
筋緊張は安静背臥位での他動運動で判断するのが基本であるが，理学療法では各姿勢や動作中の筋緊張も評価する場合が多い．屈筋群，伸筋群というような大まかな筋群単位でみる場合が多いが，各筋ごとに細かく評価している場合もある．

scale）などの定量化，あるいは点数化できる評価は有用である．

■ 立ち直り，保護伸展，反対側の外転反応など質的評価を行う場合もある．

■ バランス評価では，支持基底面と重心の位置関係から考察をあわせて行うことが有用である．

i. 失行，失認，失語，注意attention，記憶memory，見当識orientationなどの高次脳機能検査

■ 作業療法士や言語聴覚士から情報収集することも多い．

■ テスト上の結果だけではなく，それが影響していると考えられる動作，ADL，日常生活関連動作（APDL）上の現象をあわせて観察し記録することが有用である．

■ 注意の検査には，等速打叩課題，PASAT，TMT-A，TMT-B，臨床的注意評価スケールなどがある．

■ 知的能力の評価には，ウェクスラー成人知能検査（WAIS–Ⅲ），MMSE，改訂長谷川式簡易知能評価スケール（HDS-R）など，また，非言語性の評価としてレーベン色彩マトリックス検査（RCPM）などがある．

j. 基本的姿勢・動作の評価，ADL・APDL評価

■ 可否や介助量を評価する．ADLでは**バーセルインデックス（BI）**や**機能的自立度評価法**（FIM）が用いられることが多い．BIは判定の段階づけが少なく大まかであり介助量の変化が点数に反映しないこともある．FIMは判定が7段階でBIより変化をとらえやすいが，再現性を高めるために判定例を参照しながら行うなどの工夫が必要である．

■ 理学療法の治療計画のためには，さらにどのようにして行っているかを観察することが必要となる．観察には，特徴や問題となる現象のみを記載する方法と現象をすべて再現できるように記載する方法がある．観察の際，ビデオやデジタルカメラの使用も有用である．これにより，原因となる機能的背景を推察し，他の検査測定で確認していく．

■ 行われている環境や所要時間も実用の判断には重要である．

■ 歩行では，10m歩行時間・スピード（至適速度歩行，最大速度歩行），6分間歩行テスト（6MWT），最大歩行距離など，スピードや距離についての評価，また，歩行時の生理的コスト指数（PCI）[（歩行時心拍数拍/分−安静時心拍数拍/

APDL：activities parallel to daily living

PASAT：paced auditory serial addition test

TMT-A：trail making test-A

TMT-B：trail making test-B

MMSE：mini-mental state examination

HDS-R：revised version of Hasegawa's dementia scale

RCPM：Raven colored progressive matrices

BI：Barthel index

FIM：functional independence measure

PCI：physiological cost index

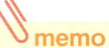
memo

　バランス評価において，質的評価に重点を置いている理学療法士もいるが，質的評価のみでは姿勢や動作，ADLなどとの関連づけが困難なことが多い．数値化できる量的評価は，その欠点を補うことができるが，バランス低下の原因は特定できない．バランスを検討する環境は多様であり，支持基底面の広さと重心の位置との関係だけでなく，1）支持基底面の移動を伴うか否か，2）重心の移動を伴うか否か，3）支持基底面が床のように硬く安定した状態なのか，マットのようにやわらかかったり，傾きが変わるなど不安定な状態にあるか，4）バランスをくずすための外力を加えるか否か，について対象者の状況にあわせて調整することも有用である．

分）÷歩行スピードm/分］，自覚的運動強度（RPE：ボルグスケールなど），さらに歩行に関する量的評価（歩幅，歩隔，足角，歩行率＝単位時間あたりの歩数）などを評価する．

■歩行では，物をまたぐ，荷物を運搬する，振り向く，継ぎ足歩き，横歩き，後ろ歩きなどの応用性も評価することが多い．

■一条件での評価だけでなく，杖のありとなし，装具のありとなし，屋内と屋外など複数の条件で比較することもある．

RPE：rating of perceived exertion

D　運動療法の基本的考え方

■脳血管障害では喪失された運動機能の回復が対象者と家族の願いであるが，それには比較的長い時間を要するうえに，完全に元どおりには回復・治癒せずに後遺症が残る場合が多い．

■したがって，リハビリテーションの目的は，①**廃用症候群の予防**，②**日常生活活動の向上**，③**喪失した運動機能の回復**という順に優先することが基本的な考え方となる．

■合併症としての深部静脈血栓症（DVT）と肺血栓塞栓症（PE），肺炎pneumoniaなどには注意する．

■DVTの予防には，下腿に弾性ストッキングを装着する．

■心房内血栓，あるいはDVTを併発した場合，翌日の歩行訓練を控える．

DVT：deep vein thrombosis
PE：pulmonary embolism

1　発症後早期リハビリテーション中のリスクおよび注意

■リハビリテーションの開始にあたっては，神経症状の増悪がないこと，運動が禁忌となる疾患を有していないこと，および意識レベルなどを基準として主治医判断で開始する．

■ベッドサイドで理学療法を開始し，ベッド上で背もたれ角度（リクライニング角度）を調節した座位練習から行う（詳しい手順と注意は，本シリーズ『神経筋障害理学療法学テキスト』を参照）．

■リハビリテーション実施にあたっては，**アンダーソン（Anderson）-土肥の基準**＊（p.18参照）などがあるが，開始および実施中の血圧（収縮期血圧，拡張期血圧，または平均血圧：拡張期血圧＋（収縮期血圧－拡張期血圧）÷3）を主治医判断にて定めておく．

■バイタルサインは理学療法実施前，訓練直後，実施中，実施後にチェックする．

■また，脈拍，呼吸状態，意識，神経症状の変化，および狭心痛，頭痛，めまい，嘔気（吐き気），生あくび（眠たくないのに出るあくび），あぶら汗（運動もしておらず，暑くもないのに出る汗），顔色などに注意する．

①脳内出血：再出血のリスクがある．

②脳梗塞：血栓性では症状増悪や再発のリスクがあり，塞栓性では出血性梗塞のリスクがある．ラクナ梗塞の再発増悪は少ない．

＊**アンダーソン-土肥の基準**
片麻痺，心疾患においてはアンダーソンの基準をより安全にした変法として当該基準を用いることがある．

③クモ膜下出血：開頭手術を行っている場合や頭蓋内圧上昇，血管攣縮のリスクがあり，慎重に進める．

2 廃用症候群 disuse syndrome の予防

a. 良肢位保持（ポジショニング）

■ベッド上で臥床しているときに，安楽であるだけでなく，機能に支障となる関節可動域制限（拘縮 contracture や強直 ankylosis），および同一部位の圧迫による褥瘡 decubitus（bedsore，pressure ulcer）を起こさないように配慮した肢位をとる．

■拘縮は，筋，腱，靱帯，関節包などの軟部組織の短縮による関節可動域制限である．関節強直は，関節包内の骨や軟骨の癒着により関節可動を失った状態である．

■褥瘡には圧迫以外に，意識，痩せ具合，浮腫，拘縮，皮膚の状態，栄養，使用するマットなど多くの因子が関与する．

■関節可動域制限が起こりやすいのは，足背屈，膝伸展，股伸展，股内旋，肩屈曲，肩外転，肩外旋，前腕回外，手背屈，指伸展などであり，自動運動が困難な場合ほど，筋緊張が亢進しているほど関節可動域制限の予防が必要となる．また，麻痺側の肩甲帯の後退，肩甲骨関節窩に対する上腕骨頭の後退や下制（亜脱臼）にも注意が必要である．

> 🖉 **memo**
>
> **尖足 equinus foot**
>
> 　下腿三頭筋の拘縮や短縮により，踵骨隆起が引き上げられて足底屈位で固定され，徒手的な背屈が困難になる．逆に下腿三頭筋の弛緩により，足をもち上げた際にだらんと足先が垂れ下がった状態を下垂足 drop foot という．

■褥瘡が起こりやすい主な部位は，背臥位で後頭部，肩甲骨，肘頭，脊柱（棘突起），仙骨部，踵骨，側臥位で耳介，肩峰・上腕骨頭，上腕骨外側上顆，肋骨部，腸骨稜，大腿骨大転子，下側脚の腓骨頭と腓骨外果，上側脚の脛骨内果，両膝の間である（図27-1）．

■ポジショニングでは，安楽，除圧，拘縮予防を考慮する．「褥瘡が起こりやすい主な部位」にパッドなどを当てて除圧をはかる．「関節可動域制限が起こりやすい部位と運動」に対して，制限が起こりやすい運動とは逆（あるいは中間位）で保持する（図27-2）．

■背臥位では常に足背屈位にして，肩甲骨の下に除圧パッドを当てておく必要はなく，していない時間があってもよい．暑い夏にからだ中にパッドなどが当ててあると暑くて蒸れやすく，安楽や快適ではなくなる．

■指の屈曲拘縮を予防するために，ロール状に巻いたタオルを手に握らせる場合があるが，随時その状態にしていると通気性が悪く，手掌部が蒸れて皮膚の清潔上の問題が生じることも考えられるため，常にタオルを握ることは不適切で

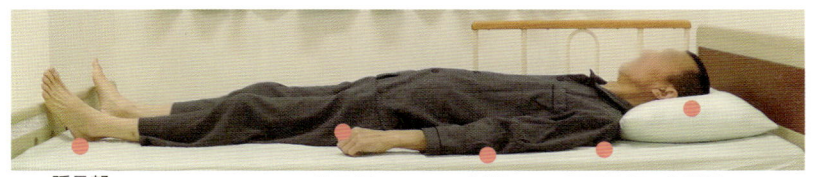

踵骨部　　　　　　　　　　仙骨部　　　　　肘部　　　肩甲骨部　後頭部

a. 背臥位褥瘡好発部位

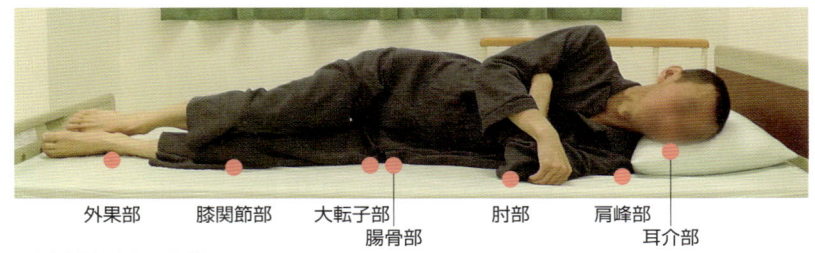

外果部　　膝関節部　　大転子部　　　　肘部　　　肩峰部
　　　　　　　　　　　　腸骨部　　　　　　　　　　　耳介部

b. 側臥位褥瘡好発部位

図27-1　褥瘡の好発部位

ある.

- とくに高齢者の場合，円背傾向のために腹臥位や背臥位が困難となりやすい，腹臥位は胸部の圧迫で呼吸苦を招きやすいことから，安楽さに問題があり，半腹臥位や腹臥位はあまり用いない.
- ポジショニングは常に同じ設定で行うのではなく，「安楽，除圧，拘縮予防」を総合的に考慮して多様な設定で進める.
- 臥床時は肩内旋，前腕回内，指屈曲が多くみられるため注意を要する. 麻痺側肩関節亜脱臼の予防のために，車いすなどでの座位において麻痺側上肢（前腕）を前方あるいは麻痺側側方においたテーブル上に載せたり，立位では麻痺側上肢を三角巾で吊ることもある.
- 背臥位，側臥位以外に，半背臥位，半側臥位，場合により腹臥位や半腹臥位を用いる（図27-3）. さらに，ポジショニングロールやポジショニング枕，巻いたタオルなどを利用する.

📎 **memo**

半腹臥位，半側臥位，半背臥位

　あまり明文化されていないが，側臥位から腹臥位方向に体幹を90°倒した姿勢を腹臥位，背臥位方向に体幹を90°倒した姿勢を背臥位とすると，腹臥位方向に45°以上，90°未満倒した姿勢は半腹臥位，背臥位方向に45°以上，90°未満倒した姿勢は半背臥位，腹臥位あるいは背臥位方向に45°未満倒した姿勢は半側臥位となる. したがって，半側臥位は側臥位方向から腹臥位方向と背臥位方向の両方に倒れた姿勢を示すことになり，どちらの方向に倒したことを意味しているのかの判別が必要である. 腹臥位方向の半側臥位を前傾半側臥位，背臥位方向の半側臥位を後傾半側臥位などと表すこともある.

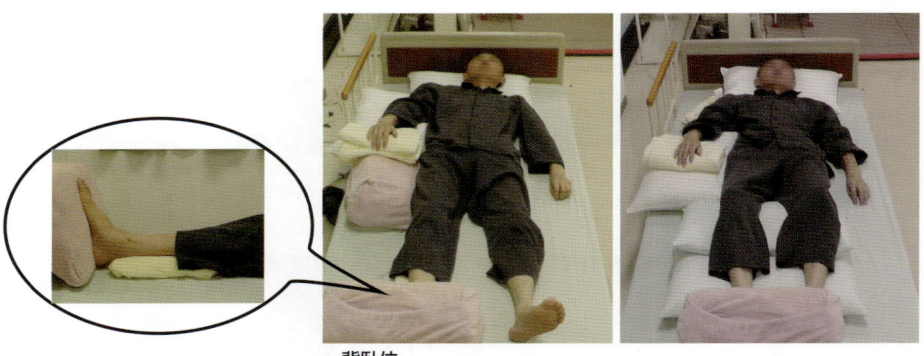

a. 背臥位

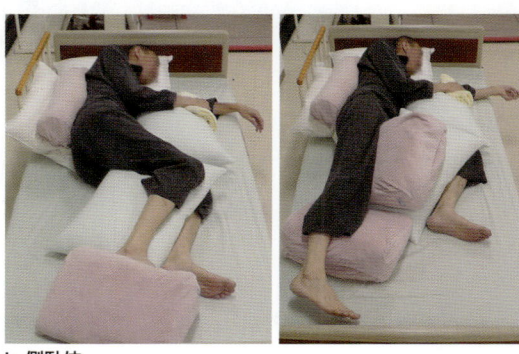

b. 側臥位

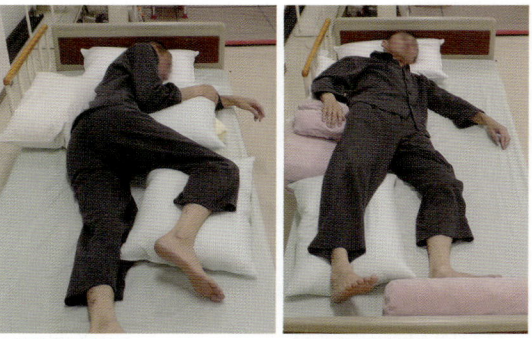

c. 前傾半側臥位 d. 後傾半側臥位

図27-2 良肢位（ポジショニング）の例

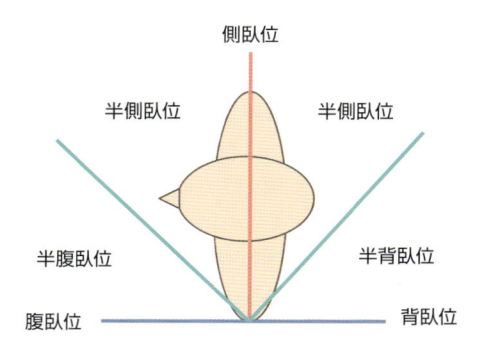

図27-3 半腹臥位，半側臥位，半背臥位

- 良肢位でも長時間にわたり同じ肢位を保つのは適切ではなく，数時間（一般的には2時間）ごとに変える．その時間には個人差がある．
- 皮膚が赤くなって褥瘡の疑いがある場合，赤くなっている部分を指で軽く3秒くらい圧迫して色の変化を確認する．押すと白くなり，離すと再び赤くなるものは褥瘡ではない．押しても赤みが消えなければ，初期の褥瘡を疑う．
- 褥瘡の深さの分類には複数あり，Shea，NPUAP/EPUAP共同分類などがある．

b. 関節可動域訓練

- 上下肢の他動運動（ストレッチ含む）は発症当日から可能である．
- 意識障害がなければ非麻痺側の自動運動を行う．
- 他動的に運動を行う．肩関節は上腕骨の骨頭の位置を整えて行い，上腕骨と肩甲帯の協調した動き（肩甲上腕リズム）となるように肩甲骨を誘導しながら行うが，急性期で筋が弛緩状態の場合は最終可動域までは動かさない．
- 誤った他動運動はかえって痛みを誘発するので注意を要する．1日1セット5〜10回ではなく，午前と午後など複数セット行うと効果的である．
- 意識レベルが低い場合や摂食・嚥下障害などでは，頸部の屈伸や顎の開閉などの運動を行う場合もある．
- 亜脱臼や肩手症候群を認める場合には，より慎重な対応が必要である．

①肩手症候群 shoulder-hand syndrome

- 原因は自律神経機能異常と考えられる．反射性交感神経性ジストロフィー（RSD）の一種であり，RSDは，国際疼痛研究学会で複合性局所疼痛症候群（CRPS）typeⅠに分類される．
- 重度の片麻痺で多くみられ，脳卒中発症から3〜6ヵ月までに発症する．
- 初期症状は，疼痛（肩や手指の運動時痛），発赤，腫脹，熱感，手指の軟部組織萎縮．慢性期になると，手指の関節拘縮（MP伸展拘縮）や骨萎縮を認める．肩の自発痛は初期症状ではないので注意する．
- 治療は，星状神経節ブロック，ステロイド．理学療法では，温熱療法（ホットパックやパラフィン浴），経皮的末梢神経電気刺激法（TENS），マッサージ，愛護的関節可動域訓練が行われ，座位・立位時では肩関節スリング装着も用いられるが，麻痺側の同一肢位での固定は厳禁である．また，臥床時の麻痺側上肢挙上位保持も用いられる．

②亜脱臼 subluxation

- 亜脱臼とは，関節面が正しい位置関係を失っているが，まだ関節面に部分的な接触が残っている状態である．
- 対策として，アームスリングの装着，車いすへのアームトレイ設置，肩関節周囲筋の同時収縮，麻痺筋への機能的電気刺激（FES），EMGバイオフィードバック*が行われる．上肢の体幹固定は禁忌である．

c. 体位変換，褥瘡予防

- 意識レベル，感覚障害を有している場合はとくに注意を要する．褥瘡 decubitus ができやすいとされている部位の除圧に留意する．殿部の下に円座を使用することがあるが，ドーナツ型の部分の圧が高くなることがあるので注意を要する．

NPUAP：National Pressure Ulcer Advisory Panel（米国褥瘡諮問委員会）
EPUAP：European Pressure Ulcer Advisory Panel（欧州褥瘡諮問委員会）

RSD：reflex sympathetic dystrophy
CRPS：complex regional pain syndrome

MP（MCP）：metacarpophalangeal joint

TENS：transcutaneous electrical nerve stimulation

FES：functional electrical stimulation
EMG：electromyogram

*EMGバイオフィードバック
筋収縮の程度を筋電図のグラフ波形や音信号に変換して対象者に提示し，これをみながら筋収縮（筋放電量）をコントロールすることによってパフォーマンスの改善をはかる治療法．手指伸展機能の回復に用いるが，意識レベルや意欲が影響する．重度の弛緩性麻痺は適応とならない．

■良肢位保持とあわせて行うことが多く，一般的には2，3時間おきに体位変換する．

d. 筋力増強訓練

■各種の筋力増強訓練を取り入れる．急性期では，ベッド上での運動（自重を用いた方法，重力の影響を最小限にした方法など）を行う．立ち上がりで歩行量の不足を補うとすれば，1日に数百回行うことを目指す．

■非麻痺側の筋力増強訓練は麻痺の回復を阻害しない．

■麻痺筋も筋力増強訓練の適応となる．

e. 呼吸循環機能トレーニング

■可能であればトレッドミルやいすに座っての自転車エルゴメータなどを実施する．座位や臥位での呼吸訓練が必要な場合もある．

f. 精神活動活性化

■できるだけ早期に臥床状態から脱して座位をとることや離床を実施する．さらに，対象者が主体的な活動を行うことができればよい．

③ 日常生活活動（ADL），日常生活関連動作（APDL）訓練

■リハビリテーションでは麻痺側の機能回復トレーニングに目が行きがちであるが，日常生活における実用的な諸活動の獲得を目指すことがリハビリテーションの中核であり，普通の生活の構築がまず重要である．

■トイレに行くこと，風呂に入ることや食事を自分で食べることはそれ自体が座位，立ち上がりや立位訓練，上肢の訓練にもなる．

■同様に洗面や歯磨きを立位で行えば非常に有用な立位バランス訓練にもなる．また，リハビリテーション時にパジャマから着替えることは，関節可動域訓練やバランス訓練にもなるが，心理的にも生活にメリハリがつきリハビリテーションへの動機づけにもなることが期待できる．

■トイレ動作を，1人で完全にできるためにはベッド上臥位からの起き上がりが動作の開始となるが，トイレ内の動作から行う方法が多く用いられる．

IADL : instrumental activities of daily living

EADL : extended activities of daily living

■APDLとほぼ同じ意味で，手段的ADL（IADL），拡大ADL（EADL）が用いられることもある．

④ 基本的姿勢，動作訓練

■基本的姿勢，動作訓練の早期にはADLに反映する座位，立ち上がり，立位，移乗や歩行から行うのが効率的であると考えられる．訓練した成果が早期にADLに取り入れられることにより，実際の場面で繰り返し訓練できることになり，基本的な動作とADLの両者に有効である．体力的に訓練時間や量が限定されるときはなおさら有効となる．

■寝返り，起き上がり，座位，立ち上がり，立位，歩行，階段昇降などの基本的姿勢や動作訓練は，非麻痺側を主に使って代償しながら自立度や実用性を高めることを目的とした訓練と，麻痺側を可能な限り参加させた麻痺側のトレーニングを目的とした訓練という2つの側面をもつ（**図27-4**）．

姿勢・動作	訓練の目的			
	自立度，実用性の向上		麻痺側のトレーニング	
寝返り	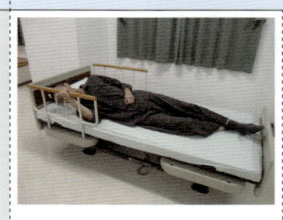	麻痺側の上肢を体幹にのせ，麻痺側の下肢を非麻痺側の上に重ねて転がりやすくした状態で，非麻痺側の上肢でベッドのサイドレールを引っ張る力を利用する	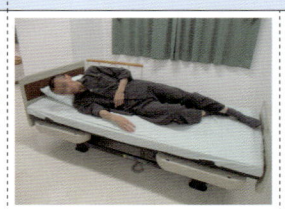	頭部と体幹の（屈曲と）回旋を力源として利用することにより，麻痺側を含めた頭頸部，体幹筋を参加させ，麻痺側下肢も利用する
起き上がり	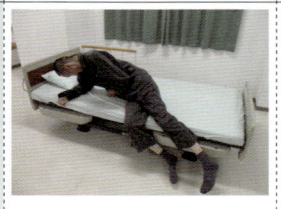	非麻痺側の上肢（肘，手）でマットを押す力を主に利用して体幹を起こす	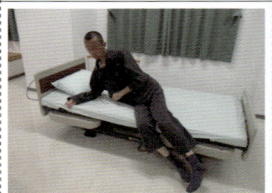	頸部と体幹の麻痺側への側屈を利用して，非麻痺側の上肢（肘，手）でマットを押す力は補助的な利用にとどめ，体幹を起こす
座位	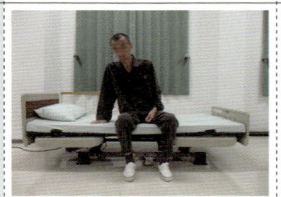	非麻痺側に頭部から体幹を変位させ，非麻痺側の手をマットについて姿勢を保持する（重心を非麻痺側に変位させる）	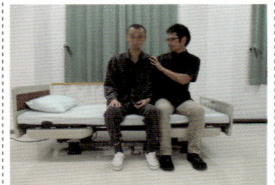	左右対称的な姿勢となるように麻痺側に頭部から体幹を変位させて保持する*（重心を麻痺側に変位させていき，重心が左右の中央に位置するように保つ）
ベッドからの立ち上がり	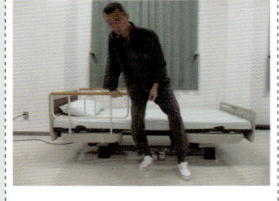	非麻痺側に頭部から体幹を変位させ，非麻痺側の手でベッドのサイドレールにつかまって行う（重心を非麻痺側に変位させて，非麻痺側上下肢の力を主に利用する）	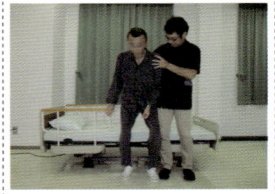	左右対称的な姿勢となるように麻痺側に頭部から体幹を変位させて行う*（重心を麻痺側に変位させていき，重心が左右の中央に位置するようにする）
立位	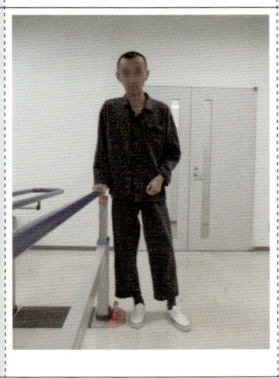	非麻痺側に頭部から体幹を変位させ，非麻痺側の手で平行棒（手すり）につかまって行う（重心を非麻痺側に変位させて，安定性を確保する）	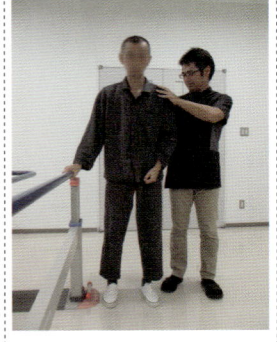	左右対称的な姿勢となるように麻痺側に頭部から体幹を変位させて保つ*（重心を麻痺側に変位させていき，重心が左右の中央に位置するように保つ）

（つづく）

図27-4　基本的姿勢，動作訓練において，自立度を高めることを目的とした訓練例と麻痺側のトレーニングを目的とした訓練例（すべての写真は左片麻痺者を想定している）

姿勢，動作	訓練の目的			
	自立度，実用性の向上		麻痺側のトレーニング	
移乗	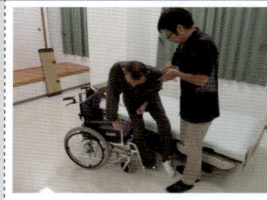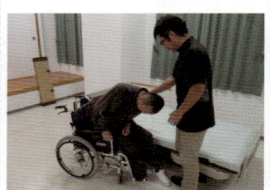	立ち上がる前に殿部の位置を調整して回転角度を少なくした状態から，非麻痺側に頭部から体幹を変位させ，非麻痺側の手で車いすの肘掛けにつかまって行う（重心を非麻痺側に変位させて，非麻痺側上肢の力を主に利用し，麻痺側下肢には荷重せず，非麻痺側の足を踏み出さないで殿部を回す）	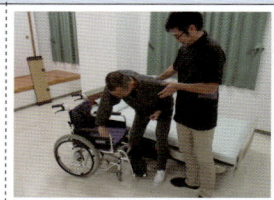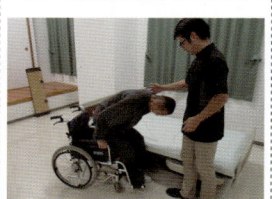	麻痺側下肢にも荷重するように立ち上がり，麻痺側下肢に荷重して支えた状態で非麻痺側下肢を踏み出しながら体の向きを変える．そして，麻痺側の足も向きを変えて，両足先がそろった状態で麻痺側下肢にも荷重しながら車いすの座面に座る（重心を麻痺側に変位させて，麻痺側下肢に荷重して行う）
歩行	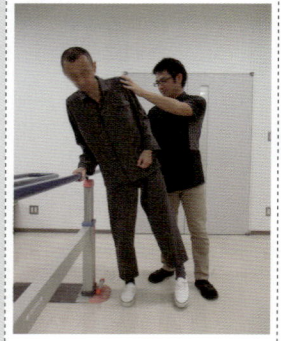	常に非麻痺側に頭部から体幹を変位させ，非麻痺側の手で平行棒（手すり）につかまって行う（重心を非麻痺側に変位させて，安定性を確保する）	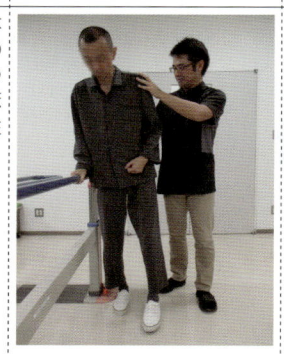	左右対称的な動作となるように麻痺側に頭部から体幹を変位させて行う（重心を麻痺側に変位させ，重心の移動が左右対称になるようにする）
階段昇り	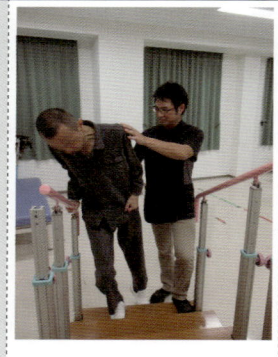	両足が毎回同じ段にそろう方法**では，常に非麻痺側に頭部から体幹を変位させ，非麻痺側の足を先に乗せて行う（重心を非麻痺側に変位させて，安定性を確保する）	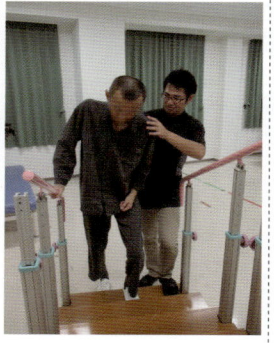	両足が毎回同じ段にそろう方法では，麻痺側の足を先に乗せて麻痺側の足部の方向に頭部から体幹を前傾させて行う（重心を麻痺側の足部上に乗せて荷重する）

図27-4　つづき

（つづく）

■たとえば，いすから立ち上がる際に，1人で安全に立ち上がることを目指すならば非麻痺側下肢に重心を乗せて麻痺側にはあまり荷重しないで座面に手をついて立ち上がることにより実用にはできるが，麻痺側下肢のトレーニングとして行うならば少し高めの座面から麻痺側下肢に理学療法士が荷重を誘導して立ち上がることを行う．

姿勢, 動作	訓練の目的			
	自立度，実用性の向上		麻痺側のトレーニング	
階段降り	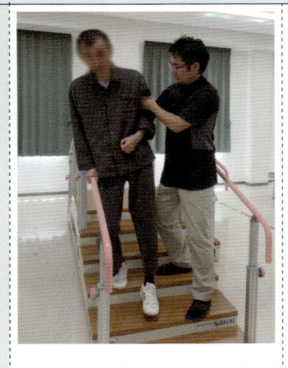	両足が毎回同じ段にそろう方法**では，常に非麻痺側に頭部から体幹を変位させ，麻痺側の足を先に下ろして行う（重心を非麻痺側に変位させて，安定性を確保する）	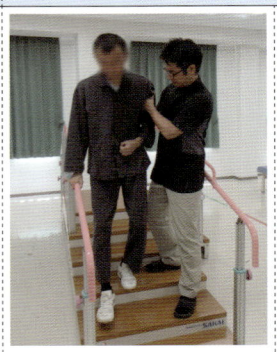	両足が毎回同じ段にそろう方法では，麻痺側に頭部から体幹を変位させ，非麻痺側の足を先に下ろして行う（重心を麻痺側の足部上に乗せて荷重する）

図27-4　つづき

* さらに麻痺側に変位させて麻痺側の荷重を多くする場合もある．鏡をみながら行うのも有用．
** 二足一段．これに対して同じ段に両足がそろわない方法は一足一段という．

■ ただし，片麻痺者の上下肢の機能は左右差があり，麻痺側の残存機能以上に左右対称的な姿勢や動作を求めすぎると不安定になるので注意が必要である．
■ 病棟での生活で介助歩行を行うか，自走で車いすとするかの判断が必要となるときがある．歩行能力向上のためには介助歩行が有用であるが，手伝ってもらうことに気をつかう対象者も多く（とくにトイレへの移動），日常の移動を介助歩行で行うことの目的や効果を説明したうえで設定する．日中は介助歩行，夜間は車いすという設定もありうる．
■ 同じ姿勢や動作において，目的の異なる訓練を併用する場合，対象者が訓練の目的や方法を理解して，生活場面では安全性，実用性の高いほうの方法を実施できることが必要であり，使い分けができないと転倒などのリスクが高くなる．
■ とくに発症後早期には意識障害，見当識障害があり，かえって転倒などの危険な行動が増えることがあるため注意を要する．
■ 訓練は1日1回ではなく，午前と午後など複数回できるとよい．

⑤ 喪失した運動機能の回復（麻痺側機能回復トレーニング）

■ 脳血管障害では喪失した運動機能の回復は発症後1～6ヵ月程度とみるのが一般的と考えられるが，さらに長期間におよび1年以上まで緩徐な回復がみられる場合もある．
■ また，ある程度以上の随意性がみられる場合には，非麻痺側を拘束して行う計画的な集中的トレーニング（CI療法*constraint-induced movement therapyなど）により，それ以降も回復を認める場合もある．
■ CI療法の計画と実施において，後述する片麻痺者の基本的動作訓練の考え方と共通する部分が多い．
■ トレーニング方法としては，量も含めて難易度が低いものから徐々に高めていく．

*CI療法　非麻痺側上肢をアームスリングなどで拘束した状態で，1日6時間程度の麻痺側上肢を使用し段階的に難易度を上げる作業を実施する．適応は，発症後3ヵ月以上であり，手関節背屈・1～3指伸展がある程度可能，亜脱臼なし，歩行自立（杖や装具可），セルフケア自立．ただし，肩の随意性が全くないのは適応外．自主訓練がほとんどだが，対象者が飽きて惰性で行っているような場合には気分転換を指示するなどの介入が必要である（遠位監視）．

姿勢・動作	不適切な例		適切な例	
膝立ち位	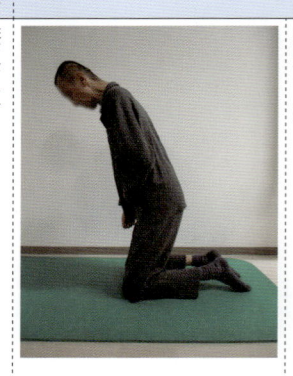	股関節屈曲して腰が引けており，重心が矢状面で膝よりも後方に位置し，足部の圧も高まっている	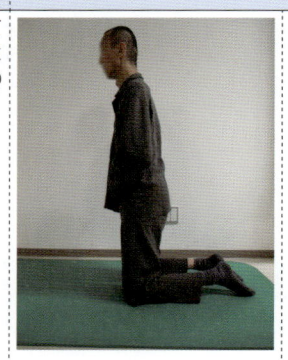	股関節が中間位から軽度伸展位で，重心は矢状面で両膝の間に位置している
片膝立ち位	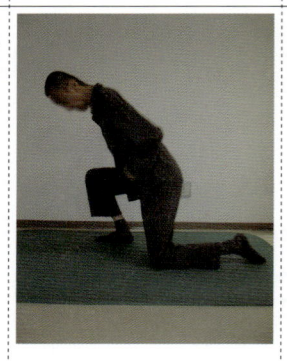	股関節伸展して腰が反っており，重心が麻痺側膝にのらず，前に出した非麻痺側足部側に変位している	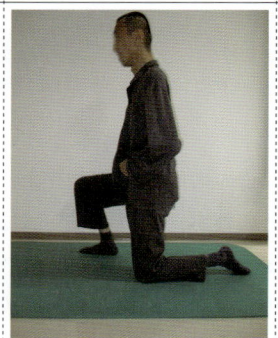	麻痺側の股関節が中間位で，重心は麻痺側の膝の付近に位置している
膝歩き	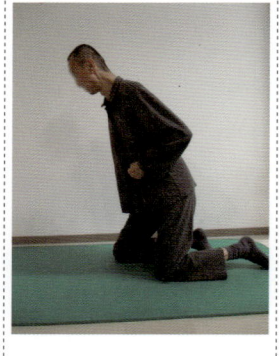	非麻痺側下肢を前に出す際，麻痺側の股関節屈曲して腰が引けている	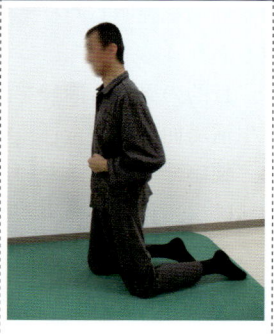	非麻痺側下肢を前に出す際，麻痺側の股関節は軽度伸展して体重を支持している

図27-5　膝立ち位，片膝立ち位，膝歩きを用いた股関節周囲筋のトレーニング例

- 股関節周囲筋のトレーニングの1つとして膝立ち位保持，膝立ち位での左右体重移動，膝立ち位と片膝立ち位の変換動作，片膝立ち位保持，膝歩きの訓練が行われることがある.
- 立位や歩行の姿勢改善につながる訓練として膝立ちなどを行うときには，麻痺側下肢の荷重に伴い股関節が屈曲しないように必要な援助（口頭指示，最小限の介助，最小限の支持物確保など）を行う（**図27-5**）.

- 共同運動パターンからの分離運動，運動失調に対する協調性訓練が実施されることもある．

a. 共同運動パターンと分離運動の学習

- 共同運動とは，1つの運動（例：膝関節伸展）を選択的に行うことができず，他の部分の筋までいっしょに働いてしまう状態である．
- 片麻痺者の場合，上下肢の運動時に屈筋，あるいは伸筋の共同運動パターンとなりやすい．
- 屈筋共同運動パターン／伸筋共同運動パターンの順に，上肢は肩甲帯挙上・後退／前方突出，肩関節屈曲・外転・外旋／伸展・内転・内旋，肘関節屈曲／伸展，前腕回外／回内，手関節掌屈／背屈，手指屈曲／伸展，下肢は股関節屈曲・外転・外旋／伸展・内転・内旋，膝関節屈曲／伸展，足関節背屈・内反／底屈・内反，足指伸展／屈曲となる．
- Brunnstrom-recovery-stageは共同運動パターンの出現から分離状態を評価している．
- 共同運動パターンから逸脱した関節運動（例：ブリッジ運動）を練習することは，共同運動パターンからの分離を学習することになる．Brunnstrom-recovery-stage Ⅳ〜Ⅵの動きは，共同運動パターンからの分離を学習する運動としても利用できる．

b. 運動失調症に対する協調性訓練

- 小脳出血や梗塞により運動失調症を呈する場合がある．
- 失調側への対策として，四肢遠位部への重錘負荷（例：左足関節におもりを負荷した歩行訓練），四肢近位部への弾性緊縛帯（例：左膝関節に弾力包帯を装着した歩行訓練），フレンケル体操，上肢に対してPNF手技によるスローリバーサルやリズミックスタビリゼーション，オシロスコープとジョイスティックとによる視覚追跡動作訓練などがある．

PNF：proprioceptive neuro-muscular facilitation

memo

　非麻痺側や補装具による代償を用いたADLの実施は，それらの姿勢や動作の早期自立，介助量軽減をはかることになる．しかし，一方では麻痺側を使わないことの学習になるという側面を有している．したがって，麻痺側の運動機能の回復が期待できる時期には各姿勢や動作において麻痺側を参加させる練習や麻痺側運動機能回復トレーニングを併用することが多い（**図27-4**）．

E　片麻痺者の基本的動作訓練の考え方

- 今までとくに意識しなくてもできていた動作でも，片麻痺者にとっては新たな動作を学習するに等しいと考えられる．
- 喪失感や不安から「意欲のない」状態に陥ることも多い．
- 理学療法では対象者の協力と主体的な行動継続が必要不可欠であるが，日々の

変化は非常に少ない場合が多く，変化（回復，上達）を実感しにくい場合も多い．
- ■「失敗ばかり」や「上達のなさ」は心理的落ち込み（うつ状態様）を招き，理学療法へ参加する動機づけにも影響する（学習性無力感 learned helplessness）．その影響は，他の訓練場面にももち越され，訓練の遂行と習得に悪影響を及ぼす場合もある．
- ■理学療法中や実施後の痛みや疲労の出現は理学療法に対する拒否を招きやすい．

① 行動変容を導く必要性

- ■「意欲のない」状態から「意欲のある」状態に行動変容させるためには，意欲がないと判断された訓練（行動）をいかに出現させて定着させるかが重要となる．そのためには意欲がないというレッテルを貼るのではなく，そのように判断した行動が行われている環境と行動による結果に着目した検討が必要である．
- ■リスク回避のためにも失敗をできるだけ避けること（**無誤学習**＊errorless learning），比較的短期間に上達（回復）を実感できるような進め方（スモールステップ small step）が望ましい．成功率は（7〜）8割くらいが目安となる．
- ■これらの考え方は応用行動分析学 applied behavior analysis に基づいている．それにより**オペラント条件づけ**＊operant conditioning，**強化学習**＊reinforcement learning の概念が築かれた．
- ■これらは，喪失した運動機能の回復や ADL，APDL 訓練においても共通してあてはまる．
- ■訓練に際して以下の点を考慮すると失敗を少なくして動機づけをはかりながら進めることができる．

> **memo**
>
> **応用行動分析学**
>
> 　米国の心理学者スキナー（Skinner）により体系化された行動分析学をヒトに応用したものが応用行動分析学である．スキナーは，個人の行動や心の働きは，個人と個人を取り巻く環境の相互作用であるとして，環境との相互作用の視点から分析した．スキナー箱を用いたラットやハトの実験を重ね，先行刺激 antecedent stimulus，行動 behavior，後続刺激 consequent stimulus から分析する行動分析学を確立した．

② 行動変容のための介入方法（図27-6）

- ■理学療法場面における行動変容は，適切な行動を生起，強化することである場合が多い．
- ■姿勢や動作訓練を学習ととらえると，脳卒中患者は麻痺が重度であるほど，高齢者であるほど，失語症・半側空間無視・意識障害・認知機能障害が重度であるほど，学習が困難となり，学習（介入）に高い専門性が求められる．
- ■その対象者に適した動作手順の考案と，比較的短期間で上達を実感できる学習計画（広い意味での段階的難易度設定）の考案が重要である．

＊無誤学習　試行錯誤に対する概念であり，失敗を避け，成功を積み重ねて学習を進めていく方法であり，はじめはプロンプト（成功するための手がかり）を付与する，行動の難易度を調整して難易度が低い行動から始める，成功や上達に対して報酬（褒めることなどを含む）を与えることにより動機づけをはかるなどを行い，段階的にプロンプトなし，高い難易度へと導いていく．

＊オペラント条件づけ　行動の結果としての報酬（強化刺激）や罰（嫌悪刺激）に対応した行動が学習されていく．強化刺激では行動の発生頻度が増加し，嫌悪刺激では減少する．

＊強化学習　行動の結果が一番よくなるように学習していくこと．報酬がある場合には，報酬を最大化するように学習していく．

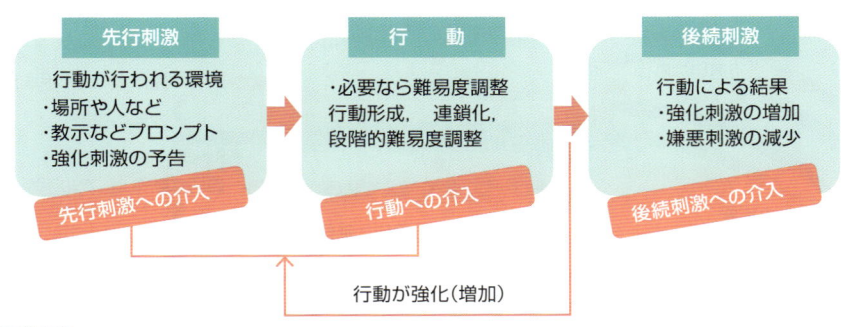

図27-6 （応用）行動分析学の基本的概念と介入

a. 訓練の知識の調整（先行刺激への介入）

①複雑な一連の動作からなる動作では，1つひとつの下位動作に分解して並べて，どこができないかを明確にするとよい（課題分析）．

■歩行の相分けのように，手順を分割して順に並べる．

②行動ができそうな見込み，見通しをもたせる．

■行動の結果によい見通しがあると行動しやすい．よい見通しがない，あるいは悪い見通しがあると行動しない・行動しづらい．

■訓練の目的，目標，内容（方法と量），中止基準を示す．

■現在の状況を評価して説明する．

■訓練の効果と目標までの一般的な経過，達成が見込まれる時期をできるだけ明確に示す．

■成功するために理学療法士により与えられる援助を示す．

③行動が成功するように理学療法士が手がかりを与える．

■援助としては，方法を教える，手本を示す，目印をつける，介助するなどがある（これら成功する手がかりを**プロンプト**という）．

■教示は口頭指示による聴覚的教示よりも，文字や印などによる視覚的教示のほうが強力である．

■成功するための援助を提供して動作を成立させて進行により援助を減じていく（プロンプト・フェイディング，**図27-7**）．

■援助なしで動作を行わせて一定時間経過しても動作が生じない（あるいは誤った）場合に援助1（口頭指示など）を行い，それでも動作が生じない（あるいは誤った）場合に援助2（手本をみせるなど）を行い，それでも動作が生じない（あるいは誤った）場合に援助3（軽く介助して誘導：身体的ガイド）を行い，それでも動作が生じない（あるいは誤った）場合に援助4（介助）を行うような方法もある（時間遅延法，**図27-8**）．

④第三者により設定される結果（よいこと：後述のc））を約束する．対象者に選択してもらうのもよい．

■「…すれば…（本人によいこと）ができる」（ポジティブ・ルール）の形がよい．

⑤進行によりプログラムの選択や回数決定，記録を自分自身でやってもらう（セルフ・マネジメント）．

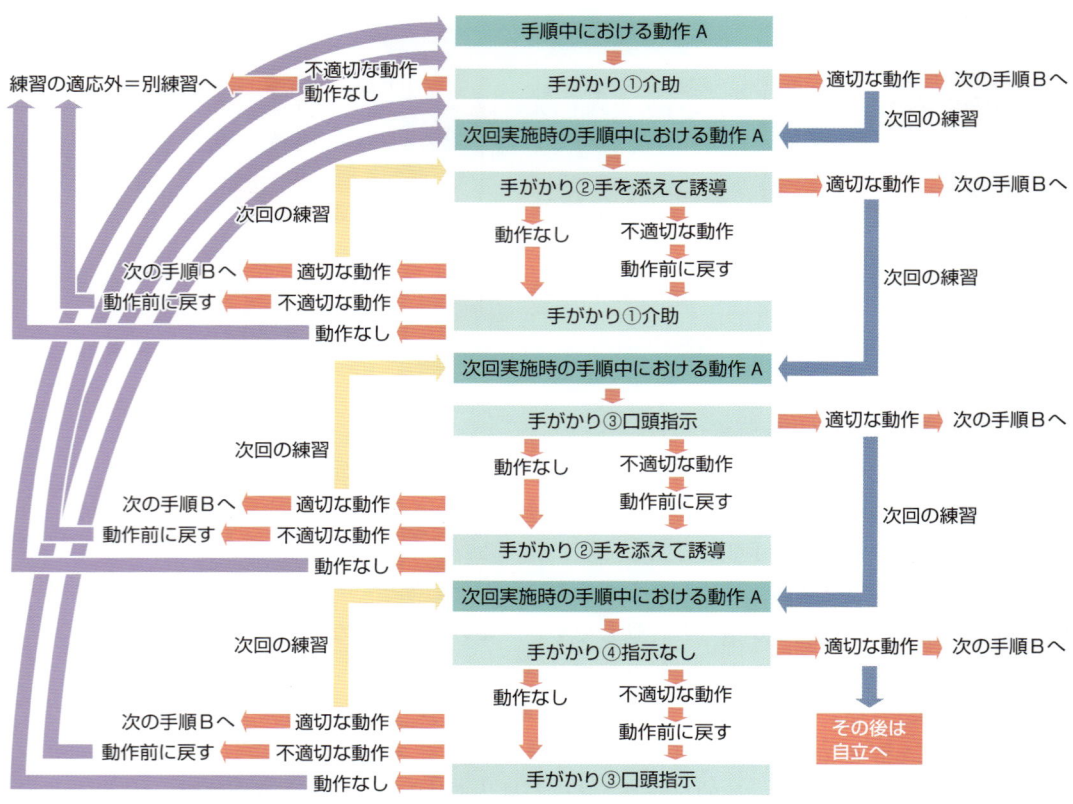

図27-7　プロンプト・フェイディング法

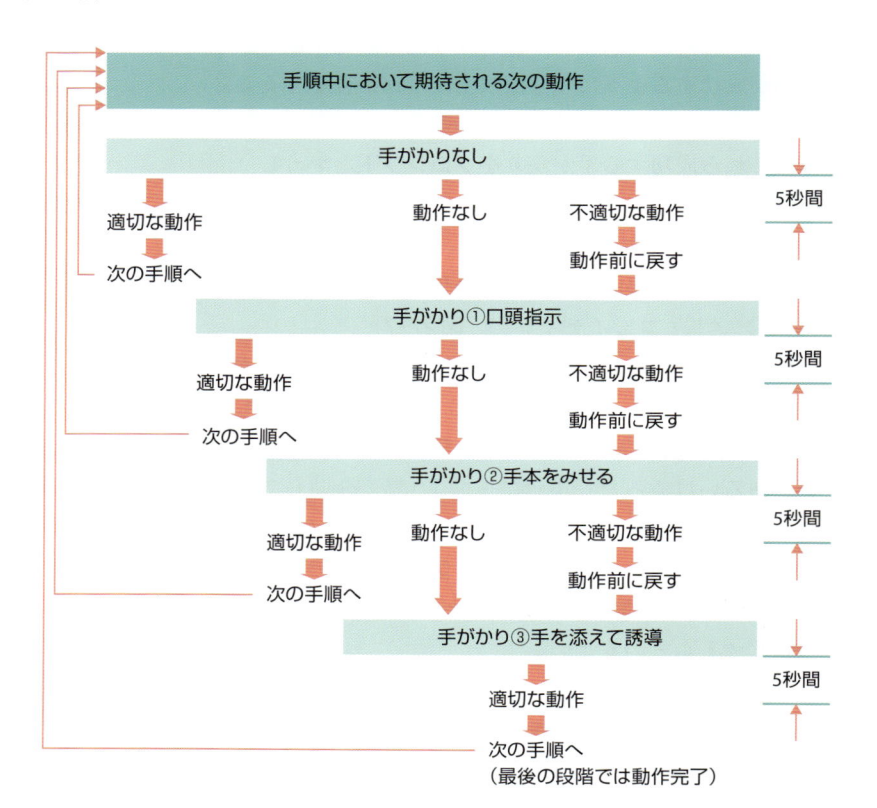

図27-8　時間遅延法

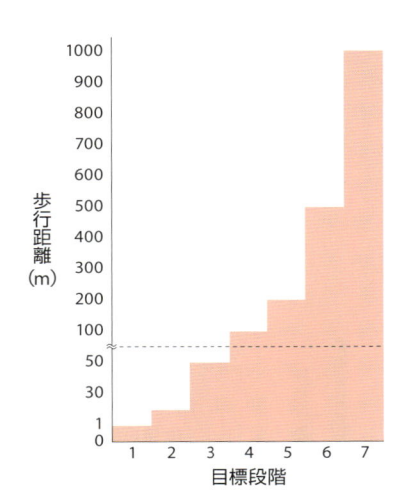

図 27-9　段階的難易度設定

- ■指導，指示されたことを守るコンプライアンス compliance から，自分も積極的にかかわり決めていくアドヒアランス adherence へ.

b. 訓練の難易度調整（行動への介入）

①目標とする行動に近く，すでに行動レパートリーにある適切な行動に着目してまずはそれが少しでもできたら強化する．そして，ステップバイステップで目標行動に近づけていく（**シェイピング**，行動形成法）.

- ■小児自閉症の発語訓練のために開発された方法であるが，認知症患者に車いすブレーキ操作を教える際，まずはブレーキに触ったら強化することから始めるなどが考えられる.

②目標達成に長期間を要する場合には，目標を段階的に引き上げて徐々に最終目標に近づけていく（段階的難易度設定，**図 27-9**）.

- ■たとえば，歩行の訓練を平行棒→歩行器→四点支持杖→T字杖→杖なしと進めたり，長下肢装具⇒金属支柱付き短下肢装具⇒プラスチック製短下肢装具（シューホーン・ブレイス）⇒装具なし，100 m→200 m→…→1,000 m と進める.

📎 memo

段階的難易度設定（調整）

　広義の段階的難易度設定（または段階的難易度調整）とは行動変容のための介入全体を指す．これは，先行刺激（環境），行動，後続刺激（結果）を調整して段階的な難易度を設定していくものである．これに対して，行動（技術）の難易度設定にも段階的難易度設定（狭義の）という用語を用いた．（次の③の「行動連鎖化」とは異なり）一連の動作を行いながら，目標を段階的に引き上げていく難易度調整をすべてシェイピングと表現する場合もあるが，本来のシェイピングは「目標とする行動とは似ていない最初の反応から，新しい行動の形をつくっていく」という意味合いがあるため，ここでは段階的難易度設定と表現した.

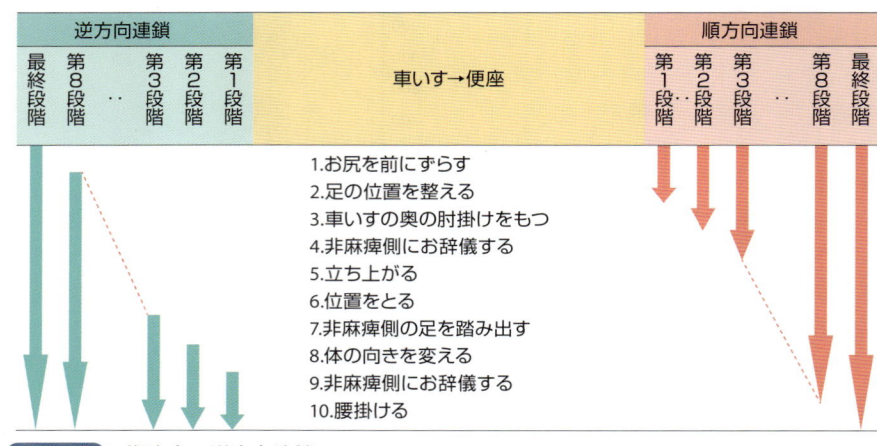

図27-10　順方向・逆方向連鎖

③一連の手順を一度に行うことが難しい場合には，一部分の練習から始めて，徐々に全体を通して訓練していく（**チェイニング**，行動連鎖化）.

■ たとえば，床からの立ち上がりの訓練を立位からいすに手をついて膝立ち位になり，そこから立ち上がるところから始める．その後横座りから，さらに側臥位，背臥位からの立ち上がりと進める.

■ 一連の手順の前から進める（順方向連鎖）方法と後ろから進める（逆方向連鎖）方法がある（**図27-10**）.

c.　訓練結果の調整（後続刺激への介入）

①失敗，叱責，痛みや疲労など対象者にとって嫌なこと（嫌悪刺激）をできるだけ減らすか避ける.

②対象者にとってよいこと（強化刺激）を増やす.

■ 努力，成功や上達を褒める．担当者だけでなく，他のスタッフ，看護師，家族が褒めることも有効.

■ 結果（現状や経過）をフィードバックする．口頭だけによるよりもグラフやビデオを併用したほうが効果的.

■ 訓練が終わったら散歩に行く，売店に連れて行く，好きなテレビをみるなど，訓練を終えたら得られるよいことを設定し実行する．このとき，毎回の実行ではなく，ポイントカードのように何回か訓練して約束のポイントが貯まったら実行する方法（トークン・エコノミー法）も有用.

■ 改善した姿勢や動作を日常生活に取り入れる.

■ 対象者自身が改善，効果を実感できるようになったら，第三者による設定の頻度は減らす.

F　基本的動作訓練方法の神経生理学的背景

■ 本項で説明している訓練方法は，スキナーが体系化した行動分析学をヒトの行動や心の働きの分析と介入に応用した応用行動分析学に基づいている．

■ 行動の選択と出現には，大脳皮質–線条体–大脳皮質のループが関与する．中脳ドーパミンニューロンから線条体に放出されるドーパミンが増えるとループの活動が促通，ドーパミンが減ると抑制される．すなわち，ドーパミンの増減により行動が増減する．

■ ドーパミンニューロンは予測報酬誤差，すなわち予期しないよい結果，予期した以上のよい結果により活動してドーパミンを放出する．

■ ラットを用いた研究において，大脳皮質を電気刺激した直後に黒質を電気刺激すると，線条体のシナプス結合が増強した．ドーパミンの受容体をブロックした場合は，増強は起こらなかった［Reynolds JN, Hyland BI, Wickens JR：A cellular mechanism of reward-related learning. *Nature* **413**：67–70, 2001］．

■ ラットを用いた研究において，ラットの右ひげと左ひげの一次体性感覚野と内側前脳束の3ヵ所に刺激電極を入れ，右ひげの一次体性感覚野を刺激した直後に右に曲がったら，あるいは左ひげの一次体性感覚野を刺激した直後に左に曲がったら内側前脳束を刺激した．それを繰り返していると，曲げたい側の一次体性感覚野を刺激してリモートコントロールできるようになり，「スラローム」および「垂直のハシゴ–狭い橋–階段（降りる）–門をくぐる–急な坂を下る」コースを通過させることに成功した［Talwar SK, Xu S, Hawley ES, et al：Rat navigation guided by remote control. *Nature* **417**：37–38, 2002］．

■ サルを用いた研究において，予測報酬誤差についてランダムなタイミングで報酬（ジュース）を与えると，直後にドーパミンニューロンが活動した．さらに，報酬を与える1.2秒前に豆電球をつけることを繰り返すと，豆電球がついたときにドーパミンニューロンが活動して，報酬を得たタイミングでは活動しなかった．豆電球がついたのに報酬を与えない場合は，1.2秒後にドーパミンニューロンは抑制された［Schultz W, Dayan P, Montague PR：A neural substrate of prediction and reward. *Science* **275**：1593–1599, 1997］．

■ ヒトを対象とした研究において，［^{11}C］RAC-PET（^{11}C-labeled raclopride ポジトロン断層撮影）を用いた検討が行われた．テレビゲームのステージをクリアするごとに線条体に中脳からドーパミンが放出された［Koepp MJ, Gunn RN, Lawrence AD, et al：Evidence for strial dopamine release during a video game. *Nature* **393**：266–268, 1998］，カードを選択する課題で金銭がもらえる「あたり」カードを引いたときに線条体に中脳からドーパミンが放出された［Zald DH, Boileau I, El-Dearedy W, et al：Dopamine transmission in the human striatum during monetary reward tasks. *J Neurosci* **24**：4105–4112, 2004］．

■ ラットを用いた研究において，9kHzの音を聞かせた直後に腹側被蓋野を電気刺激することによりドーパミンを放出させた．繰り返すと，一次聴覚野の

9kHZの領域が拡大した［Bao S, Chan VT, Merzeluch MM：Cortcal remodeling induced by activity of ventral tegmental dopamine neurons. *Nature* **412**：79-83, 2001］.

学習到達度自己評価問題

1. 脳血管障害の病型と主な症状名について説明しなさい.
2. 脳血管障害者に用いる主な評価項目について説明しなさい.
3. 脳血管障害者のリハビリテーションの目的について説明しなさい.
4. 脳血管障害者の基本的動作訓練における考え方について説明しなさい.

28 実習7：片麻痺者の基本的動作訓練

一般目標

- 片麻痺者の基本的動作訓練を学生間で模擬的に実施できる.

行動目標

- 片麻痺者の寝返り，起き上がり，立ち上がり，移乗，車いす駆動，杖歩行などにおける基本的な動作訓練例を説明し，学生間で模擬的に行うことができる.

調べておこう

1. 杖の長さの調整，装具の処方（継ぎ手の種類や制動など）と継ぎ手の調節，車いすの処方（大きさなど）と調整について調べよう.
2. 座位や立位バランスの評価について調べよう.
3. 歩行能力（歩行機能）の評価について調べよう.

A 片麻痺者の基本的姿勢，動作訓練の実際

（以下，本章のすべての写真は右片麻痺者を想定している.）

- 訓練の実施においては，第27章Eの「片麻痺者の基本的動作訓練の考え方」が重要である.
- 習得（回復，上達）に伴う訓練の方向性を➡で示す.
- 麻痺の状況や行われる環境により方法が異なり，下記の方法以外の方法が適する場合もある.

memo

　基本的姿勢，動作 basic postures and movements の定義は統一されていない. 臥位 lying position，寝返り roll over/rolling，起き上がり sit up（起き上がって座る）/get up（起き上がって立つ），ベッド上の移動，座位 sitting position，いすや床からの立ち上がり stand up，立位 standing position，移乗 transfer，歩行 walking や車いすなどでの移動 locomotion などを指し，日常生活活動を遂行するための手段となる. 起居 mat activities・移動動作と表現される場合もある. なお，ベッドや訓練台などで足を床に下ろして座る姿勢を端座位と呼ぶことがある. ただし，ひざや尻を床につけたままで進むことを意味する「いざり/いざる」は差別用語にあたるため避ける.

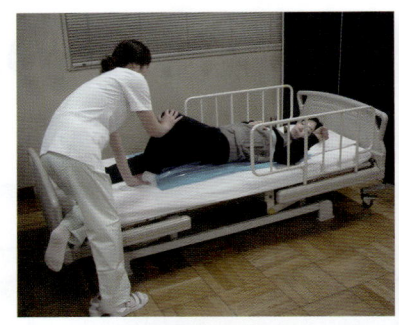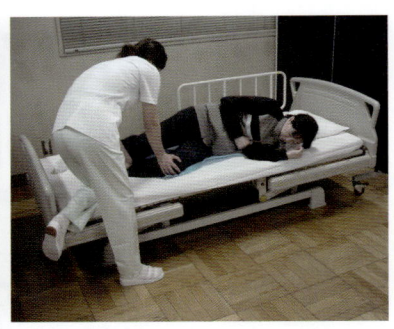

図28-1 ベッド上での上方移動におけるビニル使用と介助

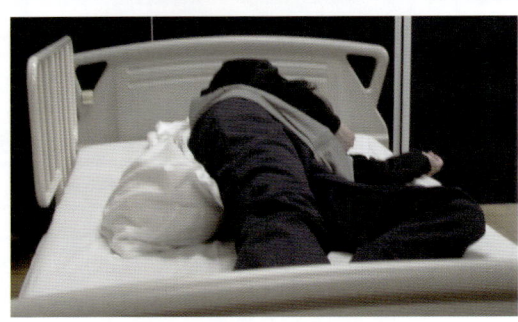

図28-2 半側臥位からの寝返り

1 ベッド上での移動

- 背臥位または非麻痺側を下にした側臥位で非麻痺側の上下肢の力を利用する．
- 体幹とシーツの間にビニルを敷き摩擦を減らした状態（**図28-1**）➡ビニルなし．
- 屈曲した下肢の膝部を理学療法士が押さえる（**図28-1**）➡押さえなし．
- 背臥位で非麻痺側の手でベッドのヘッドボードやサイドレールを引っ張る➡非麻痺側の肘でマットを押す．

2 寝返り（背臥位から側臥位へ）

- 頭部は寝返る側に向ける．頭をもち上げて行ってもよい．
- 体幹機能が低下しているほど，上下肢（主に非麻痺側）により回転力を得る．
- 困難な場合には枕などを背部にあてがい側臥位との中間の体位から行い，段階的に背臥位からの開始に近づける（**図28-2**）．

a. 麻痺側への寝返り

- 非麻痺側の手で麻痺側のベッドサイドレールを引っ張る➡非麻痺側の上肢を麻痺側に動かすのみ．
- 非麻痺側の下肢を立てて床を蹴る．あるいは下肢を屈曲して麻痺側へ動かす．
- 体幹の回旋が可能であれば，体幹の回旋力を利用する．

b. 非麻痺側への寝返り

- 麻痺側上肢を体幹の前方に理学療法士がもってくる➡非麻痺側手でもってくる（➡麻痺側上肢を随意的に非麻痺側へ動かす）．
- 非麻痺側上肢でベッドサイドレール，マットをつかんで体幹を引きつける➡つかまない．

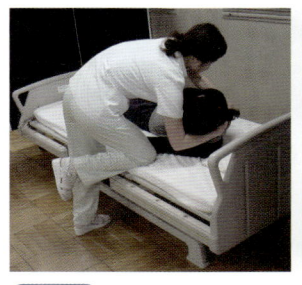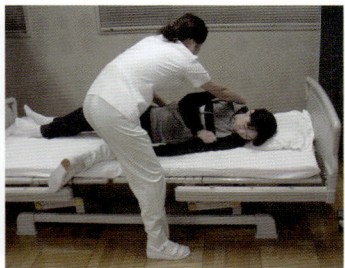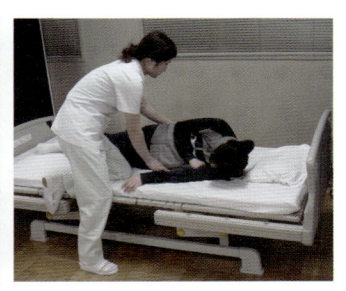

図28-3　寝返りにおける介助

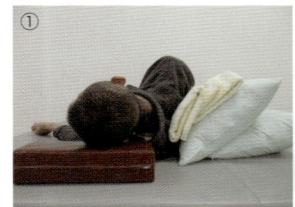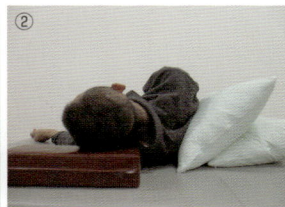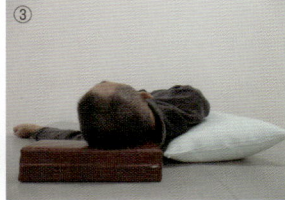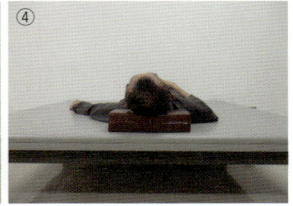

図28-4　寝返りにおける段階的難易度設定例①

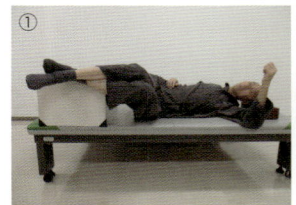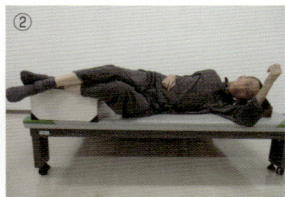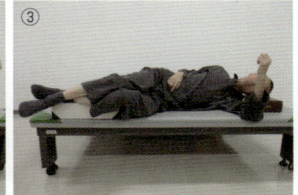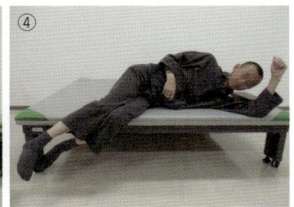

図28-5　寝返りにおける段階的難易度設定例②

- 非麻痺側の下肢を麻痺側下肢の下に差し入れて体幹の回転を行いやすくする．あるいは回転力を得るために，両下肢を屈曲して（膝を立て）非麻痺側に倒す，麻痺側下肢のみを屈曲して非麻痺側に倒すなどの方法を用いる．
- 体幹の回旋を伴った寝返りの訓練は，頭部と麻痺側の肩を介助し，さらに麻痺側の骨盤を介助➡麻痺側の肩と骨盤を介助➡麻痺側の骨盤か肩を介助（図28-3）➡介助なし．
- 行動に対する調整として段階的難易度設定を用いた訓練例としては，背臥位から側臥位への寝返りにおいて，背臥位をスタートとするのではなく，逆方向連鎖を用い，①背臥位から側臥位方向へ体幹を60°回転させた位置から側臥位へ，②背臥位から側臥位方向へ体幹を45°回転させた位置から側臥位へ，③背臥位から側臥位方向へ体幹を30°回転させた位置から側臥位へ，④背臥位から側臥位へ，と4段階で進める（図28-4）．
- 段階的難易度設定による訓練例として，下肢を訓練台上に乗せた状態から下ろすことを利用する方法もある．背臥位で①30cmの高さの訓練台上に下腿を乗せて，下ろす際に生じる回転モーメントを利用する，②同20cm，③同10cm，④訓練台を用いないで行う，と4段階で進める（図28-5，図は引き続き起き上がるように訓練している）．

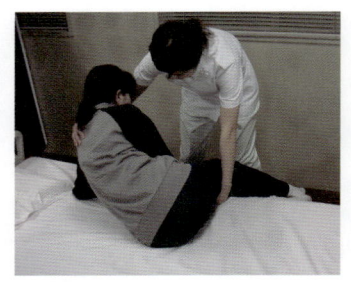

図28-6 下肢の移動と体幹を介助した起き上がり

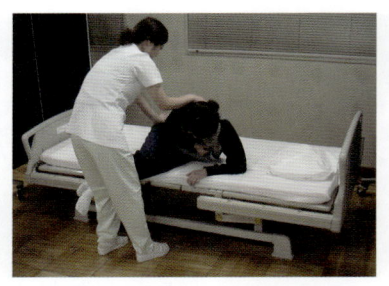

図28-7 麻痺側肩と骨盤の保持を介助した起き上がり

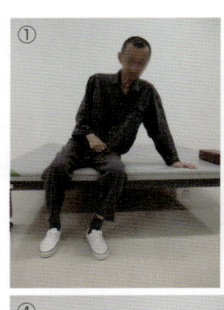
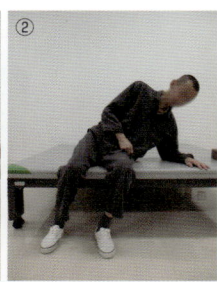
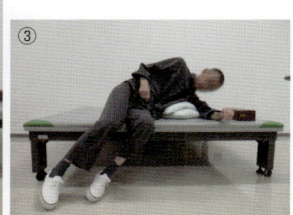
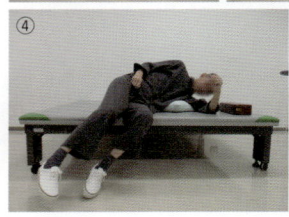
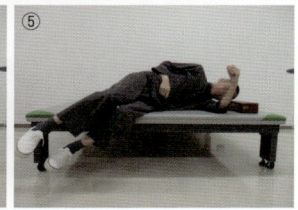

図28-8 起き上がりにおける段階的難易度調整例

③ 起き上がり（ベッド上）

- ①背臥位から非麻痺側下の側臥位になる（②「寝返り」参照），②両下肢（下腿）をベッドから出す，③非麻痺側の肘，手をついて起き上がる，の3つの動きからなることが多い．

- 側臥位から両下肢をベッドから出すとともに体幹を起こす介助（図28-6）➡体幹を起こす介助➡起き上がる途中で麻痺側の肩が後ろに引かれて体幹が後方に倒れないように肩を押さえる介助（図28-7）➡介助なし

- 側臥位から端座位に起き上がるには，側臥位-（下側の肘をついた）片肘支持位-（下側の手をついた）片手支持位-端座位となるが，側臥位-片肘支持位の部分の難易度が高く，そこが困難であるために動作ができない症例が目立つ．

- そこで，逆方向連鎖を用い，①片手支持位から端座位へ，②片肘支持位から端座位へ，（片肘支持位と側臥位の間をたとえば3分割して）③側臥位で腋窩に枕2つ差し込んだ状態から端座位へ，④側臥位で腋窩に枕1つ差し込んだ状態から端座位へ，⑤側臥位から端座位へ，と5段階で進める（図28-8）．

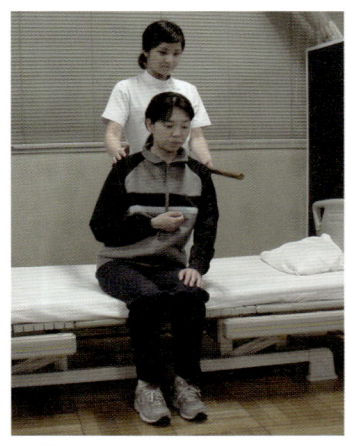

図28-9 非麻痺側に目標物を示した座位

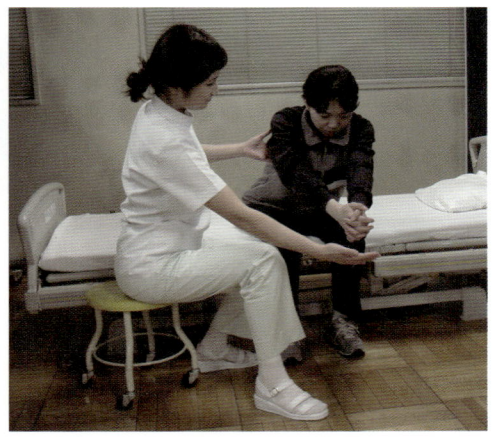

図28-10 座位での体幹前傾

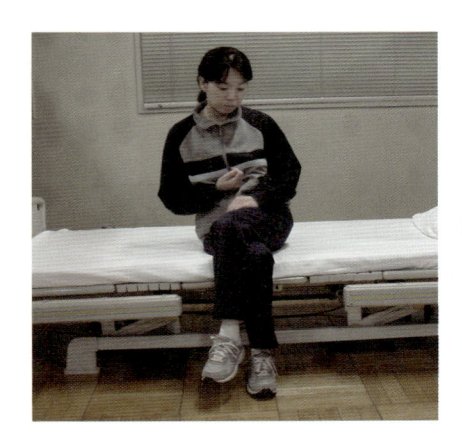

図28-11 非麻痺側下肢を組み坐骨を浮かせた座位

> **memo**
> 麻痺側の上に脚を組み，非麻痺側の坐骨を浮かせるようにすると麻痺側の坐骨に体重が大きく乗る（図28-11）.

④ ベッドでの座位（端座位）

- 下腿長程度の高さの座面に座る➡足がつかない高さや下腿長より著明に低い高さに座る.
- 訓練台（座面が比較的硬い）➡ベッド（座面がやわらかい）➡さらにやわらかいマットのベッド.
- 非麻痺側に重心を置くように頭部から上部体幹を変位させて非麻痺側の手で支持する➡非麻痺側の支持を外す➡麻痺側方向へ体幹を移す.
- 体幹の変位は前方に鏡を置いて確認しながら行うか，目印となる目標物を提示すると行いやすい（図28-9）.
- 姿勢保持➡前後左右に体幹を傾けて戻す（座位バランスの訓練と評価にもなる：図28-10）.
- 座位姿勢と座位での活動を妨げる要因としてPusher現象や半側空間無視などがある.

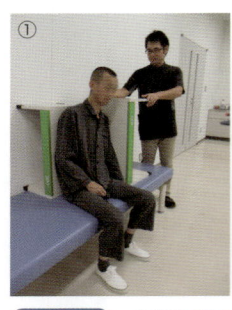 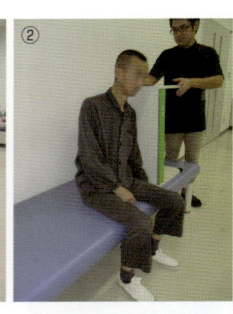 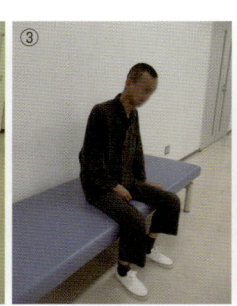 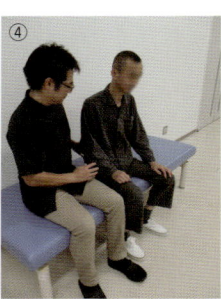 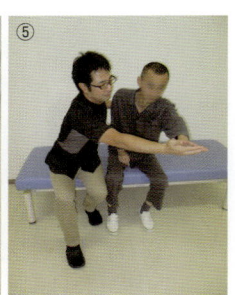

図28-12 座位保持における段階的難易度設定例

■段階的難易度設定を用い，①背もたれにもたれ，非麻痺側の手を側方につき，肩は非麻痺側の壁に寄せて座る，②非麻痺側の手を側方につき，肩は壁に寄せて座る，③非麻痺側の手を側方について座る，④非麻痺側の手を膝の上に置いて座る，⑤座ったまま，非麻痺側の手を空間でリーチ動作を行う（体幹の前後傾や頭部から上部体幹の左右側方移動），のように5段階で進める（**図28-12**）．なお，①が困難であれば，さらに前方にテーブルを置き，両前腕を乗せることを試みるのもよい．

a. Pusher現象

■座位や立位において，麻痺側へ傾斜した体幹を非麻痺側へ戻すことが困難である状態．理学療法士が正中位方向に体幹を戻すように動かすことに対して押し返してくるため修正が困難となる．

■評価として，contraversive pushing臨床評価スケール，網本らによるPusher重症度分類，Burke lateropulsion scaleがある．

■対策として，鏡で姿勢の傾きを認知させる，点滴棒など垂直指標に体幹をあわせる，適切な距離にある非麻痺側の壁などに非麻痺側の肩をつけて保持する，などがある．しかし，治療者が麻痺側から繰り返し押し返すことは不適切である．

■座位では，座面を上げて両下肢を浮かせると傾きが改善することがある．非麻痺側上肢を前方のテーブルに乗せる方法もある．麻痺側坐骨の下に折りたたんだバスタオルを敷くのもよい．

■立位・歩行では，非麻痺側下肢への体重負荷訓練を行う，高い座面のいすから立ち上がり訓練を行う，歩隔を広くして支持基底面を大きくさせるなどを行う．しかし，非麻痺側の手で平行棒を引っ張るよう指示するのは不適切である．

b. 半側空間無視（USN，またはhemi-spatial neglect）

USN：unilateral spatial neglect

■一側大脳半球の障害により，反対側の無視が生じることがある．それにより，顔を常に非麻痺側に向けている．視覚的認知だけでなく，行動の際にも無視が生じる場合がある．

■机上の検査として，二点発見，線分二等分検査，Arbertの線分抹消検査，星印抹消試験，文字抹消試験（抹消試験cancellation test），ダブルデイジー検査，時計描画検査，絵画試験などがある．

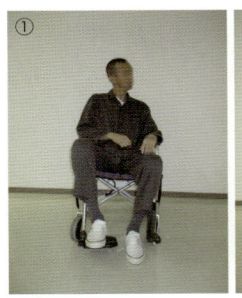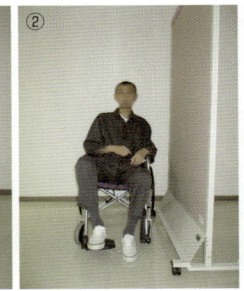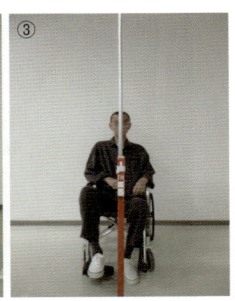

図28-13　車いす座位と介入例

- 行動観察（ADL上）での検査も重要である．検査法として，Catherine Bergego Scaleなどがある．

ADL：activities of daily living

- 右脳障害（中大脳動脈領域の広範な損傷など）による左半側空間無視のほうが多く，左脳障害による右半側空間無視のほうが症状は軽度で一般的に予後もよい．
- 対策として，理学療法士は麻痺側に位置する，患者の体幹を麻痺側に回旋する，患者の非麻痺側から麻痺側へと注意を移動する，麻痺側の手に触れながら非麻痺側上肢の動作を行う（麻痺側身体へ触覚刺激を高める），麻痺側後頸部の電気刺激を行う．しかし，姿勢矯正鏡の使用は効果がない．
- 顔を非麻痺側に向けている状態が目立つ場合（図28-13①）は，非麻痺側の視野を遮断するように，裏にした姿勢観察用鏡を体側に置く（図28-13②）のもよい．また，非麻痺側に目標物を示して正中方向を追視させ（図28-13③），正中付近で注目させるように適宜声をかけるのもよい．

⑤（ベッドやいすからの）立ち上がり

- 訓練初期には座面の高いいすを用い，いすに浅く腰掛け，非麻痺側の足を手前に引いて，体幹の前傾から動作を始めて立ち上がる．座るときはゆっくり座る．
- 高めの座面➡徐々に低い高さ➡しゃがんだ姿勢から．
- 平行棒などの手すりにつかまる（手すりの位置が座った前方➡側方）➡（車いすのアームレストや座面に手をつく）➡手の支持なし．
- 前方への重心移動を理学療法士が介助➡介助なし．
- 体幹を非麻痺側に変位させ非麻痺側下肢荷重となるように理学療法士が介助（重心移動を介助）➡非麻痺側下肢荷重を介助なし➡（非麻痺側への変位を減らしていき）麻痺側下肢でも荷重．
- 高めの座面で手すりにつかまり，重心移動の介助を行っても困難な場合は，もち上げるような介助（図28-14：図28-14右は麻痺側膝伸展も介助）が必要となる．
- 両膝をベルトで巻いて，介助者の片膝をあてがいブロックした状態で介助する方法もある（図28-15）．

memo

表28-1の2）⑦において非麻痺側足指を立てない場合には，立てた場合に比べて高這い様姿勢になる際に麻痺側下肢の荷重が必要となり，麻痺側部と非麻痺側手で支えて非麻痺側足部をもち上げて足底を床につける必要がある．

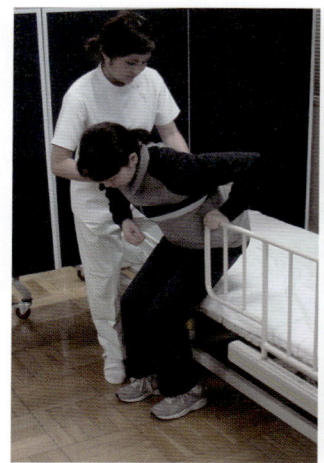
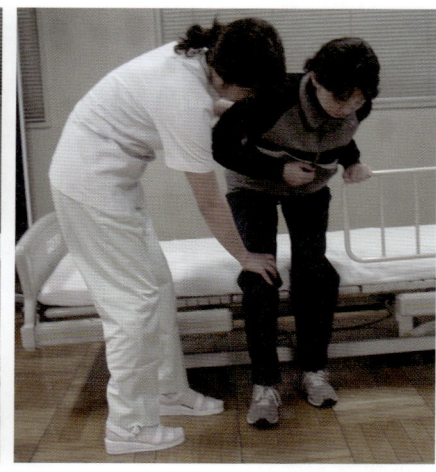

図28-14 体幹前傾と体幹のもち上げを介助した立ち上がり

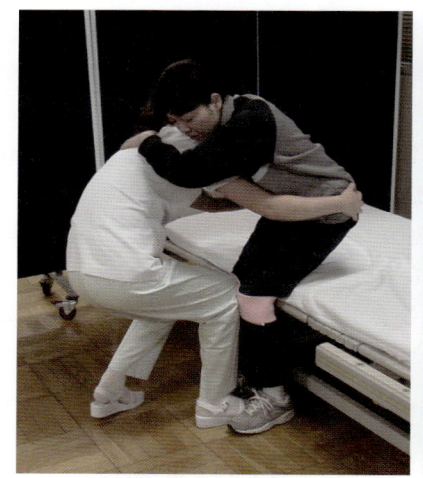
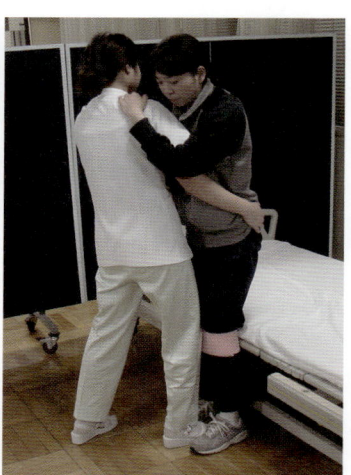

図28-15 ベルトを用いて膝を固定した立ち上がりの介助

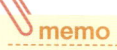memo

膝にベルトを巻いてブロックしながら立ち上がる介助は，移乗にも応用できる（図28-16）.

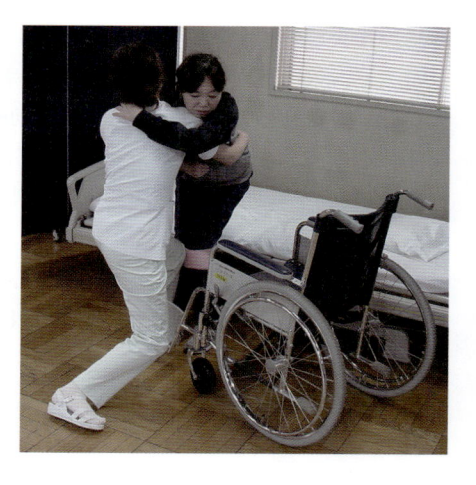

図28-16 ベルトを用いて膝を固定した移乗の介助

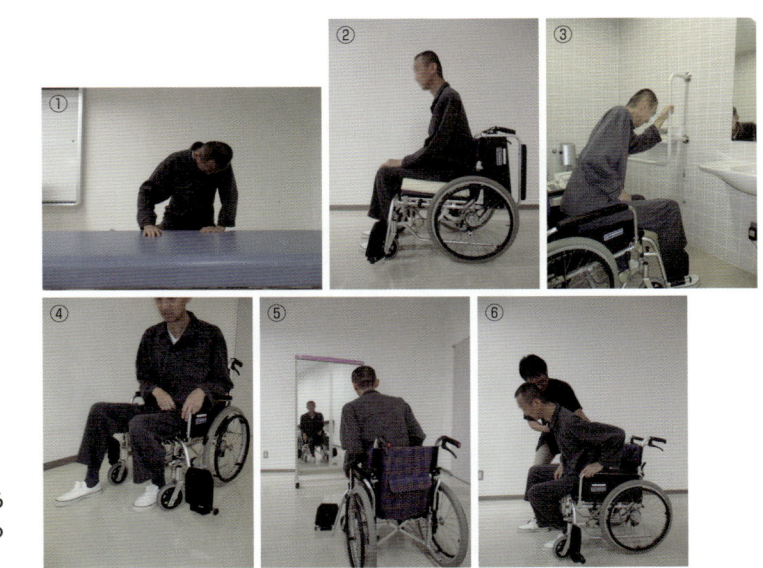

図28-17 車いすからの立ち上がりにおける介入例

- 立ち上がる前に対象者の殿部を車いすの側に回転させて移動角度を小さくしておくと，介助量はより減少する．
- 手すりを使用して立ち上がろうとしても，体幹前傾が引き出せずに立ち上がりが困難となる場合，シェイピングの技法を用い体幹前傾運動から開始する．その際，体幹前傾に恐怖を訴える対象者も目立つが，前方にテーブルを置き，テーブル上に乗せた目標物に手を伸ばすように上肢を前に出しながら体幹前傾を行うのもよい．ただし，関節可動域の問題があれば，その改善が先決となる．
- 次に，①前方にテーブルを置いたまま（視覚的に安心を与える），②座面を高くする，③縦手すりにつかまる（図はトイレの縦手すりを使用．突っ張り棒のように床と天井間に取りつけるタイプもある），④非麻痺側足を後ろに引く，⑤前方に鏡を置き姿勢や動きを確認しながら行う，⑥理学療法士が体幹前傾を指示するとともに手を添えて誘導する（**図28-17**）ことを組み合わせて立ち上がりを成功させ，段階的に①のテーブルなし，②通常の（あるいはより低い）座面の高さから立ち上がる，③縦手すりで可能となれば，平行棒，肘掛け，手放しと進める，④非麻痺側足部は背底屈中間位程度，⑤鏡なし，⑥立ち上がる指示のみ，で可能となるように近づけていく．もちろん，全員が最終的にここまで到達するわけではなく，対象者にあわせた目標とする．

⑥ 床からの立ち上がり

- 動作の過程はさまざまなパターンがありうる（**図28-18**）．
- 理学療法士による介助あり（**図28-19**）➡介助なし．
- （いすを置いて）いすに手をつく➡床に手をつく．
- いすに手をつき殿部をもち上げて，一度いすに座ってから立ち上がる➡いすに座らない（**表28-1**，**図28-20**，**28-21**）．

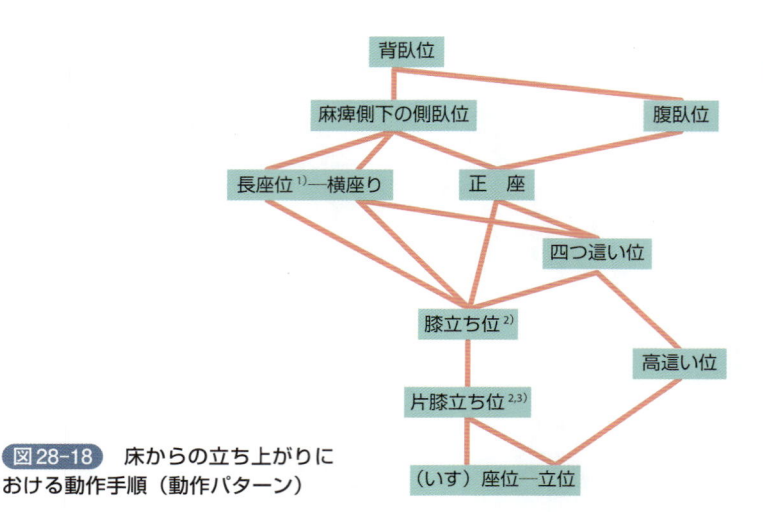

1）非麻痺側下肢を屈曲していることもある
2）いすなどに手をつく場合がある
3）麻痺側あるいは非麻痺側膝を立てる

図28-18　床からの立ち上がりにおける動作手順（動作パターン）

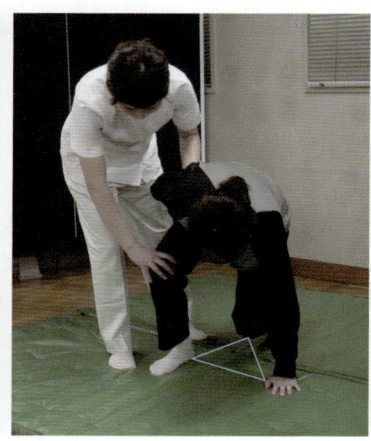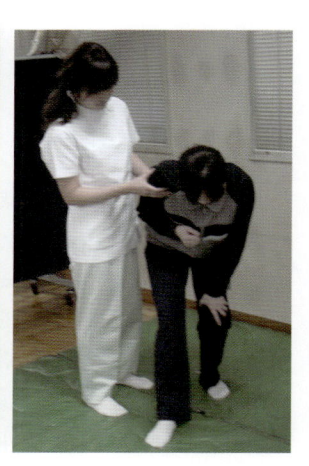

図28-19　床からの立ち上がりの介助と支持基底面

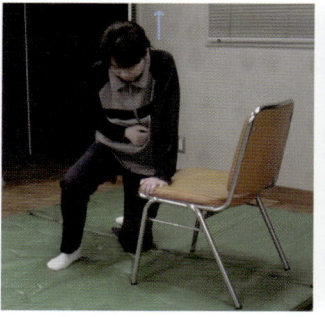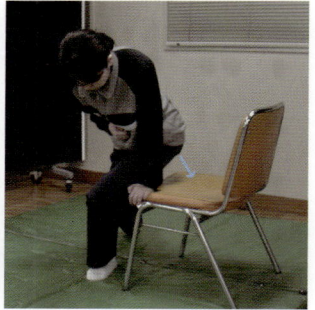

図28-20　床からの立ち上がりの際に一度いすに座る

■膝立ち位を経由して片膝立ちになる➡膝立ち位を経由しない．

■一連の手順のうち一部分に限定した実施➡徐々に増やし一連を実施．たとえば，表28-1の1）において，⑤までは介助で行ったのち，⑥から⑧を自力で行い，できるようになったら⑤から⑧を行い，さらに④，③，②，①からと行っていく方法も有効である．

表28-1 床からの立ち上がり動作手順例

1）一度，いすに座るパターンでの立ち上がり
①背臥位
②非麻痺側下の側臥位
③足を引っかけて曲げていき横座り
④いすに手や肘をつき膝立ち位
⑤非麻痺側下肢（膝）と手で支え，非麻痺側に重心を移動
⑥麻痺側の膝を立てて片膝立ち位
⑦麻痺側足部と非麻痺側手で支えて殿部をもち上げ，いすに座る
⑧立ち上がる
2）いすを使わない立ち上がり
③横座りまでは1）に同じ
④両下肢（膝）と手を床につけた四つ這い様姿勢
⑤非麻痺側下肢（膝）と手で支え，重心を非麻痺側に移動
⑥麻痺側の膝を立てる
⑦非麻痺側足指を立てる（次の手順が容易となる）
⑧非麻痺側膝を浮かせた高這い様姿勢
⑨手を離していき立位（一度非麻痺側膝に手を当てることもある）

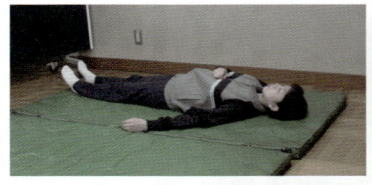
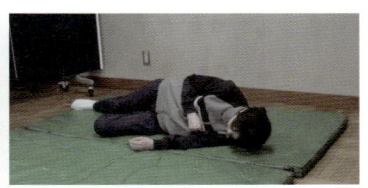
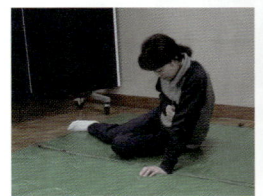
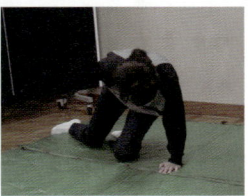
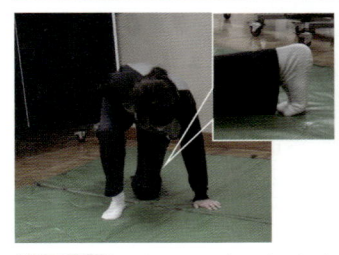
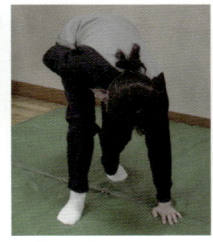
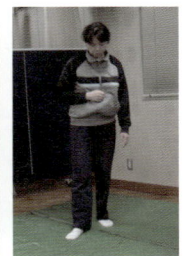

図28-21 床からの立ち上がり例

7 立　位

- 平行棒などにつかまる➡指先のみ平行棒や壁などに触れる➡つかまらない．
- 非麻痺側に重心を置くように頭部から体幹を変位させる➡麻痺側にも体重をかけるように体幹を移す．

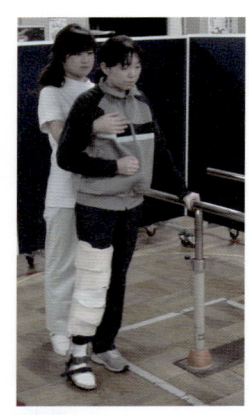

図28-22　立位における体幹を直立位に保つ，非麻痺側への重心移動と保持の介助

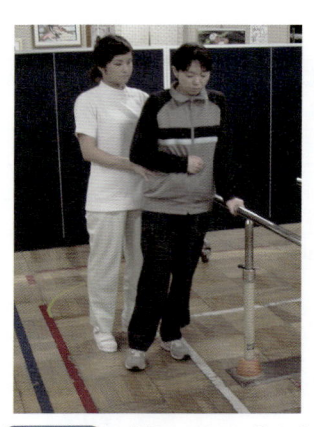

図28-23　立位における非麻痺側への重心移動と保持の介助

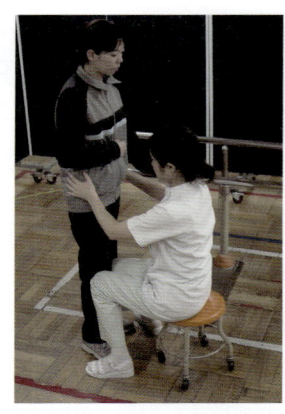

図28-24　立位における非麻痺側への重心移動と保持，麻痺側下肢荷重の介助

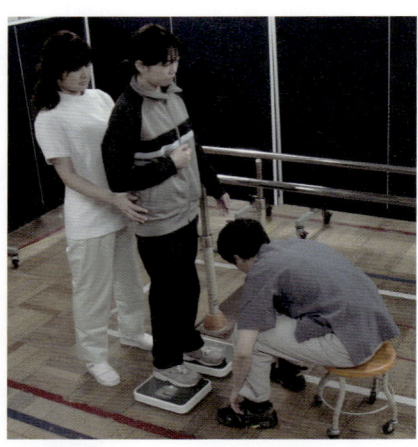

図28-25　2台の体重計を用いた下肢荷重評価と訓練

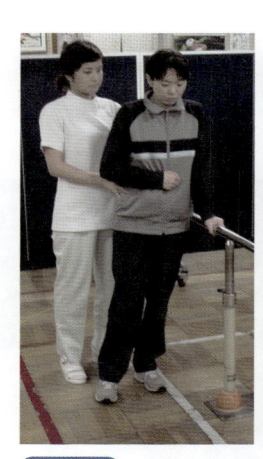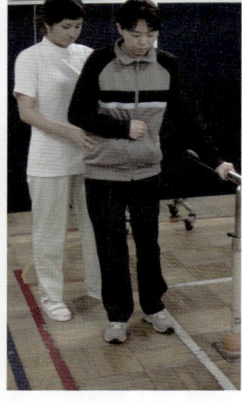

図28-26　立位における左右への重心移動訓練

- 理学療法士が介助する➡介助なし．体幹を直立位に保つ，重心移動と保持，麻痺側下肢の荷重介助が必要なことが多い（**図28-22～28-24**）．
- 麻痺側下肢に荷重するために長下肢装具や膝固定装具などを用いる➡金属支柱付き短下肢装具➡プラスチック製短下肢装具➡用いない．
- 姿勢保持➡前後左右に体幹を傾けて戻す（バランスの訓練と評価にもなる）．

 memo

- 下肢への荷重を促すために目安となる印（肩や骨盤の高さなど）や壁などを利用することもある（鏡をみながら行うのも有効である）．
- 下肢への荷重の評価とフィードバックとして2台の体重計にそれぞれの足部を乗せて行うことも有用である（**図28-25**）．
- 移乗や歩行のために体幹，骨盤を左右に動かして重心移動を訓練することも重要である（**図28-26**）．

- 立位保持困難な場合，尖足の予防，覚醒レベルの向上，立位感覚の維持，下肢の骨粗鬆症予防などを目的に，ティルトテーブル（斜面台）を用いた立位保持訓練を用いることがある．
- 麻痺側下肢に長下肢装具を使用し，平行棒につかまっての立位保持が困難であり，理学療法士が後方から抱きかかえるようにして支えるのも難しいくらいの場合もある．
- 段階的難易度設定により，さらに難易度を下げた設定として，以下の組み合わせを考えていく（**図28-27**）．
❶ 訓練環境は，①ティルトテーブル，②窓下の縁＋背部に壁，③窓下の縁，④縦手すり，⑤平行棒（横てすり），⑥テーブルなどの台，⑦手放し，へと7段階で進める．ただし，対象者により到達目標が異なる．
❷ 麻痺側下肢支持性への介入として，①麻痺側膝を金属支柱付きの軟性膝固定装具を用いる，②理学療法士が大腿四頭筋をタッピングしながら筋収縮を促す，③介入なし，へと3段階が考えられる．
❸ 非麻痺側下肢の外転防止のための介入として，①ベルト固定（ティルトテーブル），②外転をブロックする台や板，③なし，へと3段階が考えられる．
❹ 体幹姿勢保持のための介入として，①ベルト（ティルトテーブル），②理学療法士による介助（麻痺側あるいは後方から），③なし，へと3段階が考えらえる．
❺ とくにPusher現象がみられる場合は，麻痺側に体幹が傾くことを防ぐための介入として，①重ねた雑誌を麻痺側の足の下に差し入れる，②麻痺側靴の補高，③なし，へと3段階が考えられる．
❻ そのほか，言語指示①あり，②なし，モデリング（手本を見せる）①あり，②なし，の各2段階が考えられる．プロンプト・フェイディング（p.328，**図27-7**参照）を用いることもできる．
- 歩行では，さらに歩行時の麻痺側下肢の振り出しを得るための介入として，①理学療法士による介助，②弾性包帯による足部固定と靴底部の摩擦軽減，③靴の上にビニル袋を巻いて靴底部の摩擦軽減，④なし，へと4段階が考えられる．

8 移乗 transfer（車いすとベッド間の移乗）

- 身体機能だけでなくベッドや車いすの環境により方法が異なる．
- ベッドから車いす，車いすからベッドのうち難易度が低いほうから実施➡両方実施．
- 非麻痺側への移動➡麻痺側への移動．（ただし，Pusher現象では逆のこともある）
- 理学療法士による指示や介助あり➡段階的に種類と量を減らす➡指示や介助なし．
- アームレスト部が脱着（またはスウィング）式の車いす➡脱着できない車いす．
- 一連の手順を提示（**表28-2，図28-28**）➡対象者（患者）に言わせて確認➡提示や確認なし．

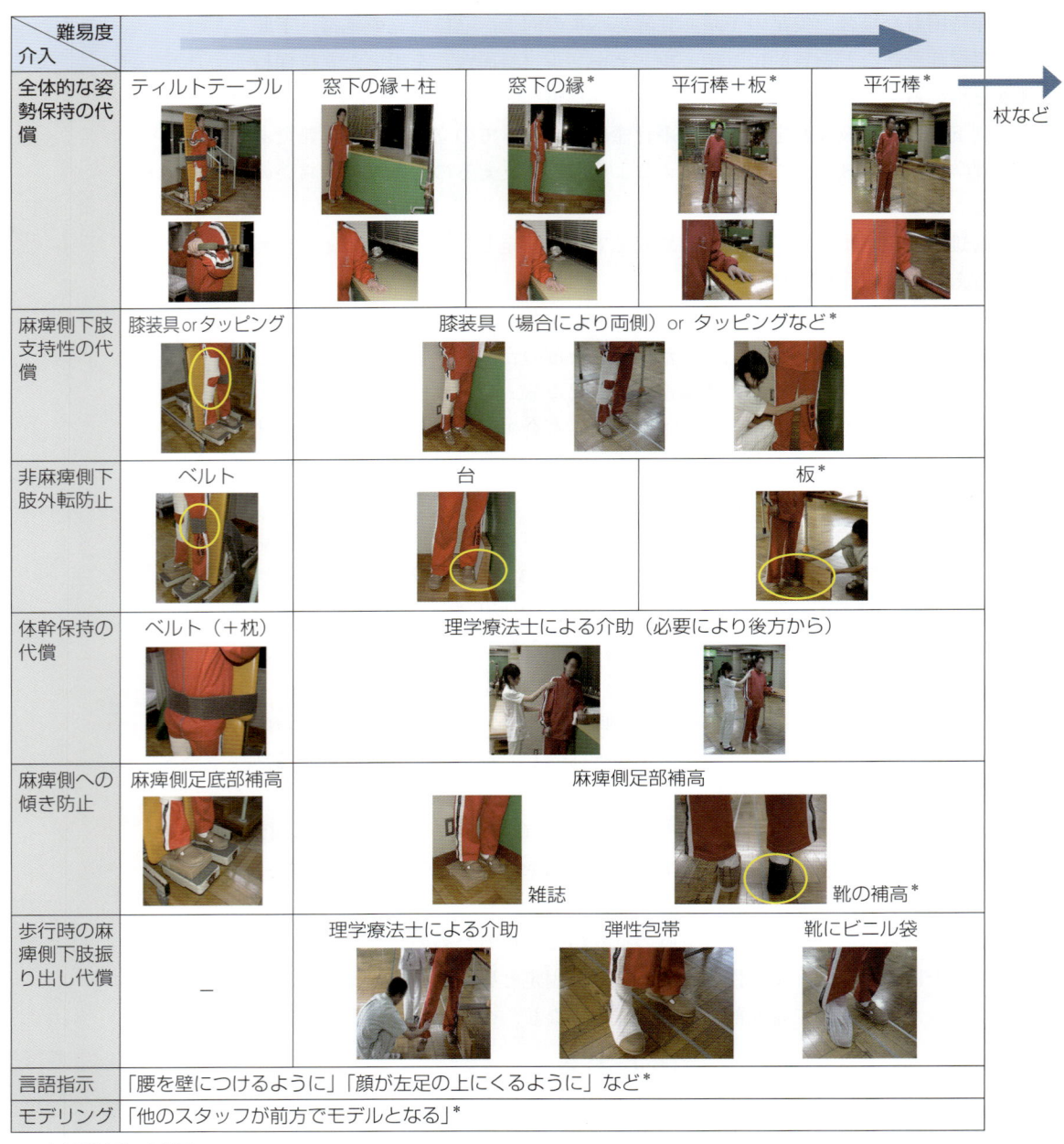

＊：歩行訓練時にも利用

図28-27 Pusher現象を呈する片麻痺患者に対する早期立位歩行訓練

訓練環境は，①ティルトテーブル，②窓下の縁＋背部に壁，③窓下の縁，④縦手すり，⑤平行棒（横てすり），⑥テーブルなどの台，⑦手放し，へと7段階で進める．ただし，対象者により到達目標が異なる．

麻痺側下肢支持性への介入として，①麻痺側膝を金属支柱付きの軟性膝固定装具を用いる，②理学療法士が大腿四頭筋をタッピングしながら筋収縮を促す，③介入なし，へと3段階が考えられる．

非麻痺側下肢の外転防止のための介入として，①ベルト固定（ティルトテーブルに固定），②外転をブロックする台や板，③なし，へと3段階が考えられる．

体幹姿勢保持のための介入として，①ベルト（ティルトテーブルに固定），②理学療法士による介助（麻痺側あるいは後方から），③なし，へと3段階が考えらえる．

とくにPusher現象がみられる場合は，麻痺側に体幹が傾くことを防ぐための介入として，①重ねた雑誌を足の下に差し入れる，②非麻痺側靴の補高，③なし，が考えられる．

そのほか，言語指示①あり，②なし，モデリング（手本を見せる）①あり，②なし，の各2段階が考えられる．

歩行時の麻痺側下肢の振り出しを得るための介入として，①理学療法士による介助，②弾性包帯による足部固定と靴底部の摩擦軽減，③靴の上にビニル袋を巻いて靴底部の摩擦軽減，④なし，へと4段階が考えらえる．

表28-2	車いすからベッドへの移乗の手順例
①車いすを適切な位置につける	
②車いすのブレーキをかける	
③車いすのフットレストを上げる	
④浅く腰掛ける	
⑤ベッドサイドレールにつかまる	
⑥立ち上がる	
⑦非麻痺側の足を踏み換える	
⑧体幹を回転して殿部をベッドに向ける	
⑨座る	
（⑩深く座る）	

memo

非麻痺側への移乗におい
て，麻痺側下肢の支持性
が低いために，**表28-2**の
「⑦非麻痺側の足を踏み換
える」ができない場合，立
ち上がる前に足先を内側
に向けておき，足の位置を
変えずに殿部を回転できる
ようにして立ち上がったの
ち，非麻痺側の踵を上げ
て爪先立ちになり母趾球を
支点にして踵を回転させる
ピボットターンを行う．

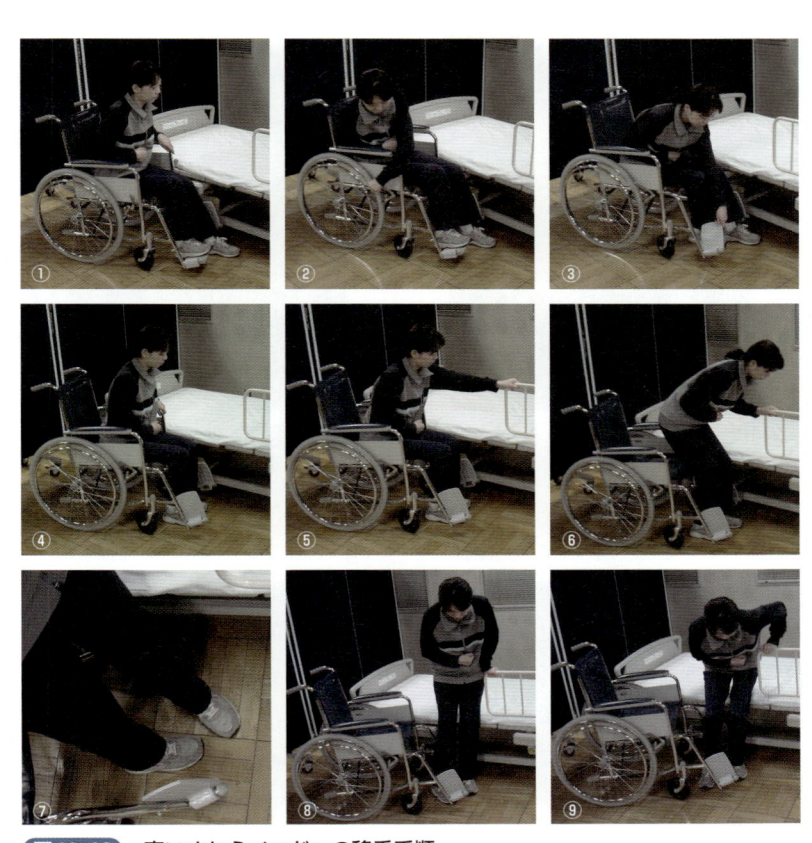

図28-28　車いすからベッドへの移乗手順
①〜⑨の番号は**表28-2**の手順に対応している．

- 一連の手順のうち一部分に限定した実施➡徐々に増やし一連を実施．たとえば，
  表28-2の⑥まで介助で行い，⑦から⑨を介助なしで実施➡⑥から➡…➡介助
  なしで①から実施．
- 座面を高くして立ち上がりやすい状態での実施（ベッドを高くするなど）➡通
  常の高さ➡低い高さ．

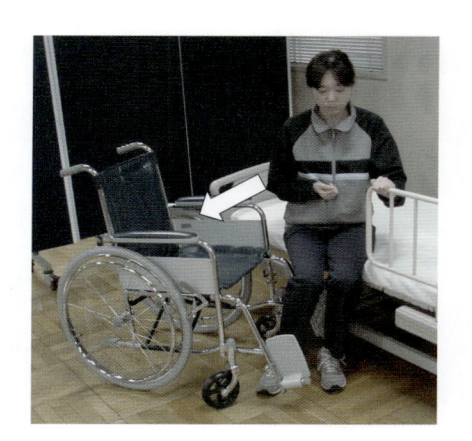

図28-29 回転角度を小さくしたベッドから車いすへの移乗

注）一般的には車いすを非麻痺側に位置させるほうが動作が容易だが，**図28-28**の動作における車いすの位置での訓練として麻痺側への移動とした.

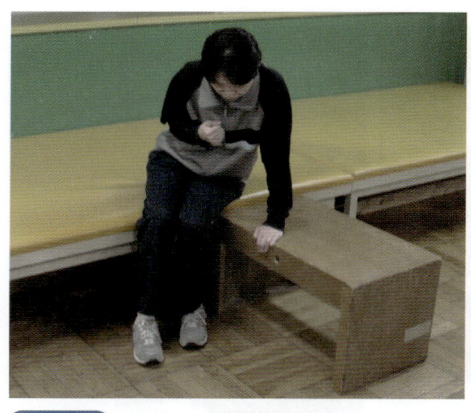

図28-30 座位での殿部移動訓練

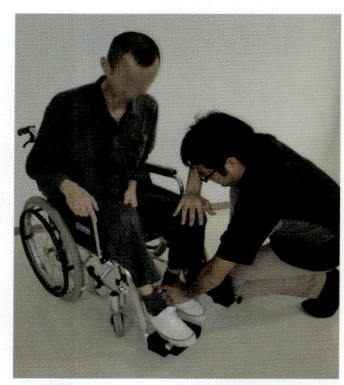

図28-31 非麻痺側下肢による車いす駆動訓練

- ベッドから車いすでは，車いすの遠位側アームレストにつかまる➡近位側アームレストにつかまり，立ち上がってから遠位側にもち替える.
- ベッドから車いすでは，立ち上がる前に殿部や足部の位置を調節して非麻痺側の足の位置をほとんど動かさない（**図28-29**）➡立ち上がってから非麻痺側下肢を踏み換えて身体の向きを変える.
- 麻痺側への移動では非麻痺側上肢に体重を乗せて，回転の軸となるように体幹を動かす.

⑨ 車いす駆動（普通型の車いすを使用）

- 非麻痺側下肢の使い方が重要となるため，まず下肢のみでの駆動を訓練するとよい. 前に出して床に足をつけた位置で理学療法士が足部を固定して，膝屈曲により車いすを引きつけるようにさせる（**図28-31**）➡足部の固定なし.
- 直進➡曲がる（とくに非麻痺側への訓練が重要）.
- 直進の訓練ではキャスターを進行方向に向けておくと進みやすい. キャスターが進行方向と逆を向いていると車いすの動き始めに際して進行方向に向きが変わる.

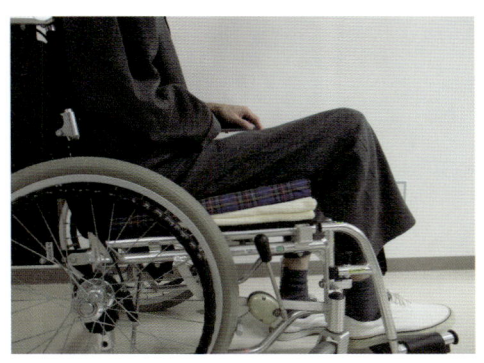

図28-32 アンカーサポートを用いて殿部のずれを防いだシート

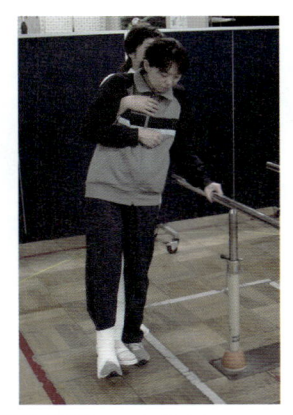

図28-33 平行棒歩行における姿勢保持，重心移動，麻痺側下肢の振り出し介助

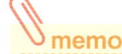

memo

　殿部のずれが目立つときには，クッションの下に坐骨結節より前方が高くなるようにアンカーサポート（折りたたんだバスタオルなど）を入れるとよい．クッションがずれる場合には，シートとの間に滑り止めのゴムシートを敷くとよい．ゴムシートのみを敷くと，坐骨に対するせん断力（ずれ）が強くなるので好ましくない（**図28-32**）.

⑩ 歩　行

■ 装具を使用（例：長下肢装具➡短下肢装具➡プラスチック製装具）➡弾性包帯などでの足部固定➡装具不使用.

■ 平行棒を使用➡杖を使用（例：ウォーカーケイン➡四点支持杖➡ロフストランド杖➡T字杖）➡杖を不使用.

■ 常時二点支持歩行［三動作（杖）歩行］➡二点一点交互支持歩行［二動作（杖）歩行］.

■ 後ろ型➡そろえ型➡前型.

■ 遅い速度➡速い速度.

■ 短距離➡長距離.

■ 理学療法士による介助あり➡介助の種類や量を減らしていき➡介助なし．介助は姿勢保持，重心の左右移動，麻痺側下肢の振り出し（**図28-33**），麻痺側下肢の荷重などに対して行われる.

■ 動作の各手順（平行棒につかまっての三動作歩行の手順例：**図28-34**，**表28-3**）のそれぞれに対して援助の有無を確認しながら訓練を行い，援助の減少を評価の指標としていく.

■ 訓練の前段階として，平行棒につかまった立位保持，非麻痺側の手を離し前に出す，重心の左右移動，足部の振り出し（挙上して前に出す）ができるか，どのような援助が必要かを評価するとよい.

■ 立位保持は自力で可能である場合でも，足部を一歩前に出したときにバランス

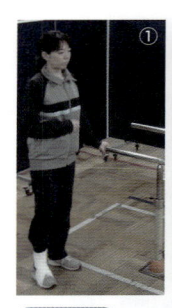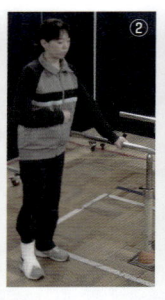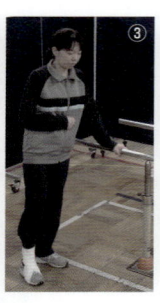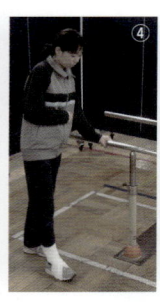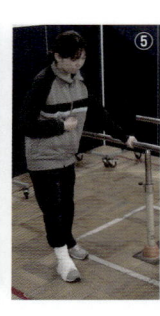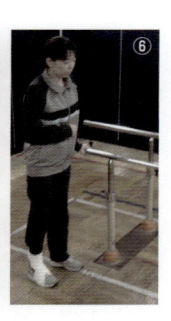

図28-34　平行棒歩行訓練の手順

表28-3　平行棒につかまっての三動作歩行の手順例

①非麻痺側の手で平行棒につかまった立位保持
②非麻痺側の手を前に出す
③重心を非麻痺側の足部方向へ移動
④麻痺側の下肢（足部）を前に出す
⑤重心を麻痺側の足部方向へ移動
⑥非麻痺側の下肢（足部）を前に出す

を崩すことがあるので注意する.

■一見安定しているようにみえる場合でも，麻痺側膝が急に折れるように崩れて転倒することもあるので，対応できるように支えながら行うことが必要となる場合がある.

■手ぶらで歩行➡荷物を背負って歩行➡荷物をもって歩行.

■直進➡非麻痺側へ曲がる➡麻痺側へ曲がる➡非麻痺側へ回転➡麻痺側へ回転（➡非麻痺側へ横歩き➡麻痺側へ横歩き➡後ろ歩き）.

■幅の広い歩行路➡狭い歩行路.

■プラスチック系の床用タイルやフローリングの床上➡絨毯や畳などの上.

■平地歩行➡敷居などをまたぐ➡坂道歩行や不整地歩行.

■理学療法室内➡病棟内➡病院内➡屋外（車や人通りが少ない➡多い）.

memo

　階段昇降は，手すりにつかまった非麻痺側の手あるいは杖のつぎに，上りは非麻痺側から（杖➡非麻痺側の足➡麻痺側の足），下りは麻痺側から（杖➡麻痺側の足➡非麻痺側の足）行うのが基本であるが，逆の場合もある．一段一段で両足をそろえる二足一段での昇降のほうが一段に片足のみ乗せる一足一段より安定する．下りでは後ろ向きに下りたほうが容易な場合がある．安定していれば杖と片足を同時に動かすこともある.

　エスカレーターはできれば避けたほうがよいが，行う際には乗り降りとも非麻痺側から行うのが基本である.

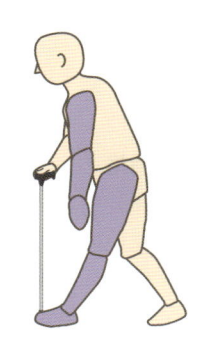

図 28-35 反張膝

- 歩行は多様な場面で行われ, 室内と家の周りと（それ以上の）長距離, 昼と夜, 晴天と降雨や降雪などでも歩行の方法を変えることも多いので, いろいろな場面を想定した歩行を訓練することが必要となる.
- 訓練目的の歩行（歩行のための歩行）では安定していても, 病棟や家での日常生活活動における歩行（たとえば夜中に起きて排泄をするためにトイレへの移動手段としての歩行）では不安定になることも多いので注意が必要である.
- 主要な異常歩行として, 麻痺側立脚期の短縮, 反張膝, 足部の内反尖足, 遊脚期の分回し, 膝のこわばり, 尖足などを認める.

a. 主要な異常歩行と対策

①反張膝（**図 28-35**）

- 膝関節が0°をこえて過伸展した状態を反張膝といい, 麻痺側の立脚期に認める場合がある.
- 過伸展には至っていないが, 伸展0°で支持している状態を膝のロッキングと呼ぶ場合がある. 立脚初期に急激な膝伸展が起こりロッキングしている場合, いずれ反張膝に移行する可能性がある.
- 骨盤の後退, 大腿四頭筋の筋力低下や痙縮, 腓腹筋（下腿三頭筋）の痙縮, 足関節の尖足拘縮, 下肢の重度深部感覚障害が原因となる. ハムストリングの筋力低下や短縮は原因とはならないので注意する.
- 対策として, 短下肢装具足継手の底屈制限（足継ぎ手後方の調節ロッドを押し込む）, 短下肢装具の踵の補高, スウェーデン式膝装具の使用, モンキー歩行の指導,（下腿三頭筋の痙縮に対しては）下腿三頭筋のストレッチング, 下腿三頭筋のアイシングなどがある. ハムストリングのストレッチングは逆効果である.

②内反尖足

- 対策として, 下腿三頭筋の徒手的伸張訓練, 下腿三頭筋のアイスマッサージ, 短下肢装具（底屈制限）を用いた歩行訓練, 非麻痺側の補高, 膝装具を装着した立位歩行訓練, 膝屈曲位での立位歩行訓練, 長・短腓骨筋の筋再教育, 足背屈筋群の機能的電気刺激, 麻痺側に荷重してのブリッジ, 腹筋群の促通, PNF屈曲・外転・内旋パターンでの促通.
- 前脛骨筋の漸増抵抗運動, 下肢屈筋共同運動の促通, 背屈制限付き短下肢装具の使用は対策とはならないので注意する.

③その他の異常歩行と理学療法

- 麻痺側立脚相の短縮：麻痺側下肢への体重負荷訓練.
- 麻痺側立脚相の股関節屈曲：PNF による骨盤の前方回旋.
- 膝折れ：長下肢装具の使用.
- 麻痺側への体幹側屈：体幹筋群の促通.
- 分回し歩行：膝・足関節屈筋の促通.
- はさみ足：神経ブロックと伸張訓練との併用.
- 下垂足：反射を利用した足背屈の誘発.

b. 平行棒で行う初期の歩行訓練におけるポイント

- いすからの立ち上がりでは，平行棒を下方に押して立ち上がる.
- はじめは立位において，麻痺側膝関節軽度屈曲位で体重を負荷する.
- 左右肢の体重移動を最初は横方向，つぎに前後方向で行う.
- 麻痺側下肢の振り出しでは，非麻痺側の伸び上がりを防ぐとともに，振り出す前の麻痺側股関節の伸展を意識させる.
- 歩行訓練開始の条件には，床からの立ち上がり動作の獲得，下肢の共同運動の分離は必要としない.

c. 歩行獲得の阻害因子

- 歩行獲得の阻害因子には，重度運動障害（長期弛緩性麻痺，両側麻痺，重複麻痺），著明な屈曲拘縮，高次脳機能障害（失行，失認，重度失語），精神障害，高度認知症，重度感覚障害（重度深部感覚障害，激しい疼痛），長期の便失禁，心不全など重篤な合併症，80 歳以上の高年齢などがある.
- 表在感覚障害は重度でも阻害因子とはならない.

機能統合訓練

29 障害別機能統合訓練② 対麻痺・四肢麻痺

一般目標

1. 対麻痺・四肢麻痺者のリハビリテーションは，最大限の機能回復とADL獲得，個人の最高のQOL獲得を目標としている．理学療法は運動療法を中心とした内容ではあるが，活動制限へのアプローチとしてADL指導や装具療法は必要不可欠である．ここでは対麻痺・四肢麻痺者の理学療法のなかでの運動療法の流れを理解する．
2. 対麻痺・四肢麻痺者の急性期での全身管理の必要性を理解し，回復期から慢性期での運動療法の基礎を理解してADLとの関連を把握する．

行動目標

1. 対麻痺・四肢麻痺者の機能分類を説明できる．
2. 随伴症状と合併症を説明できる．
3. 対麻痺・四肢麻痺者に対する運動療法を説明できる．

調べておこう

1. 脊髄と自律神経系の構造と機能を調べよう．
2. 受傷原因について調べよう．
3. 合併症（急性期と慢性期）について調べよう．

A　対麻痺・四肢麻痺者の疫学

- 対麻痺，四肢麻痺の原因は脊髄麻痺による場合が多く，外傷性と非外傷性に大別される（**表29-1**）．非外傷脊髄麻痺では多様な原疾患がある．
- 外傷性の場合，麻痺の回復は受傷状況により異なり，脊髄受傷直後の医学的管理が予後に影響する．
- 交通事故やスポーツ事故による外傷性脊髄損傷の受傷予防は，法律上の社会的防止対策（道路交通法におけるシートベルト着用義務）や，機材（自動車のエアバッグ装置），環境の安全性の確保と整備（プールでの飛込禁止等），個人に対する啓発活動である．
- 日本における脊髄損傷疫学調査（1990～1992年）の報告では，脊髄損傷の発症は人口百万人あたり年間40.3人と推定され，年齢別分布は20歳と59歳に二極化したピークが認められていた．また頸髄損傷者と胸腰髄損傷者の比は3：1であった．

ADL：activities of daily living
QOL：quality of life

表29-1	脊髄麻痺の原因

外傷性脊髄損傷

非外傷性脊髄麻痺
　　1）先天性奇形，発育異常
　　2）脊椎変性疾患
　　3）脊椎炎症性疾患
　　4）腫瘍
　　5）血管性疾患
　　6）脊髄炎
　　7）脊髄変性疾患
　　8）脱髄性疾患
　　9）中毒性，代謝性
　　10）ヒステリー性

- 第43回リハビリテーション医学会において柴崎は，2004年1年間の脊髄損傷発生状況の全国調査について，「50歳以上の受傷例の割合，不全麻痺例，歩行中の転倒による受傷が増加した」と報告している．歩行不安な高齢者は転倒による脊髄損傷の危険性があることが示唆される．
- 非外傷性の脊髄損傷による対麻痺・四肢麻痺者は外傷性と異なる症状もあり，原因および発症部位の構造と機能を十分理解しなければならない．

B　随伴症状と合併症

- 脊髄麻痺による対麻痺・四肢麻痺者は，自律神経障害，運動障害，感覚障害により随伴症状を発症し合併症を起こしやすい．随伴症状の管理と合併症の予防はリハビリテーションの過程において重要である．
- とくに自律神経障害に伴う随伴症状と合併症に対して，医学的管理や自己管理不十分の場合はADLのみならずQOLも低下させる．
- 対麻痺・四肢麻痺者に対して自己の健康管理能力を習得するような指導を行うことも理学療法士には必要である．

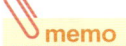

memo
体性神経系の障害のみならず，自律神経系の障害も理解することが重要である．

1　自律神経障害について

- 自律神経は末梢神経系に分類され，内臓や血管や腺などに分布しており，呼吸循環機能や消化吸収機能や分泌など生命維持機能を支配する．
- 自律神経は交感神経と副交感神経に分類される．前者は脊髄側角の起始核から前根を経由し，さらに脊髄神経から交感神経幹を経由して各器官に分布している．後者は中脳，延髄，仙髄にある起始核から脳神経（動眼神経，顔面神経，舌咽神経，迷走神経）と脊髄神経（仙骨神経）に混在し各器官に分布する．
- 自律神経障害は，血管運動を支配する機能や体温調節機能，排尿排便機能，性機能などの障害を起こし，運動やADLを制限する．
- 頸髄完全損傷四肢麻痺者の交感神経は遮断され，迷走神経心臓枝にのみ支配されている場合，心拍数は抑制される．運動負荷時に心拍数反応が抑制傾向にあ

れば，機能残存する骨格筋への血液循環量も不足する．このことから日常生活においても運動療法の指導上，自律神経障害の程度や心拍数変化に対する視点が必要となる．

- 体温調節について，①立毛筋運動障害と皮膚血流調節障害，②発汗障害，③アドレナリン分泌調節障害，④行動性体温調節困難（衣服の着脱，段差等により日向や日陰の選択に制限があるなど）なことがある．

② 随伴症状

a. 運動障害

- 損傷髄節以下では運動系伝導路（下行路）の麻痺により，運動性神経線維が支配する筋の随意性が消失し運動麻痺となる．
- 頸髄の横断性傷害は四肢・体幹麻痺となり，胸髄以下では対麻痺となる．

b. 感覚障害

- 感覚系伝導路（上行路）の麻痺により，痛覚，温覚，冷覚，触覚，圧覚のみならず関節位置覚，運動覚などの深部感覚も麻痺する．
- 感覚障害域の低温熱傷や褥瘡も発生しやすい．

c. 呼吸障害

- 頸髄完全損傷四肢麻痺者の胸郭および腹壁の筋群は麻痺し，残存する横隔膜，胸鎖乳突筋，僧帽筋，肩甲挙筋などの働きにより生命に必要な換気が行われる．
- 横隔膜は横隔神経（C3，C4，C5）により支配され，第4頸髄節（C4）以上の高位損傷では気管切開などの気道確保と人工呼吸器を使用する場合もある．低酸素血症に留意し，呼吸理学療法を必要とする．
- 高位胸髄損傷でも肋間筋群の麻痺により拘束性換気障害が生じる．

d. 循環器障害

- 第5胸髄節（Th5）以上の損傷では血圧低下と徐脈が認められる．
- 血圧低下は，交感神経麻痺による麻痺域（腹部内臓および下肢）の血管拡張に伴い，徐脈は交感神経麻痺による迷走神経優位により起こる．
- ベッド上ヘッドアップ時や座位訓練時や起立訓練時には起立性低血圧のリスク管理をする．また，座位での訓練時に，起立性低血圧予防のために背もたれの角度への配慮が必要である．

e. 消化器障害

- 対麻痺・四肢麻痺者は心理的ストレスも大きく，内臓知覚の麻痺，腸管の交感神経機能麻痺，迷走神経優位により消化性潰瘍を起こすことがある．

f. 自律神経過反射（自律神経過緊張反射）

- 膀胱充満，便秘，妊娠，褥瘡，麻痺域の外傷により，一過性の高血圧，非麻痺域の発汗，頭痛・頭重感，潮紅，徐脈，鳥肌，鼻閉，胸内苦悶，悪心・嘔吐などを訴える．
- 定期的な排尿，排便で自律神経過緊張反射を予防する．

g. 体温調節障害

- 四肢麻痺者の体温調節機能は，発汗障害や筋活動量低下に伴う熱産生消失によ

表29-2	急性期の尿路管理（尿誘導の5原則）
1）麻痺膀胱の過伸張を防止	
2）早期排尿	
3）無菌的膀胱の維持	
4）尿路粘膜の損傷予防	
5）早期カテーテルフリー	

り障害される.

- 気温調整が困難な環境下では，夏期にはうつ熱，冬期には低体温になりやすい.

h. 膀胱・直腸障害

- 受傷直後，排尿反射および排便反射は消失する.

- 排尿反射消失後尿閉状態となるが，尿路器官の粘膜は感染を起こしやすく，度重なる感染症は腎機能を低下させる.

- 対麻痺・四肢麻痺者の尿路管理は，腎機能低下や尿路系感染の予防で，留置カテーテルはできるだけ用いない．急性期の尿路管理（**表29-2**）が慢性期以降の排尿状態へ影響する.

- 慢性期は手圧，腹圧を加え排尿する方法や，叩打して排尿反射を誘発する．残尿量50mL以上の場合，自己間欠導尿を指導する．ただし手指巧緻性低下のある四肢麻痺者では自助具や介助が必要になることがある.

- 排便反射消失から便秘となる．排便は経口または座薬による緩下薬やグリセリン浣腸，温水を肛門から注入し洗腸する方法がある.

- 毎日の排便が理想的であるが，最低でも2日や3日に一度の排便が望ましい.

③ 合併症

a. 褥瘡

- 褥瘡は脊髄麻痺による対麻痺・四肢麻痺者にとって発生頻度の高い合併症であり，好発部位（**図29-1**）の定期的な除圧が不可欠である.

- 車いす座位では2時間ごとに十分に除圧し，好発部位を観察し，実際に触って異常がないか確認する．車いす上で自力で姿勢変換できる者は15分おきに荷重移動を行う.

- 好発部位はベッド上で側臥位となり手鏡を使用して観察するよう指導する.

- 車いすに使用するクッションも重要で，空気構造式クッション（**図29-2**）が褥瘡予防効果に優れている.

b. 関節拘縮

ROM : range of motion

- 対麻痺・四肢麻痺者にとって残存機能を最大限に発揮し，床上動作やプッシュアップ動作や更衣動作などのADLを遂行するために関節可動域（ROM）は正常または正常以上の獲得が望ましい．しかし残存筋力の不均等や長時間の座位姿勢により，対麻痺者は股関節と膝関節屈曲，足関節底屈，四肢麻痺者は肩関節外転，肘関節屈曲，手関節背屈となる関節拘縮を認める.

- 四肢麻痺者の上肢の関節拘縮は長座位時の上肢による支持力を低下させること

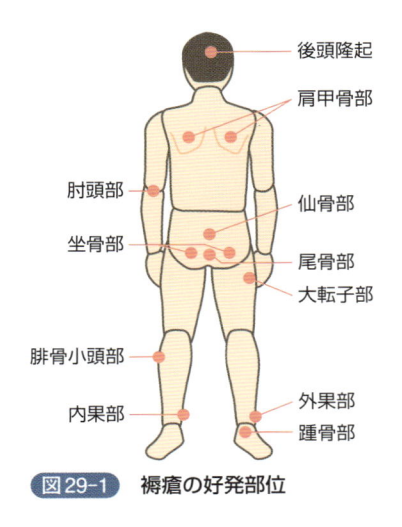

図29-1　褥瘡の好発部位

後頭隆起
肩甲骨部
肘頭部
坐骨部
仙骨部
尾骨部
大転子部
腓骨小頭部
内果部
外果部
踵骨部

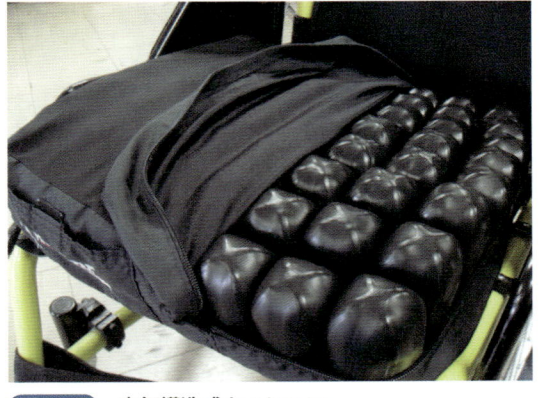

図29-2　空気構造式クッション

もあり，関節拘縮予防には関節可動域訓練の習慣化が必要である．

c. 疼　痛

- 脊髄損傷による対麻痺・四肢麻痺者の疼痛は，受傷後軽減するものと継続するものとに大別される．
- 損傷部位の疼痛は受傷後軽減するが，麻痺境界部や麻痺域のものは継続する傾向にある．
- 麻痺域の疼痛は，脊髄性疼痛，神経根性疼痛，麻痺境界部痛，内臓痛である．
- 中途障害者は障害受容の過程で不安定な心理状態から心因性疼痛を訴えることがある．

C　評価（対麻痺者と四肢麻痺者の分類）

- 受傷直後に脊髄の麻痺の程度を画像所見から正確に知り，残存機能を明確にして，予後予測と目標（ゴール）に向かう段階的な治療のために理学療法評価の充実は不可欠である．

1 身体的評価

- 脊髄損傷の残存髄節レベルの表現は，正常に機能している最下限髄節を表す．たとえばL1（第1腰髄節機能残存）レベルと表現する．

a. 理学療法評価

- 評価項目は，年齢，性別，体重，四肢長，知覚，反射（神経学的検査），筋力，関節可動域，痙縮，ADL，呼吸機能である．

b. フランケル（Frankel）の分類

- フランケルの分類はストーク・マンデビル（Stoke Mandevill）病院脊髄損傷センターで使用された評価で，麻痺をAからEの5段階に分類する（**表29-3**）．

表29-3 フランケルの分類

Complete（A）	損傷高位より下位の運動と感覚の完全麻痺
Sensory only（B）	損傷高位より下位の感覚は仙髄域（肛門周囲）を含みある程度残存．運動完全麻痺
Motor Useless（C）	損傷高位より下位の運動は可能だが，実用性なし
Motor Useful（D）	損傷高位より下位の実用的運動は可能．下肢の運動は可能で独歩または介助歩行可能
Recovery（E）	神経症状のないもの．すなわち筋力低下のない，感覚麻痺のない，括約筋障害のないもの．反射の異常はあってもよい．

表29-4 ザンコリーの四肢麻痺上肢機能分類

型	最低機能髄節	基本的機能筋	亜　型	
Ⅰ 肘屈筋	C5	上腕二頭筋，上腕筋	A. 腕橈骨筋—機能しない	
			B. 腕橈骨筋—機能する	
Ⅱ 手関節伸筋	C6	長短橈側手根伸筋	A. 手関節背屈—筋力弱い	
			B. 手関節背屈—筋力強い	1. 円回内筋—機能しない 　橈側手根屈筋—機能しない
				2. 円回内筋—機能する 　橈側手根屈筋—機能しない
				3. 円回内筋—機能する 　橈側手根屈筋—機能する 　上腕三頭筋—機能する
Ⅲ 指の前腕伸筋	C7	総指伸筋，小指伸筋，尺側手根伸筋	A. 尺側の手指の伸筋は完全だが，橈側の手指と母指の伸展は麻痺	
			B. すべての手指伸展は完全だが，母指伸展は弱い	
Ⅳ 指の前腕屈筋，母指伸筋	C8	深指屈筋，示指伸筋，長母指伸筋，尺側手根屈筋	A. 尺側の手指屈曲は完全だが，橈側の手指と母指屈筋は麻痺．母指伸展は完全	
			B. すべての手指の屈曲は完全だが，母指屈筋は弱い．母指球筋は弱い．手内筋は麻痺．浅指屈筋は機能するまたは機能しない	

c. ザンコリー（Zancolli）の分類

- ザンコリーの分類はC6（第6頸髄節機能残存）レベルの頸髄損傷四肢麻痺者を中心に，上肢機能から分類したものである（**表29-4**）．

d. ASIAの評価および機能障害スケール

- **American Spinal Injury Association**（**ASIA***）は運動スコアと感覚スコアによる INTERNATIONAL STANDARDS FOR NEUROLOGICAL CLASSIFICATION OF SPINAL CORD INJURY（ISNCSCI）を発表し，機能障害を5段階で分類している（**表29-5，29-6**）．変法も含め国内でも広く採用されている．

e. その他

- 合併症の有無，排尿排便障害とその管理なども把握する．

2 社会的評価

- 身体的評価のほかに家屋状況，経済状況，生活状況，職業と職場環境，介護者の有無，地域福祉サービスなど重要な情報である．

*ASIA（American Spinal Injury Association：米国脊髄損傷協会）　ASIAは1973年に組織化され，脊髄損傷の健康管理の標準化，ASIA会員や脊髄損傷者の健康に関連するスタッフの教育，また脊髄損傷の発生予防，急性期と慢性期の脊髄損傷者の治療研究などを目的としている．https://www.asia-spinalinjury.org/参照．

表29-5 ASIA Impairment Scale（AIS，ASIA機能障害スケール）

A	Complete	S4 〜 S5領域の運動・感覚機能の完全麻痺
B	Sensory Incomplete	神経レベルより下位の運動機能はS4 〜 S5を含み保たれる（S4 〜 S5の表在，または肛門の深部圧覚）．かつ，身体の両側で，運動レベルより下位3髄節以上に運動器能なし
C	Motor Incomplete	神経レベルより下位の運動機能は残存し，麻痺域のkey muscleの半数以上が筋力3未満（0 〜 2）
D	Motor Incomplete	神経レベルより下位の運動機能は残存し，麻痺域のkey muscleの半数（半数または以上）が筋力3以上
E	Normal	ISNCSCIのテストで，すべての髄節の感覚と運動機能が正常と判断され，以前，正常でないと判断された対象者でも，AISはグレードEである 一度も脊髄損傷に該当しない者はAISグレードに該当しない

表29-6 ASIA Impairment Scale（AIS，ASIA機能障害スケール）クラス分けの手順

1. 左右の感覚レベルを判定

2. 左右の運動レベルを判定
   あるレベルのKey muscleの筋力3以上で，かつ，1つ上のKey muscleが筋力5の部位（検査する筋節のない部位では，上の筋機能が正常であれば，運動レベルは感覚レベルと同様であると推定される）

3. 神経学的障害レベル（NLI）を判定
   正常な感覚と抗重力（筋力3以上）の筋機能で最も尾側に適用する．ただし，それぞれ吻側に正常な感覚および運動機能がある場合に限る
   神経学的障害レベル（Neurological Level of Injury, NLI）判定は，手順1，2により，最も下位で正常なレベルをNLIと判断する

4. 完全か不完全かを判定
   肛門の随意収縮がなく，S4 〜 S5領域の感覚1ポイント，かつ肛門の深部圧覚が全くない場合，完全とみなす．その他の場合，損傷は不完全である

5. ASIAの機能障害スケール判定
   　　損傷は完全か → はいAIS＝A
   いいえ　↓
   　　運動機能の損傷は完全か → はいAIS＝B
   いいえ　↓（いいえ＝随意的肛門収縮または運動レベルより下位3髄節以上に運動機能が存在）
   　　NLIより下位のKey muscleの少なくとも半数または半分以上において筋力3以上
   いいえ　↓　　　　　　　　　はい　↓
   　　AIS＝C　　　　　　　　　AIS＝D
   感覚と運動機能がすべての部位で正常である場合　　AIS＝E

D　運動療法の流れ

■ 運動療法の目的はADLをより自立させ個人のQOLを充実させるために急性期，回復期，慢性期と段階的に残存機能を強化して，動作習得することである（図29-3，29-4）．

1 急性期

■ 急性期の運動療法の目的は随伴症状を管理して，合併症を予防し全身状態を管理することにある．

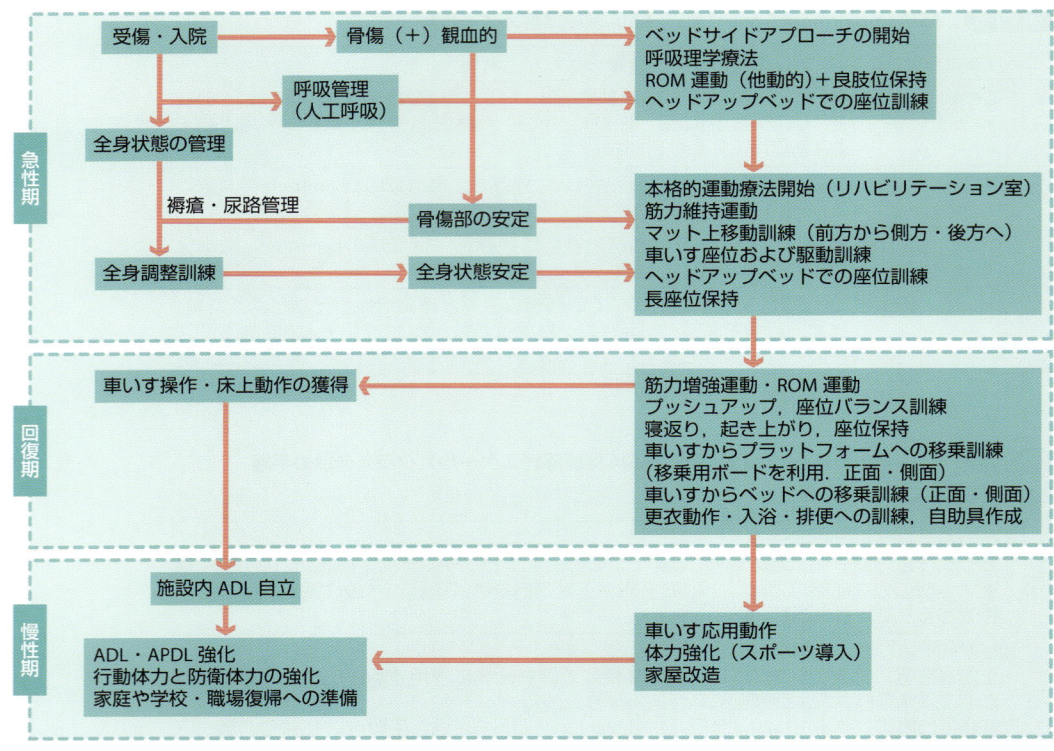

図29-3　四肢麻痺者の運動療法の流れ

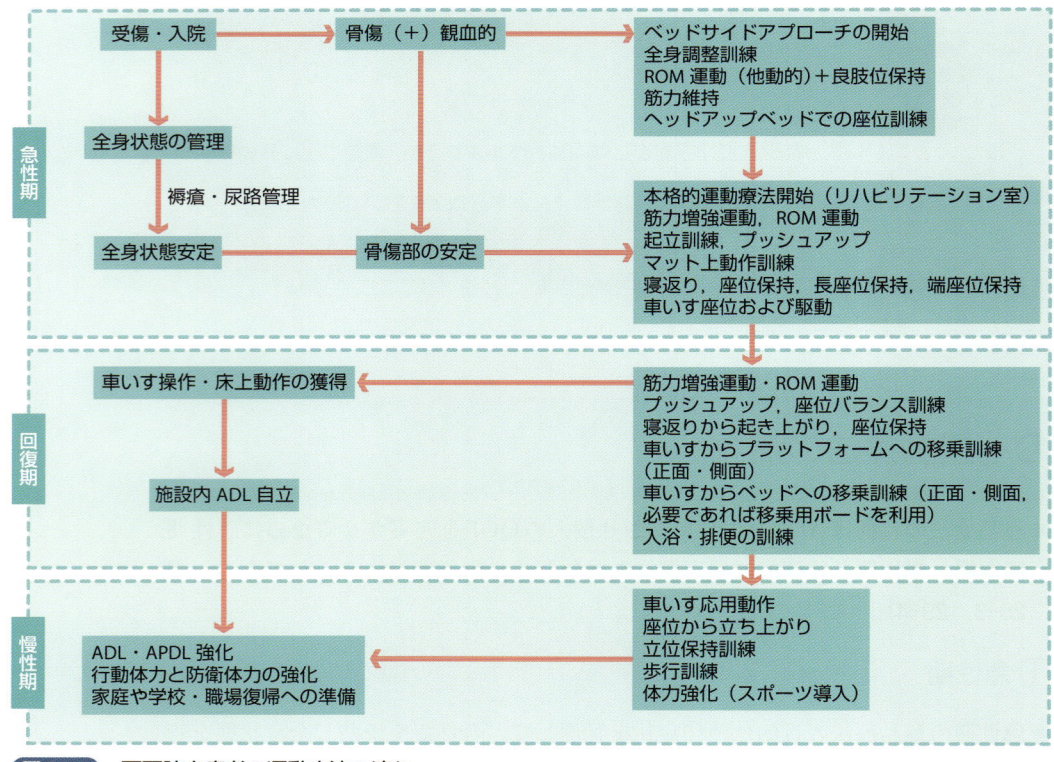

図29-4　両下肢麻痺者の運動療法の流れ

APDL：activities parallel to daily living

- とくに呼吸理学療法，全身調整訓練を中心に，対象者（患者）および家族への精神面へのアプローチも行う．
- 呼吸理学療法は胸郭拡張運動，呼気介助，排痰法，胸式呼吸（四肢麻痺），腹式呼吸なども行う．
- 受傷後脊椎の骨傷を伴う場合，骨癒合を促進して椎骨の固定性を高めるため観血的固定術を行う．固定術により術後は早期離床と早期理学療法が可能となる．一方，保存療法の場合は1ヵ月以上の長期臥床となり，廃用症候群の対応が必要となる．

a. 対麻痺者の急性期（受傷後2〜4週間）

- 腰椎の観血的固定術施行例の股関節関節可動域訓練も注意しなくてはならない．股関節屈曲方向への過剰な運動は，骨盤後傾と腰椎前彎を減少させて損傷固定部位に可動性を生じることになる．また，下肢関節における異所性骨化を予防する観点からも愛護的な関節可動域訓練を行わなければならない．

b. 四肢麻痺者の急性期（受傷後4週間）

- 損傷部位によっては人工呼吸器による呼吸管理を必要とする．
- 起立性低血圧の著しい四肢麻痺者には，全身調整訓練による起立耐性の強化が必要となる．方法はベッド上にてヘッドアップして段階的に傾斜角度を増強する．ベッド上座位での獲得から抗重力位での運動療法が可能となる．
- 急性期から回復期への移行期に，車いす座位および駆動訓練を行う．車いす上での起立性低血圧を起こすことがあり，このような場合，ただちに車いすを後方に傾け，頭部を低位とする．
- またティルトテーブル（斜面台）を用いて，段階的に傾斜角度を増強する．そのほか，腹帯や弾力包帯による下肢圧迫など，外部から加圧する方法もある．
- 四肢の関節拘縮予防に早期より関節可動域の維持を目的に，愛護的な他動関節可動域訓練を行う．とくに肩関節の関節可動域訓練を実施する場合，肩甲骨の過剰な運動から頸部への可動性を生じさせることも考慮する．
- 抵抗運動による積極的筋力増強訓練は控え，自動介助運動から自動運動へと段階的に運動負荷する．

② 回復期

- 四肢麻痺者の回復期は受傷後4ヵ月から1年，対麻痺者の回復期は5週間から5ヵ月と位置づける．
- 回復期においては，筋力増強，関節可動域の維持拡大，持久力（全身性，局所性）増強，全身調整訓練と床上動作，車いす操作の習得を目標とする．
- プッシュアップ動作は，床上動作・入浴時などの移乗動作，褥瘡予防の除圧動作など基本動作の1つである．
- 対麻痺者のプッシュアップ動作習得には，上肢の支持性および体幹の安定性と下肢の柔軟性（ハムストリングの伸張性）が必要となる．
- 四肢麻痺者のプッシュアップ動作習得には，肘関節過伸展，脊柱後彎，ハムストリングの緊張による長座位の安定が必要となる．

- プラットホーム上での前方移動，側方移動，後方移動への動作から，車いすとプラットホーム間の移乗動作を指導する．車いすとプラットホーム間の移乗訓練は，直角アプローチから側方アプローチへと段階的に難易度を上げる．

3 慢性期

- 四肢麻痺者は7ヵ月以降，対麻痺者は6ヵ月以降を慢性期とする．ただし四肢麻痺者の場合，全身状態が落ちつくまで1年半から3年程度必要となる場合もある．
- 慢性期では応用動作を中心に強化して，あわせて対麻痺者では歩行も訓練する．
- 対麻痺者にとっての歩行訓練は，抗重力位での高いレベルでの運動である．退院後車いす中心の生活になろうと，非実用的な運動療法と位置づけてはならない．
- 体力増進のプログラムの一環として，積極的にスポーツを導入することも必要である．トゥイディ（Tweedy）は運動のガイドラインとして30分以上の有酸素運動を週5回以上，筋力増強運動を週2回以上，ストレッチングを週2回以上推奨している［Tweedy SM et al：Exercise and sports science Australia（ESSA）position statement on exercise and spinal cord injury. *J Sci Med Sport* **20**：108-115, 2017］．
- 対麻痺・四肢麻痺者のスポーツは英国ストーク・マンデビル病院脊髄損傷センターで，脊髄損傷者のリハビリテーションプログラムとして取り入れられ，Paralympic Games のルーツともなっている．
- 体力低下の対麻痺・四肢麻痺者に対して，スポーツを導入する場合，参加者のレベルに応じてルールを変更することも必要である．導入時は安全管理しやすい屋内（体育室）での取り組みが望ましい．
- スポーツ後には，感覚障害部の皮膚の発赤や足部や膝部の創傷の有無を確認する．また上肢筋活動による筋疲労を考慮して，静的ストレッチングstatic stretching を含むクールダウンの習慣化を指導する．
- 対麻痺・四肢麻痺者の慢性期における肩関節痛の出現も報告されており，回復期以降も両上肢の筋力増強運動の継続と慢性期におけるADLでのトランスファーボード等を移乗時に使用すること，定期的な両上肢関節の検査も必要である．

E　対麻痺・四肢麻痺者の運動特性について

1 髄節別運動機能の特徴

　髄節別完全損傷の特徴を以下に記述する．
- C3（第3頸髄節機能残存）レベル：肩関節周囲筋は麻痺し，胸鎖乳突筋が機能する．横隔膜の機能低下により人工呼吸器の管理が必要である．

- C4（第4頸髄節機能残存）レベル：急性期には人工呼吸を必要とする．僧帽筋は機能するが上肢機能全廃．下顎による電動車いす使用は可能である．
- C5（第5頸髄節機能残存）レベル：三角筋と上腕二頭筋が機能する．電動車いす使用が可能．屋内平地のみ手動車いす使用可能な場合もあるが実用的でない．自助具を装着介助すれば，食事，整容動作は可能となる．
- 三角筋や上腕二頭筋の筋力が4以上ない場合はバランス式前腕補助具（BFO）を利用する．

BFO：balanced forearm orthosis

- C6（第6頸髄節機能残存）レベル：ザンコリーの上肢機能分類においてC6レベルは4分類され，残存筋は長橈側手根伸筋を基本として，円回内筋，橈側手根屈筋，上腕三頭筋と段階的に機能する．また外側胸筋神経支配（C5，C6，C7）の大胸筋鎖骨部も機能する．C6レベル四肢麻痺者はADL自立可能な最上位レベルである．
- C6B1あるいはC6B2ではトランスファーボードを利用した車いすからの側方移乗が可能となり，自動車ドライバーシートへの移動が可能となるケースがある．この場合，筋力，年齢，体重，性別などが影響し，若年男性で過体重でないケースで移乗能力が高い．
- C7（第7頸髄節機能残存）レベル：高齢四肢麻痺者を除き，ADLは自立する．上腕三頭筋のほか，指伸筋や尺側手根伸筋も機能して，指の伸展は可能であるが母指の伸展は弱い．
- C8（第8頸髄節機能残存）レベル：深指屈筋，示指伸筋，長母指伸筋，尺側手根屈筋が機能する．しかし骨間筋や虫様筋などの手内筋に筋力の低下が認められる．
- Th1（第1胸髄節機能残存）レベル：正中神経と尺骨神経支配による手内筋群も正常となり手指巧緻性も正常となる．
- 上肢機能は対麻痺者と同じとなる．
- Th2〜Th4（第2〜第4胸髄節機能残存）レベル：上肢機能は正常である．体幹の前腹壁，側腹壁の筋群は麻痺しており，座位のバランスは不良である．皮膚髄節高位を表すデルマトーム dermatome により，乳頭レベルは Th4 となる．
- Th5〜Th12（第5〜第12胸髄節機能残存）レベル：腹直筋は肋間神経（Th5〜Th12）により支配され，腹斜筋群と腹横筋は（Th7〜Th12）となる．脊髄の麻痺レベルが下位であれば機能する筋量は増加して，体幹の屈曲や回旋は可能となる．かつ座位での体幹安定性は向上して，座位バランスは良好となる．
- 腰髄以下の脊髄神経根は脊髄円錐付近から脊柱管を縦走し馬尾を形成するので，より下位の損傷では，馬尾損傷と表現されることもある．
- L1〜L4（第1〜第4腰髄節機能残存）レベル：股関節屈筋群である腸骨筋と大腰筋はそれぞれ腰神経叢の筋枝（L2，L3，L4），（L1，L2，L3）により支配される．
- また，膝関節伸筋の大腿四頭筋は大腿神経（L2，L3，L4）により支配され，大腿内側部の股関節内転筋群は閉鎖神経（L2，L3，L4）により支配される．これらの筋群が機能する場合は短下肢装具と両ロフストランド杖を使用して歩行可

能となる．しかし実際は車いすを利用するものが多い．

- L5，S1，S2（第5腰髄節から第2仙髄節機能残存）レベル：大殿筋は下殿神経（L4，L5，S1，S2）により支配され，大腿筋膜張筋，中殿筋，小殿筋は上殿神経（L4，L5，S1）により支配される．
- ハムストリングの大腿二頭筋短頭は総腓骨神経（L4，L5，S1）により支配され，大腿二頭筋長頭および半腱様筋，半膜様筋は脛骨神経（L4，L5，S1，S2）により支配される．
- 腓腹筋は脛骨神経（L5，S1，S2），ヒラメ筋も脛骨神経（L5，S1，S2，S3），前脛骨筋は深腓骨神経（L4，L5，S1）支配となる．
- 下位髄節になれば短下肢装具のみにて歩行可能な場合が増加する．
- 第2仙髄節機能残存の場合，下肢の運動機能はほぼ正常となり，独歩可能となる．

② 慢性期以降の二次的合併症について

- 急性期における合併症は先に学習したが，慢性期以降の合併症に対しても理解が必要である．
- 対麻痺・四肢麻痺者は，屋内での車いす使用が多いことから身体活動が低下して，また健常者と比較して基礎代謝量も低下しており，糖質，脂質，骨代謝異常から脂質異常や高血圧，骨粗鬆症を引き起こしやすい．

BMI : body mass index
DXA : Dual Energy X-Ray Absorptiometry

- 肥満判定の1つにBMIを用いるが，過小評価となるため，BMIのみでなく二重X線吸収法（DXA）による体脂肪や骨密度などの身体組成評価による客観的数値の把握が望ましい．
- 対麻痺・四肢麻痺者にとって肩関節は上肢関節でもっとも疼痛が出現しやすい．肩71%，手関節53%，手部43%，肘関節35%［M Dalyam et al：Upper extremity pain after spinal cord injury. *Spinal cord* **37**：191–195, 1999］肩関節をはじめ上肢関節痛の予防の視点ももつ必要がある．

▷エビデンス

- 佐久間は障害者の生活習慣病の実態について，二次的合併症の予防の必要性を報告している．身体運動の生活習慣化は対麻痺・四肢麻痺者になくてはならない．［佐久間　肇：障害者における生活習慣の実態．J Clin Rehabil **14**：792–797, 2005］

学習到達度自己評価問題

1. 脊髄の構造について説明しなさい．
2. 自律神経系の構造と機能について説明しなさい．
3. 脊髄損傷の随伴症状と合併症について説明しなさい．
4. ザンコリーの分類について説明しなさい．
5. ASIAの評価および機能障害スケールについて説明しなさい．
6. 急性期の運動療法で留意する点について説明しなさい．
7. 回復期の運動療法で留意する点について説明しなさい．
8. 慢性期の運動療法で留意する点について説明しなさい．

30 実習8：対麻痺・四肢麻痺者の基本的動作訓練

一般目標

1. 対麻痺・四肢麻痺者の日常生活での基本動作は，受傷前の運動様式とは異なり，動作の習得には時間を要す．また，対麻痺・四肢麻痺者がADLを最大限に自立するためには，ベッドから起き上がり，座位となり，車いす上で安定した座位を保持することが望まれる．学生は実際に背臥位から起き上がり，起き上がりから座位，座位から車いすへの移乗，車いす操作までの動作が自ら可能となり，これらの動作を指導できることを目標とする．

行動目標

1. 対麻痺者の基本動作の特徴を表現できる．
2. 四肢麻痺者の基本動作の特徴を表現できる．
3. 対麻痺者の車いす操作訓練の特徴を表現できる．

調べておこう

1. 起き上がりの方法を調べよう．
2. 対麻痺者と四肢麻痺者の座位姿勢について調べよう．
3. 車いすの種類と構造を調べよう．

A　ベッド上動作

- 急性期に骨傷部が安定したら，ベッド上での各動作を習得するための訓練を開始する．
- 対麻痺・四肢麻痺者は運動麻痺や感覚麻痺による残在機能の低下により，受傷直後は麻痺以前にできていたベッド上動作が不可能となる．
- 受傷後に動作を獲得するためには，動作を反復して残存機能の活用方法を学習する必要がある．
- 動作訓練時に，床（マット）の表面の材質や硬度，スペースを考慮し指導する必要がある．

▷**理学療法士の指導ポイント**

①効率のよい動作の習得を心がけ指導すること．

②頭頸部の運動を指導する場合は，視聴覚も利用して誘導すること．

③動作の開始肢位から終了肢位までいくつかに分けて部分訓練を取り入れること．

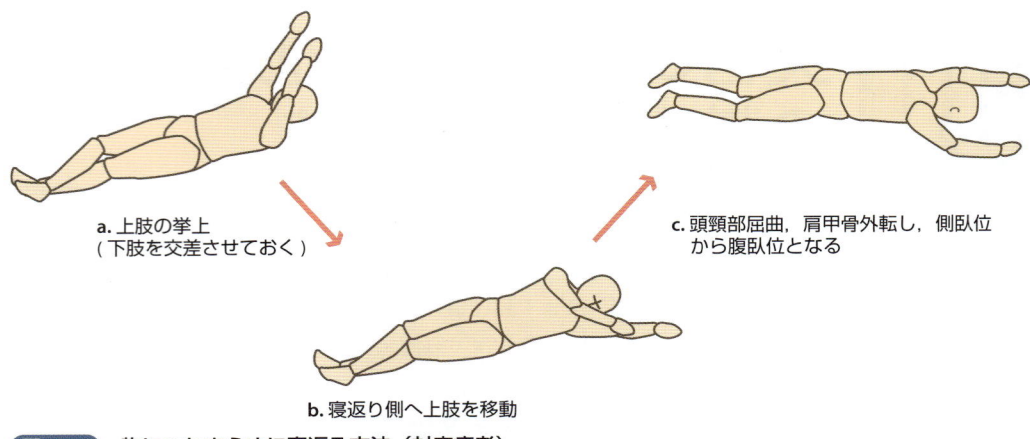

a. 上肢の挙上
（下肢を交差させておく）

b. 寝返り側へ上肢を移動

c. 頭頸部屈曲，肩甲骨外転し，側臥位
から腹臥位となる

図30-1　物につかまらずに寝返る方法（対麻痺者）

動作指導時，理学療法士は頭頸部や肩や骨盤などを支持して段階的な動作の誘導をはかる．

① 寝返り

- 健常者の寝返りは，頭頸部，上肢，下肢のどの部位から先に運動しても可能である．また寝返り動作を欠いても，背臥位から座位へ姿勢を変換することも可能である．
- 対麻痺・四肢麻痺者の寝返りは，頭頸部を含む体幹と上肢の連動により動作可能となる．
- 車いす常用者に発生しやすい股関節屈曲拘縮を予防するために，腹臥位への寝返りが可能であれば，ベッド上での腹臥位となる時間の確保を習慣化するよう指導する．

a. 対麻痺者の動作

- 対麻痺者の寝返りは，自動運動による体幹の回旋が可能であれば容易となる．
- Th5（第5胸髄節機能残存）レベル以上の麻痺の場合，腹壁の筋群は機能しないが，Th10からTh12レベルでは体幹の屈曲と回旋が可能となる．
- Th10からTh12レベルの寝返り動作は，両上肢と頭頸部の協調した動作に伴い，腹壁の筋群が活動し骨盤が回旋して両下肢も肢位を変え終了する．腹壁筋群の残存機能は，寝返る際の体幹の運動を指導する場合の鍵となる．

▷**物につかまらずに寝返る方法（図30-1）**

❶下肢を他動的に交差して両肘関節を伸展して，寝返る反対側に頭頸部と両上肢を回旋する．

❷頭頸部と両上肢を寝返り側へ移動して肩甲骨外転，頭頸部屈曲，胸椎後彎して背を丸め支持基底面を連続的に移動させる．

❸体幹の回旋に伴い側臥位となり，連続して頭頸部を回旋して腹臥位とする．

b. 四肢麻痺者の動作

- 手すりなどを利用して寝返る場合と，器具につかまらずに寝返る場合がある．

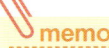

memo
獲得可能な基本動作は残存能力に影響されるため受傷直後から回復期での医学的診断，理学療法評価が重要である．

表30-1 頸髄損傷者のADL自立度

残存機能レベル	人数	平均年齢	寝返り	起き上がり	更　衣	車いす駆動	移乗動作ベッド-車いす	排尿動作	排便動作	自動車運転
C4	14	36.0	－	－	－	－	－	－	－	－
C5A	10	33.5	－	－	－	△	－	－	－	－
C5B	21	29.0	△	△	△	○	△	－	△	－
C6A-B1	31	24.3	△	△	△	○	△	△	△	△
C6B2-B3	43	27.8	○	○	○	○	○	○	△	△
C7A-B	4	41.8	○	○	○	○	○	○	○	○
C8A-B	19	30.2	○	○	○	○	○	○	○	○

－：自立したものはいなかった　△：一部のものが自立　○：75％以上のものが自立

[神奈川県リハビリテーション病院脊髄損傷マニュアル編集委員会：脊髄損傷マニュアル─リハビリテーション・マネージメント，第2版．医学書院，1996より引用]

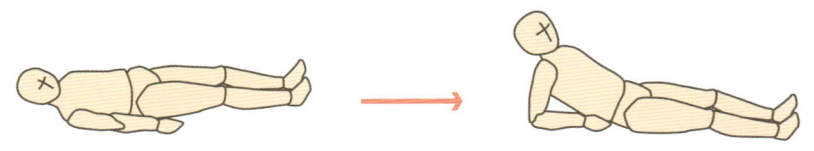

a. 背臥位で頭頸部を屈曲する．

b. 頭頸部屈曲し，肩関節内転・伸展し半座位（on elbow）となる．

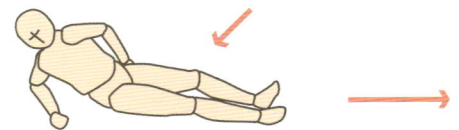

c. 一側肘に荷重し，対側上肢を大胸筋，広背筋，肩甲下筋を使って内転，内旋することで肘伸展位とする．

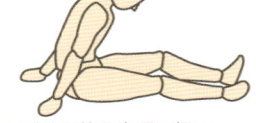

d. 肘伸展位を交互に行い起き上がり長座位となる．

図30-2 背臥位から肘部支持により起き上がる方法（対麻痺）

- 手すりを利用する場合，C6（第6頸髄節機能残存）レベルの四肢麻痺者は，ベッド上で寝返る方向のベッド柵に前腕を固定して，肩関節水平屈曲と肘関節屈曲し，**リバースアクション***により寝返る．

▷エビデンス

- C6レベルの四肢麻痺者は上腕三頭筋の筋力低下により，肘関節伸展位を伴う体幹回旋が困難で，一部のものは寝返りが困難なケースもある（**表30-1**）．頸部と肩甲帯の運動が寝返り動作遂行のための鍵になる．

② 起き上がり

- 起き上がりは，自らの意思で離床して，抗重力位になるための初期の動作である．
- 起き上がりは，背臥位から肘部での上肢支持により起き上がる方法と寝返りから起き上がる方法の2種類の動作がある．

a. 対麻痺者の動作

①背臥位から肘部支持により起き上がる方法（**図30-2**）

- 背臥位から頭頸部を屈曲して肩関節内転・伸展する．ついで片側の肘部で体重を支持して反対側の肘関節伸展後，手掌で体重を支持した状態で重心を移動す

***リバースアクション re-versed action**（逆作用）
2関節筋は遠位関節の主動筋になることが多く，筋の収縮によって関節を中心として主に遠位部分に運動が起こる．しかし，遠位部分が固定されているときには主に，近位側に運動が起こる．

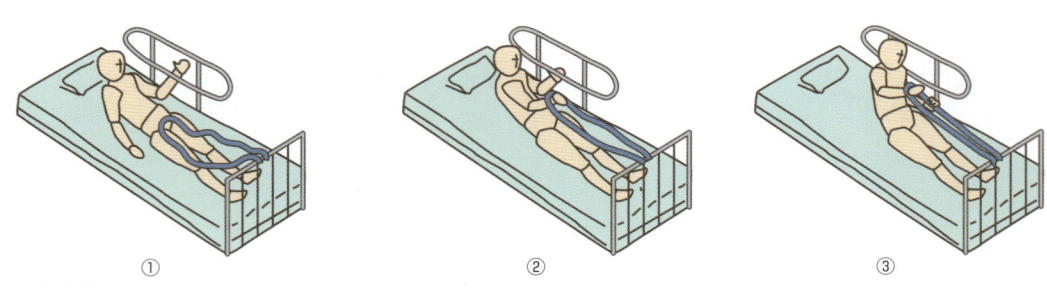

図30-3　四肢麻痺者起き上がり：紐を使用して起き上がる方法［四肢麻痺者（C6）］

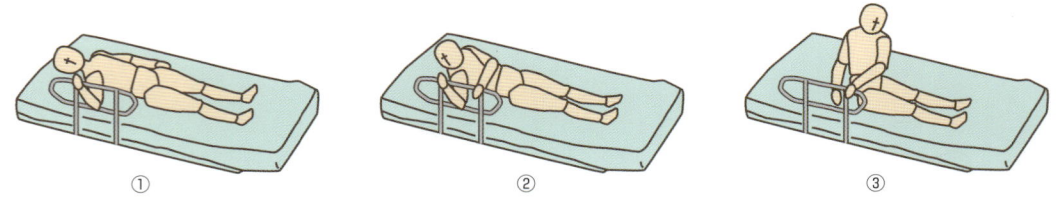

図30-4　四肢麻痺者起き上がり：ベッド柵を利用する場合［四肢麻痺者（C6）］

る．もう一側の肘関節も伸展して両上肢によって長座位を支持する．理学療法士はこれらの運動については後方から介助する．

②寝返りから起き上がる方法

■寝返り後，背臥位から側臥位に寝返ったほうの肘部と前腕によって体重支持し体幹を屈曲する．側臥位から再度体幹を元に戻しながら対側上肢を後方に支持させて両上肢支持による長座位となる．理学療法士ははじめに寝返り側，つぎに後方から介助する．

b.　四肢麻痺者の動作

■紐を使用して起き上がる方法，ベッド柵を利用して起き上がる方法，寝返りから起き上がる方法，両肘関節を屈曲して起き上がる方法がある．

▷**紐を使用して起き上がる方法**（図30-3）

❶ベッドの足元のパイプにあらかじめ紐をループ状に縛っておく．

❷ベッド柵側の手すりを利用して半側臥位となり，肘部と前腕で支えて対側上肢を紐のなかに入れて，肘関節を屈曲する．

❸半側臥位からベッド柵上に頭部を移動して紐を前腕で引きながら，さらに頭部を前方に移動する．徐々に起き上がり両上肢によって支持してベッド上にて長座位を保持する．

▷**ベッド柵を利用して起き上がる方法**（図30-4）

❶寝返る側のベッド柵の間に同側の上肢を入れて肘関節を屈曲して対側上肢をベッド柵側に移動する．

❷頭頸部を回旋して半側臥位となり両側手関節を背屈して上肢にてベッド柵の手すりで固定する．

❸寝返り側の肘部と前腕によって支持して対側の肘関節屈曲による**リバースアクション**と頭頸部の屈曲により座位へと変化して，その後肘関節を伸展して，上

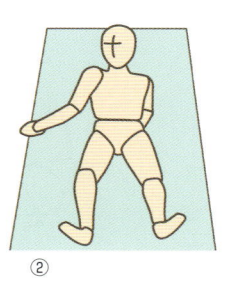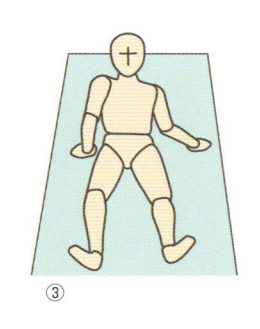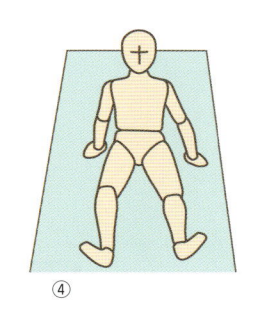

① 　 ② 　 ③ 　 ④

図30-5　寝返りから起き上がる方法［四肢麻痺（C6）］

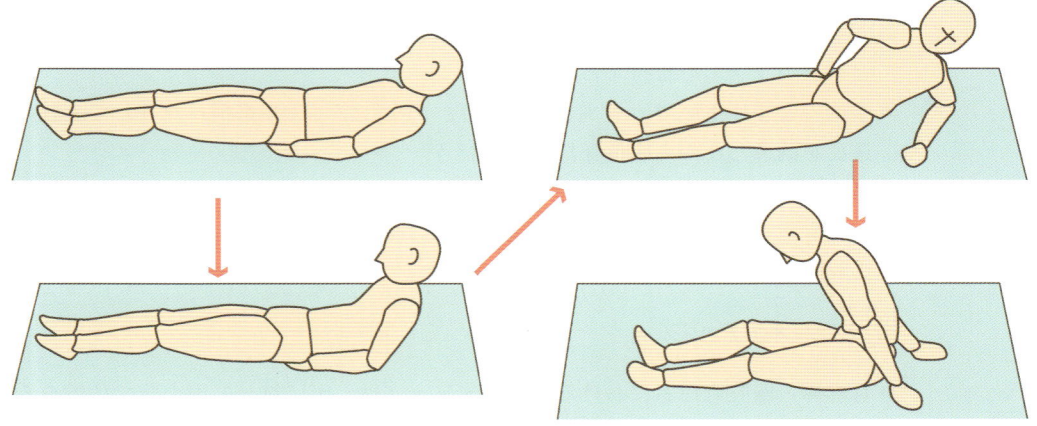

図30-6　両肘関節を屈曲し起き上がる方法［四肢麻痺（C6）］

肢の支持によって長座位となる.

▷**寝返りから起き上がる方法（図30-5）**

❶→❷背臥位から両上肢の共同した運動で右肩関節水平外転・左肩関節水平内転し，右側臥位へ寝返りをする．その後左上肢を背部へ移動し，左上肢の肘部・前腕部・手部を床上につけながら再度背臥位となる．この時両側の肘部へ荷重するが，とくに左肘部に荷重するよう意識する.

❷→❸左肘部に荷重しながら右手掌を床に着き，右肩関節・右肘関節を伸展位とする．次に右肩関節を内転しながら，徐々に左肘関節を伸展位とする.

❸→❹右肘関節を過伸展位として，右上肢へ荷重し重心を右へシフトする．その後左肩関節伸展・内転し，左肘関節は過伸展位とし，両手掌の位置を体側へ移動しながら長座位となる.

▷**両肘関節を屈曲し起き上がる方法（図30-6）**

■背臥位で両手を殿部と床の間に挿入して肘関節を屈曲して両肘部で支えた姿勢から，交互に肩関節を伸展してついで肘関節を伸展に支持して頭頸部を屈曲して長座位となり両上肢で支持する.

③ 座　位

a. 対麻痺者の動作

■骨盤の前後傾が可能な麻痺レベルは，腹壁筋群と脊柱起立筋群の活動が可能で

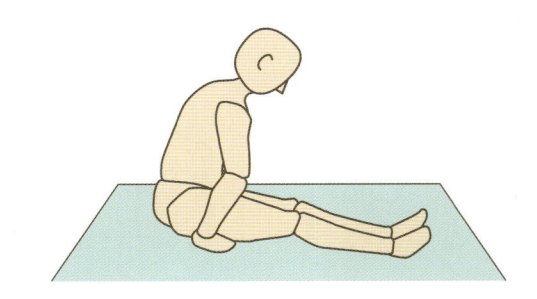

図30-7　四肢麻痺者の座位姿勢

ある．両者の筋活動は腹圧を高めて座位を安定させる．

■安定した座位獲得を目的に，前後方向や側方へ傾き，支持基底面内に重心をとどめ，バランスを維持する訓練を行う．

■座位のまま片上肢でボールを投げたり，両上肢でボールを捕ったりして上肢の運動を誘導しながら座位保持訓練を行う．

b. 四肢麻痺者の動作

■四肢麻痺者は，脊柱後彎，骨盤後傾位，両股関節屈曲，外旋位，両上肢支持により，長座位保持可能となる（**図30-7**）．

4 プッシュアップ

■対麻痺・四肢麻痺者におけるプッシュアップは，床に対して両上肢で体幹を鉛直方向へ挙上して，殿部を上後方へ引き上げた後に元に戻す一連の動作である．

■プッシュアップの目的は，姿勢変化や座位位置の移動，定期的除圧のため必要な基本的動作である．

a. 対麻痺者の動作

■対麻痺者のプッシュアップの主要筋群は，前鋸筋，僧帽筋下部線維，広背筋，大胸筋，三角筋，上腕三頭筋である．

■プッシュアップ訓練初期は，有効上肢長を一時的に延長し動作を容易にするためにプッシュアップ台を利用する．

■プッシュアップは，肩関節内転・伸展位から肩関節屈曲肘関節伸展で殿部を挙上する．手部は下方に押して頭頸部を屈曲して殿部を挙上する．体幹と下肢の柔軟性が必要で，対麻痺者ではとくにハムストリングの伸張性が重要となる．

■理学療法士は後方から殿部を保持して上後方へ介助しながら誘導する．

b. 四肢麻痺者の動作

■四肢麻痺者のプッシュアップの安定は，上肢帯および上肢の支持性，僧帽筋，大胸筋，広背筋の筋力，ハムストリングの緊張に関与する．とくにハムストリングの緊張は対麻痺者とは異なり，骨盤を後傾して座位姿勢を安定させる．

■C6レベルでは上腕三頭筋が機能しないので，肘関節を過伸展位で体幹を鉛直方向にリフトするが，プッシュアップ主要筋群が機能低下しているために容易ではない．

■C7レベルでは前鋸筋による肩甲骨外転，また上腕三頭筋による肘関節伸展によりプッシュアップが可能となる．

B　移乗動作

■ 移乗動作は車いすからベッドや床に乗り移る動作のことである.

① 車いすとベッド間の移乗

a. 対麻痺者の動作（側方からの移乗）

■ ベッドの側方に車いすを斜めに固定（ブレーキによる）してシートの前縁に移動する.

■ 車いすのアームレストがデスクタイプや取り外し式の場合, 移乗動作が比較的容易となる.

■ ベッドと車いすをそれぞれ一側ずつ手で支えて, プッシュアップにより頭頸部屈曲, 殿部を挙上してベッドへ移動する. このとき理学療法士は前方に位置して前方への転落を防止する.

■ 女性あるいは上肢筋力が低下している対象者, また肥満傾向にある対象者は, つぎに説明する四肢麻痺者の方法によって移乗すると安全である.

b. 四肢麻痺者の動作（正面からの移乗）

■ 車いすをベッドに対し直角に固定し, いったん両側下肢を自己他動的にベッド上に挙上する. 再び車いすをベッドに近づける. この際車いすシートの前縁とベッドの間に空間が生じないようにトランスファーボードを利用すると安全である.

■ つぎにC6レベルの場合, 体幹部屈曲位のまま, 左右に重心を移動して反動を利用しながらベッドへと移乗する.

■ C7レベルの場合, アームレストまたは後輪を利用してプッシュアップしてベッドに移乗する. 殿部の離床距離は両下肢麻痺者ほど高くはない.

C　車いす操作

■ 長時間の車いす上座位は坐骨部に褥瘡発生の可能性を生じ, また下肢関節の変形を助長する可能性もある.

■ 車いすを安全に効率よく操作するためには, 利用者の残存機能と身体形態に適した構造が望まれる.

■ 安定した座位姿勢, 効率のよい駆動動作, 合併症を発生しにくい車いすの作製が基本となる.

① 車いす駆動に必要な機能

■ 麻痺部により残存機能は異なるが, 車いす駆動には, 上肢各関節に可動域（ROM）制限のないこと, 上肢の筋および頸部屈筋群および腹壁の筋群の機能が残存していれば車いす駆動は容易となる. しかし四肢麻痺者では腹壁の筋群

ROM：range of motion

および大胸筋の胸肋部，腹部と手内筋も麻痺しており，ハンドリムを十分に把握することができない．

■ 四肢麻痺者は手指巧緻性低下を補うため，手袋の着用や滑りにくいハンドリムの使用などの工夫をする．

2 車いす駆動動作

■ 車いす使用者は，車いすのハンドリムを操作して移動するが，車いす駆動動作は駆動期と振り戻し期に分類される．

a. 対麻痺者の動作

■ 対麻痺者は両上肢および頸部の筋群が正常に機能する．また腹壁筋群の残存機能が良好な場合は，体幹を前傾して重心を前方に移動することでキャスター上げや坂道，段差ごえなどが容易となる．

■ 腹壁の筋が機能しない場合，車いす上の体幹の動きは，骨盤後傾，脊柱後彎して車いすのバックレストに荷重することで安定する．

■ バックレストの高さは体幹筋の麻痺程度を代償するものである．損傷レベルが上位であればバックレストは高くなるが，肩甲骨下角よりも高くなると上肢の駆動動作に伴う肩関節の運動を制限する．

b. 四肢麻痺者の動作

■ 四肢麻痺者は体幹筋の麻痺のため，バックレストを高くして骨盤を後傾してバックレストに荷重することで，安定した座位姿勢をとる．

■ C6 レベル以下は三角筋，上腕二頭筋，手関節背屈筋が機能するため，車いすの駆動が実用的となる．

3 車いす駆動の指導方法

a. キャスター上げ（介助方法も含む）

■ キャスター上げは，段差や障害物を乗りこえる場合や，急なスロープを降りるときに使用する．

■ C7 レベルの四肢麻痺者は可能だが，C6 レベルの場合，手指巧緻性の低下により，実用的でなく困難な場合が多い．

■ 初期の訓練方法ではキャスター上げの状態でスロープ上に車いすを固定し，頭頸部の空間的位置を学習する．その後平地で，実際にハンドリムを前方に駆動して重心をシート後方に移動させてキャスターを上げる．理学療法士は車いすのクロスバーにロープをかけたまま車いすの後方に位置してキャスターを上げた車いすが後方に転倒しないようにロープをコントロールする（図30-8）．やむをえず後方へ転倒しようとした場合は頭頸部を屈曲するよう指導して理学療法士はロープを引いてキャスターを接地させる．

b. 段差移動（介助方法も含む）

■ 段差を乗りこえる場合，最初にキャスターを上げて上段に接地させて体幹前傾位でハンドリムを駆動して上段に移動する（図30-9）．この際，体幹が鉛直かつ頭頸部伸展位の場合，後方へ転倒しやすくなる．また高い段差の場合は後ろ

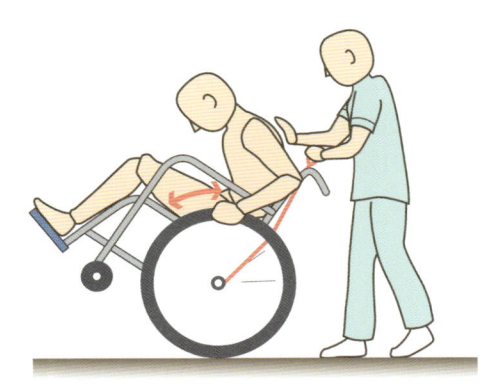

図30-8　キャスター上げの訓練（対麻痺者）

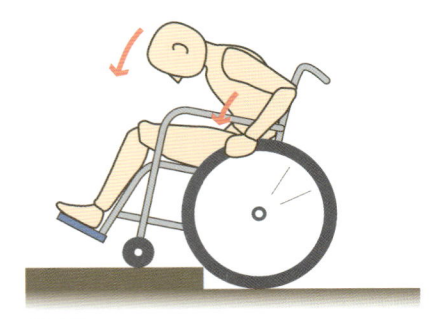

図30-9　段差を乗りこえる方法（対麻痺者）

向きに後輪（大輪）から理学療法士が介助してキャスター上げのまま移動する.

■段差を降りる場合，最初にキャスターを上げてキャスターを上げたまま頭頸部屈曲して下段に向かってハンドリムを駆動し移動する. 移動したら，ハンドリムを後方に引きキャスターを接地させる.

4 歩　行

■両下肢麻痺者の歩行訓練は正常歩行とは異なり，残存機能により運動様式も異なる.

■歩行訓練時に平行棒や杖などを利用するために歩行訓練可能なレベルは上肢機能正常なTh2レベル以下となる. ただし，Th2からTh10レベルの麻痺では体幹装具および骨盤帯付長下肢装具を使用して平行棒内歩行訓練から平行棒外歩行訓練となる.

■腹壁筋群が十分に機能するTh12レベルからL2レベルでは，長下肢装具と松葉杖，あるいはロフストランド杖を使用して屋内歩行が機能的に可能となる. L3レベル以降では，短下肢装具とロフストランド杖，あるいはT杖で歩行可能となる.

■多くの対麻痺者は起立歩行訓練に取り組んでも，退院後は車いすを使用する. しかし，リハビリテーション初期における立位，歩行に関する心理的な効果，現在の構造物を中心とした車いす使用者に対する生活環境の不備，また歩行による運動効果を考慮して，可能な対麻痺者には歩行訓練を実施する.

■L2レベルで腸腰筋が機能して股関節の屈曲が可能な場合，両側長下肢装具と両松葉杖によって交互性歩行訓練が可能である.

■L3レベルは大腿四頭筋が機能して膝関節の伸展が可能なため，両側短下肢装具と両側ロフストランド杖の使用によって歩行可能となる.

■歩行形式は引きずり歩行，小振り歩行，大振り歩行へと段階的に，安定した歩行形式からより速さを伴う移動手段として習得していく. ただし，エネルギー消費が大きいこと，安定した歩行ではないことにより車いす使用となる.

■股継手を用いた交互歩行用装具の導入により実用的で効率のよい歩行動作が可能である. また機能的電気刺激（FES）を併用した訓練も取り組まれる.

FES : functional electrical stimulation

- 近年は Hybrid Asistive Limb® （HAL®） を使用した慢性期脊髄損傷者の歩行訓練も報告されている ［Shimizu Y et al：Voluntary Ambulation by Upper Limb-Triggered HAL® in Patients with Complete Quadri/Paraplegia Due to Chronic Spinal Cord Injury. *Front Neurosci* **11**：649, 2017］.

参考文献

第2章

1）上田　敏，大川弥生：リハビリテーション医学における廃用症候群および過用・誤用症候の位置づけ．PTジャーナル **29**: 824-833, 1995.

2）田中康弘：妊婦のための運動療法マタニティビクス．臨床スポーツ医学 **21**: 81-84, 2004.

3）砂原茂一：リハビリテーション，岩波新書，1980

4）大田仁史：終末期リハビリテーション，荘道社，2002

5）江西一成：脳血管障害者における臥床の危険性と対策．*MED REHABIL* **72**: 63-70, 2006

6）池上晴夫：運動処方，朝倉書店，1982

7）久木野憲司，穐吉敏男（編）：栄養士のための標準テキストシリーズ運動生理学，金原出版，2000

8）林　泰史：日常生活指導のためのリハビリ・テクニック，文光堂，1991

9）米本恭三（監）：最新リハビリテーション医学，医歯薬出版，2000

10）山口洋一，山田道廣ほか：当院で実施している終日訓練法の紹介—ADLと歩行から．理学療法科学 **10**: 101-106, 1995

11）上田　敏：目で見る脳卒中リハビリテーション，東京大学出版会，2005

12）Hirschberg GG, et al：Rehabilitation, 2nd ed. JB Lippincott, Philadelphia, 1976（リハビリテーション医学の実際（三好正堂訳），日本アビリティーズ協会，1980）

13）平山惠造：神経症候学，文光堂，2000

14）岩田　誠：神経症候学を学ぶ人のために，医学書院，1994

15）Victor M, Ropper AH：Principles of Neurology, 7 th ed., McGraw-Hill, 2001

16）上田　敏：廃用・過用・誤用症候の基礎と臨床．PTジャーナル **27**: 76-86, 1993

17）大友栄一：Paraplegia in flexionの原因および頻度 特に脳卒中によるものについて．浴風会調査研究紀要 **60**: 11-13, 1976

18）塚越　広ほか：老年者の屈曲性対麻痺に関する臨床病理学的研究．浴風園調査研究紀要 **44**: 65-72, 1964

19）亀山正邦，塩沢瞭一：老年者に於ける屈曲性対麻痺．浴風園調査研究紀要 **46**: 139-146, 1967

20）塚越　広：老年者の脳及び脊髄の血管性障害の予後に関する二，三の問題．浴風園調査研究紀要 **38**: 47-53, 1963

21）大坪尚典ほか：屈曲性対麻痺患者に対する理学療法経験．理学療法学 **19**（学会特別号）：100，1992

22）原　正浩ほか：屈曲性対麻痺の予防・腹臥位の効果．理学療法学 **21**（学会特別号）：54，1994

23）大坪尚典ほか：屈曲性対麻痺の治療—大腿四頭筋の経皮的電気刺激による屈曲抑制について．理学療法学 **22**（学会特別号）：162，1995

第4章

1）Borg GA：Psychophysical bases of perceived exertion. *Med Sci Sports Exerc* **14**: 377-381, 1982

2）中野昭一（編著）：普及版　図説運動の仕組みと応用．医歯薬出版，2001

3）日本体育協会（監），松井秀治（編）：コーチのためのトレーニングの科学．大修館書店，1981

第5章

1）竹宮　隆，下光輝一（編）：運動生理学シリーズ　運動とストレス科学．杏林書店，2003

2）ハンス・セリエ，杉　靖三郎ら（訳）：現代社会とストレス．法政大学出版局，1988

3）ハーバート・ベンソン，中尾睦宏ら（訳）：リラクセーション反応．星和書店，2001

4）Bell JA, Saltikov JB: Mitchell's relaxation technique: is it effective? *Physiotherapy* **86**: 473-478, 2000

5）Miller KM, Perry PA: Relaxation technique and postoperative pain in patients undergoing cardiac surgery. *Heart Lung* **19**:136-146, 1990

6）Daltroy LH, Morlino CI, Eaton HM, et al: Preoperative education for total hip and knee replacement patients. *Arthritis Care Res* **11**: 469-478, 1998

7）Stetter F, Kupper S: Autogenic training: a meta-analysis of clinical outcome studies. *Appl Psychophysiol Biofeedback* **27**: 45-98, 2002

第6章

1）Payne RA: Relaxation Techniques: A Practical Handbook For The Health Care Professional 3rd ed., New York, Churchill Livingstone, 2005

2）五十嵐透子：リラクセーション法の理論と実際　第2版，ヘルスケア・ワーカのための行動療法入門．医歯薬出版，2015

3）Bernstein DA, Borkovec TD: Progressive relaxation training: a manual for the helping professions. Reserch Press, Champaign, Illinois, 1973

4）松岡洋一，松岡素子：自律訓練法　改訂版．日本評論社，2009

第7章

1）大川裕行：全身調整訓練．服部リハビリテーション技術全書（蜂須賀研二編）．医学書院，2014

2）河野律子ほか：起立性低血圧．昭和医会誌**71**: 523-529, 2011

3）真島英信：生理学　改訂第18版．文光堂，1995

4）大橋俊夫：血液循環．標準生理学　第8版（小澤瀞司ほか監），医学書院，2014

5）森田啓之，桑木共之：循環系の調節．標準生理学　第8版（小澤瀞司ほか監）．医学書院，2014

6）齋木しゅう子，米澤久幸：姿勢と血圧変動．理学療法**24**: 115-122, 2007

7）森　啓至：生理学から見た廃用症候群．理学療法から診る廃用症候群（奈良　勲ほか編），文光堂，2014

8）長澤　弘：超早期理学療法と座位耐久性練習．理学療法科学**19**: 7-11, 2004

9）吉尾雅春：脳卒中急性期理学療法に期待すること―回復期理学療法の立場から―．PTジャーナル**47**: 487-493, 2013

10）麻見直美：骨退行．ニュー運動生理学I（宮村実晴編），真興交易（株）医書出版部，2014

11）朝比奈正人：臥位高血圧の病態と治療．神経治療**32**: 343-346, 2015

12）中村隆一ほか：基礎運動学　第6版補訂．医歯薬出版，2016

13）河合康明：肺循環とガス交換．標準生理学　第8版（小澤瀞司ほか監），医学書院，2014

第8章

1）日本自律神経学会（編）：自律神経機能検査，第2版．文光堂，1995

2）Bannister R, Mathias CJ, (ed)：Autonomic Failure -A Textbook of Clinical Disorders of the Autonomic Nervous System, 3rd ed., Oxford University Press, Oxford, 1992

3）横井郁子：段階的座位時の血圧と心拍変動に関する研究．東京保健科学学会誌**5**: 225-229, 2003

4）上田　敏ほか（編）：リハビリテーション基礎医学，第2版．医学書院，1994

第9章

1）中村隆一（編）：基礎運動学，第6版，医歯薬出版，2003

2）吉尾雅春，横田一彦（編）：標準理学療法学専門分野，運動療法学　総論，第4版，医学書院，2017

3) 前田眞治，上月正博，飯山準一：標準理学療法学・作業療法学専門基礎分野，内科学，第3版，医学書院，2014

4) 前田如矢：運動生理学，第3版，金芳堂，2003

5) 高橋仁美，宮川哲夫，塩谷隆信（編）：動画でわかる　呼吸リハビリテーション，第4版，中山書店，2016

6) 千住秀明：呼吸リハビリテーション入門，第4版，九州神陵文庫，2014

7) 山田純生：理学療法MOOK12　循環器疾患のリハビリテーション，三輪書店，2005

8) 谷口興一（編）：心肺運動負荷テスト―呼気ガス分析による心肺疾患の新しい見方―，南江堂，1993

第10章

1) 奈良　勲，大成浄志，川口浩太郎（編）：理学療法士のための運動処方マニュアル，第2版，文光堂，2009

2) American College of Sports Medicine（原著），日本体力医学会体力科学編集委員会（監訳）：運動処方の指針，原書第8版，南江堂，2011

第11章

1) 東　博彦ほか：整形外科サブノート，第4版．南江堂，1996

2) Rockwood, CA.Jr., et al（ed）：Fractures in Adults, 4th ed, J.B. Lippincott, 1996

3) 国分正一，鳥巣岳彦（監）：標準整形外科学，第10版．医学書院，2008

4) 中村隆一，齋藤　宏，長崎　浩：基礎運動学，第6版．医歯薬出版，2017

第12章

1) 上田　敏ほか（編）：リハビリテーション基礎医学，第2版．医学書院，1995

2) 千住秀明（監）：運動療法Ⅰ，第2版．神陵文庫，2005

3) 荻島秀男，竹内孝二（訳）：KRUSENリハビリテーション体系普及版．医歯薬出版，1974

4) 博田節夫（編）：関節運動学的アプローチ．医歯薬出版，1990

5) 宇都宮初夫：拘縮・疼痛と関節運動学的アプローチ．理学療法3: 247-255, 1986

6) 宮本重範：理学療法におけるストレッチングの意義．理学療法7: 313-319, 1990

7) 中林健一：関節運動の基礎と関節可動域運動．PTジャーナル26: 473-479, 1992

8) 大井淑雄ほか（編）：リハビリテーション医学全書7，運動療法，第2版．医歯薬出版，1982

第13章

1) 大井淑雄ほか（編）：リハビリテーション医学全書7，運動療法，第3版．医歯薬出版，1999

2) 奈良　勲ほか：標準理学療法学専門分野　運動療法学　総論．医学書院，2004

3) 千住秀明ほか：運動療法Ⅰ，第2版．神稜文庫，2005

4) 国分正一，鳥巣岳彦（監）：標準整形外科学，第10版．医学書院，2008

5) 広畑和志ほか：標準整形外科学，第4版．医学書院，1991

6) ジョセフJ.シプリアーノほか：写真で学ぶ整形外科テスト法．医道の日本社，2005

7) Yoshiyuki Nagata：Joint-Sounds in Gonoarthrosis：Clinical Application of Phonoarthrography for the Knees. J UOEH 10: 47-58, 1988

第14章

1) 山田　茂，福永哲夫：骨格筋-運動による機能と形態の変化．ナップ，1997

2) 杉田秀夫，小澤次郎，埜中征哉：新筋肉病学．南江堂，1995

3) 上田　敏，千野直一，大川嗣雄：リハビリテーション基礎医学．医学書院，1994

4) Seddon H: Surgical disorders of the peripheral nerves, Churchill Livingstone, Edinburgh, 1972

第15章

1) 山田　茂, 福永哲夫：骨格筋に対するトレーニング効果. ナップ, 2003
2) 吉岡利忠, 後藤勝正, 石井直方：筋力をデザインする. 杏林書院, 2003
3) 山田　茂, 福永哲夫：骨格筋. ナップ, 1997
4) 奈良　勲, 岡西哲夫：筋力. 医歯薬出版, 2004
5) 市橋則明ほか：筋力増強のメカニズム. 理学療法 **21**: 469, 2004

第16章

1) 大井淑雄ほか（編）：リハビリテーション医学全書7, 運動療法, 第3版. 医歯薬出版, 1999
2) 石川　齊, 武富由雄（編）：図解理学療法技術ガイド, 第4版. 文光堂, 2014
3) 千住秀明, 楢橋政和（編）：運動療法Ⅰ. 神陵文庫, 2000
4) 冨士武史（監）：ここがポイント！　整形外科疾患の理学療法, 第2版. 金原出版, 2006
5) 小柳磨毅（編）：実践PTノート　運動器傷害の理学療法, 第2版. 三輪書店, 2017

第17章

1) 石河利寛（編）：持久力の科学. 杏林書院, 1997
2) 中野昭一（編）：スポーツ医科学. 杏林書院, 1999
3) 芳賀脩光（編）：トレーニング生理学. 杏林書院, 2003
4) トレーニング科学研究会（編）：トレーニング科学ハンドブック. 朝倉書店, 1996
5) 望月　久, 山田　茂（編）：筋機能改善の理学療法とそのメカニズム―理学療法の科学的基礎を求めて―. 第3版. ナップ, 2003
6) 福永哲夫（編）：筋の科学辞典―構造・機能・運動―. 朝倉書店, 2002
7) 石河利寛, 竹宮　隆（編）：持久力の科学. 杏林書院, 1997
8) 岡西哲夫：持久系スポーツの特徴　―持久力と瞬発力―. 臨床スポーツ医学 **34**: 550-555, 2017
9) 市橋則明（編）：運動療法学―障害別アプローチの理論と実際―, 第2版. 文光堂, 2014

第18章

1) 矢部京之助：疲労と体力の科学. 講談社, 1986
2) 勝田　茂（編）：入門運動生理学. 杏林書院, 2007
3) 中村隆一（編）：臨床運動学, 第3版. 医歯薬出版, 2008
4) 津山直一, 中村耕三（訳）：新・徒手筋力検査法, 原著第9版. 共同医書出版社, 2015
5) 松澤　正, 江口勝彦：理学療法評価学, 改訂第5版. 金原出版, 2016
6) 石井直方：レジスタンストレーニング. Book House HD, 1999

第19章

1) 貴邑冨久子, 根来英雄：シンプル生理学, 改訂第7版. 南江堂, 2016
2) 本間研一（監）：標準生理学, 第9版. 医学書院, 2019
3) 日本呼吸ケア・リハビリテーション学会 呼吸リハビリテーション委員会ワーキンググループほか（編）：呼吸リハビリテーションマニュアル―運動療法―, 第2版. 照林社, 2012
4) 石川悠加（編）：これからの人工呼吸 NPPVのすべて, 医学書院, 2008

第20章

1) 並木昭義, 石川　朗, 松本真希：まんが呼吸理学療法―集中治療における呼吸管理. 南江堂, 2001
2) 千葉一雄：リラクセーションと胸郭可動域訓練. 理学療法MOOK4 呼吸理学療法（宮川哲夫, 黒川幸雄編）,

三輪書店, pp.118-123, 1999

3) 大久保圭子：呼吸訓練と呼吸筋訓練. 理学療法MOOK4 呼吸理学療法（宮川哲夫, 黒川幸雄編）, 三輪書店, pp.124-129, 1999

4) 高木康臣：呼吸ケアの機器. 理学療法MOOK4 呼吸理学療法（宮川哲夫, 黒川幸雄編）, 三輪書店, pp.124-129, 1999

5) 日本呼吸ケア・リハビリテーション学会 呼吸リハビリテーション委員会ワーキンググループほか（編）：呼吸リハビリテーションマニュアル―運動療法―, 第2版. 照林社, 2012

6) 宮川哲夫, 石川　朗：呼吸理学療法の新展望（呼吸機能障害の理学療法〈特集〉）. PTジャーナル **27**: 678-685, 1993

7) 細田多穂, 柳澤　健（編）：呼吸器疾患・障害に対する評価の進め方. 理学療法ハンドブック, 改訂第3版, 第1巻 理学療法の基礎と評価. pp.823-853, 共同医書出版社, 2000

8) 道又元裕（監）：特集見直してわかった！呼吸ケアの「新しい常識」. *Expert Nurse* **20**: 27-71, 2004

9) 高橋哲也：呼吸練習器具の有効性. *EB Nurs* **6**: 58-64, 2006

10) 塩谷隆信ほか：慢性閉塞性肺疾患（COPD）における運動療法の意義―高強度運動療法か, 低強度運動療法か？―. 日呼吸ケアリハ会誌 **22**: 8-17, 2010

11) 小林　茂ほか：慢性閉塞性肺疾患（COPD）対象者に対する運動療法の最前線, 理学療法学 **43**: 420-428, 2016

第21章

1) 村川裕二（監）：新病態生理できった内科学　7神経疾患. 医学教育出版社, 2011

2) 近藤智義, 野元正弘（監訳）：イラストでわかる神経症候―機能・解剖学から診断へのアプローチ. 丸善出版, 2012

3) 中村　隆（編）：機能解剖で斬る神経系疾患. メディカルプレス, 2013

4) 吉尾雅春, 森岡　周（編）：標準理学療法専門分野　神経理学療法学. 医学書院, 2013

第22章

1) 田中　繁, 高橋　明（監訳）：モーターコントロール―運動制御の理論と臨床応用, 原著第2版. 医歯薬出版, 2004

2) 道免和久ほか：小脳の内部モデルの再構築を目ざした片麻痺上肢のフィードフォワード運動訓練の検討. リハ医 **36**: 724-725, 1999

3) 銅谷堅治ほか（編）：脳の計算機構―ボトムアップ・トップダウンのダイナミクス―. 朝倉書店, 2005

第23章

1) 武富由雄：運動療法の実際（最終回）. 理療と作療 **5**: 597-602, 1971

2) 武富由雄：古典的運動療法のルーツとその再考. 理学療法 **18**: 657-663, 2001

3) Williams PC：Examination and conservative treatment for disc leisons of the Lower spine. *Clin Orthop* **5**: 28-40, 1955

4) Willams PC：The LUMBOSACRAL SPINE -Emphasizing conservative management. MacGraw-Hill, New York, 1965

5) 武富由雄：理学療法のルーツ―その継承と新たな創造のために―. メディカルプレス, 1997

6) 青木一治：腰痛の理学療法―腰椎椎間板ヘルニアに対する腰椎伸展運動療法―. 理学療法学 **27**: 329-333, 2000

7) 青木一治, 城由起子ほか：体幹に対する筋力とレーニング. 理学療法 **23**: 1481-1491, 2006

8) 青木一治, 友田淳雄ほか：腰椎椎間関節症に対する腰椎屈曲運動の効果. 日腰痛会誌 **8**: 135-140, 2002

9）Böhler L：The Treatment of Fracture Vol.1 5th ed. Grune & Stratton, NewYork, 1956

10）青木一治，友田淳雄：ベーラー体操の再考．理学療法 **18**: 686-693, 2001

11）服部一郎，細川忠義，和才嘉昭：リハビリテーション技術全書，第2版．医学書院，1984

12）砂原茂一（監）：リハビリテーション医学全書19，骨折・脱臼・頭頚部外傷・末梢神経損傷．医歯薬出版，1979

13）石田和人，野々垣嘉男：クラップ体操の再考．理学療法 **18**: 675-679, 2001

14）岡西哲夫ほか（編）：骨・関節系理学療法クイックリファレンス．文光堂，2003

15）星　文彦：フレンケル体操の再考．理学療法 **18**: 694-699, 2001

16）Danek A：On the vestiges of Heinrich Frenkel（1860-1931）-Pioneer of neurorehabilitation. Annotation to the cover picture. *Nervenarzt* **75**: 411-413, 2004

17）Frenkel HS：Tabetic Ataxia by means of systematic exercise：Freyberger L, Second revised and enlarged English edition, P BLAKISTON'S SON & CO, 1917

18）矢野幸彦：バージャー体操の再考．理学療法 **18**: 680-685, 2001

19）Codman EA：THE SHOULDER. G Miller & Co Medical Publishers, Brooklyn, 1934

20）山口光國：コッドマン体操の再考．理学療法 **18**: 670-674, 2001

21）細田多穂ほか（編）：理学療法ハンドブック，改訂第2版．協同医書出版社，1992

22）Rockwood CA, Green DP,（ed）: Fractures. 2nd ed., J.B. Lippincott, Philadelphia, 1984

23）Parkinson J：Essay on the shaking palsy. Edwards & Brune Ltd, London, 1817

24）内山　靖：実戦的な Q&A によるエビデンスに基づく理学療法，第2版—評価と治療指標を総まとめ，医歯薬出版，2015.

25）Umphred DA: アンフレッド　脳・神経リハビリテーション大事典（乗松尋道総監訳）．西村書店，2007

26）田崎義昭，斎藤佳雄：ベッドサイドの神経の診かた，改訂18版．南山堂，2016

27）Giladi N, Shabtai H, et al：Construction of freezing of gait questionnaire for patients with Parkinsonism. *Parkinsonism Relat Disord* **6**: 165-170, 2000

28）細田多穂ほか（編）：理学療法ハンドブック　改訂第4版，第3巻　疾患別・理学療法基本プログラム．協同医書出版社，2011

29）中西亮二，山永裕明ほか：パーキンソン病の障害評価とリハビリテーション．*Jpn J Rehabil Med* **50**: 658-670, 2013

30）日本神経学会（監）：パーキンソン病治療ガイドライン2011．〈http://www.neurology-jp.org/guidelinem/parkinson.html〉（2019年4月11日参照）

31）山永裕明，野尻晋一：図解　パーキンソン病の理解とリハビリテーション．三輪書店，2010

32）Le Grand-Lambling Y：Therapeutic Exercise 2nd ed. Elizabeth Licht Pub, Connecticut, 1965

第24章

1）真島英信：生理学，第18版．文光堂，1986

2）Shuumway-Cook A, et al（著），田中　繁ほか（監訳）：モーターコントロール—運動制御の理論と臨床応用，原著第2版．医歯薬出版，2004

3）Bobath. B（著），紀伊克昌（訳）：片麻痺の評価と治療，第3版．医歯薬出版，1997

4）Voss DE, et al（著），福屋靖子（監訳）：神経筋促通手技，第3版．協同医書出版社，1989

第25章

1）北川　薫（編著）：健康運動プログラムの基礎—陸上運動と水中運動からの科学的アプローチ—．市村出版，2005

2）Andrea B, et al（著），岩倉博光（監），田口順子（編著）：理学療法士のための運動療法．金原出版，1991

3）山本利春，日暮　清（共訳）：アクアテックリハビリテーション．ナップ，2002

4）里宇明元，近藤順哉：水中運動の生理学—水中走行を中心に—．総合リハ **27**: 729-740, 1999

5）竹中弘行：水中運動療法—ハリビック法，ラガッツ法—．理学療法学 **17**: 497-504, 1990

6）Edlich RF, et al：Bioengineering principles of hydrotherapy, *J Burn Care Rehabil* **8**: 579-584, 1987

7）Hay J：The Biomechanics of Sports Techniques, Englewood Cliffs, N.J., Prentice-Hall, 1978

8）北川　薫（編著）：健康運動プログラムの基礎——陸上運動と水中運動からの科学的アプローチ——．市村出版，pp.77-88, 2005

9）須藤明治：水中運動処方Ⅰ．文化書房博文社，pp.18-24, 1999

10）細田多穂，柳澤　健（編）：理学療法ハンドブック，改訂3版，第2巻　治療アプローチ．協同医書出版社，pp.751-788, 2000

第26章

1）柳澤　健（編）：運動療法学．金原出版，2006

2）大井淑雄ほか（編）：リハビリテーション医学全書7，運動療法，第3版．医歯薬出版，1999

3）服部一郎，細川忠義，和才嘉昭：リハビリテーション技術全書，第2版．医学書院，1984

4）小池文英（監訳）：RUSKリハビリテーション医学．医歯薬出版，1966

5）柳澤　健：反射運動と理学療法．バイオメカニズム会誌 **23**: 172-175, 1999

6）加賀谷　斉：高齢者の大腿骨頸部・転子部骨折とリハビリテーション，*Jpn J Rehabil Med* **45**: 677-685, 2008

7）中島義博ほか：運動療法中に股関節に加わる負荷について．日臨バイオメカ会誌 **20**: 97-100, 1999

8）伊藤　浩：人工股関節置換術とそのリハビリテーション．*Jpn J Rehabil Med* **54**: 195-200, 2017

9）依田　周ほか：骨癒合評価時期に対する検討—メールアンケートを用いて—．整外と災外 **59**: 613-618, 2010

10）山本真秀ほか：片脚立位時の股関節骨頭合力に対する姿勢変化と杖の影響—三次元運動解析装置による体重心の算出—，東京保健科学会誌 **5**: 18-25, 2002

第27, 28章

1）植松光俊ほか（編）：神経筋障害理学療法学テキスト，南江堂，2018

2）黒川幸雄ほか（編）：臨床理学療法マニュアル，第2版．南江堂，2007

3）山﨑裕司ほか（編）：リハビリテーション効果を最大限に引き出すコツ—応用行動分析で運動療法とADL訓練は変わる，第3版．三輪書店，2019

4）Reynolds JN, Hyland BI, Wickens JR: A cellular mechanism of reward-related learning. *Nature* **413**: 67-70, 2001

5）Schultz W, Dayan P, Montague PR: A neural substrate of prediction and reward. *Science* **275**: 1593-1599, 1997

6）Koepp MJ, Gunn RN, Lawrence AD, et al: Evidence for strial dopamine release during a video game. *Nature* **393**: 266-268, 1998

7）Talwar SK, Xu S, Hawley ES, et al: Rat navigation guided by remote control. *Nature* **417**: 37-38, 2002

8）Zald DH, Boileau I, El-Dearedy W, et al: Dopamine transmission in the human striatum during monetary reward tasks. *J Neurosci* **24**: 4105-4112, 2004

9）Bao S, Chan VT, Merzeluch MM: Cortcal remodeling induced by activity of ventral tegmental dopamine neurons. *Nature* **412**: 79-83, 2001

第29章

1）赤津　隆ほか（編）：脊髄損傷の実際—病態から管理まで．南江堂，1991

2）（社）日本リハビリテーション医学会（編）：リハ医 **43**（特別号）：S89, 2006

3）新宮彦助ほか：脊髄損傷の疫学と予防．整外と災外 **41**: 745-752, 1998

4）金子丑之助：日本人体解剖学　上巻，改訂19版．南山堂，1999

5) 脊髄損傷マニュアル編集委員会：脊髄損傷マニュアル，第2版．医学書院，2002
6) 陶山哲夫：リハにおけるアウトカム評価尺度　ASIA, Frankel, Zancolli. *J Clin Rehabil* **14**: 660-666, 2005
7) 佐久間　肇：障害者における生活習慣の実態. *J Clin Rehabil* **14**: 792-797, 2005

第30章

1) 脊髄損傷マニュアル編集委員会：脊髄損傷マニュアル，第2版．医学書院，2002
2) 木村哲彦（監）：写真で見る四肢麻痺患者のリハビリテーション．医歯薬出版，1990
3) 初山泰弘ほか（編）：脊髄損傷．医歯薬出版，1996
4) 高橋正明（編）：臨床動作分析．医学書院，2003
5) 武田　功（編）：脊髄損傷の理学療法，第2版．医歯薬出版，2006
6) 中村隆一ほか：基礎運動学．医歯薬出版，2007
7) 日本整形外科学会，日本リハビリテーション医学会（監）：義肢装具のチェックポイント，第7版．医学書院，2005
8) NPO法人日本せきずい基金ホームページ：医学情報を知りたい．〈http://jscf.org/learn/index.html〉（最終確認：2019年5月9日）
9) 公益社団法人全国脊髄損傷者連合会ホームページ．〈http://www.zensekiren.jp/〉（最終確認：2019年5月9日）
10) 労働者健康福祉機構全国脊髄損傷データベース研究会（編）：脊髄損傷の治療から社会復帰まで―全国脊髄損傷データベースの分析から．保健文化社，2010
11) 芝　啓一郎（編）：脊椎脊髄損傷アドバンス―総合せき損センターの診断と治療の最前線．南江堂，2006
12) 田中宏太佳，園田　茂（編）：動画で学ぶ脊髄損傷のリビリテーション．医学書院，2010
13) 岩崎　洋（編）：脊髄損傷理学療法マニュアル．文光堂，2015

索　引

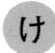

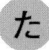

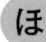

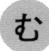

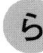
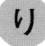

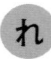

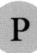

シンプル理学療法学シリーズ
運動療法学テキスト（改訂第 3 版）

2010年12月 1 日	第 1 版第 1 刷発行	監修者 細田多穂
2013年11月15日	第 1 版第 3 刷発行	編集者 植松光俊，大川裕行，
2015年 3 月30日	第 2 版第 1 刷発行	大工谷新一
2019年 2 月 1 日	第 2 版第 3 刷発行	発行者 小立健太
2019年12月25日	第 3 版第 1 刷発行	発行所 株式会社 南 江 堂
2024年 1 月20日	第 3 版第 3 刷発行	☎113-8410　東京都文京区本郷三丁目42番6号

☎（出版）03-3811-7236　（営業）03-3811-7239
ホームページ https://www.nankodo.co.jp/
印刷 三美印刷／製本 ブックアート

Therapeutic Exercise
© Nankodo Co., Ltd., 2019